R. van Deth

Psychotherapie

R. van Deth

Psychotherapie

Van theorie tot praktijk

Derde, herziene druk

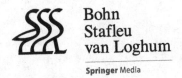
Bohn
Stafleu
van Loghum

Springer Media

Houten 2014

ISBN 978-90-368-0662-6

NUR 777
Ontwerp omslag en lay-out: Studio Bassa, Culemborg
Automatische opmaak: Crest Premedia Solutions (P) Ltd., Pune, India

Eerste druk 2005
Tweede druk 2009

Bohn Stafleu van Loghum
Het Spoor 2
3994 AK Houten

www.bsl.nl

Inhoud

Bijlagen

Inleiding

» Verschillende psychotherapieën liever in één boek dan in het hoofd van één therapeut. Het zou zo gemakkelijk een warhoofd kunnen worden. «
(J.T. Barendregt, *De zielenmarkt*, 1982)

Wie op 13 januari 2014 via de zoekmachine Google op het internet zocht naar Nederlandstalige websites over psychotherapie vond in 0,16 seconden 1.340.000 pagina's. Na
een paar minuten surfen met het zoekwoord psychotherapie heb je al een bonte mengeling van sites bezocht. Allerlei instellingen, verenigingen, therapeuten, alternatieve
hulpverleners en ervaringsdeskundigen stellen zich voor, dragen een boodschap uit of
bieden hun diensten aan op het net. Ben je geïnteresseerd in een 'erkende' opleiding
psychotherapie dan ziet het doolhof op het internet er wat kleiner uit, maar daarom niet
toegankelijker of overzichtelijker. Wel zal de psychotherapeut in spe snel ontdekken dat
dit vakgebied een lappendeken is van allerlei therapierichtingen. Bovendien wordt er
van je verwacht 'kleur te bekennen': je kiest namelijk niet voor psychotherapie als algemeen vak, maar je moet liefst een van de gespecialiseerde therapiescholen kiezen. Om
een dergelijke keuze te maken moet je de verschillende richtingen met elkaar kunnen
vergelijken. Maar waar leer je zoiets? En als het voor aspiranttherapeuten al een hele
klus is om door de bomen het bos nog te zien, hoe vinden cliënten dan hun weg in dit
doolhof?

Als het internet meer verwarring dan verheldering oplevert, dan maar terug naar de
ouderwetse methode: de bibliotheek. In het Nederlands is een indrukwekkende stapel
boeken over psychotherapie gepubliceerd (zie de literatuurlijst achterin dit boek). Opnieuw echter struikelen we in onze zoektocht over het probleem van de specialisering.
De meeste publicaties handelen over een specifieke therapieschool of -methode. Wie
zich snel wil oriënteren op het terrein van de psychotherapie vindt geen handige gids
onder de enkele overzichtswerken in het Nederlands. Of ze zijn te gespecialiseerd en
voor academici bedoeld, of ze bieden te weinig handvatten om de verschillende therapierichtingen onderling te vergelijken. Ten slotte zijn in de meeste boeken nauwelijks
kritische kanttekeningen geplaatst. Vraag en aanbod overziend kwamen we tot de conclusie dat er behoefte bestaat aan een goede inleiding in de psychotherapie: breed maar
niet oppervlakkig, genuanceerd maar ook kritisch, gefundeerd maar toegankelijk.

De vrucht van deze uitdaging ligt hier voor u. Een soortgelijke inleiding in de psychiatrie (*Psychiatrie: van diagnose tot behandeling*, net als dit boek verschenen bij Bohn
Stafleu van Loghum) deed dienst als model voor dit boek. Wie te weinig vertrouwd is
met begrippen uit de geestelijke gezondheidszorg raden we aan het psychiatrieboek te
raadplegen of bij de hand te houden. Bij het schrijven volgden we het motto van het
tijdschrift *PsychoPraktijk* (van dezelfde uitgeverij): zakelijke informatie hoeft niet saai te
zijn; specialistische informatie hoeft niet ingewikkeld te zijn.

Omdat er zo veel varianten bestaan, hebben we in het eerste hoofdstuk de fundamenten (doel, werkwijze, context) van elke psychotherapie beschreven. We plaatsen de ontwikkeling in een historisch en maatschappelijk kader. In de recente geschiedenis staat daarbij de kwaliteitsbewaking steeds meer centraal: psychotherapie moet zich verantwoorden binnen de spelregels van de gezondheidszorg. Toenemende aandacht gaat hierbij naar de rechten van de consument (cliënt/patiënt) en naar de kosten-batenanalyse op economisch vlak. Deze thematiek wordt verder uitgewerkt in de hoofdstukken 7 en 8, die samen met hoofdstuk 1 het raamwerk van de moderne psychotherapie uiteenzetten. Voor een breed overzicht wordt aanbevolen deze algemene hoofdstukken eerst te lezen of te bestuderen. Zij bieden niet alleen een globaal referentiekader, maar ook de instrumenten om elke — 'nieuwe'? — vorm van psychotherapie te verkennen en te toetsen. In plaats van een uitgebreide catalogus van psychotherapievormen hebben we in de middelste hoofdstukken (2 t/m 6) de vijf hoofdrichtingen beschreven. Om deze 'therapiescholen' beter met elkaar te kunnen vergelijken wordt elk op eenvormige wijze besproken:

- ontstaan en ontwikkeling: historische wortels, invloedrijke vertegenwoordigers en belangrijke evolutielijnen;
- theorie: algemene mensvisie en opvatting (verklaring) van problemen (stoornissen);
- therapie: praktische werkwijze en bijzondere strategieën of technieken;
- beschouwing: een kritische doorlichting (sterke en zwakke punten) van theorie en praktijk.

Na hoofdstuk 8 volgt vooral praktische informatie: een glossarium waarin de belangrijkste begrippen beknopt worden uitgelegd; een gerubriceerde literatuurlijst en een selectie van websites voor verdere documentatie; ten slotte een gedetailleerd register om het opzoeken te vergemakkelijken.

Bij de opbouw van het boek en de indeling van de hoofdstukken stond ons ook een didactisch doel voor ogen. We streefden namelijk naar een goed inleidend studieboek. Onvermijdelijk moesten we selecteren: uit de steeds aangroeiende lijst gepropageerde psychotherapievormen hebben we enkel de meest gangbare beschreven. Soms was het moeilijk een bepaalde therapiemethode een plaats binnen de lopende tekst van een hoofdstuk te geven. Daarom worden heel wat therapievarianten apart besproken in kaders. Deze bevatten ook uitweidingen over bepaalde thema's, maar zijn niet essentieel voor het begrijpen van de doorlopende tekst. Schema's en tabellen dragen bij tot een overzicht of ordening van de tekst en aan het slot van elk hoofdstuk staat een samenvatting van de belangrijkste informatie. Ten slotte hebben we het geheel wat gekruid met pittige citaten. Hoewel we niet allen met dit recept kunnen bevredigen, hopen we toch iedereen aan te spreken die zich meer dan oppervlakkig wil oriënteren in het vaak onoverzichtelijke landschap van de moderne psychotherapie.

Inmiddels ligt de derde herziene druk voor u. Deze druk is geactualiseerd en er zijn verschillende nieuwe ontwikkelingen op het gebied van de psychotherapie opgenomen. Mijn dank gaat uit naar Els van den Heuvel voor haar commentaar bij enkele van deze nieuwe teksten. Daarnaast zijn onduidelijkheden en tekortkomingen aangepast.

Ron van Deth, lente 2014

Variaties op een thema: wat is 'echte' psychotherapie?

>> Wat geweest is, komt terug; Wat gebeurd is, gebeurt opnieuw; Niets nieuws is er onder de zon! Is er eens iets, waarvan men zegt: Zie, dat is nieuw: Het was er reeds lang in de eeuwen vóór ons. <<
(Prediker 1: 9–10)

Er is niets nieuws onder de zon! Wie psychotherapie beschouwt als de moderne verpakking van een magisch geneesritueel of ceremoniële bezwering van boze geesten, heeft er geen moeite mee de geciteerde wijsheid van de Prediker op dit vakgebied toe te passen. Hetzelfde geldt voor de opvatting van de psychotherapeut als de moderne biechtvader, de nieuwe zielenherder, de hoeder van het spirituele erfgoed. Toch wordt de hedendaagse psychotherapie al een hele tijd geconfronteerd met een identiteitsprobleem. Zij moet zich een plaats verwerven binnen de psychologie en de geestelijke gezondheidszorg (GGZ) – en via de psychiatrie ook in de geneeskunde. Dit betekent dat zij 'zich moet bewijzen' en een eigen terrein afbakenen. Dat is problematisch, want voor de buitenwereld heeft de psychotherapie geen duidelijk imago. zij is innerlijk verdeeld in diverse concurrerende 'therapiescholen'. Een reis door psychotherapieland lijkt dan ook voor outsiders een odyssee langs allerlei eilanden met aparte culturen, exotische rituelen en vreemd taalgebruik. Een goede gids – wat dit boek beoogt te zijn – probeert dit alles overzichtelijk in kaart te brengen. Na een afbakening van het terrein, tegen de achtergrond van geschiedenis en maatschappelijke context, worden de belangrijkste ingrediënten van psychotherapie systematisch ontleed. Los van de verschillende mogelijke therapievormen – waarvan de belangrijkste hoofdrichtingen in de volgende hoofdstukken ter sprake komen – worden de gemeenschappelijke kenmerken belicht. Naast de technische aspecten die verband houden met de werkwijze, krijgt de therapeutische relatie bijzondere aandacht. Dit samenspel tussen therapeut en cliënt/patiënt begint reeds bij de therapiekeuze: de violen moeten op elkaar afgestemd worden. De psychotherapeut kan gebruikmaken van verschillende deuntjes, maar moet telkens een eigen melodie componeren. Nieuw of oud, de noten blijven dezelfde. zo is psychotherapie een variatie op bekende thema's en blijft het een onvoltooide symfonie.

Kader 1–1 'Ik ga in therapie'
Else

Ik had al een tijdje maagklachten en mijn huisarts zei dat het van de zenuwen was. Hij wou me liever geen kalmeringspillen voorschrijven en raadde me aan naar een psycholoog te gaan. Om hem te plezieren heb ik dat maar gedaan. Na een gesprek dat vooral over mijn jeugd ging en niet over mijn maagpijn, stelde die psycholoog gesprekstherapie voor. Maar ik ben niet meer teruggegaan. Wat kunnen zulke gesprekken nu veranderen aan mijn maagpijn? Ik praat heel open met mijn vriend, over alles. Nee, een praattherapie heb ik niet nodig!

Mies

Oh, ik ben al jaren in psychoanalyse. Tweemaal per week ga ik naar mijn analyticus en ik zou dat niet meer kunnen missen.

Else

Maar wat doe je daar dan?

Mies

Ik lig op een sofa en praat vrijuit over wat me op dat moment bezighoudt. Hij geeft af en toe wat commentaar. Soms snap ik niet wat hij bedoelt, maar achteraf merk ik dan dat ik erover nadenk. Zo leer ik mezelf steeds beter kennen.

Peter

Helpt dat dan?

Mies

Nou ja, vroeger, toen ik aan de therapie begon, was ik wat depressief. Dat is nu al lang voorbij, maar ik heb het gevoel dat die analyse een soort leerschool is geworden. Ken jezelf, zei een of andere oude Griek. Dat is nooit af, denk ik.

Peter

Ja, als je daar de tijd en het geld voor hebt … Anke en ik hadden vorig jaar wat problemen. We zijn een poos bij een relatietherapeut geweest. Dat heeft ons nogal wat gekost en bovendien hadden we vaak na een sessie nog meer discussies dan tevoren! We zijn er maar mee opgehouden.

Agnes

Misschien had je toch beter kunnen doorzetten. Mijn therapeut had me gewaarschuwd dat het een tijdje moeilijker zou kunnen worden en dat ik de behandeling dan zeker niet mocht stopzetten. Mijn nachtmerries namen inderdaad toe toen we het steeds meer over mijn rotjeugd hadden. Gelukkig heb ik doorgezet, want na een paar maanden ging het echt beter.

Else

Goed, mijn jeugd was ook geen pretje, maar dat heb ik achter me gelaten. Ik wil het niet meer over vroeger hebben, ik leef nu en mijn maag doet nu pijn!

Mies

Ja, zo'n psychoanalyse is zeker niet voor iedereen geschikt. Mijn ex-vriendje bijvoorbeeld kreeg het vaak benauwd in kleine ruimtes; claustrofobie, weet je wel. Hij kwam in een GGZ-instelling bij een gedragstherapeut terecht. Die leerde hem relaxatietraining en hij moest elke week een situatie oefenen. Dat heeft snel geholpen, maar hoe het daarna met hem is gegaan weet ik niet. Ik heb hem al lang niet meer gezien.

Else

Nou, dat soort oefentherapie lijkt me wel nuttiger dan al dat gepraat, en dan met een vreemde nog wel. Als er wat op mijn maag ligt, bel ik liever met één van jullie, da's prettiger en gratis bovendien!

1.1   Definitie en verwarring

» Psychotherapie komt in de natuur niet voor en kan derhalve niet tot de natuurwetenschappen, maar evenmin tot de natuurgeneeswijzen gerekend worden. «
(R. van Dyck, *Psychotherapie, placebo en suggestie*, 1986)

Toen H.C. Rümke in 1963 afscheid nam als hoogleraar psychiatrie in Utrecht was hij Nederlands bekendste psychiater, ook in het buitenland. Een halve eeuw later kent de nieuwe generatie psychiaters en psychologen nog amper iets van zijn werk. Als laatste icoon van de intussen verdwenen zenuwartsen was Rümke op zoek naar 'een wetenschappelijke psychiatrie met een ziel'. Vanuit de ervaring met de individuele patiënt pleitte hij voor een integratieve psychiatrie, wars van elke schoolvorming. In het postuum verschenen derde deel van zijn handboek psychiatrie is het slothoofdstuk aan psychotherapie gewijd. Waar later talrijke commissies in Nederland zich bogen over de definitie en afbakening van psychotherapie, betoogde Rümke sober en direct: 'Iedere arts heeft psychische invloed op zijn patiënten. Soms is hij zich dit ternauwernood bewust. Meestal leert hij van deze invloed gebruik te maken. Gaat hij dit doelbewust toepassen in zijn contact met de patiënt, dan is hij psychotherapeutisch werkzaam. zolang er patiënten en dokters zijn geweest, is op die manier psychotherapie beoefend.'

Ging men vijftig jaar geleden even Rümkes werken erop naslaan om een definitie te vinden, vandaag grijpt men sneller naar het internet. Op een van de talloze privéwebsites staat: 'Als psychotherapeut wil ik een bijdrage leveren aan het omgaan met psychische, relationele en spirituele noden.' Een andere therapeut schrijft: 'Psychotherapie helpt om met jezelf in het reine te komen, vastere grond onder je voeten te krijgen, en zo meer voldoening te vinden in je leven en relaties.' Elders vinden we: 'Psychotherapie is er op de eerste plaats op gericht om jezelf "terug te vinden" en om verandering in je leven op gang te brengen.' Laten we het even zakelijk houden. Voor een snelle verkenning van een onderwerp surft men vaak naar de *Wikipedia*: 'Psychotherapie is een vorm van behandeling door een psychotherapeut. Psychotherapie houdt zich bezig met psychosociale problematieken en psychiatrische stoornissen. Het is bedoeld voor individuen, paren en groepen. (…) Psychotherapeuten zijn hulpverleners die een gespecialiseerde psychotherapieopleiding hebben gevolgd. In Nederland is de titel psychotherapeut beschermd en mag alleen gevoerd worden indien men door de overheid als zodanig erkend wordt. Hun psychotherapeutische kennis is breed van aard en zij kunnen daarom gericht kiezen uit verschillende therapeutische methodieken (of combinaties van therapeutische technieken toepassen). In België is de titel nog niet beschermd.'

Op de website van de Nederlandse Vereniging voor Psychotherapie (NVP) lezen we: 'Psychotherapie is een effectieve gespreksbehandelmethode voor psychische stoornissen en problemen. Gesprekken tussen de cliënt(en) en de deskundige hulpverlener staan centraal. De cliënt kan een individu, een (echt)paar, een gezin of een groep zijn; kind, volwassene of oudere. De behandelingen zijn kort als het kan, langdurig als dat nodig is, omdat bij sommige ernstige psychische problematiek het belangrijkste effect van de behandeling pas na ongeveer een jaar te behalen is.' Over psychotherapie vind je in de *Psychowijzer* (Fonds Psychische Gezondheid): 'Het behandelen van psychische stoornissen of levensproblemen door middel van praten. Het toedienen van medicijnen valt hier dus niet onder. Wel is het mogelijk pillen en praten te combineren. Psychotherapie krijgt gestalte in gesprekken tussen therapeut en cliënt. De woorden hoeven echter niet altijd de vorm te hebben van een gesprek. De therapeut kan bijvoorbeeld ook ontspanningsoefeningen doen, waar de cliënt naar luistert. Er bestaan tientallen verschillende vormen van psychotherapie, die ieder een eigen invalshoek hebben. De ene vorm van psychotherapie richt zich erop verkeerde gedachten te corrigeren. Een andere vorm van psychotherapie zal leren om gedachten helemaal niet zo serieus te nemen. Ook zijn er therapieën die zich richten op het achterhalen van onbewuste motieven en wensen.'

Kader 1–2 Patiënt of cliënt?

In de GGZ wordt de hulpvrager meestal omschreven als cliënt of patiënt – in specifieke gevallen heeft men het ook over bewoners of slachtoffers. Vooral in de ambulante GGZ, onder maatschappelijk werkenden en psychotherapeuten wordt de term cliënt veel gebruikt. Men wil dan liever niet van patiënt spreken, omdat die term verwijst naar een medisch model (de 'zieke'). Anderen daarentegen wijzen erop dat 'patiënt' betekent 'lijdend aan' en dat dit zeker in een psychiatrische context meer terecht zou zijn dan het begrip cliënt. Dit laatste begrip hoort eerder bij een zakelijke transactie, de 'gebruiker' van diensten (klant of consument). In dit boek verkiezen we om praktische redenen meestal de term *cliënt* omdat deze het minst beladen is en in de wereld van de psychotherapie het meest gebruikt wordt. In een psychiatrische context, meer bepaald bij verwijzing naar psychische stoornissen, spreken we bij voorkeur van *patiënt*.

Volgens Van Dale is cliënt een synoniem van klant: 'iemand die van de diensten van een handelaar, vakman enzovoort gebruik wenst te maken'. Als iemand zich bij een therapeut aanmeldt is het echter niet zo vanzelfsprekend dat de aanmelder verwacht van de geboden dienst gebruik te maken, met andere woorden inderdaad een hulpvraag heeft. In die zin kan men de cliënten in drie groepen onderscheiden:

1. *bezoekers:* de cliënt ziet geen probleem of ontkent de behoefte aan hulp, maar wordt door iemand anders verwezen;
2. *klagers:* de cliënt erkent een probleem, maar situeert dit buiten zichzelf (in de GGZ behoort hiertoe ook de cliënt die alles toeschrijft aan lichamelijke oorzaken);
3. *hulpvragers:* de cliënt erkent een probleem en wenst hiervoor hulp via de deskundige bij wie hij/zij zich aanmeldt.

De derde is de klassieke cliënt in psychotherapie. Bij de eerste twee zal men nog moeten verkennen of er een probleembesef c.q. hulpvraag tot ontwikkeling kan komen zonder evenwel een 'therapie aan te praten'. Bij de derde categorie kan er ook een schijnhulpvraag of verborgen agenda bestaan (zie ▶ par. 8.1.4).

De omschrijvingen maken één ding zeker duidelijk: het begrip psychotherapie is een veelkleurige vlag die uiteenlopende ladingen dekt. Een letterlijke vertaling van het begrip levert een dubbele definitie op zoals die in Van Dale: (1) behandeling van ziekten van de geest; (2) genezingsmethode die werkt met psychische middelen. De verwarring rond de terminologie heeft allereerst te maken met de betekenis die men aan het deel 'psycho' geeft: verwijst de term 'psychisch' naar het doel of het middel van de therapie? In tweede instantie kan ook het woord therapie meerdere inhouden krijgen. De geciteerde omschrijvingen lopen erg uiteen wat betreft de genoemde doelstelling. Deze bepaalt immers tot welk domein de psychotherapie behoort: de gezondheidszorg (medisch, psychologisch) of de levensbeschouwing (wijsgerig, religieus, spiritueel). In het eerste geval ligt het accent op psychotherapie als behandelmethode en in het tweede geval betreft het eerder een zingevingssysteem. Door in de definitie het accent te leggen op het gebruikte middel – het toepassen van psychische methoden – wordt psychotherapie een vorm van toegepaste psychologie. Vanuit deze redenering behoort psychotherapie tot de menswetenschappen.

Maar dit brengt ons bij een nieuw dilemma in de opvatting van wetenschappelijkheid: gaat het om een wetenschap 'over' of 'vanuit' de mens? In het eerste geval betreft het een generaliserende benadering waarbij uit de vergelijking van een individu met anderen algemene conclusies getrokken worden. De tweede benadering is individualiserend en komt vanuit de unieke ervaring van een persoon tot een conclusie die slechts binnen de individuele leefwereld betekenis heeft. Dit is het contrast tussen de empirische en de hermeneutische visie op menswetenschap: enerzijds het systematische onderzoek naar objectieve regels of algemene wetmatigheden en anderzijds de subjectieve verkenning van persoonlijke betekenisrelaties of zinsverbanden. Combineren we nu deze dubbele zienswijze op doel en middel van psychotherapie dan sluit de empirische benadering aan bij de psychotherapie als geneesmethode en de hermeneutische bij psychotherapie als middel tot (verdieping van) zingeving.

In dit boek definiëren we psychotherapie binnen de gezondheidszorg als volgt: *psychotherapie is een vorm van hulpverlening die, via het methodisch toepassen van psychologische middelen door gekwalificeerde personen, beoogt mensen te helpen hun gezondheid te verbeteren.* Een tweede omschrijving, eenvoudiger maar ook beperkter, luidt: psychotherapie is de behandeling van psychische problemen of stoornissen met behulp van psychologische methoden door daartoe opgeleide deskundigen. In beide definities gaat het om professionele hulpverlening die gebruikmaakt van psychologische methoden. Maar het doel is in de eerste definitie ruimer gesteld: het verbeteren van de gezondheid – psychisch en somatisch – houdt meer in dan het verlichten of opheffen van klachten. Deze bredere omschrijving laat toe ook meer persoonsgerichte benaderingen een plaats te geven binnen het terrein van de psychotherapie (zie ▶ par. 1.3.1; voor het onderscheid tussen de begrippen 'counseling' en coaching' zie ▶ kader 3-1). Anderzijds heeft deze plaatsbepaling tot gevolg dat psychotherapie, zoals andere vormen van hulpverlening in de GGZ, moet beantwoorden aan bepaalde eisen van kwaliteit en effectiviteit (zie ▶ par. 7.1). Ten slotte laat de eerste definitie de hulpvrager (cliënt/patiënt; zie ▶ kader 1-2) een actieve rol meespelen. Als psychotherapie, naar analogie met een medische handeling van een arts, gedefinieerd wordt als vakkundige activiteit van een daartoe opgeleid persoon, dan wordt uitgegaan van een 'verstrekker'. In werkelijkheid echter moet het echte 'werk' in psychotherapie door de cliënt zelf worden geleverd! De vroegere tegenstelling van behandeling tegenover verzorging (cure tegenover care) heeft plaatsgemaakt voor een nieuwe visie op gezondheidszorg, die zeker in de GGZ tot een polarisatie heeft geleid tussen genezing en 'coping'. Aan de ene kant staat dan de patiënt als 'lijdend' voorwerp van een stoornis of ziekte, die een behandeling 'ondergaat' in de hoop op genezing. Daartegenover staat de cliënt als kritische consument van gezondheidszorg, die leert 'om te gaan' met een beperking of (dreigend) disfunctioneren.

Onze omschrijving impliceert dat psychotherapie méér omvat dan wat populair wordt aangeduid als 'gesprekstherapie', als zou in de GGZ de keuze voor behandeling te herleiden zijn tot 'pillen of praten' (biologische therapie of psychotherapie; zie ook ▶ par. 7.2.2). Uit de definitie van psychotherapie kan worden afgeleid dat een gesprek therapeutisch wordt genoemd als het door een deskundige doelbewust is gevoerd met het oog op het verbeteren of oplossen van de psychische problematiek van de cliënt. Dit impliceert dat een vriend (partner of familielid) van iemand nooit tegelijkertijd diens therapeut kan zijn. Ook houdt de therapie op wanneer er vriendschap tussen beide partijen ontstaat. Het therapeutisch contact verschilt immers essentieel van een vriendschapsrelatie:

- Tussen vrienden worden gelijkheid en wederkerigheid verondersteld; de therapeut daarentegen is er voor de cliënt – niet omgekeerd – en steunt op een verschil in deskundigheid (asymmetrische relatie).
- De relatie tussen therapeut en cliënt is een middel – en geen doel – met het oog op het oplossen of verbeteren van problemen.
- De therapie is in principe van tijdelijke aard met de bedoeling dat de cliënt zo spoedig mogelijk zonder therapeut verder kan.

In plaats van een vriendschapsrelatie moet de therapeut een *functionele relatie* ontwikkelen. Hier speelt de specifieke 'kunde' een doorslaggevende rol. Door kennis en deskundigheid onderscheidt een doelgerichte hulpactie zich als professionele hulpverlening. zij steunt op een samenspel van therapeutische houding en methodiek. De therapeutische houding verwijst naar de hoger genoemde kenmerken van een hulpverleningsrelatie. Dit veronderstelt kennis van de therapeut over zichzelf, over de cliënt en over de relatie tussen beiden (zie ▶ par. 8.1). Een dergelijke houding is een noodzakelijke voorwaarde, maar op zichzelf onvoldoende om van professionele hulpverlening of therapie te spreken. Er moet gebruik worden gemaakt van een bepaalde therapeutische methodiek: een op grond van deskundigheid en ervaring toegepaste methode, bedoeld om bij de cliënt een gewenste verandering teweeg te brengen.

In wezen is psychotherapie dus het met een genezend doel methodisch gebruikmaken van psychische beïnvloeding binnen een therapeut-cliëntrelatie. Dit kan uiteenlopende vormen aannemen, maar alle psychotherapievormen zouden vier samenstellende factoren gemeen hebben, die soms als de vier relevante R's van elke psychotherapie worden omschreven (relatie, raamwerk, rationale en ritueel):

- een *relatie* die intens en emotioneel geladen, vertrouwelijk en vertrouwenwekkend is, en waarin cliënten een zekere afhankelijkheid ontwikkelen, zodat zij openstaan voor beïnvloeding en verandering;
- een *context* of setting die herkenbaar is als therapeutisch (te onderscheiden van het gewone leven), het vertrouwen in de hulpverlener versterkt en een veilig kader biedt;
- een *verklaring* voor de klachten of problemen, een uitleg of theorie die geloofwaardig is en past in het wereldbeeld of de levensvisie van de cliënt, en hoop geeft op verandering;
- een *procedure* (methode of techniek) die uit deze verklaring voortvloeit en die een actieve deelname van cliënt en therapeut vereist, maar ook de verwachting wekt dat deze activiteit tot verbetering van de klachten of oplossing van de problemen zal leiden.

In essentie is de discussie over het wezen van psychotherapie vergelijkbaar met de vraag: wat is toneel? Het gaat dan om méér dan de activiteit van een regisseur en acteur(s). Er moet een gemeenschappelijk project zijn en een aanvaarde rolverdeling (inclusief machtsverdeling) binnen een context die door betrokken partijen en buitenstaanders als dramaturgie c.q. psychotherapie herkend en erkend wordt. Naargelang de inhoud die wordt gegeven aan elk van deze elementen kunnen psychotherapievormen een aparte identiteit hebben. Een typering van overeenkomsten en verschillen wordt verderop uitgewerkt (zie ▶ par. 1.3).

Omdat het aantal methoden onoverzichtelijk is, worden de verschillende vormen van psychotherapie meestal ingedeeld volgens twee hoofdkenmerken: het cliëntsysteem en de werkwijze van de therapeut. De typering volgens *cliëntsysteem* slaat op de vraag: met wie gaat de deskundige een psychotherapeutische relatie aan? Meestal gaat het om een individuele relatie met één cliënt: we spreken dan van individuele psychotherapie. In het geval van groepspsychotherapie heeft de therapeut te maken met een groep (meestal zes tot acht) cliënten. Velen gaan ook samen met hun levenspartner en/of andere gezinsleden in therapie: partnerrelatietherapie of gezinstherapie.

Elk van deze therapievormen kan nog specifieker worden omschreven op basis van de *werkwijze* van de therapeut, die meestal getypeerd wordt volgens de theoretische hoofdrichting (behandelfilosofie; zie ▶ kader 1-3): psychodynamisch, cliëntgericht, gedragstherapeutisch (verwijzend naar de leertheorie), cognitief en systeemtheoretisch. Door de twee kenmerken – cliëntsysteem en werkwijze – te combineren spreekt men dan bijvoorbeeld van psychodynamische groepstherapie, gedragstherapeutische gezinstherapie en individuele cognitieve therapie. Andere therapievormen worden genoemd naar de toegepaste specifieke methode of techniek: rollenspel (psychodrama), beweging en dans (bewegings- of psychomotorische therapie), creatieve expressie (creatieve therapie) en hypnose (hypnotherapie).

De genoemde benaderingen worden in de volgende hoofdstukken apart besproken. Om didactische redenen wordt elke benadering belicht alsof ze los van andere bestaat. In werkelijkheid bestaat er heel wat onderlinge beïnvloeding en zijn sommige richtingen ontstaan als reactie op andere benaderingen. Bovendien moeten ze alle geplaatst worden tegen de achtergrond van de wisselende betekenissen van psychotherapie in de westerse wereld, zoals in de volgende paragraaf wordt beschreven.

Kader 1–3 Niveaus van therapeutische activiteiten

In het werk van een therapeut kunnen de volgende niveaus worden onderscheiden, van zeer algemeen tot zeer specifiek (tussen haakjes de definities volgens de grote Van Dale): *Filosofie* ('gedachtegang die aan iets ten grondslag ligt'): een behandelfilosofie verwijst in psychotherapie naar het theoretische referentiekader (bijv. psychodynamische objectrelatietheorie c.q. theorie van cognitieve schema's). *Strategie* ('plan volgens welk men te werk gaat') of *methode* ('vaste, weldoordachte manier van handelen om een bepaald doel te bereiken'): een therapeutische strategie of behandelmethode heeft betrekking op de keuze en planning van doelgerichte acties die passen bij de behandelfilosofie (bijv. inzicht in relatiepatronen via kortdurende psychodynamische therapie c.q. corrigeren van irrationale gedachten via cognitieve therapie). *Techniek* ('de bewerkingen of verrichtingen die nodig zijn om in een bepaalde tak van kunst, handwerk, industrie, enz. iets tot stand te brengen') of *procedure* ('werkwijze', 'gang van zaken'): therapeutische technieken zijn de concrete acties bedoeld om de behandelstrategie in de praktijk uit te voeren (bijv. analyse van afweermechanismen c.q. Socratische dialoog).

1.2 Historische en sociaal-culturele achtergronden

» In het westen heeft een verschuiving plaatsgevonden: het veranderen van mensen behoorde eens tot het gebied van de religie, maar tegenwoordig bezoeken religieuze leiders de scholen van de wereldlijke specialisten om te leren hoe ze hun parochianen kunnen veranderen. **«**
(J. Haley, *Strategieën in de psychotherapie*, 1979)

Op maandag 15 augustus 1887 werd op Singel 193 in Amsterdam het eerste 'Instituut voor Psychotherapie' geopend – een wereldprimeur. Het bestond uit twee kamers, en op een kartonnen kaart voor het venster stond te lezen: 'Behandeling door hypnotisme. Dr. A.W. van Renterghem, arts, Dr. Fred. van Eeden, arts, op werkdagen van 11 tot 3 ure'. Het is intussen meer dan 125 jaar geleden en het ging inderdaad om Frederik van Eeden, die datzelfde jaar zijn beroemde *De kleine Johannes* in boekvorm publiceerde. Maar Van Eeden zei al spoedig zijn psychotherapeutische werk vaarwel om zich aan zijn literaire loopbaan te wijden. Hij verliet de wetenschap en koos voor de kunst, een dilemma waar vele psychotherapeuten voor staan, zoals in dit boek duidelijk zal worden. Rond diezelfde tijd, 1887, worstelde een Weense arts met een soortgelijk dilemma. Sigmund Freud begon zijn loopbaan als neuroloog. Na een ommetje in Parijs bij Charcot, de 'Napoleon van de Hysterische Neurose', en na kennismaking met de hypnose sloeg Freud echter resoluut een eigen weg in. In zijn tijd gold nog heel sterk de opvatting dat geestesziekten in feite hersenziekten zouden zijn. Freud liet echter al snel het hersenonderzoek terzijde liggen om zich volledig te wijden aan de studie van wat men de 'psychische anatomie' zou kunnen noemen. Uit zijn speurwerk ontsproot de psychoanalyse (zie ▶ H. 2), die jarenlang als prototype van de psychotherapie werd beschouwd, maar inmiddels het onderspit lijkt de delven in de hedendaagse gezondheidsmarkt. Freud bracht de historische en culturele dimensie binnen de psychologie. Hij maakte ons bewust van onze herkomst. Maar waar komt de psychotherapie vandaan? Ze was misschien van alle tijden en is in haar vele verschijningsvormen zeker een kind van de tijd.

Kader 1–4 Voorgeschiedenis van de psychotherapie
In haar huidige vorm kwam psychotherapie pas een goede honderd jaar geleden tot ontwikkeling. Dat betekent niet dat problemen die wij tegenwoordig 'psychisch' noemen daarvóór niet bestonden. Alhoewel een groot deel ervan in vroeger tijden vermoedelijk nooit onder ogen van een genezer kwam, werden ernstige vormen van afwijkend gedrag wel degelijk onderkend en soms ook behandeld. Men had er magisch-religieuze of medisch-wetenschappelijke verklaringen en behandelingen voor, die elkaar in de geschiedenis voortdurend afwisselden. In de vroegste geschiedenis geloofden mensen dat abnormaal gedrag werd veroorzaakt door boze geesten of demonen. Archeologen hebben in schedels van mensen uit het Stenen Tijdperk grote ronde gaten aangetroffen, die vermoedelijk waren aangebracht om deze boze geesten te bevrijden. Later werd duiveluitdrijving of exorcisme een gebruikelijke behandeling van afwijkend gedrag. Medicijnmannen, sjamanen of priesters probeerden met magische rituelen de boze geest uit het lichaam van de bezetenen te verjagen. In de Grieks-Romeinse tijd kwam een medisch-wetenschappelijke opvatting op de voorgrond en

werd afwijkend gedrag beschouwd als ziekte. Lichaamsvochten zouden uit balans zijn en behandelingen zoals op dieet gaan, beweging, seksuele onthouding en aderlating zouden dat evenwicht moeten herstellen. In die tijd onderkenden verschillende artsen al dat emotionele problemen, zoals financiële zorgen en liefdesverdriet, tot ziekte en abnormaal gedrag konden leiden.

Deze Grieks-Romeinse opvattingen raakten in de Middeleeuwen geleidelijk in de vergetelheid. De behandeling van mensen met afwijkend gedrag kwam steeds meer in handen van de rooms-katholieke geestelijkheid, die ter genezing een beroep deed op de wonderbaarlijke krachten van heiligen en hun relieken. In de late Middeleeuwen leefde het exorcisme weer op, en hield aan tot ver in de zeventiende eeuw. Met de afname van het geloof in bovennatuurlijke krachten begon de medisch-wetenschappelijke visie geleidelijk weer de overhand te krijgen en kwamen steeds meer abnormale mensen in gestichten – voorlopers van psychiatrische ziekenhuizen – terecht. Hier lag aanvankelijk het accent meer op bewaren dan op behandelen. Dat gebeurde vaak onder erbarmelijke omstandigheden waarin pas in de loop van de negentiende eeuw enige verandering kwam. Artsen kregen het monopolie van hun behandeling en maakten gebruik van allerlei medicamenten, en behandelvormen zoals hydrotherapie (badbehandeling) en elektrotherapie (behandeling met lichte elektrische stroom). Ook al doordat men de oorzaak van afwijkend gedrag in de negentiende eeuw steeds meer begon te zoeken in de hersenen, bleef deze medische aanpak overheersen.

Bij een terugblik zou al snel de indruk kunnen ontstaan dat genezers eeuwenlang volkomen machteloos stonden tegenover afwijkend gedrag. Zowel de besproken magisch-religieuze als de medisch-wetenschappelijke methoden zijn in onze ogen immers geen werkzame vormen van behandeling. Duiveluitdrijving of aderlaten hebben bij psychische problemen toch geen enkel nut? Toch is dit beeld gedeeltelijk onjuist, want soms had dit soort – in onze ogen dubieuze – methoden wél succes. Medicijnmannen, sjamanen, priesters, exorcisten en artsen maakten namelijk ook gebruik van methoden die we nu als psychologisch zouden omschrijven. Zo schonken ze uitgebreid aandacht aan de klachten, gaven er een aannemelijke verklaring voor en boden een aanpak die zijzelf als heel effectief beschouwden. Het vertrouwen van de behandelde – bezetene of patiënt – in deze genezers deed vermoedelijk de rest. In dit opzicht kan men de vroegere genezers, artsen, priesters en exorcisten beschouwen als 'psychotherapeuten avant la lettre'. Een belangrijk verschil is natuurlijk wel dat ze de psychische beïnvloeding niet als doelbewuste methode toepasten.

Dat veranderde in de negentiende eeuw toen een aantal artsen steeds meer zicht kreeg op de grote rol en betekenis van deze vorm van beïnvloeding. Dit had te maken met de 'ontdekking' van de hypnose die aan de basis ligt van de moderne psychotherapie (zie ▶ kader 2-1). De Duitse genezer Franz Anton Mesmer (1734-1815) maakte rond 1800, eerst in Wenen en later in Parijs, furore met zijn 'dierlijk magnetisme'. Hij veronderstelde dat mensen ziek konden worden wanneer een soort magnetische vloeistof in hun lichaam uit balans was. Om dat evenwicht te herstellen maakte Mesmer gebruik van allerlei soorten magneten. Getooid in sierlijke kledij keek de wonderdokter de cliënten indringend aan of legde zijn hand op een pijnlijke plek. Cliënten kregen dan vaak eerst toevallen, stuipen en flauwtes, waarna herstel optrad. De revolutionaire aanpak wekte onder tijdgenoten veel beroering, zeker toen bleek dat het succes ervan niet afhankelijk was van de magneten maar van de verbeelding van de cliënten. Kortom, men ontdekte dat suggestie de voornaamste werkzame factor was.

In de late negentiende eeuw werd hypnose de belangrijkste vorm van behandeling voor 'nerveuze aandoeningen'. Een patiënte van dr. Van Renterghem, de arts die eind negentiende eeuw hypnotherapie in Nederland introduceerde en met Frederik van Eeden de eerste polikliniek voor psychotherapie opende, schreef hierover: 'De dokter komt bij den patiënt, informeert naar zijn lijden, spreekt geruststellend, hoop op beterschap gevende tot hem (haar), legt de hand op het hoofd van den zieke gedurende circa vijf minuten (…). Zenuwkwalen zijn dus niet meer ongeneeslijk (…). De onvermoeidheid, de kalme blijmoedigheid, het vaderlijk geduld, de onverflauwde belangstelling in elke zieke, zijn groote factoren tot het steeds toenemende succes van dr. Van Renterghem.' Dit soort observaties vormde de basis voor het inzicht dat problemen klaarblijkelijk met specifieke psychische middelen effectief te behandelen zijn. Het maakte de weg vrij voor de psychotherapie zoals die in de twintigste eeuw met Sigmund Freud als initiator tot ontplooiing zou komen.

1.2.1 Kind van de tijd

Tot in de jaren zeventig van de vorige eeuw waren de gangbare (psychodynamische) vormen van psychotherapie tijdrovend en kostbaar, en mede daardoor richtten zij zich vooral op de hogere sociale lagen. Psychotherapie was ook lange tijd een privilege van psychiaters. In Nederland konden psychologen pas vanaf 1966 lid worden van de Nederlandse Vereniging voor Psychotherapie. Hun aantal zou snel groeien in de jaren zeventig van de vorige eeuw en met hen tal van vormen van psychotherapie. Deze mochten zich niet langer als een elitaire activiteit afspelen in de ivoren toren van een zelfstandige praktijk of een IMP, een Instituut voor Medische (later omgevormd tot 'Multidisciplinaire') Psychotherapie. In 1982 gingen de RIAGG's officieel van start en hield het IMP op te bestaan. Psychotherapie werd steeds meer geprofessionaliseerd via allerlei verenigingen en instituten. Maar het economische klimaat bracht de wildgroei tot stilstand. De behoefte aan psychotherapie zat klem tussen het remmende effect van de vermindering van welvaart (o.a. groeiende werkloosheid) en het prikkelende effect van de modernisering (o.a. groeiende ontkerkelijking, stijging van gemiddeld opleidingsniveau, onstabiele gezinsvorming). De gestage vraag naar psychotherapie kwam in belangrijke mate ook voort uit het toenemende individualisme – volgens sommigen een 'cultuur van het narcisme' – in de verzorgingsstaat waarvan Nederland het voorbeeld bij uitstek is. Maar het recht op zelfontplooiing via psychotherapie kon niet onbeperkt op kosten van de staat worden nagestreefd.

In het laatste decennium van de vorige eeuw kwam de psychotherapie geleidelijk in de verdrukking. De kosten van de gezondheidszorg stegen spectaculair door de technologische evolutie in de geneeskunde. De GGZ kende een opvallende medicalisering. Het medische model had zich een grotere plaats verworven in de psychiatrie, getuige het succes van een diagnostisch systeem als de DSM (zie ▶ par. 1.2.3) en het steeds vaker voorschrijven van telkens weer nieuwe psychofarmaca. Rond de eeuwwisseling sluit deze evolutie aan bij twee begrippen die de gezondheidszorg gaan overheersen: 'evidence-based practice' en 'managed care'. Deze moderne credo's van de geneeskunde wijzen erop dat de kwaliteit van de gezondheidszorg wordt beoordeeld op grond van effectiviteit en rendabiliteit (zie ▶ par. 7.1). Kortom, elke behandeling wordt getoetst aan het criterium: is dit wetenschappelijk en economisch verantwoord? Volgens een Amerikaans rapport uit 1992 laten de gevolgen voor de toekomst van de psychotherapie binnen de psychiatrie zich raden: de arts-psychotherapeut zal spoedig een bedreigde soort zijn. De medisch opgeleide psychiaters zijn de duurste hulpverleners in de GGz. Zij kunnen deze positie enkel handhaven door een medische identiteit te verdedigen met een toenemende differentiëring en subspecialisering. De psychiater-psychotherapeut komt daardoor in een groeiend professioneel isolement. Het beroep psychotherapeut wordt steeds nadrukkelijker een terrein van niet-medici, met name psychologen. Een groot aantal gezondheidszorg(GZ-)psychologen – en degenen die zich daarna zijn gaan specialiseren tot klinisch psychologen – is ook als psychotherapeut geregistreerd.

De verdrukking van de psychotherapie in de hedendaagse gezondheidszorg betekent nog niet de voorbode van haar einde (zie ▶ kader 1-5). Psychotherapie heeft immers in de afgelopen eeuw ook een plaats verworven in het *cultuurgoed* van de westerse samenleving. Naast een behandeling met het oog op herstel van een psychische stoornis, is psychotherapie een gids geworden bij de zoektocht naar meer geluk. In de woestijn tussen religie en geneeskunde doemden psychotherapeuten op, die de weg wezen naar paradijselijke oases. Een fata morgana? De moderne mens blijft erin geloven, want de dorst naar geluk is niet gelest. Met de toenemende welvaart na de Tweede Wereldoorlog ontstond een welzijnsmarkt waarin psychotherapie een elitaire plaats kreeg. Zij werd een ritueel van een nieuw soort psychologische religie onder de dekmantel van wetenschap. Psychotherapie evolueerde in die tijd ook van middel tot doel. Dit werd tot in het absurde geïllustreerd door het destijds ook in Nederland populaire Bhagwangedoe, waarin religie en psychotherapie verweven waren tot een sektarisch communegebeuren.

Van sommige psychotherapieën gaat, als waren ze een soort religieuze sekten, een ongewone aantrekkingskracht uit – de lokroep van de standaardoplossing voor alle problemen – waarbij volgelingen blindelings dansen op de tonen van de Meester en zich gewillig laten (mis)leiden zoals in het sprookje 'de Rattenvanger van Hamelen'. Elke therapieschool lijkt zo'n 'vader' te hebben, een charismatische leider aan wie de trouwe volgelingen zich spiegelen. Maar het vergaat de therapiemarkt zoals de religies: er komt om de haverklap een nieuw geloof bij. Volgens een gevleugelde uitspraak van de Franse filosoof Voltaire zou de charlatan geboren zijn uit de ontmoeting tussen de eerste boef en de eerste gek. Net zoals in andere sectoren van de hulpverlening zitten er ook tussen psychotherapeuten heel wat boeven, gekken en kwakzalvers. In de smeltkroes van magie, religie en sciencefiction worden vele 'avantgarde' psychotherapieën gesmeed. Sommige kunnen zeker zinvol en te goeder trouw zijn, maar al te vaak gaat het simpel om Big Business onder het motto 'geen goeroe zonder giro!'

Kader 1–5 Toekomst van de psychotherapie

Bij het begin van het millennium hebben we ons gewaagd aan enkele voorspellingen over het lot van de psychotherapie in de 21ste eeuw, maar in stilte hopen we dat onze toekomstvisie onjuist zal blijken:

- Onder het motto 'sneller en goedkoper' wordt de psychotherapie herleid tot een geprotocolliseerd confectiepak met strikte richtlijnen voor een kortdurende, klachtgerichte aanpak van specifieke stoornissen. De therapeutische scholen zijn

uitgeschakeld, omdat ze het niet eens worden over de bevoegdheid om vergoedbare therapeutische diensten te mogen aanbieden.
- Zorgverzekeraars selecteren niet alleen de zorgaanbieders, maar ook de 'erkende'
dienstverleners. Psychotherapie wordt herleid tot een beperkt aantal behandelprotocollen (zie ▶ par. 7.1.4). De toepassing hiervan als vergoedbare interventie komt
in handen van een speciaal daartoe opgeleid GGZ-werker en kan slechts plaatsvinden nadat cliënten de protocollen in de vorm van zelfhulppakketten via het internet tevergeefs hebben toegepast.
- Er blijven 'psychotherapeuten' actief, maar dan buiten de officiële gezondheidszorg, in een alternatief welzijnscircuit. Zij worden de drijvende krachten achter een
maatschappijkritische beweging die zich afzet tegen een gedigitaliseerde wereld
waarin menselijk contact geen economische waarde heeft.

Kader 1–6 Nieuwigheden?

Tal van historische bronnen wijzen erop dat recente 'ontdekkingen' of 'moderne' methoden van de psychotherapie reeds in eeuwenoude voetsporen treden. Alleen bleef
het vroeger bij anekdotische berichten zonder verdere systematische toepassing. Zo
hielp Goethe zichzelf van hoogtevrees af door de toren van Münster te beklimmen:
'Deze angstige kwelling herhaalde ik zo dikwijls tot de ervaring mij geheel onberoerd
liet.' Een vergelijkbaar verhaal wordt verteld over de Nederlandse dichter Dèr Mouw
(1863–1919). Die liet zich aan een overhangend boompje vastbinden boven een steile
helling. Hij raakte bewusteloos, maar zijn hoogtevrees was hij na deze ervaring kwijt.
Een symptoom voorschrijven en andere paradoxale technieken worden vaak als revolutionaire innovaties uit de Nieuwe Wereld begroet. Maar katholieke Nederlanders
zouden eerherstel moeten eisen: de heilige Lidwina van Schiedam (1380–1433) redde
een melancholicus van de zelfmoord door een paradoxale opdracht. De man, ge-
plaagd door zondewanen en schuldgevoelens, voelde zich door de duivel gedreven
om zich te verhangen. Hij kreeg van Lidwina als boetedoening opgedragen zich op te
hangen! In verwarring gebracht liet de man zijn idee varen …

Ondanks een wisselend economisch klimaat bloeiden de laatste halve eeuw allerlei nieuwe
cultussen, sekten of 'scholen' van therapie volgens een bijna wetmatig patroon:
1. Centraal staat meestal een charismatische leider wiens opvattingen afwijken van
heersende denkstromingen. Deze 'revolutionaire' profeet kan zich opwerpen –
of wordt snel gezien – als een soort held die in opstand komt tegen bestaande
gebruiken.
2. De school propageert een zogenaamd 'nieuwe' maar alleszins invloedrijke methode
of techniek die een geldend patroon van denken en handelen doorbreekt of omver-
werpt en daardoor 'nieuwe' kennis introduceert.
3. De nieuwe methode heeft meestal een opvallende indicatie, een specifieke 'ziekte'
waarop zij met verbazend succes kan inwerken. Ziekte zowel als geneesmethode heeft
in zekere mate een historisch karakter, dat wil zeggen: het is een 'ziekte van de tijd'.
4. Het samenspel van voornoemde kenmerken – de imponerende held ontdekte een
nieuwe behandelmethode die wonderbaarlijke genezingen bewerkstelligt – leidt ertoe

dat een grote groep 'zoekers in het duister' (patiënten en therapeuten) menen het grote licht gevonden te hebben.

5. De nieuwe school wordt populairder naarmate ze feller bestreden wordt door gevestigde therapiescholen. In deze concurrentiestrijd is de zaligmakende geneeswijze van de één de onzin van de ander.

6. Er treedt een groeiproces op waarin de nieuwe therapieschool geleidelijk groter wordt: meer technieken, meer indicaties, meer volgelingen, meer leiders.

7. De groei van een therapieschool kondigt echter reeds haar einde aan. Populariteit gaat hand in hand met grotere verbrokkeling van het geloof en geleidelijke erosie van haar impact. Het is weer wachten op een 'nieuwe' leider enzovoort.

Psychotherapie is een kind van de tijd en een product van de cultuur. Het valt daarbij op dat in de laatste decennia de levensduur van het 'nieuwe' steeds korter wordt. Dit geldt voor tal van cultuurverschijnselen. Onze postindustriële samenleving lijkt in toenemende mate bepaald door een 'mode-industrie', gekenmerkt door massaproductie van nieuwigheden, onder de leuze 'wees modern, blijf bij'. Vooruitgang werd synoniem aan snelheid en variatie. Niet alleen de tijd lijkt te krimpen, ook die andere as van ons bestaan: de ruimte. De ons beschikbare levensruimte wordt zowel fysisch als psychisch kleiner. Dit heeft niet enkel te maken met bevolkingstoename, maar vooral met een nadrukkelijker confrontatie met het wereldgebeuren. Door gebruik van communicatiemedia is de mens fysisch en psychisch zo mobiel dat wij al lange tijd niet meer in een dorp of wijk wonen; de wereld is onze buur. En wat de buur vandaag nieuw heeft, moeten wij morgen ook bezitten. Ontdekkingen en nieuwigheden verhuizen of verbreiden zich dus erg snel.

Dit dubbele verschijnsel van sneller gaande tijd en kleiner wordende ruimte – waardoor heden vlug verleden en afstand direct nabijheid is – drukt een stempel op de ontwikkeling van de psychotherapie. Het probleem van de hedendaagse psychotherapie is dat van haar een heilzaam antwoord verwacht wordt op dit verschijnsel waarvan zij tegelijkertijd de symptomen draagt. Hoe meer de psychotherapie een consumptieproduct wordt, hoe minder zij alternatieven kan aanreiken voor de vervreemding van een massacultuur waardoor zij zelf is aangetast. Psychotherapie is nog niet op sterven na dood, maar verkeert evenmin in een blakende gezondheid. De ontwaarding van de psychotherapie lijkt parallel te lopen met opvallende tendensen in onze samenleving: de invloed van de biologische psychiatrie, de groeiende zelfhulpbeweging, de internetcultuur en de aanhoudende populariteit van (pseudo-)religieuze bewegingen. Wat ook de reden is, de eb-en-vloedbeweging van nieuwe psychotherapierichtingen lijkt de laatste jaren geleidelijk zwakker geworden (zie ◨ figuur 1.1). De forse golven van weleer zijn verdwenen en spectaculaire stormen zijn niet meteen te verwachten. Psychotherapie in onze tijd lijkt zich precies in die fase van verwarring en heterogeniteit te bevinden die voorafgaat aan de komst van een nieuw systeem dat alle voorgaande benaderingen in zich verenigt. Het is weinig waarschijnlijk dat dit in onze geavanceerde technosamenleving zal gebeuren.

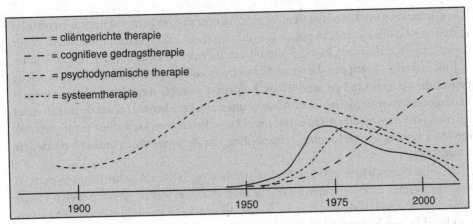

Figuur 1.1 Populariteit van psychotherapierichtingen in de afgelopen honderd jaar

1.2.2 Geestelijke gezondheidszorg

Al jaren geldt de zogenoemde biopsychosociale benadering als het ideaal in de (geestelijke) gezondheidszorg, maar in de praktijk is een dergelijk multidimensionaal of multimodaal behandelmodel zelden evenwichtig toegepast. Een paar decennia geleden zag het er nog veelbelovend uit. In economisch welvarende tijden, met name in de 'golden sixties', kende de GGZ in Nederland een sterke golf van 'sociale psychiatrie' als product van een antipsychiatrische beweging. Vanuit een maatschappijkritisch perspectief moest het autoritaire medische bolwerk het ontgelden. Deïnstitutionalisering en democratisering stonden hoog in het vaandel. De persoonlijke ontplooiing kende geen grenzen en de psychotherapievormen werden even kleurrijk als de flower-power-trips van de hippies. De therapeutische gemeenschappen als een soort behandelcommunes beleefden hoogtijdagen. Maar de sociale benadering verbleekte naarmate de gezondheidszorg met besparingen te maken kreeg en de biologische psychiatrie tot grote bloei kwam. Ook de invloed van de psychotherapie verminderde als gevolg van deze evolutie en zij moest steeds meer haar plaats verantwoorden in de GGZ.

In de massamedia is de beeldvorming over hulpverleners in de GGZ vooral geconcentreerd op de figuur van de psychiater. Voor het grote publiek is hij een veelkoppig wezen: supermens, held, priester, rechter, hersenspoeler, gek, helderziende ... Vooral in cartoons is een typische karikatuur van de psychiater die van een clown of een gek, een beroepsvoyeur of loervogel die betaald wordt om in de meest private vertrekken van de geest binnen te dringen. Heel opvallend in deze cartoons zijn de volgende elementen: aan de muur hangt gewoonlijk een diploma of een foto van Freud en centraal staat de divan als herkenbaar beroepsattribuut; het is de 'operatietafel' van de therapeut. Klaarblijkelijk lijkt vooral het model van de psychoanalyse tot de verbeelding te spreken (zie ▶ H. 2). Ook in films worden psychiaters of psychotherapeuten vaak ten tonele gevoerd als wonderarcheologen of helderzienden die hun gekwelde patiënten genezen door in zuivere Sherlock-Holmes-stijl het geheimzinnige trauma te ontmaskeren of met een magische goocheltruc de onbewuste knoop in een oogwenk te ontwarren. De psychiater of psychotherapeut heeft geen witte jas of stethoscoop om zijn machtspositie te symboliseren; hij heeft een diploma aan de muur hangen, meestal naast een kast die uitpuilt van indrukwekkende boeken. Macht, kennis, indruk maken … begrippen die we in dit boek nog zullen tegenkomen. Maar er is ook de patiënt die op de divan ligt: machteloos, hulpeloos, passief, onderdanig. De therapeut is in deze scène voor de patiënt onzichtbaar (buiten zijn gezichtsveld) ofwel de patiënt moet letterlijk naar hem opkijken. Dit cartoonbeeld is weliswaar een karikatuur, maar geeft ook een sterk verbreide – verkeerde? – voorstelling van de psychotherapeutische relatie (zie ▶ par. 8.1.3).

In onze maatschappij zijn psychiaters steeds meer in de rol geduwd van 'experts in levensproblemen': van de wieg tot het graf moeten zij het morele geweten spelen van de samenleving. Tegelijkertijd hebben de laatste decennia een steeds grotere innerlijke ver- deeldheid in psychiatrische kringen aan het licht gebracht, een identiteitscrisis die nog steeds niet is opgelost. Zo kan het voorkomen dat een biologisch georiënteerde psychiater niet weet hoe een ernstig relatieprobleem aan te pakken en dat een psychoanalyticus geen benul heeft van wat tardieve dyskinesie is. De psychiatrie zit al meer dan een eeuw gevan- gen in het *spanningsveld tussen 'harde' natuurwetenschap en 'zachte' geesteswetenschap,* tussen rationalisme en romantisme. In essentie is de psychiatrie een medische discipline, met haar historische wortels in het hersenonderzoek en de behandeling van aandoeningen van het zenuwstelsel. De oude titel 'zenuwarts' herinnert aan deze afkomst. De psychologie daarentegen splitste zich geleidelijk af van de filosofie, verankerd dus in de romantische pool, ook al zou zij vanaf het eind van de negentiende eeuw natuurwetenschappelijke idealen beginnen te koesteren. De psychiater is, misschien tegen wil en dank voor sommi- gen, allereerst arts. Na de basisopleiding geneeskunde – 'geïndoctrineerd' in het medische model – maakt men een specialisatie door als psychiater, hetgeen in de praktijk neerkomt op enkele jaren stagewerk als arts-assistent in een erkende opleidingskliniek. Dan tekent zich mettertijd een reeks mogelijke loopbaanontwikkelingen af.

Aan het ene uiterste staan de (toekomstige) psychiaters die het medische model con- sequent willen toepassen, wat meestal uitmondt in wat nu 'biologische psychiatrie' heet. zij houden dus vast aan de *rationele* pool en bedienen zich bij voorkeur van biologische behandelmethoden (vooral psychofarmaca). Hun zienswijze past het best bij psychotische verschijnselen, maar levert problemen op naarmate meer 'levensproblematiek' op de voor- grond staat. Aan het andere uiterste staan psychiaters die het medische model al even con- sequent pogen te verwerpen. Volgens hen is er geen sprake van psychiatrische stoornissen of ziekten, maar zijn er alleen psychosociale problemen. Het gaat niet meer om patiënten, maar om cliënten. Deze romantische pool omvat de psychodynamisch werkzame psychi- aters en de sociaal-psychiaters. Hun visie sluit het best aan bij allerlei levensproblemen, maar loopt heel snel spaak bij psychotische fenomenen. Het probleem bij deze groep psy- chiaters is dat ze een medische opleiding hebben gevolgd, die ze vervolgens proberen even consequent van zich af te schudden!

Tussen beide uitersten, de rationalisten en de romantici met dus respectievelijk de bio- logische psychiater en de psychodynamisch therapeut als prototype, bevindt zich de grote variëteit aan andersoortige psychiaters. Een deel daarvan heeft nooit tot de extreme groe- pen behoord, maar voelde zich door de praktijk gedwongen om zich geleidelijk aan toch iets van beide uitersten eigen te maken. Een ander deel heeft tot deze uitersten behoord, maar ziet zich door de praktijk genoodzaakt deze orthodoxe positie weer te versoepelen. Een groot deel heeft nooit willen kiezen – wellicht het merendeel van de psychiaters. Een niet te schatten percentage probeert een redelijk verantwoord eclecticisme toe te passen (zie ▶ par. 7.2.1). Het zijn de psychiaters die enerzijds voldoende training in psychotherapie hebben gehad en anderzijds bepaalde kennis proberen te behouden over biologische behandelmethoden. Niet zelden wordt dan een combinatie van psychotherapie en psychofarmaca toegepast. Een dergelijke praktijkvoering vergt een veelzijdige opleiding, maar ook een specifiek gestructureerd werkprogramma, waarin een vaste tijdsinvestering per patiënt is voorzien.

Jammer genoeg zijn beide voorwaarden in een aanzienlijk aantal gangbare psychiatrische praktijken niet aanwezig. Het werk is er geprogrammeerd tot een routinepraktijk waarin pragmatisme gelijkstaat aan een 'vijf-minuten-gesprek' en waarin eclectisme gereduceerd is tot een banale mengeling van pillen en praten. Dit zijn de psychiaters die geen notie meer hebben van neurobiologie en gestoord gedrag, maar wel cocktails van psychofarmaca voorschrijven en elk jaar blij zijn dat er weer een artsenbezoeker voor de deur staat met een 'revolutionair' middel. Dezelfde psychiaters weten misschien nog wel vaag iets af van psychotherapie – misschien hebben sommigen zelfs een studiedag, workshop of trainingsweekend meegemaakt – maar voor psychotherapeutisch werk hebben ze het vaste excuus: tijdgebrek. In het beste geval verwijzen ze 'lastige' cliënten (tijdconsumenten) naar een psycholoog – een verwijsprocedure die ook vele huisartsen bezigen. Zij verwijzen de tijdconsumenten naar een GGZ-instelling of een zelfstandig werkende psychiater of psycholoog, en die verwijst misschien verder door … Deze schets is natuurlijk wat overdreven, maar doet de realiteit bepaald niet geheel onrecht aan.

1.2.3 Van diagnose tot therapie

Nu de psychotherapie thuishoort in de gezondheidszorg – en niet meer in de welzijnsmarkt van weleer – spiegelt ze zich net als de psychiatrie in het algemeen aan het medische model. In de werkwijze worden dan drie grote stappen onderscheiden: diagnose, verklaring, behandeling. De hulpverlening in de GGZ wordt naar het voorbeeld van dit model onderscheiden in verschillende stappen of fasen (◖ figuur 1.2). Bij de eerste stap, de *probleemverkenning*, zorgt de hulpverlener zo goed mogelijk voor een positief gespreksklimaat en een verheldering van de klacht of hulpvraag, om zo te komen tot een voorlopig hulpverleningsplan. Hierbij spelen de volgende vragen:

- Is de cliënt wel aan het goede adres of lijkt verwijzing dan wel consult (aanvullend onderzoek) aangewezen?
- Kan er direct worden overgeschakeld naar een specifiek hulpverleningsplan of is verdere hulpverlening niet noodzakelijk?

In de *probleemontleding* dient de verkregen informatie systematisch uitgewerkt en vervolledigd te worden. Hierbij is het wenselijk verschillende veronderstellingen over oorzaak, betekenis of functie van de klachten uit te werken. Bepaalde aspecten daarvan kan de

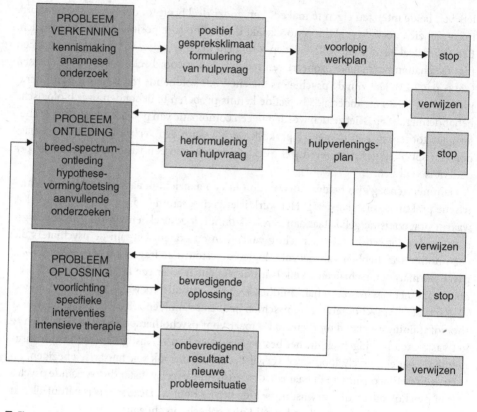

□ **Figuur 1.2**   Hulpverleningsproces

hulpverlener eventueel overlaten aan andere deskundigen (bijv. lichamelijk en psychologisch onderzoek). De mogelijke verklaringen of ontstaanshypothesen worden bij voorkeur vanuit een biopsychosociale zienswijze belicht:

- Is er een lichamelijke stoornis van betekenis aanwezig of zijn er biologische factoren in het spel?
- In hoeverre spelen ervaringen uit de ontwikkelingsgeschiedenis een rol bij het huidige probleem?
- zijn er specifieke factoren (emotioneel, cognitief, gedragsmatig) die het probleem uitlokken of instandhouden?
- Welke betekenis of functie heeft het probleem binnen het sociale netwerk van de cliënt?

Deze biopsychosociale probleemverklaring moet de leidraad vormen voor het kiezen en toepassen van verdere interventies met het oog op een *probleemoplossing*. In de meeste gevallen betreft het een behandeling of therapie met als doel het verdwijnen ('genezen') of althans verbeteren van de klachten, problemen of stoornissen door middel van een geplande verandering bij de patiënt en/of andere betrokkenen. De hulpverlening kan ook gericht zijn op het voorkómen van nieuwe problemen of van terugval in vroegere problemen (preventie). Zowel doel als middel van preventieve of therapeutische acties worden bepaald door de veronderstelde verklaringen van het probleem. Naargelang het accent hierbij komt te liggen op lichamelijke, psychische of sociale aspecten wordt de methode van behandeling omschreven als respectievelijk biologisch, psychotherapeutisch of sociaal.

De aangegeven niveaus van het hulpverleningsproces lopen door elkaar en een probleemontleding is pas afgerond wanneer het probleem verholpen is. Met oog voor de eigen vaardigheden en beperkingen moet de hulpverlener het verloop herhaaldelijk beoordelen om de hulpverlening zo nodig bij te sturen (ROM, ▶ kader 7-3) of de patiënt naar een andere deskundige te verwijzen. zoals in de geneeskunde vaak het geval is dreigt echter ook in de psychotherapie de redenering dat bij een bepaald probleem ook een bepaalde behandeling hoort, met andere woorden: dat de diagnose richtinggevend is voor de therapiekeuze. Concreet kunnen we de actuele discussie samenvatten met de vraag: is de DSM een goede reisgids in psychotherapieland? Eerst even de gids voorstellen: de DSM (afkorting van *Diagnostic and Statistical Manual of Mental Disorders*, intussen aan de vijfde editie toe: DSM-5) is een soort catalogus of classificatiesysteem om psychiatrische problematiek naar medisch model in kaart te brengen. Door het zo veel mogelijk vermijden van theoretische verklaringen werd de DSM op grote schaal het referentiewerk over allerlei 'taal'grenzen heen (zowel tussen landen als tussen deelterreinen van de psychiatrie). Sommigen juichten het toe als het 'psychiatrische esperanto', anderen typeerden het bekende lettertrio als afkorting van 'Diagnostische en Statistische Manie'... Even spelen we ook hier met de afkorting door achtereenvolgens de volgende kritieke facetten te belichten: Diagnostiek, Specialisering, Maatschappij.

Diagnostiek De psychiatrie wordt vaak als bastaard van de geneeskunde beschouwd. In dat opzicht is de DSM een bastaard van het medische model. Zich spiegelend aan de natuurwetenschappelijke onderbouwing van de geneeskunde worden psychiatrische stoornissen systematisch vergeleken en onderzocht. Ook bij effectmetingen van psychotherapie wordt vaak uitgegaan van diagnostische categorieën uit de DSM: bijvoorbeeld om een uitspraak te doen over de werkzaamheid van cognitieve therapie bij depressie in vergelijking met antidepressiva. Het diagnostische systeem wordt door sommige psychotherapeuten fundamenteel afgewezen (o.a. de Rogerianen, zie ▶ H. 3) en door anderen inhoudelijk bekritiseerd (▶ kader 1-7). De vraagstelling over de bruikbaarheid van de DSM in de praktijk van de psychotherapie sluit direct aan bij de discussie over de 'meetbaarheid' van psychotherapie (zie ▶ par. 7.1).

Kader 1–7 Psychotherapeutische kritiek op de DSM

Een belangrijk kritiekpunt op het diagnostische systeem van de DSM is de verwaarlozing van de psychotherapeutische zienswijze. Dit komt onder andere tot uiting in de volgende bezwaren.

1. *De DSM is te veel gericht op tekorten en toestanden*
Psychotherapeuten houden bij indicatiestelling ook rekening met de mogelijkheden van de persoon – het vermogen tot aanpassing en probleemoplossing. Daarom is voorgesteld een nieuwe as in te voeren voor de vaardigheden, een 'coping'-as. Deze

heeft als voordeel een positieve etikettering en een dynamischer oriëntering, in tegenstelling tot het negatief en statisch beschrijven van stoornissen. Het effect van psychotherapie moet dan worden beoordeeld zowel op het symptoomniveau als op het niveau van de vaardigheden (coping-diagnose). Psychodynamisch georiënteerde therapeuten suggereren om aan de diagnostiek ook een beoordeling van (onbewuste) afweermechanismen toe te voegen.

2. *De DSM is te veel individugericht*

Psychotherapeutisch werk houdt sterk rekening met interpersoonlijk gedrag van patiënten/cliënten. In de DSM vindt men dit slechts ten dele terug in een eenzijdige typering van persoonlijkheidsstoornissen. Deze kan beter worden vervangen, of uitgebreid door een as van 'interactionele patronen'. Dit kan ook een antwoord zijn op de strikt individuele oriëntering van de DSM met verwaarlozing van de context, meer bepaald de gezinsinteracties. Er is behoefte aan een interactionele diagnose ('gezinsdiagnose'). Nu wordt de context (sociaal leven en netwerk) enkel gezien als mogelijke stressor (spanningsbron, bijv. relatieproblemen). Het verdient daarentegen aanbeveling om specifieke aandacht te schenken aan gezinsfactoren die de ontwikkeling en het verloop van een stoornis ook positief kunnen beïnvloeden (de beschermende of 'protectieve' invloed van de omgeving).

In hoeverre is de DSM een goede gids voor de therapeutische praktijk? Biologisch georiënteerde psychiaters, die sterk vasthouden aan het medische model, gaan er vaak van uit dat een DSM-diagnose een voorspellende waarde kan hebben, dat wil zeggen: predictief of indicatief is voor de therapeutische praktijk. Een schizofrene psychose komt dan in aanmerking voor behandeling met antipsychotica en een melancholische depressie zou wel eens gunstig kunnen reageren op elektroconvulsietherapie. Maar geldt die redenering ook voor psychotherapie-indicaties? De discussie hangt samen met de volgende problemen:

- een en dezelfde therapiemethode kan nuttig zijn voor een groep patiënten met uiteenlopende diagnosen;
- een groep patiënten met dezelfde diagnose kan worden geholpen met uiteenlopende behandelmethoden.

Daarnaast signaleren we ook de omgekeerde vraagstelling: in hoeverre is de therapeutische praktijk een gids voor de diagnostiek? Of: kan het effect van een therapie duidelijkheid brengen in de diagnose? Nog scherper gesteld: is de werkzaamheid van een bepaalde therapie te gebruiken als diagnostisch criterium? Iets dergelijks is bijvoorbeeld gesuggereerd voor het effect van antidepressiva en de diagnostische afbakening van depressies. Maar het effect van een behandeling zegt nog niets over het werkingsmechanisme (waardóór het werkt; zie ▶ par. 7.1). We volstaan hier met op te merken dat beide vraagstellingen impliciet veronderstellen dat er specifieke diagnosen en specifieke therapieën bestaan, en dat men moet zoeken naar een specifiek verband tussen beide.

Specialisering   De geneeskunde in het algemeen loopt verdwaald rond in een ivoren toren van Babel vol superspecialisten. In de psychiatrie is een soortgelijke tendens tot specialisering te merken:

a. De trend tot groepering van diagnosen in aparte settings ontstond tegelijkertijd met de omvorming van psychiatrische ziekenhuizen: van bewaar- tot behandelinstelling. Dit is het *sanatoriummodel* met als voorloper de 'neurosekliniek'.
b. De trend tot (psycho)therapeutische specialisering ontstond tegelijkertijd met de vorming van verschillende therapie'scholen'. Dit is het *laboratoriummodel* met als voorloper de 'therapeutische gemeenschap'.
c. Uit beide trends volgt een toenemende specialisering in de psychotherapie volgens:
    -   doelgroep (diagnose, problematiek), bijvoorbeeld eetstoornissen of traumaslacht- offers;
    -   behandelwijze (model, methode), bijvoorbeeld psychodrama of systemische gezinstherapie;
    -   combinatie van de twee, bijvoorbeeld dialectische gedragstherapie bij borderline persoonlijkheidsstoornissen.

Therapie-indicatie volgens het medische model, met de DSM als leidraad voor behandeling van psychische problemen, wordt snel een recept of voorschrift: stoornis X vereist therapie Y (in setting Z). De pragmatische vraag luidt: welke therapie 'past' bij welke problematiek? Dit brengt ons bij de discussie over afstemming en specificiteit in psychotherapie:

-   Wie gelooft in de specifieke effectiviteit van psychotherapie (met accent op de therapeutische techniek) pleit voor afstemming ('matching') van therapiemethode op diagnose; bijvoorbeeld: cognitieve therapie bij depressie.
-   Wie gelooft in de non-specifieke effectiviteit (met accent op de therapeutische relatie) pleit voor afstemming van therapeut op cliënt/patiënt; bijvoorbeeld een niet-sturende, sterk empathische vrouwelijke therapeut voor een getraumatiseerde vrouw.

Hoewel er meer wetenschappelijke ondersteuning is voor de tweede optie, is in Nederland de eerste optie verkozen. Daar zijn namelijk de diagnose-behandelcombinaties (dbc's) inmiddels ingevoerd. Dit is een declaratiesysteem van zorgverzekeraars waarbij therapeuten een (DSM-)diagnose met bijbehorende (standaard)behandeling moeten aangeven. De vergoeding wordt na het afsluiten van de behandeling volgens een vaste standaard toegekend. Van elke dbc is namelijk beschreven wat een patiënt met een bepaalde diagnose aan behandeling krijgt en wat de totale vergoedbare kosten zijn. Tot slot nog een laatste bedenking bij de trend tot specialisering. De ontwikkeling van de hulpverlening voor bepaalde categorieën patiënten lijkt ook opvallend samen te vallen met de opbloei van zelfhulpgroepen. Beide roepen vragen op, onder andere over voordelen en gevaren van het creëren van diagnostische subculturen (de depressiekliniek, de fobieclub). Door het lidmaatschap van een groep verwordt de diagnose tot pseudo-identiteit ('ik volg traumatherapie'; 'ik ben CVS-lijder'). Gespecialiseerde psychotherapie kan dit soort verkeerde boodschappen versterken!

Maatschappij Waardering van gezondheid in onze samenleving wordt in toenemende mate gebaseerd op economische criteria van efficiëntie en productiviteit. Dit is een afweging van kosten en baten volgens een prestatiemodel (Wat kost het? Wat brengt het op?). Het medische denken over ziekte en gezondheid sluit hierbij aan onder druk van economische overwegingen.

1

Beleidsmakers in de gezondheidszorg (inclusief ziektekostenverzekeraars) willen bepalen 'hoeveel een psychische stoornis kost'. Daarvoor bestaat er behoefte aan een strikte defini-tie van psychisch ziek zijn: aard, ernst en therapeutische noodzaak. Een steeds duidelijker beleidstrend tekent zich hierbij af: psychische problemen worden alleen maar 'ernstig' ge-nomen als ze te omschrijven zijn zoals lichamelijke aandoeningen. In die zin werkt de DSM als een vertaalsysteem om de status van 'erkende ziekte' te verwerven en daarmee vergoe-ding voor behandelkosten. De DSM functioneert dan als communicatie-instrument voor overleg tussen professionele hulpverleners (clinici, therapeuten) enerzijds en verantwoor-delijken voor de ziektekostenvergoeding (i.c. adviserend geneeskundigen van verzekerin-gen, zorgverzekeraars) anderzijds. Pas als een probleem in DSM-termen te verwoorden is, 'bestaat' het in economisch opzicht: deze diagnose komt voor vergoeding in aanmerking! Het DSM-systeem zorgt dus niet alleen voor herkenning (klinisch, wetenschappelijk), maar ook voor erkenning (financieel, economisch). In de gezondheidszorg neigt het beleid steeds meer naar het bepalen van een vast kostenpakket voor elke diagnostische categorie, somatisch of psychiatrisch. Dit is een soort 'diagnostische budgettering': aan elke diagnose hangt een vast prijskaartje. De gevaren van dit systeem zijn intussen bekend:

- diagnosen staan op zichzelf, los van de persoon of context ('de maag van kamer 23' is even anoniem als 'de depressie van kamer 14');
- diagnosen worden gemanipuleerd (door patiënten, artsen, ziekenhuismanagers) met het oog op betalingsmogelijkheden; patiënten worden geselecteerd op basis van ver-goedbare diagnosen (de 'diagnose als creditcard').

Inmiddels is een deel van deze gevaren realiteit. Met de stelselwijziging van de GGZ in 2014 (zie ► kader 8-17) komt psychotherapie alleen voor vergoeding in aanmerking, wan-neer er sprake is van een stoornis volgens de DSM. We stelden de vraag of de DSM een betrouwbare gids zou zijn in therapieland. Als communicatiemiddel in de psychiatrie en als instrument voor systematisch onderzoek heeft de DSM een belangrijke doorbraak teweeggebracht. Tegelijkertijd is het een symbool geworden van de medicalisering van de GGZ in de afgelopen decennia. De DSM wordt een dubieuze gids als hulpverleners in de GGZ en psychotherapeuten blind zijn voor de hier geschetste problemen: de betekenis van Diagnostiek en Specialisering in Maatschappelijk opzicht. Dan wordt de DSM als eenoog koning in het land der blinden!

1.3   Kenmerken van psychotherapeutische methoden

» De behoefte aan erkenning, het geloof in de werkzaamheid van een bepaalde therapie of de juistheid van een bepaalde theorie verleiden de geestelijke gezondheidszorg steeds opnieuw tot beloften en pretenties, die uiteindelijk onvoldoende waargemaakt kunnen worden. «

(P. Schnabel, *De weerbarstige geestesziekte*, 1995)

Bij de definitie van psychotherapie bespraken we reeds de samenstellende factoren die in elke psychotherapievorm voorkomen (zie ► par. 1.1). Om wat meer zicht te krijgen op de

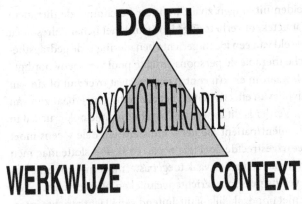

◘ Figuur 1.3   Ingrediënten van psychotherapie

verschillen en gelijkenissen tussen de diverse psychotherapiemethoden kan men behandelingen ontleden op de volgende aspecten (◘ figuur 1.3):

1. *Therapeutisch doel*. Dit betreft de focus van de therapie: de aspecten van het doen en laten van de patiënt die men wil veranderen. Hier kan onderscheid worden gemaakt tussen klachtgerichte en persoonsgerichte benaderingen.

2. *Therapeutische werkwijze*. Deze kan getypeerd worden volgens de geactiveerde veranderingsprocessen (ervaren, begrijpen, oefenen) en de therapeutische stijl die te onderscheiden is in meegaand versus sturend.

3. *Therapeutische context*. Deze moet de kans vergroten dat de patiënt daadwerkelijk verandert. Allereerst gaat het hier om de aard van de therapeutische relatie en daarnaast om allerlei vooral formele aspecten van de behandelorganisatie, zoals de setting, de intensiteit, de vergoeding en de verhouding tot het sociale netwerk van de patiënt.

Deze aspecten kunnen niet strikt van elkaar worden onderscheiden, maar vormen een handig referentiepunt om de mogelijkheden en beperkingen van psychotherapievormen in kaart te brengen. We zullen elk aspect nader bespreken.

1.3.1 Onderscheid volgens therapeutisch doel

Dit onderscheid raakt allereerst aan de fundamentele discussie rond het doel van psychotherapie (zie ▶ par. 1.1). Vanuit het perspectief van gezondheidsbevordering kan psychotherapie langs twee wegen worden aangepakt. In de zin van 'genezing' kan het bedoeld zijn om klachten, symptomen of stoornissen te verhelpen (verminderen, verdwijnen, oplossen). We spreken dan van een klachtgerichte benadering. Daartegenover kan iemands gezondheid erop vooruitgaan doordat deze persoon leert zijn levenswijze, vaste denk- en gedragspatronen of zijn persoonlijkheid te veranderen. Deze persoonsgerichte benadering verwacht dat de cliënt een betere levenskwaliteit bereikt en leert problemen beter aan te pakken. Deze twee benaderingen moeten als de polen van één dimensie worden gezien, waarbij ook tussenvormen bestaan. Het gaat dus om de therapeutische focus of het therapiedoel dat het beste is af te leiden uit vragen zoals: wanneer beschouwt de therapeut de behandeling als succesvol? Wat betekent verbetering? Hoe wordt het behandelresultaat omschreven? Een typerend voorbeeld van een klachtgerichte benadering is de gedragsthe-rapie, terwijl de psychodynamische therapie de persoonsgerichte pool vertegenwoordigt.

Dit onderscheid verklaart ook waarom er zo'n controverse bestaat over nut of zin van psychotherapie, over de omschrijving van effectiviteit en het al dan niet meetbaar zijn van behandelresultaten (zie ▶ par. 7.1). Verder is dit aspect van psychotherapie ook cruciaal in de behandelovereenkomst met de cliënt/patiënt die het – minstens ten dele – eens moet worden met de therapeut over het nagestreefde doel (zie ▶ par. 1.4.3). Ten slotte mag men de hier beschreven typering niet verwarren met de vaak toegepaste, maar niet zo verhelde-rende indeling in klachtgerichte versus persoonsgerichte technieken of interventies. Een klachtgerichte benadering maakt niet noodzakelijk of uitsluitend van klachtgerichte inter-venties gebruik (voorbeeld: het aanleren van copinggedrag of assertiviteit in gedragsthera-pie). Een persoonsgerichte therapeut kan klachtgerichte technieken gebruiken (voorbeeld: relaxatietraining als voorbereiding op 'focusing' in cliëntgerichte benadering). Kortom, het is hier belangrijk doel en middel – focus en werkwijze – niet te verwarren.

1.3.2 Onderscheid volgens therapeutische werkwijze

Heel wat indelingen van psychotherapieën zijn gebaseerd op de 'technische' aspecten, meer bepaald de gebruikte therapeutische interventies. Dit lijkt ons echter weinig vrucht-baar of verhelderend, omdat er een schier eindeloze reeks technieken bestaat en er steeds 'nieuwe' bijkomen (al komen die vaak neer op oude wijn in nieuwe zakken). Bovendien kan dezelfde techniek worden toegepast met zeer uiteenlopende bedoelingen (bijv. hyp-nose als relaxatiemethode, middel tot zelfbeheersing, activering van bewustzijnsinhouden of inleving in een vroegere ervaring). Globaal lijkt ons de werkwijze van een psychothe-rapeut (los van de therapiefocus en -context) het beste te omschrijven enerzijds vanuit de essentiële veranderingsprocessen die in de therapie bewerkt worden en anderzijds vanuit de gehanteerde therapiestijl.

Geactiveerde veranderingsmechanismen Als psychotherapieën een verandering bewerk-stelligen, kan deze werkzaamheid te danken zijn aan een of meer van de volgende mecha-nismen of processen, hetzij expliciet toegepast als 'handelsmerk' van sommige therapie-vormen, hetzij impliciet in meerdere behandelvormen:

1. *Affectieve beleving ('ervaren'):* het uitlokken of accentueren van emoties ('affectin-ductie') gebeurt expliciet en intensief in exposure, catharsis, Gestalt, bio-energetica, primal scream; het treedt subtieler op in cliëntgerichte therapie.
2. *Cognitieve beheersing ('begrijpen'):* het verwerven van inzicht (nieuwe denkpatronen, waarneming, zelfbewustzijn) wordt expliciet geactiveerd in cognitieve en psychody-namische therapie.
3. *Gedragsregulatie ('oefenen'):* het veranderen van disfunctioneel gedrag en verwerven van nieuw gedrag is een expliciete werkwijze in gedragstherapie.

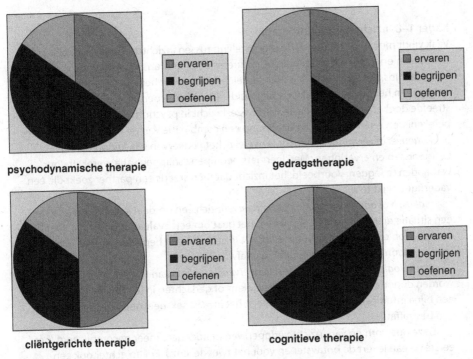

psychodynamische therapie

gedragstherapie

cliëntgerichte therapie

cognitieve therapie

- ervaren
- begrijpen
- oefenen

■ **Figuur 1.4** Accentuering van veranderingsprocessen in psychotherapie

Men zou een therapievorm kunnen typeren volgens de mate (hoog, middelmatig, laag) waarin elk van deze mechanismen van verandering expliciet wordt toegepast. In vereenvoudigde en veralgemeende zin is dit weergegeven in ■ figuur 1.4 (relatie- of systeemtherapie valt buiten deze typering omdat hierin verschillende van de vermelde werkwijzen in wisselende mate kunnen samengaan; zie ► H. 6).

Afzonderlijk of in combinatie bewerken de drie mechanismen een correctieve emotionele ervaring. Dat gebeurt doordat gedragingen, gedachten en gevoelens pas veranderen (gecorrigeerd worden) als wordt ervaren dat ze – anders dan verwacht – niet overeenstemmen met de actuele werkelijkheid. De verandering berust op een leerproces dat – in wisselende gradaties – emotioneel, cognitief en gedragsmatig van aard is. Hierbij kan een verandering die op gang gebracht is via het ene kanaal ook leiden tot verandering in een ander kanaal, zonder dat dit laatste als aangrijpingspunt van de therapie werd gebruikt.

Voorbeelden:

- Door herhaald te oefenen op straat merk ik dat mijn angst wel te beheersen is en denk ik minder snel dat er iets mis is met mijn hart.
- Door inzicht in mijn relatie met mijn vader heb ik minder moeite met autoritaire mannen en treed ik assertiever op tegenover mijn baas.
- Door stil te staan bij mijn lichamelijke gewaarwordingen voel ik beter het verschil tussen algemene spanning en woede en kan ik me beter ontspannen.

Kader 1-8 Inzicht in psychotherapie

Vaak vindt men in de literatuur de tegenstelling tussen inzichtgevende ('ontdekkende') therapieën enerzijds en steunende, structurerende of gedragsveranderende therapie-en anderzijds. Dit onderscheid is niet verhelderend, omdat het een te simpele twee-deling is en het bovendien dikwijls niet duidelijk is of de typering slaat op het nage-streefde doel of op de toegepaste werkwijze. Inzicht in psychotherapie heeft meerdere betekenissen en in de praktijk slaat het op een combinatie van de volgende processen:

Rationeel of verstandelijk inzicht verwerven: het verwerven van kennis over ge-beurtenissen en ervaringen. Men leert iets begrijpen ('snappen': aha, eureka!) door verbanden te leggen. Voorbeeld: het inzicht dat men steeds een partner zoekt die een vaderfiguur lijkt te zijn.

Praktisch of oordeelkundig inzicht verwerven: zich een oordeel leren vormen over een situatie en hoe deze aan te pakken. Het gaat om een evaluatief 'doorzicht' met het oog op probleemoplossing. Voorbeeld: het inzicht dat een bepaalde situatie angst inboezemt omdat men een mislukking of afwijzing vreest.

Psychologisch of doorleefd inzicht verwerven: leren iets aan te voelen en je bewust te worden door na te gaan wat er qua gevoelens of gedachten in je omgaat. Het leidt tot een bijna intuïtieve 'bevinding'. Voorbeeld: het inzicht seksueel geprikkeld te raken bij een bestraffing.

Deze drie vormen van inzicht verlopen van minder naar meer gecompliceerd (het eerste niveau levert de bouwstenen voor het tweede, enz.). Er kan echter ook een wisselwerking bestaan tussen de verschillende vormen. Geen van deze drie vormen van inzicht is ooit 'af'; een definitief inzicht bestaat niet; het is telkens een manier van kijken naar de wereld en zichzelf; een min of meer verfijnd vermoeden over hoe het allemaal 'in elkaar zit' (verstandelijk, oordeelkundig, gevoelsmatig).

De therapeutische wegen om tot deze drie vormen van inzicht te komen kunnen sterk verschillen. Rationeel inzicht kan op een directe manier verworven worden via een verheldering (verklaring, duiding) door de therapeut, maar kan ook indirect ont-staan tijdens een oefenopdracht in een concrete situatie. Oordeelkundig inzicht kan direct ontstaan door cognitieve uitdaging van vaste denkpatronen of indirect worden verworven in een rollenspel. Psychologisch inzicht kan het directe resultaat zijn van een emotioneel zoekproces (bijv. via focusing of psychodrama) of indirect volgen uit een reeks frustrerende ervaringen.

Om deze veranderingsmechanismen mogelijk te maken, moet er wel een positieve werk-relatie tussen cliënt en therapeut opgebouwd worden. Met andere woorden: de therapeu-tische relatie structureert de context waarbinnen de genoemde veranderingsprocessen geactiveerd worden, al dan niet met behulp van specifieke interventies.

Therapeutische stijl   Vaak wordt een therapeut omschreven als *actief of passief,* naarmate hij of zij bijvoorbeeld veel zwijgt of juist tussenbeide komt. Een dergelijke indeling zegt echter niet zo veel. Zo lijkt luisteren een passief gebeuren van aandachtig toehoren, maar je kunt ook op een actieve manier luisteren door gerichte vragen te stellen ('bedoelt u dat …'), gevoelens te weerspiegelen ('u voelde zich toen …') of de inhoud samen te vatten ('ik meen vooral van u gehoord te hebben dat …'). De mate van actief ingrijpen kan trouwens ook minder opvallend zijn – maar daarom niet minder invloedrijk – door non-verbale signalen zoals hoofdknikken of zich vooroverbuigen naar de cliënt.

De indeling naar de mate van (non-)directiviteit laten we ook liever terzijde omdat de term door de tijd heen verschillende betekenissen heeft gekregen. Sinds Rogers is het begrip 'nondirectief' een tijd lang synoniem geweest met 'cliëntgericht' (zie ► H. 3). De therapeut zou dan moeten zorgen voor een veilig en positief gespreksklimaat waarin de cliënt slechts indirect uitgenodigd wordt om te praten over zijn belevingswereld.

Vanuit de psychodynamische traditie ontstond ook het onderscheid tussen het 'therapiegoud' van de exploratie (ontdekken, duiden, analyseren) en het 'koper' van het steunen en structureren. Deze begrippen zijn evenmin bruikbaar voor het karakteriseren van een therapiestijl omdat ze eerder betrekking hebben op een concrete werkwijze. Bovendien zijn ze geenszins onverenigbaar en is het ene zeker niet minder waardevol dan het andere (► kader 1-9).

Kader 1–9 Steunen en structureren

In alle hulpverlenende contacten zijn steungevende en structurerende elementen aanwezig, impliciet of expliciet, met als doel (1) tijdelijk en beperkt in te gaan op specifieke behoeften van de cliënt, (2) hoop op verandering te geven en (3) gezonde gedragingen en probleemoplossende acties aan te moedigen. De mate waarin dit gebeurt wisselt sterk en kan tot uiting komen zowel in de attitude van de hulpverlener (met bovendien de invloed van voorbeeldfunctie of rolmodel) als in specifieke interventies zoals:

- aandacht en belangstelling (begrip, troost) tonen;
- concrete adviezen geven in verband met dagelijks leven, leefstijl, omgeving;
- uitleg geven over problematiek of coping (psycho-educatie);
- bekrachtigen van wat de hulpvrager goed kan of doet;
- gevoelens laten uiten;
- helpen relativeren;
- zelfonthulling en persoonlijke feedback vanwege de hulpverlener.

Hieruit blijkt dat een steungevend en/of structurerend contact ook door een niet-professionele hulpverlener, bijvoorbeeld een bevriende persoon, aangeboden kan worden. Dit zal werkzaam zijn als de hulpvrager – die in dat geval geen officiële 'cliënt' binnen professionele hulpverlening is – openstaat voor en vertrouwen heeft in het hulpaanbod. Het verschil met 'echte' psychotherapie zit dan allereerst in de context (een geformaliseerde werkrelatie met een deskundige) en – vermoedelijk in mindere mate – in het systematische en doelgerichte gebruik van specifieke interventies.

Een (her)waardering van dit soort basale hulpverlening lijkt ons erg belangrijk voor het beter afbakenen van het werkterrein en het kritisch evalueren van de effectiviteit van psychotherapieën: men kan dan eerst deze steunende/structurerende aanpak uitproberen bij een hulpvrager alvorens de indicatie tot psychotherapie te stellen; of men kan deze gebruiken als geloofwaardige, niet-specifieke controleconditie in vergelijking met 'erkende' therapievormen (zie ► par. 7.1).

We kiezen er hier voor de therapeutische stijl te situeren op de dimensie: *meegaand - sturend*. Het gaat hier om de 'regie' van de behandeling. De meegaande therapeut laat de cliënt de inhoud van de sessie bepalen: gespreksthema's, stiltes, tempo van verandering enzovoort. De therapeut houdt zich afzijdig en vergemakkelijkt een proces van zelfexploratie en zelfhantering van problemen. De therapeut geeft geen adviezen en reikt geen oplossingen aan. Vraagt de cliënt daarnaar dan tracht de therapeut zo veel mogelijk de cliënt zelf initiatieven en beslissingen te laten nemen of oplossingen naar eigen keuze uit te proberen. De therapeut loopt als het ware mee met de cliënt zonder deze te gidsen of de leiding te nemen. In deze aanpak zit de cliënt 'aan het stuur' en volgt de therapeut als een betrokken reisgezel. Aan de tegenpool gebeurt het omgekeerde. De sturende therapeut zit tegenover de cliënt in een verhouding van meester tot leerling. Zonder zijn visie op te dringen – dat zou autoritair en antitherapeutisch zijn – stelt de therapeut als deskundige een specifieke methode voor aan de cliënt om aan het gemeenschappelijk bepaalde doel te werken. De methodiek kan dan op grond van therapie-ervaring en/of wetenschappelijk onderzoek vertaald zijn in een min of meer omlijnd therapeutisch programma of behandelprotocol (zie ▶ par. 7.1.4).

De indeling meegaand versus sturend is slechts bruikbaar wanneer ze als een tweepolige *dimensie* wordt beschouwd: men kan de therapeutische stijl dan typeren volgens de mate waarin de therapeut meegaand dan wel sturend optreedt. Hier zou men echter twee nuances aan moeten toevoegen: de mate waarin hij/zij *expliciet en meestal* (hoofdzakelijk) zo optreedt. zo kunnen psychodynamisch of cliëntgericht werkende therapeuten meestal en expliciet meegaand zijn. In wisselende mate (afhankelijk van de sessie of de cliënt) kunnen ze ook expliciet sturend, maar ook nog vaak impliciet sturend optreden (zie ▶ H. 3). sommige therapeuten houden strak aan een bepaalde stijl vast en andere zijn erg soepel. In het geval van een rigide stijl lijkt het meer om een therapeutkenmerk te gaan; de flexibele stijl is meestal een kenmerk van de interactie tussen therapeut en cliënt/patiënt. Met andere woorden: een typering van een therapeutische stijl mag niet automatisch vereenzelvigd worden met een karakterisering van de therapeut als persoon!

1.3.3 Onderscheid volgens therapeutische context

Volgens onze definitie van psychotherapie gaat het om een vorm van hulpverlening waarbij de hulpvrager terechtkomt bij een professionele hulpverlener met een bijzondere deskundigheid in het toepassen van psychische middelen voor de aanpak van klachten of problemen die de gezondheid van een individu hinderen. Kortom, het is niet zozeer de inhoud maar de *context* die de hulpverlening tot een vorm van psychotherapie maakt en haar onderscheidt van andere vormen van hulpverlening (bijv. pastoraat of maatschappelijk werk) en van vriendschappelijke ondersteuning. Ook al kunnen deze drie vormen van hulpverlening – psychotherapie, andere professionele hulpverlening, vriendschap – tot een vergelijkbaar resultaat leiden zoals meer zelfkennis of vermindering van klachten. De belangrijkste aspecten van de psychotherapeutische context zijn de therapeutische relatie (contact) en de formele behandelorganisatie (contract). Kernachtig samengevat betreft het hier dus een *'contractueel contact'* (dat zich onderscheidt van vriendschappelijk contact, zie ▶ par. 1.2).

Therapeutische relatie: het contact Essentieel aan de relatie therapeut-cliënt is het instrumentele karakter: het is een voorwaarde of middel om een overeengekomen doel te bereiken. We spreken daarom van een *werkrelatie* (of werkalliantie) die:

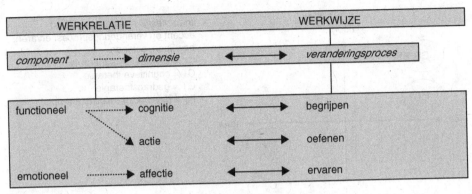

Figuur 1.5 Verband tussen werkrelatie en werkwijze in psychotherapie

- inhoud krijgt door de *functie* van de relatie (doel en werkwijze);
- ingekleurd wordt door de affectieve of emotionele *band* tussen therapeut en cliënt (verbondenheid, vertrouwen, engagement).

De therapeutische werkrelatie omvat dus een functionele en een emotionele component. De functionaliteit verwijst vooral naar het vakmanschap of ambachtelijke aspect van de werkrelatie – met de nadruk op 'werk': door opleiding en training heeft de therapeut geleerd een visie op problemen te ontwikkelen en deze te vertalen in een werkwijze waarin een methodiek te herkennen is. Omdat elke tussenmenselijke relatie steeds gevoelsmatig ingekleurd wordt (bijv. koel, zakelijk, afstandelijk tegenover warm, vertrouwelijk, betrokken) ontsnapt ook de therapeutische werkrelatie – met nadruk op 'relatie' – niet aan een bepaalde affectieve kleur. Deze wordt vooral bepaald door de persoon van de therapeut in interactie met de persoon van de cliënt. Beiden brengen in het contact persoonsgebonden kenmerken in (sekse, leeftijd, persoonlijkheid, intelligentie, aantrekkelijkheid, levensbeschouwing, enz.), die ook in elk ander menselijk contact tot uiting komen. Het contact in een therapie speelt zich bovendien onvermijdelijk af op een kruispunt van verschillende achtergronden (levensgeschiedenis, actuele leefsituatie) van de betrokkenen.

Gezien het belang van de werkrelatie voor het therapieproces vormt ze de *hoeksteen* van de psychotherapie. Dit betekent dat de werkrelatie de verandering bij de cliënt kan bevorderen dan wel hinderen; de werkrelatie kan zelfs helemaal ontsporen en antitherapeutisch worden (zie ▶ par. 8.1). In een goed verlopende therapie is de werkrelatie als een vanzelfsprekende samenwerking op de achtergrond aanwezig. Bij een onbevredigend therapieverloop moet daarom allereerst de 'motor' nagekeken worden: dat wil zeggen dat de werkrelatie op de voorgrond komt te staan en kritisch geëvalueerd en zo nodig bijgestuurd moet worden. In de cliëntgerichte en psychodynamische therapie staat de affectieve band centraal als belangrijkste ingrediënt – een soort 'gist' – in het veranderingsproces. De cognitieve therapie en de gedragstherapie benadrukken meer het functionele aspect van de werkrelatie, die ten dienste staat van de concrete werkwijze (zie ▶ par. 1.3.2; ■ figuur 1.5 en ■ figuur 1.6).

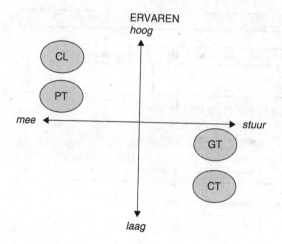

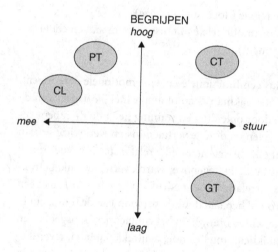

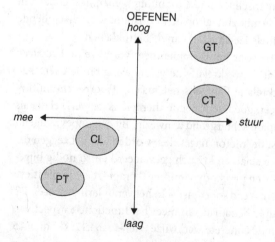

▢ Figuur 1.6   Profielen van therapierichtingen

Behandelorganisatie: het contract De context waarin psychotherapie plaatsvindt hebben we omschreven als een 'contractueel contact'. Dit wil zeggen dat de werkrelatie niet vrijblijvend is, maar geformaliseerd wordt in een behandelovereenkomst. Het betreft hier de *formele* aspecten van de behandelorganisatie zoals de setting, de intensiteit, de vergoeding en de verhouding tot het sociale netwerk van de cliënt. Deze afspraken zijn te omschrijven als min of meer expliciete 'spelregels', waaraan beide partijen zich verbinden. Dit betekent evenwel dat de inhoud van het 'spel' – doel en werkwijze van de therapie – grotendeels losstaat van deze formele afspraken. Een goede behandelovereenkomst omvat echter beide aspecten – *vorm en inhoud* van de therapie. Een therapiecontract betreft immers een wederzijdse overeenkomst – liefst geëxpliciteerd: vandaar de naam 'contract' – over een duidelijk omschreven plan van aanpak (► kader 1-10). De overeenkomst over doel en werkwijze van de therapie – het inhoudelijke deel van het behandelcontract – staat natuurlijk centraal (zie ► par. 1.4.3). Het formele deel staat ten dienste hiervan; het vormt het kader ('speelterrein') van de behandeling; dit is de context die het therapeutisch werk mogelijk moet maken.

Formele afspraken over de behandelorganisatie hebben vooral betrekking op de volgende facetten:

- *behandelsetting:* waar de therapie daadwerkelijk plaatsvindt (bijv. ambulant of klinisch) en wie haar zal uitvoeren (met duidelijkheid over bijv. de hulpverleners met wie de therapeut samenwerkt c.q. overleg kan plegen);
- *intensiteit en duur:* naast afspraken over frequentie en duur van de sessies, wordt ook een idee gegeven over de verwachte minimale (en bij voorkeur ook maximale) totale duur van de therapie;
- *vergoeding:* financiële afspraken over orde van grootte en wijze van betaling, met duidelijke regels over eventuele vergoeding bij (al dan niet aangekondigde) afwezigheid van de cliënt;
- *verhouding tot het sociale netwerk van cliënt:* afspraken over wie op de hoogte wordt gebracht van de therapie en/of erbij betrokken wordt; speciale aandacht wordt geschonken aan de vertrouwelijkheid (beroepsgeheim);
- *specifieke voorwaarden:* bijvoorbeeld veiligheidsmaatregelen ten aanzien van mogelijk gebruik (misbruik) van alcohol, drugs en medicijnen, of met betrekking tot gevaar van zelfdestructief gedrag (► kader 1-11); afspraken over de beschikbaarheid van de therapeut of een andere hulpverlener bij crisis; regels over de mogelijkheid tot tussentijds contact (telefonisch, schriftelijk of anderszins) met de therapeut; expliciete toestemming tot opname van de sessie (audio/ videorecorder) of observatie door derden (bijv. via een doorkijkspiegel).

Kader 1–10 Wet Geneeskundige Behandelingsovereenkomst (WGBO)

De WGBO regelt de relatie tussen patiënt en hulpverlener en legt hun rechten en plichten vast. De rechten van de patiënt zijn de plichten voor de hulpverlener. De belangrijkste zijn de volgende.

Recht op informatie. De hulpverlener vertelt de patiënt duidelijk wat er aan de hand is, welke behandeling nodig is en of daaraan risico's zijn verbonden. Eventueel wijst de hulpverlener op alternatieven. Met deze informatie kan de patiënt weloverwogen beslissen over de behandeling.

Toestemmingsvereiste. De hulpverlener mag de patiënt alleen behandelen als deze toestemming geeft. Vaak gaan hulpverleners stilzwijgend van toestemming uit. Bij ingrijpende behandelingen wordt uitdrukkelijk om toestemming gevraagd. In acute situaties, als de patiënt buiten kennis is, hoeft de hulpverlener geen toestemming van de patiënt af te wachten.

Inzage in het medisch dossier. De patiënt heeft recht op inzage in zijn medisch dossier; hij mag ook een kopie vragen. Alleen hijzelf en de hulpverleners die hem behandelen mogen het dossier inzien. Als de patiënt het niet eens is met de inhoud, kan hij de hulpverlener verzoeken om deze aan te passen of een eigen verklaring toevoegen.

Privacy. Het medisch dossier en de gesprekken tussen patiënt en hulpverlener zijn vertrouwelijk. Alleen personen die bij de behandeling zijn betrokken zijn op de hoogte.

Vertegenwoordiging. Als de patiënt niet in staat is om zelf te beslissen (bijv. wegens dementie of coma), kan hij zich door een ander laten vertegenwoordigen. Dat kan een officieel benoemde curator zijn, of een familielid of partner. Deze vertegenwoordiger besluit in het belang van de patiënt. In een wilsverklaring kunnen patiënten hun wensen vastleggen om niet behandeld te worden, voor het geval ze zelf niet meer kunnen beslissen. Bij kinderen tot twaalf jaar beslissen de ouders of voogd, kinderen tussen twaalf en zestien jaar moeten samen met hun ouders/voogd toestemmen in behandeling. Boven de zestien jaar kunnen mensen zelfstandig beslissen.

Plichten van de patiënt. De patiënt moet de hulpverlener duidelijk en volledig informeren en de hulpverlener betalen voor zijn diensten.

In deze paragraaf over kenmerkende aspecten van verschillende psychotherapieën hebben we gepoogd aan te tonen dat de omschrijving van de bekendste therapiemodellen – psychodynamisch, cliëntgericht, cognitief, gedragsmatig, systeemgericht – weinig verduidelijkt over hun essentiële verschillen en geen aandacht schenkt aan hun overeenkomsten. Om een kenmerkend profiel van bestaande of nieuwe therapiemethoden in hun diverse variaties te schetsen moet telkens een antwoord worden gegeven op de volgende vragen:

1. Wat wil men in deze therapie veranderen?
2. Op welke wijze wil men dit bewerken?
3. In welk kader en onder welke voorwaarden streeft men dit na?

De typering van respectievelijk doel, werkwijze en context van de psychotherapie geeft een gevarieerd totaalbeeld dat voor geen enkele therapievorm/therapeut onder één noemer te plaatsen is (◼ figuur 1.7).

Kader 1–11 Controversen over het non-suïcidecontract

Ter voorkoming van zelfdoding door een persoon bij wie een suïciderisico wordt vastgesteld of vermoed, maken hulpverleners in vele gevallen gebruik van een soort non-suïcidecontract. Betrokkenen worden gevraagd expliciet te 'beloven' en vaak ook schriftelijk te bevestigen dat zij binnen een bepaalde periode geen suïcidepoging zullen ondernemen. Over het nut van dergelijke contracten bestaan uiteenlopende meningen. Volgens sommigen wordt de suïcidale patiënt hiermee daadwerkelijk ge-

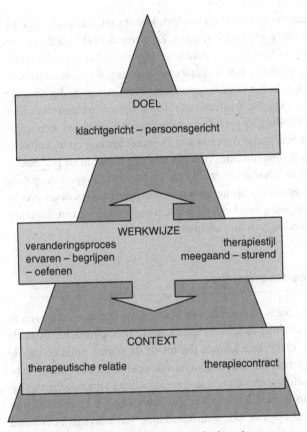

DOEL

klachtgericht – persoonsgericht

WERKWIJZE

veranderingsproces
ervaren – begrijpen
– oefenen

therapiestijl
meegaand – sturend

CONTEXT

therapeutische relatie

therapiecontract

Figuur 1.7 Typerende kenmerken van psychotherapie

holpen: het helpt de opdringende gedachten van zelfdoding (of angst hiervoor) te verlichten en geeft aan de patiënt de ondersteunende boodschap dat de hulpverlener hierover bezorgd is. Anderen betwijfelen dit, omdat vele suïcidale patiënten niet in staat zijn een dergelijke afspraak 'zakelijk' te onderschrijven. Ten slotte waarschuwen critici ervoor dat een dergelijk contract meestal bedoeld is om de hulpverlener gerust te stellen en te 'dekken' bij eventuele toekomstige aanklachten van nalatigheid of verkeerde behandeling!

1.4   Therapiekeuze: een weloverwogen beslissing

» Wij zijn zoveel vaker teleurgesteld na de introductie van remedies die in het begin van hun geschiedenis genezing brachten, dan dat er remedies zijn die na langdurige ervaring overeind blijven. Een houding van scepticisme en uitgestelde beoordeling tot een remedie of behandelmethode bij verschillende soorten gevallen in verschillende omstandigheden is beproefd, is de enige afdoende beveiliging tegen het herhalen van ongelukkige fouten uit het verleden. «
(J.J. Walsh, *Psychotherapy*, 1912)

Wat psychotherapeuten en cliënten van elkaar verwachten wordt vaak pas duidelijk wanneer men nagaat wat er in een therapie mis kan gaan. De verondersteld positieve verwachtingen van beide partijen over hun verdere contacten blijven bij het vertrek meestal onuitgesproken. Een verkeerde inschatting van elkaars verwachtingen of een communicatieve kortsluiting op dit vlak kan in het extreme geval leiden tot een voortijdig afbreken van de therapiecontacten (drop-out). De frustratie die dit bij zowel therapeut als cliënt veroorzaakt, is echter zelden aanleiding tot grondige analyse van het gebeuren. Een spijtig gevolg hiervan is dat geen van beide partijen hieruit iets leert met het oog op toekomstige contacten in een andere hulpverleningssituatie. Wellicht had een breuk in de psychotherapeutische relatie voorkomen kunnen worden en was een constructief leerproces op gang gebracht als tijdig zowel de therapiekeuze als het samenwerkingsverband in open overleg besproken waren. Zo'n verduidelijking van beider verwachtingen kan ook een doorslaggevende rol spelen in de beïnvloeding van de 'therapietrouw'.

1.4.1 Therapie als beïnvloedingsproces

Indicatiestelling voor psychotherapie is het proces van besluitvorming over de vragen of psychotherapie voor een bepaalde cliënt aangewezen is en welke therapeutische methode de meeste kans op succes heeft. Over deze keuzes, die tot de dagelijkse praktijk van de hulpverlening behoren, bestaan echter maar weinig wetenschappelijk gefundeerde inzichten. Het vergelijkende therapieonderzoek kan nog geen eensluidend antwoord geven op de vraag naar de effectiviteit van verschillende typen psychotherapieën bij cliënten met verschillende typen problemen (zie ► par. 7.1). Indicatiestelling veronderstelt bovendien een therapiegerichte diagnostiek die niet schoolspecifiek is, maar op dit vlak zijn er nog opvallende leemtes. Wil men vruchtbaar psychotherapieonderzoek doen, dan is een theoretisch kader nodig voor therapeutische processen, dat bovendien mogelijkheden biedt voor experimenteel onderzoek. Als men psychotherapie opvat als een sociaal beïnvloedingsproces, dan biedt de sociale psychologie concrete aanknopingspunten voor dergelijk psychotherapieonderzoek.

In dit kader wordt psychotherapie gezien als een vorm van interactie, waarbij verandering op cognitief, affectief en gedragsmatig niveau kan optreden via de beïnvloeding door de therapeut. Processen die zich in de therapie afspelen, zouden lijken op de beïnvloedingsprocessen die in sociaal-psychologische laboratoria onderzocht worden. Men kan hier de cognitieve-dissonantietheorie toepassen op de therapiesituatie: wanneer men geconfronteerd wordt met een afwijkende opvatting, kan men dergelijke cognitieve 'wanklank' (dissonantie) ongedaan maken, hetzij door de andere opvatting te ontkrachten of te negeren, hetzij door de eigen opvatting bij te stellen. Op grond van deze theorie is te verwachten dat een attitudeverandering bij de cliënt in therapie het grootst is als aan de volgende voorwaarden wordt voldaan: (1) er bestaat een groot verschil tussen de bestaande opvattingen van de cliënt en de opvattingen of inzichten die via de interactie met de therapeut totstandkomen; (2) de therapeut komt geloofwaardig en aantrekkelijk over; (3) de cliënt is erg betrokken bij het betreffende thema. Aangenomen dat aan de voorwaarden 2 en 3 is voldaan, blijft evenwel een kritiekpunt de grootte van het genoemde verschil: is het contrast immers te groot, dan kan er bij de cliënt een verandering optreden die tegengesteld is aan wat de therapeut wenste te bereiken, of treedt er helemaal geen attitudeverandering op. De gecommuniceerde boodschap van de therapeut moet voor de cliënt aanvaardbaar zijn om tot de gewenste verandering in zijn houding, standpunt of opinie te leiden.

Onderzoeksgegevens suggereren dat onrealistische verwachtingen van cliënten, over het verloop van therapie en de rolpatronen hierbinnen, samengaan met ongunstige therapeutische effecten, zoals het vroegtijdig afbreken. Anderzijds zou een zekere kloof tussen de verwachtingen van de cliënt en de realiteit van de therapie noodzakelijk zijn voor een succesvol verloop. In verband met het belang van de kloof in het veranderingsproces, wordt onderscheid gemaakt tussen de beginfase van therapie en het therapeutisch proces zelf. Het therapeutisch veranderingsproces zou juist op gang komen door het verschil in referentiekader tussen cliënt en therapeut. In de beginfase daarentegen zou de overeenstemming tussen beider referentiekader van belang zijn voor het ontwikkelen van een vertrouwensvolle werkrelatie. Belangrijk hierbij is niet zozeer de overeenkomst of het verschil tussen de opvattingen van cliënt en therapeut, maar wel de wederzijdse aanvaardbaarheid van de opinies.

In een aantal recente strategieën voor intake en indicatiestelling worden deze inzichten met betrekking tot de beginfase van therapie toegepast. Bijzondere aandacht wordt daarbij besteed aan het cliëntperspectief: hoe ziet de cliënt zijn klachten en probleemsituatie, welke ziektetheorie hanteert hij, wat voor soort hulp verwacht hij, welk type relatie met de therapeut wenst hij, welke kenmerken en waarden vindt hij belangrijk bij de therapeut? Verder worden cliënten voorbereid op en geïnformeerd over bepaalde therapievormen, zodat de gekozen methode en therapeut aansluiten bij wat voor de cliënt aanvaardbaar is. Een cruciaal principe in zo'n procedure voor indicatiestelling is dat de keuze voor de concrete therapievorm geen selectie is op gezag van de therapeut, maar een oriënteringsproces waarin de uiteindelijke keuze het resultaat is van overleg met de cliënt. Onderzoeksresultaten tonen een samenhang tussen dergelijke intakestrategieën en een vruchtbaar verloop van de beginfase van het therapeutisch proces. Er zijn minder mensen die de therapie vroegtijdig afbreken en het op gang gekomen veranderingsproces wordt positief beoordeeld.

Beschouwen we psychotherapie als een beïnvloedingsproces, dan stuiten we op de kernvraag: komt het therapeutisch proces vooral op gang door de persoonlijke affiniteit tussen cliënt en therapeut, of vooral door afstemming van de therapeutische technieken en interventies op de individuele cliënt? Meer algemeen gesteld: wat is het belang van de referentiekaders en van de persoonsgebonden eigenschappen van cliënt en therapeut? Als deze laatste voldoende aanwezig zijn – de 'geloofwaardigheid' en 'aantrekkelijkheid' van de therapeut enerzijds en de 'betrokkenheid' van de cliënt anderzijds – dan kunnen we nagaan in hoeverre een verschillende verwachting het therapieproces op gang brengt dan wel hindert (▶ kader 1-12).

Kader 1–12 Verschillen in referentiekader

In een onderzoek maakten cliënten een intake mee die in verschillende mate afweek van hun referentiekader en die wel of niet aanvaardbaar was. Om persoonsgebonden verschillen uit te sluiten werden alle interviews door één en dezelfde ervaren therapeut uitgevoerd in één van de volgende referentiekaders: in het ene geval met het hoofdaccent op het verleden van de cliënt en in het andere geval met de nadruk op het heden. Cliënten werden geselecteerd naargelang ze vooraf een duidelijke voorkeur hadden voor een van beide referentiekaders: 'mijn probleem komt voort uit mijn verleden' of 'mijn probleem heeft te maken met mijn huidige situatie'. De therapeut werd geïnstrueerd om consistent één vooraf bepaald referentiekader (aandacht voor het verleden c.q. heden) te hanteren bij het interview, zonder op de hoogte te zijn van de voorkeur van de cliënt. Achteraf werd gemeten hoe beide partijen de intake hadden ervaren en of ze voortzetting van de therapie zinvol achtten.

Het onderzoek bevestigde twee belangrijke hypothesen. Ten eerste blijkt een therapeutisch referentiekader dat voor de cliënt aanvaardbaar is effectiever te zijn dan een onaanvaardbaar referentiekader. Ten tweede heeft de aanvaardbaarheid van het therapeutisch referentiekader een effect op hoe de cliënt een eventueel verschil tussen het eigen referentiekader en dat van de therapeut evalueert: als het therapeutisch referentiekader aanvaardbaar is, wordt het verschil positief ervaren, en negatief bij een onaanvaardbaar referentiekader. Toch moet men oppassen met het generaliseren van deze conclusie. Allereerst vanwege de beperkingen die inherent zijn aan dit type onderzoek. Bovendien moet men zich realiseren dat het gemanipuleerde referentiekader van eerder 'technische' aard was (probleemtheorie met accent op verleden versus heden). Zo kan men bijvoorbeeld veronderstellen dat het effect niet opgaat voor waardepatronen of persoonlijkheidsvariabelen, waarvoor wellicht enkel of vooral het effect van de aanvaardbaarheid geldt. Ten slotte blijft nog te onderzoeken in hoeverre variabelen zoals geloofwaardigheid en aantrekkelijkheid van de therapeut invloed uitoefenen op het effect van technische of methodische variabelen (zo kan een cliënt misschien een groter verschil in referentiekader aanvaarden als een therapeut erg 'geloofwaardig' overkomt).

1.4.2 Therapietrouw en motivatie

In de vakliteratuur over behandeling valt regelmatig de term 'compliance'. Hieronder wordt gewoonlijk verstaan: de mate waarin het gebruik van medicijnen door een patiënt overeenstemt met het voorschrift van de arts. Patiënten blijken vaak de adviezen, voorschriften of instructies van hun arts niet of onnauwkeurig op te volgen. Veel hulpverleners, van huisartsen tot psychotherapeuten, overschatten trouwens de 'therapietrouw' van hun cliënten. Zowel de Engelse term compliance als het Nederlandse therapietrouw verwijzen naar cliëntgedrag: inschikkelijkheid of volgzaamheid ten aanzien van therapeutische regels, voorschriften, opdrachten, raadgevingen of adviezen. Zo opgevat, wordt het concept herleid tot een specifieke cliëntvariabele, tot een persoonsgebonden kenmerk van de cliënt. Het kan dan geplaatst worden in het verlengde van begrippen zoals 'weerstand' of 'gebrek aan motivatie'. Als zodanig verwijst therapietrouw naar een paternalistisch medisch model, waarin de patiënt verondersteld wordt te handelen als een 'gehoorzaam' kind tegenover de vaderlijke (of moederlijke) autoriteit van de arts. Therapietrouw lijkt dan vooral een probleem van cliënten aan wie sturende psychotherapievormen worden aangeboden. Dit is evenwel een dubbele misvatting.

Dat problemen met therapietrouw uitsluitend of vooral bij sturende behandelingen zouden voorkomen, is onjuist. Ze zijn daar wel het meest duidelijk en expliciet aanwezig omdat deze therapievormen concretere gedragingen of uiterlijk waarneembare veranderingen van cliënten verwachten. Maar ook in zogenoemde niet-sturende psychotherapieën zitten impliciete verwachtingen ten aanzien van houding of gedrag van de cliënt, die deze laatste evenzeer kan ontwijken, negeren of bestrijden. Termen zoals weerstand of therapie(on)trouw zijn, op de keper beschouwd, slechts typische staaltjes van therapeutenjargon, waarin zoiets simpels als 'gehoorzaamheid' of 'volgzaamheid' door een technische term een veel diepzinniger betekenis lijkt te hebben. Bovendien wordt de verantwoordelijkheid voor het veranderingsproces duidelijk bij de cliënt gelegd, van wie tenslotte niets anders wordt verwacht dan dat deze min of meer gehoorzaam het pad volgt dat de therapeutische gids aangeeft. Dit brengt ons bij de tweede belangrijke misvatting: dat therapietrouw enkel bepaald zou zijn door persoonlijke kenmerken van de cliënt. De dynamiek van dit gebeuren kan echter slechts ten volle begrepen en beïnvloed worden binnen de context van de therapeutische relatie. Therapietrouw is een proces dat men in het (hopelijk positieve) spanningsveld van de therapeut-cliëntinteractie moet situeren. Als zodanig is het inherent aan elke therapiesituatie, ongeacht de gebruikte methodiek.

Gebrekkige therapietrouw wordt vaak vereenzelvigd met gebrek aan motivatie (zie ook ► kader 7-9). Motivatie, zo leert Van Dale ons, is het 'geheel van factoren (ook aandriften) waardoor gedrag gericht wordt'. Weinig hulpverleners echter doelen op deze definitie wanneer ze het hebben over een *ongemotiveerde* cliënt. Meestal wordt dan bedoeld dat de cliënt niet gemotiveerd is voor datgene wat de hulpverlener klaarblijkelijk het beste voor hem/haar vindt. Er wordt de cliënt dus een gebrek aan medewerking verweten, een niet-beantwoorden aan de verwachtingen van de hulpverlener. Deze laatste heeft dan een prototype van 'ideale cliënt' in het hoofd: iemand die voor een ernstige klacht hulp vraagt, gewillig elk onderzoek ondergaat, de diagnose onvoorwaardelijk accepteert, de behandeling trouw volgt en liefst een goede prognose heeft. 'Therapieontrouw', 'gebrekkige medewerking' of 'onvoldoende motivatie' zijn blijkbaar uitdrukkingen die verwijzen naar het feit dat patiënten of cliënten niet de roldefinitie aanvaarden die de hulpverlener hun voorschrijft. In plaats van bij voorbaat al de verantwoordelijkheid (schuld) voor het (mis)lukken van de behandeling bij de cliënt te leggen, zijn bovengenoemde uitdrukkingen allereerst een symptoom van een verre van optimale therapeut-cliëntrelatie. Vaak gaat het om onduidelijkheid c.q. gebrek aan overeenkomst in rollen of om een verschil in probleemdefinities c.q. doelstellingen van behandeling.

De uitdrukking 'ongemotiveerde cliënt' zegt even weinig als het begrip motivatie zelf, omdat dit laatste intentioneel bepaald is, dat wil zeggen: gekoppeld aan een bepaald doel of oogmerk; het verwijst naar de drijfveer die bepaald gedrag tot gevolg heeft. De belangrijkste vraag is dan ook: welk gedrag of doel heeft de hulpverlener voor ogen en stemt dit wel overeen met de verwachting van de cliënt? In plaats van een verwijtende of beschuldigende uitspraak zoals 'gebrek aan motivatie', zou het veel redelijker zijn en ook van meer respect voor de cliënt getuigen om te spreken van een 'motivationele dissonantie' tussen cliënt en therapeut. Dat voorkomt al meteen de koppeling van een waardeoordeel aan de term motivatie, een koppeling die jammer genoeg maar al te vaak wordt gelegd. In neutrale betekenis dient motivatie beschouwd te worden als een waarschijnlijkheidscriterium voor het welslagen van de behandeling. Met motivatie wordt dan de waarschijnlijkheid bedoeld dat cliënten voor een therapie kiezen en aan die therapie blijven meewerken tot zij voldoende verbeterd zijn.

Zogenaamde motivatieproblemen kunnen wijzen op een gebrek aan *motivering* door de therapeut zelf. Hoe verantwoord bepaalde therapeutische interventies ook mogen zijn, het effect ervan wordt in grote mate bepaald door de inzet van de therapeut om ervoor te zorgen dat deze therapeutische acties kans van slagen hebben. Vooral de sturende therapievormen hebben bijzondere aandacht geschonken aan motiveringstechnieken. Enkele belangrijke motivatiestrategieën hebben betrekking op de volgende essentiële therapie-ingrediënten:

- hoop en positieve verwachting creëren, zonder onrealistische overschatting van de therapiemogelijkheden;
- aansluiten bij de ervaring en denkwereld van de cliënten (klachten als reëel beschouwen, probleemdefinitie en 'taal' van cliënten respecteren, doelstellingen expliciteren);
- een duidelijk beeld geven van de therapie, van de werkwijze en verwachtingen van de therapeut (een voorlopig behandelcontract met perspectief op korte termijn).

Het gebruik van termen zoals 'gebrek aan motivatie' of 'weerstand' bij de cliënten kan een belangrijk verdedigingsscherm zijn waarachter de therapeut zich veilig schuilhoudt. Zo kan hij het eigen falen verdoezelen of het eigen (gebrek aan) emotioneel engagement maskeren. Dit kan ook van toepassing zijn op het door een hulpverlener afwijzen of doorverwijzen van cliënten. Psychodynamisch therapeuten hebben in dit verband uitvoerig aandacht geschonken aan wat klassiek *overdracht* en *tegenoverdracht* heet (zie ▶ H. 2 en ▶ kader 1-13). In de klassieke betekenis duidt 'overdracht' op het proces waarin de cliënt zich gedraagt tegenover de therapeut als tegenover een belangrijke emotioneel beladen figuur in zijn eigen ontwikkelingsgeschiedenis (meestal een ouderfiguur). Wanneer de therapeut hierop reageert en zo blijk geeft van gebrek aan emotionele afstand, noemt men dit traditioneel 'tegenoverdracht'. In tegenstelling tot deze beperkte definitie is men tegenwoordig meer geneigd een bredere inhoud aan beide begrippen te geven: het geheel van emotionele reacties van de cliënt op de therapeut (overdracht) of vice versa (tegenoverdracht).

Kader 1–13 Weerstand of angst voor verandering

Vooral onder invloed van de psychodynamische benadering (zie ▶ H. 2) heeft het begrip 'weerstand' diverse betekenissen gekregen. Algemeen kan het opgevat worden als een verzamelterm voor al die gedragingen van cliënten die de voortgang van het therapeutisch proces belemmeren. Niet alleen elke cliënt kent zijn eigen weerstand, maar ook iedere hulpverlener, elke therapie of elke setting roept een eigen weerstand op. In psychotherapie is er sprake van weerstand wanneer cliënten zich niet aan afspraken houden, de voorschriften niet nakomen of de opdrachten niet, gedeeltelijk of niet correct uitvoeren. Vaak gaat het eerder om subtiele vermijdingen, ondermijningen of sabotage van de behandeling. In de psychodynamische benadering is weerstand van de cliënt een van de eerste en belangrijkste aspecten waarmee de therapeut rekening dient te houden. Mettertijd zijn psychodynamisch therapeuten zelfs een aanzienlijk deel van hun therapeutische werkwijze gaan afstemmen op de talrijke vormen van weerstand. Globaal zijn de volgende vormen van weerstand te onderscheiden.

1. Weerstanden eigen aan het *individu* en zijn ontwikkelingsgeschiedenis:
   - verdringingsweerstand verwijst naar de reactie om onaanvaardbare impulsen, herinneringen en gevoelens niet tot het bewustzijn te laten doordringen; er is te veel angst om effectief te kunnen leren;
   - Superego-weerstand heeft te maken met schuld of strafbehoefte waardoor verbetering (verdwijnen van symptomen) juist meer spanning uitlokt;
   - weerstand door secundaire winst betekent gewoonlijk dat men bij het opgeven van symptomen ook bepaalde hieraan verbonden voordelen verliest.

2. Weerstanden specifiek verbonden aan *gezin en partnerrelatie:*
   - gezamenlijke weerstand duidt erop dat het gezin of paar een bepaald aspect van de relatie bedreigd ziet; de balans in de relatie laat geen verandering toe;
   - overdrachtsweerstand, met name in partnerrelaties, betekent dat een van beiden de ander (via de symptomen) nodig heeft om een eigen evenwicht te bewaren.

3. Weerstanden met betrekking tot de *therapeutische relatie:*
   - weerstand door technisch gebrekkige of foutieve interventies van de therapeut kan enerzijds tot uiting komen in het feit dat cliënten niet begrijpen wat er van ze verwacht wordt, hetgeen duidt op een tekort aan effectieve instructie (de therapeut was onduidelijk in zijn adviezen of opdrachten); in andere gevallen hebben cliënten de opdracht wel begrepen maar weten ze niet hoe die uit te voeren, hetgeen kan wijzen op een gebrek aan kennis of vaardigheden (de therapeut heeft hun mogelijkheden overschat en/of te grote stappen genomen in de voortgang van de therapie);
   - overdrachtsweerstand naar de therapeut toe betekent dat men de therapeut ervaart als (en deze dus de rol toewijst van) een belangrijke persoon met wie een gevoelsband bestaat die lijkt op die met belangrijke figuren uit het eigen leven (meestal de ouders);
   - weerstand als gevolg van tegenoverdracht door de therapeut heeft te maken met de situatie dat de therapeut eigen emotionele problemen laat doorwerken in zijn benaderingswijze en cliënten gebruikt als een klankbord of projectie-instrument van eigen onverwerkte problematiek (zie ▶ kader 8-6).

Uiteraard is er voor weerstanden in therapie geen pasklare remedie voorhanden. Wanneer men in de behandeling op moeilijkheden of hindernissen stuit, zijn er meerdere strategieën mogelijk. We kunnen hier de vergelijking maken met een auto die plotseling tegensputtert: de chauffeur (therapeut) kan het gaspedaal induwen (de therapeutische druk tot het uitvoeren van een opdracht verhogen), afremmen of achteruitschakelen (even een stap terug doen), stoppen, op de vluchtstrook stilstaan en alles onderzoeken, of een technicus erbij roepen (super-/intervisie), de passagiers (cliënten) zelf laten duwen of doorverwijzen enzovoort. In elk geval, wanneer de therapie – meestal in het uitvoeren van opdrachten – op onvoorziene moeilijkheden stuit (verzet, weerstand, sabotage, impasse, dreigende mislukking), is dit het belangrijkste 'symptoom' waaraan de therapeut moet werken. Hierbij is het veel constructiever voor de therapeut om weerstand van cliënten niet als 'onwil' te bestempelen, maar als *angst voor verandering.* Een dergelijke heretikettering laat toe te zoeken naar de bron van deze angst, met als belangrijkste vraag: welke bedreiging gaat uit van het therapieproces (de persoon van de therapeut of diens werkwijze) of van het therapiedoel? In plaats van allerlei pressiemiddelen of ingenieuze opdrachten aan het therapeutisch arsenaal toe te voegen, dient de therapeut het 'vluchtgedrag' van de cliënten liefst in open communicatie met hen te analyseren.

Veelvoorkomende problemen bij aanvang van een psychotherapie, zoals voortijdig afbreken, of tekenen van 'therapieontrouw', dienen dus allereerst ontleed te worden in interactionele termen en niet louter op grond van cliëntkenmerken. Het gaat hier wellicht om symptomen van communicatieve storingen, waarbij hulpvraag en hulpverwachting door cliënt en therapeut op verschillende wijze zijn opgevat. Het probleem kan dan te maken hebben met een onnauwkeurige indicatiestelling. Ook kan er sprake zijn van een gebrek aan flexibiliteit van de therapeut om voldoende voeling te houden met en zo nodig (zeker in het begin) dichter aan te sluiten bij het cliëntperspectief. De risico's van drop-out en de therapieontrouw zijn vermoedelijk groter als de therapeut werkt vanuit een *voorschriftmodel* ('ik weet wat het beste voor u is'). Het steeds aanwezige spanningsveld tussen verwachting en realiteit van de therapeutische situatie heeft meer kans uit te monden in een positieve werkrelatie als de therapeut vanaf de eerste contacten een *overlegmodel* hanteert ('laten we samen kijken wat u het beste kan helpen'). Niet enkel het wetenschappelijk onderzoek vertoont grote leemtes op dit vlak; ook in de meestal veel te 'school'gebonden psychotherapieopleiding worden deze aspecten te vaak verwaarloosd (zie ▶ par. 8.2).

1.4.3 Afstemming tussen therapeut en cliënt

Bij de indicatiestelling lijkt het te gaan om twee fundamentele vragen die bij elke cliënt beantwoord moeten worden: is een behandeling door de GGZ aangewezen en welke behandeling is dan de meest geschikte? Om deze vragen te beantwoorden vindt een *intake* plaats.

Dit begrip is in de GGZ stevig ingeburgerd en verwijst in de letterlijke betekenis naar wat ergens van buitenaf toegelaten of opgenomen wordt. Cliënten melden zich aan bij een GGZ-instelling of hulpverlener en dan treedt een filtersysteem in werking. Hierbij treedt de interviewer ('intaker') als een soort poortwachter op om uit te maken of de hulpvrager wel aan het goede adres is en, zo ja, voor welke 'kamer' hij dan in aanmerking komt. Het heeft veel weg van een selectieprocedure die, naarmate de drempel voor een bepaalde therapie hoger ligt, zelfs gaat lijken op een sollicitatie. Neemt men daar nog eens de veelbesproken wachttijd (wachtlijst) bij, dan kunnen hulpvragers voor, tijdens en na dit selectieritueel gespannen afwachten of zij tot de 'uitverkorenen' zullen behoren. Een dergelijke intake die wordt opgevat als het filteren van de instroom in de GGZ, past goed bij het hierboven genoemde paternalistische voorschriftmodel ('wij zoeken even uit wat voor u het beste is'). Uiteraard wordt van de intaker verwacht vakkennis, ervaring en deskundigheid in te brengen, maar het daaruit resulterende advies mag geen staaltje zijn van 'expertologie'. Het voorschriftmodel is een uitloper van de aanbodgerichte zorg, terwijl het in de GGZ steeds vaker gaat om 'zorg op maat' die vraaggericht is. Hier staat de cliënt dus centraal en wordt een keuze gemaakt na overleg.

Het voorbereidende werk van de therapiekeuze – van indicatiestelling tot behandel-overeenkomst – is te vergelijken met het schetsmatig voorbereiden van een toneelstuk of het uitwerken van een filmproject waarbij hoofdrolspeler (cliënt) en regisseur-producent (therapeut) het trachten eens te worden over het decor of de setting (bijv. ambulant of re-sidentieel), de rolverdeling of casting (bijv. verwachtingen ten aanzien van de therapeut), het scenario of script (bijv. belangrijkste aangrijpingspunten) en de afloop of 'happy end' (bijv. therapiedoel). Dit zoekproces wordt soms aangeduid als *matching*, het bij elkaar pas-sen van cliënt en therapeut. Voordat beide partijen elkaar ontmoeten gaat het inderdaad om een 'blind date'. Al hebben zeker persoonlijke kenmerken een belangrijke rol bij het op elkaar inspelen – het therapeutische samenspel – de keuze van een psychotherapie behelst meer dan een keuze van therapiepartners. Cliënt en therapeut moeten tot overeenstem-ming komen over drie samenhangende facetten van de therapiekeuze (die aansluiten bij de eerder besproken basisingrediënten van psychotherapie: zie ▶ par. 1.3):

1. Doel van de verandering: bijvoorbeeld, beoogt men een vermindering van klachten, een persoonlijke ontwikkeling of zingeving (▶ kader 1-14)?
2. Verklaring van de problematiek: bijvoorbeeld, worden de problemen toegeschreven aan externe (omgeving) of interne factoren (eigen persoon), en – in het laatste geval – aan lichamelijke of psychische oorzaken, en bij psychische oorzaken – aan de in-vloed van heden of verleden?
3. Oplossingsstrategie: bijvoorbeeld, verkiest men zelfhulp dan wel professionele hulp, en in het tweede geval – wat voor vorm en inhoud van behandeling?

Kader 1–14 Hulpvragen

Voor men de therapievraag van de cliënt wil expliciteren, moet men eerst de hulp-vraag scherp stellen, want deze kan heel divers zijn:

- steun/begrip: 'ik kan bij niemand terecht met mijn probleem';
- geruststelling: 'zijn mijn seksuele fantasieën niet abnormaal?'
- diagnose: 'is dit gedrag een vorm van autisme?'
- verklaring: 'waar komen mijn angsten vandaan?'
- crisisoplossing: 'mijn vrouw heeft me verlaten, wat moet ik doen?'
- klachtenvermindering: 'ik voel me depressief en kan zo niet langer werken';
- advies/informatie: 'hoe omgaan met een manisch-depressieve partner?'
- gezondheidsverbetering: 'ik heb hoge bloeddruk en wil minder pillen slikken';
- stabilisering: 'ik ben gestopt met drinken en wil het zo houden';
- competentiebevordering: 'ik wil assertiever optreden';
- beslissingsproces: 'ik wil scheiden, maar kan ik dit de kinderen aandoen?'
- zelfkennis: 'waarom val ik altijd op mannen die me misbruiken?'
- persoonlijkheidsontwikkeling: 'ik stel me te afhankelijk op van anderen';
- zingeving: 'ik voel me nutteloos en vraag me af waarom ik leef'.

Ideaal gezien zouden cliënt en therapeut via wederzijdse afstemming tot een *behandelover-eenkomst* of *therapiecontract* moeten komen. Het betreft hier uiteraard slechts een voorlo-pig behandelplan waarin inhoudelijke aspecten over doel en werkwijze centraal staan en waaraan formele afspraken over behandelorganisatie (setting, intensiteit, vergoeding e.d.;

zie ▶ par. 1.3.3) ondergeschikt worden gemaakt. Om tot een weloverwogen beslissing te komen volgens de regels van 'informed consent' (▶ kader 1-15) moet de therapeut openstaan voor overleg en voldoende helderheid geven over de therapiemogelijkheden. Het overeengekomen behandelplan is dan het voorlopige resultaat van een verkenningsproces dat voor een of meer onderdelen in de loop van de therapie herhaald moet worden:

1. oriëntatie en verkenning van verwachtingen (het cliëntperspectief over aard en verklaring van het probleem);
2. eerste werkhypothesen van de behandelaar (het therapeutperspectief);
3. vergelijking van beider visie en onderhandeling over realistische doelen;
4. bespreking van therapieopties (doel-werkwijze-context: zie ▶ par. 1.3);
5. een kosten-batenanalyse: verwachte inspanning en vergoeding, zowel financieel als psychologisch (met inbegrip van de mogelijke 'bijwerkingen': zie ▶ par. 8.1.2);
6. een keuze overeenkomen en zo nodig schriftelijk vastleggen (ook de formele aspecten van de behandelorganisatie: zie ▶ par. 1.3.3);
7. een evaluatie inbouwen: een moment voorzien waarop het therapieverloop kritisch wordt beoordeeld (met het oog op eventueel stoppen c.q. bijsturen van de behandeling), hetgeen tot een nieuwe behandelovereenkomst kan leiden (ROM, zie ▶ kader 7-3).

Bij een behandelovereenkomst gaat het om een inspanningsverbintenis en geen resultaatsverbintenis: positief effect wordt niet gegarandeerd, maar wel redelijkerwijze verwacht. Het therapiecontract heeft dus hoogstens betrekking op een voorlopig behandelplan dat in overleg met de cliënt tot stand is gekomen. Daarin staan doel en middel min of meer omschreven. Men kan hier de vergelijking maken met het eerste bouwontwerp van een architect. De klant wil een woning die aan bepaalde eisen en wensen voldoet. De architect maakt enkele schetsen en stelt een ruw kostenplaatje op. Hij dringt zijn voorkeur en smaak niet op, maar gebruikt zijn deskundigheid om de klant te wijzen op mogelijkheden en beperkingen van het bouwplan, waarna eventueel een overeenkomst gemaakt wordt om met elkaar in zee te gaan. De klant blijft te allen tijde 'bouwheer'. Ook in de psychotherapie geldt dat. Daar is de cliënt bovendien 'aannemer', die onder deskundige begeleiding van de therapeut aan zijn project werkt. Kortom: een goede werkovereenkomst is geen keurslijf, maar een constructief instrument waarbij wederzijds engagement en verantwoordelijkheid benadrukt worden.

Kader 1–15 'Informed consent' in psychotherapie

In de gezondheidszorg geldt het principe van 'informed consent': de cliënt/patiënt moet zo getrouw mogelijk geïnformeerd worden en op basis daarvan zijn toestemming geven voor een bepaalde therapeutische interventie. Deze regel is bedoeld ter bescherming van het belang van de cliënt, maar in de praktijk dient de procedure ook om de therapeut te beschermen. Dat betekent meteen ook de valkuil van de regel: de betrokken behandelaar kan namelijk alle beslissings- en interventieverantwoordelijkheid ('aansprakelijkheid') ontwijken door het ja-woord van de cliënt als 'paraplu' te gebruiken. De regel is bovendien gebaseerd op een naïeve stellingname. Ze gaat ervan uit dat volledige transparantie of complete openheid in psychotherapie mogelijk is, met andere woorden: dat alles wat gebeurt of nog zal plaatsvinden in de therapeutische werkrelatie duidelijk is aan te geven. Zelfs al zou dit laatste theoretisch mogelijk zijn, dan moet men zich nog de vraag stellen of zulke expliciteing wel echt in het belang van de cliënt is. De regel van 'informed consent' vereist volledige informatie over alle belangrijke aspecten van de therapie. Het is de vraag of dat de kansen op verandering niet eerder blokkeert dan bevordert. Hoe effectief zou een psychodynamisch therapeut nog kunnen zijn als hij elke duiding vooraf zou moeten verantwoorden? Hoe zou een cliëntgerichte therapeut nog kunnen werken als elke stilte verklaard zou moeten worden? Hoe zou een directief therapeut nog paradoxale interventies kunnen doen wanneer hij deze vooraf volledig uiteen moet zetten? Hoe zou een gedragstherapeut nog een cliënt tot een exposure in vivo kunnen bewegen wanneer vooraf elk mogelijk (neven)effect aangekondigd en leertheoretisch gefundeerd zou moeten worden? Het zou tot een absurde situatie leiden waarin de therapeut voortdurend aan het woord is omdat hij alles moet verklaren, dus ook waarom hij voortdurend aan het woord is … Zelfs het beste huwelijkscontract biedt geen enkele garantie op het welslagen van de relatie. Zo is het ook met de therapierelatie: vertrouwen is in geen enkel contract, hoe expliciet ook, gegarandeerd, terwijl het de hoeksteen vormt van het therapeutische werk.

1.5 Samenvatting

Al vroeg in de geschiedenis pasten medicijnmannen, sjamanen, priesters en artsen bij afwijkend gedrag psychische beïnvloeding als behandelmethode toe. Vooral de opkomst van hypnotherapie leidde tot meer inzicht in de werking van suggestie. Met Freud als initiator begon de psychotherapie in de twintigste eeuw aan een gestage opmars. Psychotherapie bleek uiteindelijk niet meer weg te denken en ging tot het cultuurgoed behoren. Vooral vanaf de jaren zestig van de vorige eeuw deed zich een wildgroei voor van allerlei modieuze therapievormen, die niet meer louter herstel van psychische stoornissen nastreefden, maar een veel breder oogmerk hadden: het geluk van mensen. De laatste jaren tekent zich een toenemende specialisering af naar doelgroep, behandelwijze of een combinatie van een en ander. Daarnaast moet de psychotherapie zich steeds vaker verantwoorden en wordt zij onderworpen aan steeds meer wetenschappelijke ('evidence-based') en economische criteria. Daardoor komt zij steeds meer in de verdrukking.

Elke vorm van psychotherapie heeft vier factoren gemeen: relatie, context, verklaring en procedure. Onder psychotherapie verstaan we een vorm van hulpverlening die, via het methodisch toepassen van psychologische middelen door gekwalificeerde personen, beoogt mensen te helpen hun gezondheid te verbeteren. Psychotherapie omvat dus zowel klacht- als persoonsgerichte benaderingen, die moeten beantwoorden aan bepaalde eisen van kwaliteit en effectiviteit en waarin de hulpvrager een actieve rol speelt. Anders dan in een vriendschapsrelatie bouwt de ter zake deskundige therapeut een functionele relatie op, waarin hij methodisch gebruikmaakt van psychische beïnvloeding. Er bestaan tal van therapievormen, die meestal worden ingedeeld volgens twee hoofdkenmerken: cliëntsysteem (individuele, groeps-, relatie- of gezinstherapie) en werkwijze (psychodynamisch, cliëntgericht, gedragstherapeutisch, cognitief en systeemtheoretisch) of specifieke methode of techniek (rollenspel/psychodrama; beweging en dans/bewegings-of psychomotorische therapie; creatieve expressie/creatieve therapie; hypnose/hypnotherapie). Deze verschillende therapievormen kan men ook ontleden op de volgende aspecten of ingrediënten:

a. therapeutisch doel: een klacht- of een persoonsgerichte benadering;
b. therapeutische werkwijze: de geactiveerde veranderingsprocessen (ervaren, begrijpen, oefenen) en de therapiestijl (meegaand versus sturend);
c. therapeutische context: de therapeutische relatie (contact) en de formele behandelorganisatie (contract).

De verschillende hoofdstromingen (psychodynamisch, cliëntgericht, gedragstherapeutisch en cognitief) tonen op elk van deze aspecten meer of minder overeenkomsten.

Zich spiegelend aan het medische model verloopt de psychotherapeutische werkwijze in drie grote stappen: probleemverkenning, probleemontleding en probleemoplossing. Bij de indicatiestelling in de beginfase wordt besloten over de vragen of psychotherapie voor een bepaalde cliënt aangewezen is en welke therapeutische methode de meeste kans op succes heeft. Ondanks kritiek (te veel gericht op tekorten en toestanden en te veel op het individu gericht) maken therapeuten bij de diagnostiek gebruik van de DSM. Dit classificatiesysteem voor psychiatrische stoornissen dient niet alleen als communicatie-instrument tussen hulpverleners, maar fungeert inmiddels ook als erkenning (en daarmee vergoeding) van de aandoening. Bij de indicatiestelling is niet zozeer de overeenkomst of het verschil tussen de opvattingen van cliënt en therapeut van belang, maar vooral de wederzijdse aanvaardbaarheid van de opinies. Daarom pleiten sommigen ervoor dat de keuze van een bepaalde therapievorm in nauw overleg met de cliënt totstandkomt. Cliënt en therapeut moeten in overleg tot overeenstemming komen over het doel van de verandering, de verklaring van de problematiek en over de vraag welke vorm van behandeling vermoedelijk tot een positief effect zal leiden. Wanneer de therapeut dit achterwege laat en in plaats van een overlegmodel uitgaat van een voorschriftmodel komt de therapietrouw dikwijls onder spanning te staan. Therapieontrouw wordt nogal eens geduid als weerstand of gebrek aan motivatie van de cliënt, maar in plaats van een cliëntkenmerk te zijn, kunnen dergelijke problemen ook wijzen op een gebrek aan motiverende kwaliteiten van de therapeut zelf. In het algemeen is het belangrijk dat de cliënt zo goed mogelijk wordt geïnformeerd, zodat hij op basis daarvan toestemming kan geven voor een bepaalde therapeutische interventie ('informed consent'). Een en ander wordt opgenomen in een behandelplan (behandelovereenkomst of therapiecontract). De rechten en plichten van de cliënt zijn vastgelegd in de Wet Geneeskundige Behandelingsovereenkomst (WGBO).

Onbewuste scenario's: psychodynamische therapie

2.1   Ontstaan en ontwikkeling

>> Ik mag beweren dat de analytische methode in de psychotherapie het meest indringend werkt, het meest verstrekkende effect heeft en de meest rijke verandering van de zieke bereikt. <<
(S. Freud, *Über Psychotherapie*, 1905)

2.1.1   Psychiatrie rond 1900

Rond 1900 was de officiële psychiatrie sterk georiënteerd op de medische wetenschap. 'Geesteszieken zijn hersenziekten', schreef een vooraanstaand Duits psychiater in die dagen. Dit citaat maakt duidelijk dat psychiatrie destijds in wezen een vorm van neurologie was: psychiaters zochten de oorzaken van psychische problemen in de hersenen of het zenuwstelsel. De verwachting was dat met behulp van objectieve methoden voor iedere stoornis een specifiek organisch defect zou worden aangetoond. De spectaculaire ontdekkingen in de microbiologie – zoals bacteriën als belangrijke ziekteverwekkers – vormden daarvoor een belangrijke bron van inspiratie. De medische benadering was ook in de psychiatrische aanpak duidelijk herkenbaar. In gestichten kregen 'krankzinnigen' medicamenten toegediend, waaronder allerlei verdovende middelen en slaapmiddelen. Ook werden fysieke behandelingen toegepast, zoals baden en douches ('hydrotherapie') en elektriciteit ('elektrotherapie').

Daarnaast waren er in diezelfde periode artsen die pleitten voor een meer psychologische benadering van het menselijk functioneren. Verschijnselen zoals hypnose, spiritisme en meervoudige persoonlijkheden trokken in die dagen grote publieke belangstelling. Ter verklaring van deze intrigerende fenomenen deed men nogal eens een beroep op de 'duistere krachten van de geest'. Artsen met belangstelling hiervoor begonnen zich ook te richten op mensen met 'nerveuze' aandoeningen, de 'lichtere' gevallen, die niet in inrichtingen opgesloten werden. Voor deze groep was een heel scala aan behandelvormen beschikbaar. Vooral middelen en leefregels voor de behandeling en verzorging van het lichaam waren populair. Die zouden het geestelijke evenwicht herstellen en de 'overprikkelde zenuwen' tot rust brengen. In navolging van enkele Franse artsen gingen medici bij hysterische patiënten steeds vaker gebruikmaken van hypnose (▶ kader 2-1). Deze voornamelijk vrouwelijke patiënten hadden last van onverklaarde afwijkingen zoals verlammingen, doofheid en blindheid, die leken te wijzen op allerlei ernstige lichamelijke kwalen, maar waarvoor ook na uitvoerig medisch onderzoek geen lichamelijke oorzaak kon worden vastgesteld. Sommige artsen veronderstelden daarom een psychische oorzaak en probeerden de cliënten te genezen door hen onder hypnose te suggereren dat hun symptomen zouden verdwijnen.

Tegen deze achtergrond met enerzijds een sterk medisch gerichte gestichtspsychiatrie en anderzijds de opkomst van een meer psychologische benadering van vooral hysterische patiënten, legde de Oostenrijkse zenuwarts *Sigmund Freud* (1856–1939) de basis voor de psychodynamische therapie.

Kader 2-1 Hypnotherapie

Het begrip 'hypnose' werd rond het midden van de negentiende eeuw geïntroduceerd door een Schotse arts, die ten onrechte meende dat er sprake was van een soort slaap (hypnos is het Griekse woord voor slaap). Van oudsher is hypnose een geliefde attractie in de amusementswereld. Hoewel het daardoor voor sommigen altijd een dubieuze zaak is gebleven, kan het beschouwd worden als een belangrijke voorloper van de moderne psychotherapie (zie ▶ kader 1-4). Rond het einde van de negentiende eeuw werd hypnose als behandeling voor hysterie zelfs enorm populair. Zo behandelden de artsen Frederik van Eeden en A.W. van Renterghem in die tijd met 'suggestieve psychotherapie' vooral 'zenuw- en zielsziekten'. Cliënten kregen onder hypnose de suggestie dat een bepaald symptoom zou verdwijnen als zij weer tot bewustzijn kwamen (*posthypnotische suggestie*). Met name Frederik van Eeden ontwikkelde het inzicht dat hypnose niet nodig was voor de therapeutische effecten van de suggesties. Daarmee maakte hij de weg vrij voor verschillende rudimentaire vormen van psychotherapie. In die tijd begon Sigmund Freud samen met zijn Weense collega Josef Breuer cliënten onder hypnose te vragen zich te herinneren wanneer en onder welke omstandigheden een bepaald symptoom voor het eerst was voorgekomen. Zij meenden dat het hier een traumatische ervaring betrof. Ontlading (catharsis) van daarmee samenhangende verdrongen emoties zou dan tot het verdwijnen van de klachten leiden. De effecten bleken echter dikwijls niet lang stand te houden en beide vormen van hypnotherapie raakten in de twintigste eeuw in de vergetelheid. Na een opleving aan het einde van de vorige eeuw, is hypnose als therapievorm inmiddels al enige tijd over haar hoogtepunt heen.

Wat er precies gebeurt tijdens hypnose staat nog altijd ter discussie. In het verleden werd hypnose wel 'waakslaap' genoemd. De hersenactiviteit doet echter helemaal niet denken aan een slaaptoestand, al lijkt er wel sprake van een bepaalde mate van ontspanning. Tegenwoordig wordt hypnose vooral beschouwd als een bijzondere bewustzijnstoestand met een sterk verhoogde selectieve aandacht en vatbaarheid voor suggesties van anderen. Het lijkt een vorm van dissociëren: gehypnotiseerden zijn totaal in beslag genomen door de suggesties van de hypnotiseur en dat gaat buiten hun bewuste aandacht om. Niet iedereen is hiervoor even ontvankelijk. Uit onderzoek blijkt dat sommigen nauwelijks en anderen juist heel sterk hypnotiseerbaar zijn. De grootste groep mensen zit daartussenin. Verschillen tussen mannen en vrouwen zijn er niet. Wel lijkt de hypnotiseerbaarheid met het ouder worden wat te verminderen. Mensen met een groot voorstellingsvermogen en een neiging tot fantaseren zijn over het algemeen gemakkelijker te hypnotiseren. De mate van hypnotiseerbaarheid varieert ook per psychiatrische stoornis. Patiënten met een jeugdtrauma, somatoforme of dissociatieve stoornis blijken meestal gemakkelijker te hypnotiseren dan patiënten met schizofrenie of een dwangstoornis. De therapeut kan hypnose op verschillende manieren toepassen. Doorgaans begint hij met uitleg over de methode om zo eventuele misverstanden over hypnose op te sporen en te corrigeren. Hierbij wordt ook het doel van de sessie besproken en probeert de therapeut te peilen wat de cliënt als resultaat verwacht. Daarna wordt begonnen met het hypnotiseren. Vaak krijgt de cliënt de opdracht naar een bepaald punt te staren of zich te concentreren op bijvoorbeeld de rechterhand. Vervolgens voorspelt de therapeut bepaalde onwillekeurige reacties, zoals een zwaar gevoel in de ogen of een licht gevoel in de hand. Als dit optreedt, dan wordt dit benoemd als de eerste tekenen van een hypnotische toestand. Hierna volgt de verdieping: gesuggereerd wordt dat de hypnose dieper zal worden. Met enige oefening kan iemand leren zichzelf te hypnotiseren.

Tegenwoordig wordt hypnose als onderdeel van een psychotherapeutische behandeling voornamelijk op drie manieren toegepast:

- symptoombeïnvloeding: bijvoorbeeld bij pijn of angst waarvoor geen duidelijke oorzaken zijn aan te wijzen;
- motivatieverhoging: om ontmoediging te bestrijden en de inzet van de cliënt te vergroten;
- exploratie: vroegere (traumatische) ervaringen worden herbeleefd.

De explorerende vorm heeft sterk ter discussie gestaan. Critici menen dat de onder hypnose 'ontdekte' herinneringen aan traumatische ervaringen lang niet altijd betrouwbaar zijn (zie ▶ kader 2-2). Er is vrij weinig gecontroleerd onderzoek gedaan (zie ▶ H. 7) naar de effecten van hypnotherapie. Er blijkt een samenhang te bestaan tussen hypnotiseerbaarheid en het resultaat van hypnotherapie: hoe gemakkelijker mensen te hypnotiseren zijn, des te meer baat ze hebben bij hypnotherapie. Het effect ervan is te vergelijken met dat van relaxatie of imaginaire exposure (zie ▶ H. 4), maar is in elk geval groter dan zonder behandeling of een wachtlijstperiode. Klachten met een willekeurig karakter, zoals bepaalde gewoonten en verslavingen, lijken minder goed te beïnvloeden met hypnotherapie. De hypnotische aanpak lijkt vooral aangewezen bij klachten met een sterk onwillekeurig karakter, zoals angst, dissociatieve reacties en pijn. Deze therapievorm wordt vooral toegepast bij cliënten met een groot dissociatievermogen, die gemakkelijk te hypnotiseren zijn. Voorbeelden hiervan zijn cliënten met een dissociatieve stoornis, posttraumatische stress-stoornis of conversiestoornis. Hypnotherapie is af te raden als cliënten menen dat hun problemen met deze behandeling als het ware 'in de slaap' vanzelf opgelost worden.

2.1.2 De psychoanalyse van Freud

Toen Freud in 1886 als neuroloog een praktijk in Wenen opende, paste hij aanvankelijk de gangbare behandelmethoden toe. Zo maakte hij gebruik van hypnose om verdrongen herinneringen aan traumatische gebeurtenissen weer bewust te maken. Al gauw begon hij echter op basis van ervaringen in zijn praktijk een eigen aanpak te ontwikkelen. Wat na meer dan vijftig jaar wikken en wegen en vele aanpassingen overbleef was een veelzijdige persoonlijkheidstheorie en een specifieke vorm van gespreksvoering, waarbij de cliënt liggend op een divan zijn gedachten en gevoelens de vrije loop liet ('vrije associatie'). De therapeut luistert aandachtig naar de cliënt en tracht de betekenis van diens uitingen evenals de relatie tussen hem en de cliënt te verduidelijken met behulp van een interpretatie ('duiding') op een moment dat de cliënt voor een dergelijk inzicht klaar is. De interpretaties zijn gebaseerd op de aanname dat seksuele en agressieve driften in de vroege kindertijd verdrongen zijn naar het onbewuste, maar van daaruit nog wel hun invloed uitoefenen. Ze komen op ziekelijke wijze – vaak in lichamelijke symptomen – tot uiting.

Door deze verdrongen gedachten en gevoelens weer bewust te maken, krijgt de cliënt inzicht in zijn functioneren, waarna de symptomen zullen verdwijnen en de cliënt zijn problemen beter aan kan. Tezamen met zijn omvangrijke theorie over het functioneren van de mens werd Freuds behandelmethode bekend onder de naam *psychoanalyse*. Deze ontwikkelde zich tot de overheersende vorm van psychotherapie in de eerste helft van de twintigste eeuw.

Na een aarzelend begin betekende de Eerste Wereldoorlog een keerpunt voor Freuds benadering. Veel psychiaters wisten met hun traditioneel medische aanpak geen raad met de ernstig getraumatiseerde frontsoldaten. Psychoanalytici daarentegen beschikten wel over een verklaringsmodel en een behandelmethode. Om de terugkeer van deze soldaten naar het front te bespoedigen, deden autoriteiten daarom steeds vaker een beroep op hun deskundigheid. Na deze maatschappelijke erkenning ontstond geleidelijk een internationale psychoanalytische beweging, die de psychiatrie tot in de jaren zestig van de vorige eeuw bleef domineren. Dat gold niet alleen voor Europa, maar zeker ook voor Amerika, waar veel Duitse en Oostenrijkse psychoanalytici vanwege het nazisme naartoe waren gevlucht. Met name in de Verenigde Staten was een psychoanalytisch georiënteerde behandeling lange tijd hét synoniem voor psychotherapie.

Kader 2-2 Hypnose en het syndroom van 1001 nacht

In de periode van de 'traumaverwerkingstherapie' – eind vorige eeuw – gold het bijna als gulden regel dat men de (verondersteld) getraumatiseerde cliënten alles zo levendig mogelijk moest laten herbeleven, zodat zij het daarna zouden kunnen verwerken. Twijfelde men aan de herinnering of zat er ergens een 'zwart gat' in het geheugen, dan kon, dacht men, hypnose als een soort waarheidsserum werken. Met het gebruik van *leeftijdsregressie* in hypnose ('je bent nu vijf jaar oud, thuis op je slaapkamer …') zou men als het ware de videocamera van het geheugen terugspoelen. Maar ook al ervaart de gehypnotiseerde zichzelf op dat moment als een kind van vijf jaar, dan duidt dit nog niet op de juistheid van die ervaring. Als iemand over een levendige verbeelding beschikt, kan men allerlei 'nieuwe' ervaringen suggereren zonder dat de betrokkene nog onderscheid kan maken met de oorspronkelijke ervaring. Elke herinnering is onvermijdelijk een reconstructie van het verleden vanuit het heden en is dus nooit compleet en objectief correct. Vervormingen treden des te meer op naarmate er voor de betrokken patiënt een grotere emotionele betekenis verbonden is aan de context van de vroegere gebeurtenis, maar ook aan de omstandigheid waarin de herinnering eraan wordt opgehaald. Elke techniek om herinneringen 'op te roepen' houdt het gevaar van suggestie in, des te meer naarmate er een sterkere emotionele band bestaat tussen hulpverlener en cliënt. De therapie kan dan een bijzondere ervaring worden. Een cliënt die al jaren emotioneel verwaarloosd is, krijgt in de therapie voor het eerst aandacht van een welwillende hulpverlener. Deze toont bijzondere belangstelling voor de ongelukkige jeugd van de cliënt: naarmate er meer verhalen komen wordt de aandacht van de hulpverlener intenser (bijv. meer of langere sessies) en zo wordt het levensverhaal van de cliënt het bindingsmiddel met de therapeut. Dit kan zelfs uitmonden in het verschijnsel van 'verhalen van 1001 nacht': door in de sessies steeds dramatischer of gruwelijker details te vertellen wordt de nieuwsgierigheid van de therapeut geprikkeld, komen er steeds meer sessies bij en weet de cliënt het einde van de therapeutische relatie uit te stellen …

2.1.3 Na Freud

In de optimistische jaren zestig en zeventig van de vorige eeuw, waarin de menselijke mogelijkheden welhaast onbegrensd leken, sprak de tamelijk sombere Freudiaanse mensvisie minder aan. Een deel van de therapeuten en cliënten ging hun heil zoeken bij nieuwe behandelvormen, zoals Rogers' cliëntgerichte aanpak (zie ► H. 3) en wat later de gedrags-therapeutische en cognitieve benaderingen (zie ► H. 4 en ► H. 5). Mede onder invloed van deze ontwikkelingen werd de klassieke Freudiaanse aanpak op verschillende punten aangepast. Toen dat zich voordeed, was Freud al jaren dood. Vermoedelijk zou hij de veranderingen niet hebben toegejuicht. Tijdens zijn leven had hij zijn leerlingen nauwelijks ruimte geboden om van zijn theorieën af te wijken. Dat heeft binnen de psychoanalytische beweging tot nogal wat onenigheid en tal van afscheidingen geleid. Geruchtmakend werd bijvoorbeeld de breuk tussen Freud en twee van zijn leerlingen, Carl Gustav Jung en Alfred Adler. Zij meenden dat hun leermeester te veel accent legde op de seksualiteit als drijvende kracht van het menselijk functioneren. Hun kritische houding kreeg navolging. Ondanks Freuds behoudende opstelling ontwikkelden tal van psychoanalytisch georiënteerde auteurs eigen opvattingen, die onder de naam *psychodynamisch* worden samengevat (het woord psychodynamisch is een combinatie van twee woorden van Griekse origine: 'psyche' verwijst naar de geest en 'dynamisch' naar krachten die vaak in verschillende en tegengestelde richtingen bewegen).

Velen van deze psychodynamische vernieuwers onderschreven weliswaar de belangrijkste psychoanalytische uitgangspunten, maar verschilden in theoretisch opzicht met Freud van mening. In het algemeen legden zij vooral meer nadruk op het bewuste en de interactie met de directe omgeving dan op beheersing van het onbewuste driftleven. Rond het midden van de vorige eeuw wezen *ego-psychologen* zoals Erik Erikson erop dat relaties met anderen niet alleen in de vroege kindertijd, maar ook later in het leven van grote invloed kunnen zijn. In verschillende ontwikkelingsfasen kunnen telkens weer veranderingen in de persoonlijkheid optreden. Deze veranderingen zijn afhankelijk van de wijze waarop een bepaald kernconflict in iedere levensfase wordt opgelost. Mensen moeten zich daaraan voortdurend aanpassen. Een andere benadering die in dezelfde periode tot ontwikkeling kwam, is die van de *objectrelatietheorie* (zie ► kader 2-5). Net als de ego-psychologen benadrukten aanhangers van deze theorieën – belangrijke namen: Melanie Klein, Donald Winnicott, Margaret Mahler, Winfred Bion, Otto Kernberg – het belang van relaties met anderen. Wel legden zij veel meer accent op de vroegkinderlijke ontwikkeling en dan vooral op de angsten die optreden wanneer een kind zich in zijn ontwikkeling van een zelfgevoel leert onderscheiden van anderen (separatie-individuatie). John Bowlby wees op het belang van hechting (zie ook ► kader 5-8). Wanneer heel jonge kinderen zich volgens hem niet goed hechten aan een ouderfiguur – meestal de moeder – dan leidt dit in hun latere leven tot grote problemen in de omgang met anderen.

Bij al deze vormen richt de psychodynamische therapie zich op uiteenlopende onderliggende problemen uit het verleden, maar worden in wezen dezelfde methoden en technieken gebruikt die Freud in zijn tijd had bepleit. Vooral vanaf de jaren zeventig van de vorige eeuw kwam de psychodynamische benadering echter ook in dat opzicht onder vuur te liggen. Doordat er met de opkomst van de gedragstherapeutische en cognitieve

◘ Tabel 2.1 Verschillen tussen de klassieke psychoanalyse en moderne psychodynamische therapieën

klassieke psychoanalyse	moderne psychodynamische therapieën
De cliënt ligt op een divan buiten het gezichtsveld van de therapeut.	De cliënt zit in een stoel tegenover de therapeut.
De therapeut is terughoudend en neutraal.	De therapeut is actiever en meer een reëel persoon.
Het doel is omvangrijk: structurele verandering van de persoonlijkheid.	Het doel is beperkt: verminderen van klachten en oplossen van actuele problemen.
Techniek: vooral vrije associatie en duiding.	Techniek: meer confrontatie en verheldering.
Gerichtheid: op herbeleven van verleden in het heden; op gedachte- en gevoelswereld (intrapsychisch).	Gerichtheid: op de actuele problematiek en een betere aanpassing; op relatie met anderen (interpersoonlijk).
In principe worden alle vormen van overdracht en weerstand bewerkt.	Bewerking van overdracht en weerstand in verband met de huidige problematiek.
Duur: in beginsel onbeperkt, vaak jarenlang tot vijf keer per week.	Duur: beperkt, soms tot vijftien zittingen, meestal een keer per week.

benaderingen sneller werkende therapieën beschikbaar kwamen, werd allereerst de lange duur van de psychodynamische benadering ter discussie gesteld. Mede in reactie hierop ontwikkelden psychodynamisch therapeuten allerlei korter durende therapievormen (◘ tabel 2.1). Belangrijke namen in dat verband zijn Michael Balint, Habib Davanloo, David Malan en Peter Sifneos. Gebroken werd met de oorspronkelijke aanpak, die vele jaren met dagelijkse zittingen in beslag kon nemen. Het aantal zittingen werd aanzienlijk teruggebracht tot soms maar vijftien zittingen in totaal. Bovendien werd de therapeutische doelstelling beperkt. Het ging niet meer om een structurele verandering van de persoonlijkheid zoals bij de klassieke aanpak, maar steeds meer om het verminderen van actuele klachten en symptomen. Daarbij verschoof de aandacht van het vergeten vroegkinderlijke verleden van cliënten naar hun functioneren in het hier-en-nu. Om sneller en gericht te kunnen werken selecteert de therapeut nu een kernconflict of kernproblematiek en concentreert zijn interventies hierop. Bovendien treedt de therapeut minder afwachtend op en biedt ook meer ondersteuning dan in de klassieke aanpak gebruikelijk is (zie ook ► kader 1-9).

Inmiddels bestaat er een breed scala aan psychodynamische therapievormen. Aan het ene uiterste ligt de klassieke psychoanalyse (of analytische kuur) die jaren kan duren, en aan de tegenpool de kortdurende psychodynamische therapie met een beperkt aantal zittingen. Daartussen ligt een reeks van psychodynamische therapieën (psychoanalytische psychotherapie of psychotherapie op analytische grondslag) van kortere of langere duur. Deze toegenomen diversiteit maakt het volgens psychodynamisch therapeuten mogelijk om de therapie beter af te stemmen op de aard van de problematiek en de mogelijkheden van de cliënt. Cliënten met complexe persoonlijkheidsproblemen, maar die nog behoorlijk functioneren en veel willen investeren in zelfontplooiing, komen voor de klassieke psychoanalytische therapie in aanmerking. Het merendeel van de cliënten verwacht echter

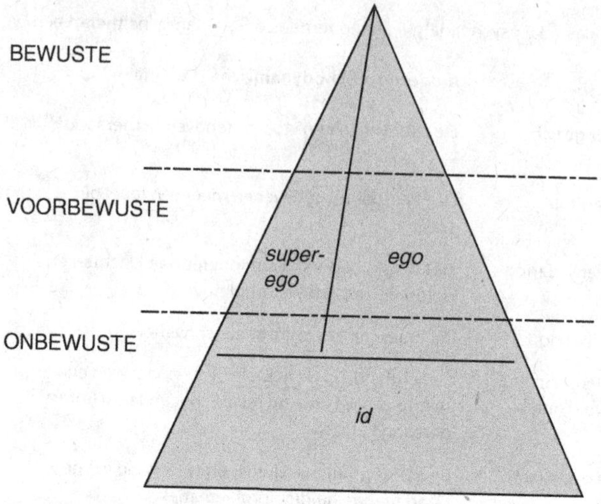

Figuur 2.1   Verschillende niveaus van bewustzijn en de drie elementen van de persoonlijkheid: Id, Ego en Superego

een snellere verlichting van problemen of klachten en hiertoe staan allerlei varianten van kortdurende psychodynamische therapie ter beschikking. Deze kan ook aangeboden worden in groepsvorm en er bestaan ook psychodynamische vormen van gezins- en relatietherapie (zie ▶ H. 6).

2.2   Theorie

» Het Ik is niet de baas in zijn eigen huis. «
(S. Freud, 1917)

2.2.1   Drie niveaus van bewustzijn

Op basis van zijn ervaringen met cliënten en de analyse van zijn eigen functioneren ontwikkelde Freud een omvangrijk en gecompliceerd theoretisch bouwwerk (zie ◻ figuur 2.1). Hij meende dat zijn theorie het functioneren van zowel normale als gestoorde mensen kon verklaren. Het *onbewuste* is daarin een essentieel onderdeel en hiermee onderscheidt hij zich duidelijk van de meeste andere psychotherapeutische theorieën. Tot het onbewuste behoren alle gevoelens, motieven, neigingen en ervaringen uit het verleden die niet direct tot het bewustzijn doordringen, maar wel het functioneren van mensen beïnvloeden. Het onbewuste is zeker niet door Freud uitgevonden of ontdekt. In de negentiende eeuw waren er verschillende filosofen en schrijvers die het bestaan van een onbewuste veronderstelden. Freud was echter degene die de inhoud en functie van het onbewuste in theoretisch opzicht systematisch uitwerkte en deze concreet bij de behandeling van cliënten gebruikte. Al vroeg onderkende hij het belang ervan. In zijn begintijd leerde hij bij Franse collega's dat mensen na hypnose opdrachten konden uitvoeren die hun tijdens de hypnose waren gegeven (zie ook ▶ kader 2-1). De betrokkenen waren zich hiervan niet bewust en meenden dat zij die opdrachten uit vrije wil uitvoerden. Dat sterkte Freud in zijn overtuiging dat het onbewuste een belangrijke rol speelt in het dagelijks leven van mensen. Hij ging er dus van uit dat mensen veel minder doelbewust richting aan hun leven geven dan ze vaak zelf denken. De mens is geen baas in eigen huis, maar wordt voor een groot deel beheerst door irrationele, onbewuste krachten, zo meende Freud.

Hij onderscheidde verschillende niveaus van bewustzijn, die wel worden vergeleken met een ijsberg. Het topje ervan bevindt zich boven de waterspiegel en is het bewuste. Het bevat alle gedachten, herinneringen, waarnemingen en gevoelens die voor mensen direct toegankelijk zijn. Rond de waterspiegel ligt het voorbewuste met alles wat betrekkelijk gemakkelijk naar het bewuste kan worden gehaald. Het grootste deel zit echter onder water en bevat het onbewuste met alles wat vergeten of verdrongen is. De inhoud van dit onbewuste werkt als een verborgen, maar stuwende kracht voor ons bewuste functioneren. Omdat het bijvoorbeeld te veel angst of schaamte opwekt, is het voor het bewuste niet direct toegankelijk. Soms lekt er iets in directe of symbolische vorm door naar het bewuste. Dat is bijvoorbeeld het geval bij vergissingen of versprekingen zoals 'Graag wil ik u hatelijk danken'. De beoogde bedoeling is duidelijk, maar de afkeer die hierin onbedoeld wordt verwoord, is volgens Freud uit het onbewuste afkomstig. Het onbewuste toont zich ook in een andere vorm aan ons: de droom (zie ▶ kader 2-3). Freud beschouwde die zelfs als 'de koninklijke weg naar het onbewuste'. Daarin komen namelijk volgens hem fantasieën tot uiting die in werkelijkheid voor iemand onaanvaardbaar zijn. Om de slaap niet te verstoren wordt de inhoud van de dromen als het ware gecensureerd en omgezet in een niet direct herkenbare, symbolische vorm. De betekenis van sommige symbolen zijn universeel (bijv. pistolen en messen verwijzen naar de penis; tunnels en bloemen zijn symbolen van de vagina). De meeste moeten echter vanuit de persoonlijke levensgeschiedenis van het individu grondig door de therapeut worden geanalyseerd om te achterhalen wat ze specifiek voor deze persoon betekenen.

Kader 2-3 Dromen zijn geen bedrog

Sinds Freuds meest bekende werk *Die Traumdeutung* verscheen, meer dan een eeuw geleden, trachtte een massa boeken de leek te helpen bij de droomontleding. Mensen blijven nieuwsgierig naar de betekenis van hun dromen, maar het lijkt vaak op horoscoopverklaringen: het klopt altijd ergens. Voor professionele hulpverleners – buiten enkele orthodoxe psychoanalytici – heeft de droom al lang zijn fascinatie verloren. Wetenschappelijk gezien is dromen herleid tot een slaapfase en in de diagnostiek speelt de droom alleen nog als nachtmerrie een rol bij de posttraumatische stoornissen. Toch zou het werken met dromen een heel creatieve interactie tussen therapeut en cliënt kunnen opleveren (zie ook ▶ kader 5-7). Voorwaarde is wel dat de therapeut niet als een helderziende allerlei ingenieuze interpretaties aanbiedt. De droom moet een thema van dialoog worden waarin de eigen interpretaties van de cliënt centraal staan. Het gaat, zoals bij herinneringen, om de persoonlijke reconstructie of het eigen verhaal van de cliënten: welke associaties maakt de cliënt? Welk thema valt op? Welke gevoelens lokt de droom uit? Daarbij mag niet te veel belang worden gehecht aan de symbolische betekenis, zoals dat al te vaak gebeurt in de populaire boekjes over droomanalyse. Soms kan het belangrijkste doel zijn de cliënt te helpen de dromen als een ik-eigen ('ego-syntone') ervaring te zien in plaats van als een bizar hersenspinsel of een 'vreemde indringer'.

2.2.2   Id, Ego en Superego

Later in zijn leven legde Freud meer accent op drie belangrijke elementen waaruit de persoonlijkheid volgens hem was opgebouwd: het Id (of Es), het Ego (of Ich) en het Superego (of Über-Ich). Hoewel ze worden voorgesteld als structurele entiteiten, zijn deze drie elementen niet terug te vinden in bepaalde delen van de hersenen. Het zijn een soort metaforen om de werking van de geest te verhelderen. Ze zijn als volgt te karakteriseren:

- Het *Id* is het onbewuste deel van de persoonlijkheid. Het bevat alle fundamentele, biologische driften zoals honger, dorst en seks. Het Id wordt beheerst door het *lustprincipe:* het is gericht op onmiddellijke bevrediging van de behoeften. Het Id is volledig onbewust en de inhoud ervan komt in het gedrag meestal alleen symbolisch en indirect tot uiting, want anders zou het voor de betrokkene te bedreigend zijn.
- Tegenover de driften van het Id staat het *Superego.* Dit bevat de normen en waarden, geboden en verboden waardoor mensen zich laten leiden in hun doen en laten. Grofweg gezegd is dit ons geweten, dat zich vooral ontwikkelt in omgang met de ouders als dragers van wat er in de maatschappij en de cultuur leeft. Gedeeltelijk bevindt dit Superego zich in het onbewuste en gedeeltelijk in het voorbewuste en bewuste.
- Het *Ego* bevindt zich net als het Superego gedeeltelijk in het onbewuste en gedeeltelijk in het voorbewuste en bewuste. Het heeft de moeilijke taak om in het conflict tussen het Id en het Superego te bemiddelen en moet daarnaast ook nog rekening houden met de beperkingen die de buitenwereld oplegt *(realiteitsprincipe).* Het heeft dus te maken met drie verschillende soorten eisen, waarvan er twee (die tussen het Id en het Superego) eigenlijk onverenigbaar zijn (zie ◘ figuur 2.1 en ◘ figuur 2.2).

Volgens Freud bestaat er een fundamenteel conflict tussen het Id en het Superego. Het Ego moet dat conflict regelen, maar zal dat volgens Freud nooit kunnen oplossen: het conflict blijft altijd bestaan. Het Id en het Superego proberen het gedrag in uiteenlopende richtingen te sturen en dan is er ook nog de buitenwereld. Van een gezonde persoonlijkheid is sprake wanneer het Ego er steeds weer in slaagt het evenwicht te bewaren tussen deze tegengestelde krachten: een compromis tussen wens en verbod. Wanneer het Ego niet op die taak berekend is, ontstaan er problemen. De verhouding tussen de verschillende elementen van de persoonlijkheid kan geïllustreerd worden aan de hand van het volgende voorbeeld. Een jongen ziet in de winkel een lekkere zak drop liggen, waarvoor hij niet genoeg geld bij zich heeft. Het Id zet hem aan lekker te gaan genieten en de drop gewoon stiekem in zijn zak te laten glijden. Het Superego zal hem voorhouden dat dit neerkomt op

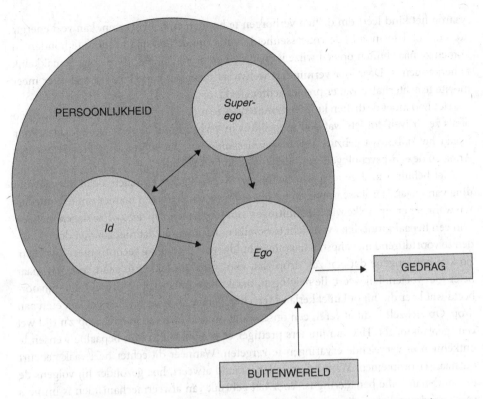

PERSOONLIJKHEID

Super-ego

Id

Ego

GEDRAG

BUITENWERELD

□ **Figuur 2.2**   De relatie tussen drie elementen van de persoonlijkheid, de buitenwereld en het gedrag

stelen en dus moreel verwerpelijk is. Het Ego wijst erop dat hij morgen zijn zakgeld krijgt en hij dus beter even kan wachten. De uitkomst van dit conflict bepaalt of de jongen de drop inderdaad laat liggen of toegeeft aan zijn driftleven.

2.2.3 Driften en afweermechanismen

Naast deze structurele indelingen van de psyche benadrukte Freud in zijn drifttheorie dat het menselijk functioneren al van jongs af aan sterk wordt bepaald door aangeboren drijfveren of driften in het Id. Jarenlang beschouwde hij de *seksuele drift* (de libido of de levensdrift) als de belangrijkste. Vooral onder invloed van de verschrikkingen van de Eerste Wereldoorlog kwam hij tot de conclusie dat agressie – *doodsdrift* – minstens zo fundamenteel is. Die agressie kan destructief zijn, maar stelt mensen ook in staat voor zichzelf op te komen en zich te handhaven. Gedurende het gehele menselijk leven zijn er conflicten tussen deze twee tegengestelde krachten en wanneer driften niet bevredigd worden, ervaren mensen spanning en frustratie. Volgens Freud leren mensen al vroeg hun seksuele en agressieve driften in bedwang te houden. Het jonge kind ontdekt dat driften niet altijd bevredigd kunnen worden. Het moet op de een of andere manier met de omgeving tot een vergelijk zien te komen, zodat bevrediging wel mogelijk wordt. De manier waarop het kind leert om driften verborgen te houden en te beheersen, kan veel energie kosten, ook later nog in de volwassenheid. Soms zijn driften niet in toom te houden en komen ze naar buiten op een wijze waarin de oorspronkelijke drijfveer niet gemakkelijk te herkennen is. Daardoor vermindert weliswaar de angst, maar kost het wel weer meer moeite te achterhalen wat er precies achter steekt.

Het Ego moet de driften kunnen remmen als ze niet zijn toegestaan door het Superego of als ze 'drijven' tot iets wat niet mogelijk is in verband met de reële situatie. Daarvoor maakt het onbewust gebruik van *afweermechanismen*, die vooral door Freuds dochter Anna en de ego-psychologen werden uitgewerkt (zie ▶ kader 2-4).

Met behulp van deze afweermechanismen verdedigt het Ego zich tegen bewustwording van onaanvaardbare impulsen uit het onbewuste. Het is een manier om te controleren wanneer en op welke wijze driftuitingen zijn toegestaan. Op deze wijze slagen mensen erin een bepaald innerlijk evenwicht te bereiken. Als mensen dat niet zouden doen, zouden ze voortdurend met angst, schaamte, schuldgevoel of walging geconfronteerd worden. Zo kan het jongetje dat een zak drop ziet, zijn wens om lekker te gaan snoepen maar beter niet voelen. Hij weert die neiging af, maakt hem onbewust en droomt dan bijvoorbeeld wat later dat hij in Luilekkerland terechtgekomen is, waar hij zich vol kan eten aan drop. Op zichzelf is dit afweren een onschuldig proces, waarvan iedereen op z'n tijd wel eens gebruikmaakt. Het kan immers prettiger of gemakkelijker zijn bepaalde wensen te ontkennen of vervelende ervaringen te vergeten. Wanneer dit echter heel vaak gebeurt ontstaan er problemen. Want hoe minder iemand afweert, hoe gezonder hij volgens de psychodynamische benadering is. Voor het gebruik van afweermechanismen is immers veel energie nodig en dit gaat ten koste van de flexibiliteit en de sterkte van het Ego. Afweermechanismen vertekenen bovendien de werkelijkheid en lossen het conflict ook niet op: de bedreigende gedachten worden simpelweg uit het bewustzijn gebannen. Daar blijven ze vanuit het onbewuste hun invloed uitoefenen en komen in de vorm van allerlei symptomen aan de oppervlakte.

Kader 2-4 Afweermechanismen

Enkele belangrijke afweermechanismen zijn de volgende.

Verdringing: ongewenste of onaanvaardbare gedachten, ervaringen en fantasieën worden teruggedrongen naar het onbewuste. Het kan daarbij gaan om verboden impulsen uit het Id, die bewust dreigen te worden, maar ook om verdringing van pijnlijke gebeurtenissen.

Ontkenning: het ontkennen van de werkelijkheid door het vervormen van gedachten, gevoelens en waarnemingen.

Projectie: het toeschrijven van eigen onaanvaardbare gevoelens aan anderen. Dit afweermechanisme komt tot uiting in het gezegde 'zoals de waard is, vertrouwt hij zijn gasten'.

Rationalisatie: in plaats van de werkelijke reden voeren mensen een aanvaardbare reden aan voor hun gedrag.

Verschuiving: wanneer driftuitingen te bedreigend zijn – bijvoorbeeld omdat het Superego ze afkeurt – verplaatsen ze zich naar een ander object.

Regressie: een terugval in gedrag dat kenmerkend is voor een eerdere ontwikkelingsfase. Bijvoorbeeld: een kind wordt weer onzindelijk wanneer er duidelijk problemen in het gezin zijn.

> *Weerstand*: het Ego probeert te voorkomen dat al te bedreigende gegevens in het bewustzijn komen. Bijvoorbeeld: mensen veranderen van onderwerp, krijgen hoofdpijn of een andere lichamelijke klacht.

2.2.4 Het belang van de vroegkinderlijke ontwikkeling

Freud meende dat vooral ervaringen in de eerste levensjaren het functioneren van volwassenen bepalen. Daarom schonk hij uitvoerig aandacht aan de ontwikkeling van jonge kinderen en dan in het bijzonder op seksueel gebied. Volgens hem zijn kinderen namelijk al vanaf hun geboorte via huid, mond, anus en geslachtsdelen in staat tot erotische activiteit. De ontwikkeling daarvan verloopt in vijf ('psychoseksuele') fasen, waarbij prikkeling van steeds weer een ander deel van het lichaam ('erogene zone') lustgevoelens oproept:

- In de *orale fase* (0–1 jaar) wordt de bevrediging van de libido aanvankelijk via de mond (oraal) verkregen en wel door lustgevoelens die het kind aan de voeding ontleent.
- In de *anale fase* (1–3 jaar) begint de zindelijkheidstraining en is het kind gericht op de omgeving van de anus. De ontlasting die daarvóór alleen lust verschafte, moet onder controle gebracht worden.
- Daarna volgt de *fallische fase* (3–6 jaar) met een gerichtheid op de geslachtsdelen. Nu staat het *Oedipuscomplex* centraal: de jaloezie van het kleine jongetje op zijn vader en zijn verlangen om diens plaats in te nemen naast zijn moeder.
- In de *latentieperiode* (6–12 jaar) wordt de seksualiteit volledig verdrongen (ze is 'sluimerend' of latent aanwezig). Het fysiek en intellectueel leren en presteren staan centraal bij het kind.
- Ten slotte wordt in de *genitale fase* (vanaf de puberteit) bevrediging van de libido verkregen door heteroseksuele geslachtsgemeenschap.

Kader 2-5 Ontwikkeling volgens de objectrelatietheorie

Terwijl in de klassieke psychoanalyse vooral de verhouding tussen het Ego en de driften werd bestudeerd, staat de laatste decennia de objectrelatietheorie centraal. Het accent ligt op de ik-ontwikkeling en de relatie tot 'objecten' (andere mensen) in de buitenwereld. De individuatie is het proces van ontwikkeling van zelf-object-eenheid naar zelf-object-differentiëring. De fasen die hierbij doorlopen worden stemmen overeen met die van Freud (zie ▶ par. 2.2.4), maar krijgen een andere inhoud.

De symbiotische fase. Aanvankelijk kan een kind nog niet goed het onderscheid maken tussen binnen en buiten, tussen zichzelf en de ander. Het onderscheidt slechts lust van onlust en beleeft de objecten in de buitenwereld in eerste instantie als een uitbreiding van zichzelf. Het kind 'introjecteert' (verinnerlijkt) ook houdingen en eigenschappen van de verzorgende ouder. Door onvermijdelijke ervaringen van frustratie (geen directe behoeftebevrediging) worden agressieve impulsen geprojecteerd op de buitenwereld, met name op het primaire object (veelal de moeder) dat wordt opgesplitst in goed en slecht (ambivalentie).

De fasen van differentiëring en individuatie. Tijdens de volgende stadia krijgt het kind steeds meer notie van het onderscheid tussen zichzelf en de buitenwereld. Tegelijkertijd begint het zich geleidelijk los te maken uit de symbiotische eenheid met de moeder en de wereld te verkennen. Langzamerhand neemt de scheidingsangst af en is het kind beter in staat ambivalentie ten aanzien van het primaire object (moeder) te verdragen. De zelf- en objectbeelden worden realistischer en er ontstaat een consistent gevoel van eigenwaarde.

De oedipale fase. Het proces van eenheid naar gescheidenheid dat al vanaf de vroegste pre-oedipale fasen in gang was gezet, vindt zijn afronding in de oedipale fase. Deze wordt in de moderne objectrelatietheorie gezien als de beslissende fase voor de overgang van een 'duale' (moeder-kind) naar een 'triangulaire' (moeder-kind-vader) objectrelatie. De omgang met de vader helpt het kind zich los te maken uit de symbiotische eenheid met de moeder en bereidt het voor op de omgang met vreemden buiten het gezin. In een gezonde psychoseksuele ontwikkeling heeft de oedipale fase een scharnierfunctie naar een zelfstandiger identiteit, met als uitkomst dat het kind zichzelf meer als een afgegrensde persoon kan ervaren om zich tijdens de volgende fasen – latentieperiode, adolescentie, volwassenheid – verder te ontwikkelen en zich te identificeren met zowel vaderlijke (mannelijke) als moederlijke (vrouwelijke) eigenschappen.

Freud meende dat het Oedipuscomplex in de fallische fase aan de basis ligt van veel angsten en schuldgevoelens. Het Oedipuscomplex verwijst naar de oude Griekse tragedie van de koningszoon Oedipus die volstrekt onwetend zijn vader Laios doodt en zijn moeder Iokaste huwt. Volgens Freud heeft het jongetje seksuele verlangens naar zijn moeder en wil hij zich van zijn vader ontdoen. Wanneer zijn ouders het spelen met de penis verbieden of – zoals in Freuds tijd nogal eens voorkwam – dreigen met amputatie ervan, kan er castratieangst ontstaan. Het jongetje fantaseert dat zijn vader hem in de strijd om moeders gunsten misschien wel gaat castreren! Er blijft voor het jongetje niets anders over dan zich te identificeren met zijn vader. Op die manier worden de moorddadige en incestueuze verlangens vervangen door meer acceptabele waarden en ontwikkelt zich het Superego. Het meisje zou in dezelfde fase penisnijd ontwikkelen: zij voelt zich door het ontbreken van een penis minderwaardig ten opzichte van jongens en hoopt ooit nog een penis te krijgen. Zij wil zich wreken op haar moeder, die zij verantwoordelijk acht voor de 'diepe wond' in haar onderlijf. Ze gaat zich steeds meer richten op haar vader, want die heeft wat zij mist: een mannelijk geslachtsorgaan. Uiteindelijk identificeert zij zich met haar gehate moeder, omdat dit de enige mogelijkheid is om haar vader voor zich te winnen. Als deze oedipale conflicten niet goed worden opgelost, worden gevoelens naar het onbewuste verbannen, waar ze hun invloed blijven uitoefenen en angst en schuld veroorzaken. Dit kan op latere leeftijd tot allerlei problemen leiden. Zo kan iemand die altijd de strijd aangaat met zijn baas, zijn dokter of een andere autoriteitsfiguur gefixeerd zijn in de fallische fase: hij probeert in feite nog steeds de vaderfiguur te domineren.

Kader 2-6 Speltherapie

Volwassenen praten over hun problemen en leren dat dit kan helpen. De taal van het jonge kind is het spel. In het spel krijgen kinderen de ruimte om emoties te uiten en af te reageren, om gevoelens te beleven en gebeurtenissen te verwerken. Speltherapie maakt gebruik van deze ontwikkelingscapaciteit van het kind. De eerste vormen van speltherapie vinden we terug bij psychoanalytici zoals Melanie Klein. De spelhandelingen bij kinderen krijgen dan dezelfde waarde als de (dag)dromen en fantasieën uit de psychoanalyse bij volwassenen. Later ontwikkelden ook de andere psychotherapeutische richtingen binnen hun denkkader vormen van speltherapie voor kinderen. We kunnen die dan omschrijven als een vorm van therapie waarin spel als middel wordt gebruikt om verandering in beleving en gedrag te bewerkstelligen.

Via het spel gaat het kind een aparte verhouding met de werkelijkheid aan; er wordt gespeeld in en met een wereld die niet echt maar 'net echt' is. Door spelobservatie krijgt men inzicht in de belevingswereld van het kind. Men onderscheidt verschillende vormen van spel:

- in een *illusief spel* speelt een kind een situatie uit zijn werkelijkheid na (schooltje, moeder en vader, oorlogje … spelen);
- bij het *sensopathische spel* beleeft een kind plezier aan het voelen, ruiken, zien of horen van spelmateriaal (met water spelen, zand scheppen, muziek maken);
- in het *contactspel* leert het kind anderen kennen en met hen omgaan (verstoppertje spelen, gezelschapsspelen).

Door spelobservatie verwerft men inzicht in de belevingswereld van een kind. Al spelende kunnen dan situaties steeds weer herbeleefd worden en via (al dan niet directe) tussenkomst van de therapeut ook tot verandering leiden. Door zich in te leven, mee te spelen en woorden te geven aan het spel biedt de therapeut de nodige ondersteuning aan het kind om moeilijke confrontaties aan te gaan, problemen te verwerken of alternatief gedrag aan te leren.

De therapie vindt plaats in een speelkamer waar het kind de mogelijkheid heeft om met allerlei materiaal te spelen. Poppen, zandbak, kostuums, foto's en knutselmateriaal liggen ter beschikking. Speltherapie wordt toegepast bij kinderen tussen drie en twaalf jaar. Het laat zich het meest eenvoudig en dankbaar toepassen bij kleuters, omdat zij zeer vrij en ongedwongen spelen. Oudere kinderen zijn zich immers al meer bewust van wat ze in hun spel prijsgeven. Speltherapie is moeilijker bij kinderen met zeer beperkte intellectuele mogelijkheden en wordt afgeraden bij kinderen met psychotische problematiek. Wel zijn methoden ontwikkeld voor volwassenen en personen met een verstandelijke beperking om therapeutisch te werken met behulp van verbeeldend of symbolisch spel.

Volgens Freud zijn de verschillende fasen weliswaar biologisch bepaald, maar is de wijze waarop ouders reageren op de behoeften van kinderen van groot belang voor de ontwikkeling van de persoonlijkheid. De manier waarop kinderen leren omgaan met hun driften is bepalend voor hun verdere leven. Elke fase vereist namelijk een bepaalde mate van bevrediging: ouders dienen niet te veel maar ook niet te weinig bevrediging toe te staan. Wie de verschillende fasen goed doorloopt, zal een gezonde persoonlijkheid ontwikkelen. Het Ego is dan in staat om om te gaan met de uiteenlopende eisen van het Id, het Superego en de werkelijkheid. Alles wat het kleine kind echter moet verdringen naar het onbewuste, kan later op hinderlijke wijze weer de kop opsteken. Wanneer conflicten in bepaalde fasen niet zijn opgelost, kan er *fixatie* ontstaan. Door te weinig bevrediging in een bepaalde fase blijft men verlangen naar wat men gemist heeft. Een baby bijvoorbeeld, die onvoldoende gelegenheid krijgt om aan de borst te drinken, zal later oraal gefixeerd raken. Hij gaat zich dan bijvoorbeeld als volwassene uitzonderlijk passief of afhankelijk gedragen. Ook kan er sprake zijn van *regressie:* het kind valt terug in een eerdere fase en gaat bijvoorbeeld duimzuigen nadat het een broertje of zusje heeft gekregen. Psychodynamische therapie moet leiden tot inzicht in de wijze waarop conflicten uit de vroege kindertijd in het huidige functioneren een rol spelen.

2.3   Therapie

» Wie erkent dat overdracht en weerstand de draaipunten van de behandeling zijn, die behoort nu eenmaal reddeloos tot het wilde leger (van psychoanalytici). «
(S. Freud, *Brief aan Groddeck*, 1917)

Psychodynamische therapie is wel beschreven als een tocht door het onbewuste onder deskundige leiding van een therapeut. Tijdens die tocht wordt de cliënt zich bewust van de inhoud en oorsprong van conflicten die teruggaan op ervaringen uit de vroege kindertijd. In de ontstaansgeschiedenis – met name in de relatie van het kind met de ouders – ligt volgens de psychodynamische benadering de sleutel tot het inzicht in de actuele symptomen. Daarom is het noodzakelijk te begrijpen hoe iemand zich ontwikkelde in de kindertijd. In de psychodynamische therapie worden vroegkinderlijke ervaringen herbeleefd, zodat de cliënt zich bewust wordt van de inhoud en oorsprong van de onbewuste drijfveren. Verondersteld wordt dat als mensen begrijpen en herbeleven wat hen angstig maakt of in verwarring brengt, hun persoonlijkheid dan diepgaand kan veranderen. Dat wil zeggen: de relaties tussen Ego, Id en Superego gaan verschuiven. Door het onbewuste bewust te maken, maken conflicten en verdrongen herinneringen niet langer deel uit van het Id, maar gaan ze tot het Ego behoren. Door het versterken van het Ego kan iemand op een constructievere manier met afweermechanismen omgaan. Aan het einde van de therapie kan de cliënt op een realistische basis zijn problemen aan. Maar voor het zover is, hebben cliënten een lange weg te gaan.

2.3.1   Eerste kennismaking

De beoordeling van cliënten begint al bij binnenkomst. Dit is een belangrijk kenmerk van deze behandelvorm: alles wat een mens doet heeft betekenis. Dat houdt in dat ook alles wat zich in de therapie aandient een (soms verborgen) betekenis heeft: de manier van kleden van de cliënt, zijn houding, zijn verwachtingen van de therapie enzovoort. Het zijn allemaal zaken die de psychodynamisch therapeut belangrijke informatie over de persoon kunnen verschaffen. Mede op basis daarvan kan hij beslissen of de cliënt baat kan hebben bij deze vorm van therapie. Belangrijke andere punten van overweging zijn of de cliënt voldoende gemotiveerd is voor deze intensieve vorm van therapie en bovendien in staat en bereid is om zijn problemen vanuit een psychodynamisch oogpunt te verkennen. Daarnaast biedt de eerste kennismaking een gelegenheid om enigszins zicht te krijgen op de aard van de problematiek van de cliënt. Ook al ontwikkelde de psychoanalyse een heel systeem van 'karaktertypen', psychodynamisch therapeuten zijn niet bijzonder geïnteresseerd in een specifieke beschrijving van klachten en symptomen aan de hand van diagnostische classificatiesystemen zoals de DSM (zie ▶ par. 1.2.3). Het gaat hen veeleer om de onderliggende conflicten, die te herleiden zijn tot de vroege levensfasen. Om hiervan een zo volledig mogelijk beeld te krijgen, probeert de therapeut veel informatie te verkrijgen over het huidige functioneren van de cliënt, maar zeker ook over diens levensgeschiedenis. Men let vooral op dromen, versprekingen, weerstandsuitingen, humor, toevalshandelingen en het optreden van symptomen om toegang te krijgen tot het onbewuste. Een expliciet behandelplan, waarin precies wordt aangegeven welke problemen hoe worden aangepakt, is er niet.

2.3.2 Vrije associatie en weerstand

In zijn begintijd bracht Freud cliënten onder hypnose en vroeg hen zich te herinneren wanneer een symptoom voor het eerst was voorgekomen en onder welke omstandigheden. Hij wilde echter dat cliënten bij vol bewustzijn toegang probeerden te krijgen tot verdrongen materiaal. Anders wisten ze helemaal niet wat er naar boven was gekomen. Wat later werd daarom de analyse van dromen, als vervulling van verdrongen seksuele wensen, een belangrijk onderdeel van zijn behandeling. In de loop van de tijd maakte hij echter steeds minder gebruik van deze specifieke technieken en werd *vrije associatie* de kern van zijn aanpak. In de vrije associatie deelt de cliënt alles mee wat in hem opkomt, hoe irrelevant, verwarrend, belachelijk of irrationeel dat ook in zijn ogen moge lijken. De cliënt wordt gevraagd gedachten, gevoelens, fantasieën, beelden en herinneringen ongecensureerd toe te laten. Hij dient, met andere woorden, open te staan voor zijn innerlijke ervaring. Door zich in te leven in datgene wat de cliënt naar voren brengt maar zich steeds zo neutraal mogelijk op te stellen, bevordert de therapeut dit associatieproces. Bij klassieke psychoanalyse liggen de cliënten op een divan, terwijl de therapeut aan het hoofdeinde van de cliënt – buiten diens gezichtsveld – gaat zitten. Cliënten zouden in een liggende houding hun gedachten gemakkelijker de vrije loop kunnen laten. Door buiten het gezichtsveld van de cliënt te blijven, wordt de beïnvloeding door de gezichtsuitdrukking van de therapeut beperkt. Tegenwoordig zitten cliënten meestal in een stoel, die soms nog wel zo is opgesteld dat zij de therapeut niet direct hoeven aan te kijken.

Al snel merkt de cliënt dat het vrij associëren niet zo eenvoudig is, hoe gemotiveerd hij ook is voor de therapie. Iedereen heeft immers moeite om zijn pijnlijke, beangstigende, soms beschamende gedachten en gevoelens onder ogen te zien. Om dit te voorkomen vertoont menigeen dan ook *weerstand*. Dit kan tot uiting komen in het gebruik van afweermechanismen (▶ kader 2-4). Die dekken het conflict toe, maar geven daarmee tegelijkertijd aan dat er een conflict ligt. Weerstand kan echter ook in bepaalde gedragingen tot uiting komen. De cliënt komt bijvoorbeeld herhaaldelijk te laat, zwijgt tijdens de zittingen voortdurend, maakt geen oogcontact, vermijdt bepaalde onderwerpen of begint juist iedere keer weer over hetzelfde onderwerp. Weerstand is een kernbegrip in de psychodynamische therapie (zie ook ► kader 1-13). Het overwinnen ervan wordt mede onder invloed van de ego-psychologie essentieel geacht voor veranderingen bij de cliënt. Weerstand staat immers de vrije associatie, en daarmee bewustwording en verandering bij de cliënt in de weg. Weerstand wordt doorgaans, zeker in het begin van de behandeling, door de cliënt ervaren als volkomen normaal, zinvol en nuttig. Het is voor de cliënt bovendien lastig het als weerstand te onderkennen, omdat de motieven ervoor vaak onbewust zijn. Pas in de loop van de behandeling kan de therapeut voorzichtig vraagtekens zetten bij bepaalde vormen van weerstand. Na verloop van tijd wordt dan besproken dat de cliënt weerstand vertoont, hoe hij dat doet, wat hij ermee afweert en waarom. Op die manier krijgt de cliënt inzicht in de wijze waarop het verleden zijn hedendaagse functioneren beïnvloedt.

2.3.3 Vormen van overdracht

De innerlijke persoonlijke conflicten komen volgens de psychodynamische benadering ook tot uiting in de relatie met de therapeut. Er zou sprake zijn van *overdracht*: een cliënt gedraagt zich tegenover de therapeut alsof deze iemand anders uit het verleden is. De cliënt beleeft gevoelens, behoeften en fantasieën die met belangrijke personen uit de vroege kinderjaren te maken hebben en draagt deze als het ware over aan de therapeut. Het is dus de herhaling van een oud, kinderlijk relatiepatroon in een nieuwe situatie. Doordat de psychoanalyticus tegenover de cliënt weinig van zichzelf laat zien (het neutraliteitsprincipe of de therapeut als 'blanco scherm' waarop de cliënt al zijn fantasieën en verwachtingen projecteert) wordt de overdracht in therapie sterker. De cliënt krijgt nauwelijks een helder beeld wie de therapeut als persoon is, zodat hij hem gemakkelijk kan zien als een vader- of moederfiguur, als een broer of zus of een andere sleutelfiguur uit zijn leven. Vaak heeft deze overdracht te maken met slechte of conflictueuze ervaringen die de cliënt in zijn kindertijd met zijn ouders heeft opgedaan. Deze onbewust geworden conflicten en problemen uit het verleden worden weer actueel in de relatie met de therapeut. Met hulp van de therapeut wordt de ontstaansgeschiedenis ervan ontdekt en worden ze gecorrigeerd. De relatie die de cliënt met de therapeut opbouwt, wordt daarom in verband gebracht met ervaringen uit de vergeten vroege kindertijd. Het verleden wordt herbeleefd in het heden. Overdracht is voor de psychodynamisch therapeut het moeilijkste, maar tevens het meest waardevolle verschijnsel. Wanneer de overdracht te gering is, komt er van therapie niet veel terecht; wanneer de overdracht te sterk is evenmin. De overdrachtsrelatie is optimaal wanneer de cliënt geleidelijk gaat beseffen dat de relatie met zijn therapeut vooral bepaald wordt door zijn houding tegenover belangrijke personen uit zijn jeugd. Door het analyseren van die relatie ontstaat inzicht in het hoe en het waarom van die relationele problemen en het verband met zijn huidige functioneren. Met deze zelfkennis kunnen dan actuele problemen worden opgelost.

Aanvankelijk dacht Freud dat overdracht zich alleen voordeed tussen cliënt en therapeut. Later kwam hij er achter dat mensen in iedere belangrijke relatie iets meenemen

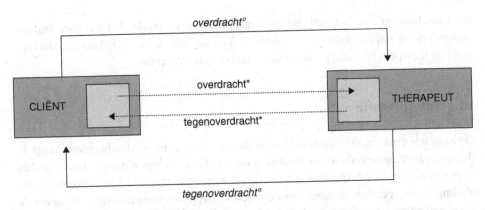

Figuur 2.3 Overdracht en tegenoverdracht. *Overdracht* in strikt psychodynamische zin (*) is het geheel van onbewuste reacties van een 'kinderlijk' deel van de cliënt op dat deel van de therapeut dat lijkt op belangrijke figuren uit de kindertijd van de cliënt. In een ruimere betekenis (°) gaat het om allerlei bewuste en onbewuste reacties van de cliënt tegenover de hele persoon van de therapeut en vice versa.

van hun vroegere relaties. Er worden twee vormen onderscheiden: positieve en negatieve overdracht. Met *positieve overdracht* bedoelen we al die gevoelens die te maken hebben met liefde, waardering, toewijding, bewondering enzovoort ('mijn therapeut is de beste'). Onder *negatieve overdracht* verstaan we gevoelens van haat en agressie ('die therapeut van mij doet alles fout'). Negatieve overdrachtsgevoelens, zoals vijandigheid en angst voor verwerping, treden vaak later in het therapieproces op. Beide vormen van overdracht beschouwde Freud in het begin van zijn carrière als lastige verschijnselen, die de therapie alleen maar bemoeilijkten. Tegenwoordig worden ze als zeer nuttig beschouwd. Net als weerstand biedt overdracht de mogelijkheid om inzicht te krijgen in de wijze waarop het verleden het functioneren in het hier-en-nu beïnvloedt. Daarom maakt de therapeut er doelbewust gebruik van. De therapeut dient de overdrachtsgevoelens van de cliënt te observeren, aan te moedigen en samen met de cliënt te verkennen. Natuurlijk zijn niet alle gevoelens van cliënten ten opzichte van hun therapeut vormen van overdracht. Een geïrriteerde reactie van de cliënt hoeft niet altijd te wijzen op negatieve overdracht, maar kan bijvoorbeeld te wijten zijn aan onhandig optreden van de therapeut. Om dit goed te kunnen inschatten, wordt van de therapeut veel (zelf)inzicht en ervaring gevraagd.

Als cliënten door onbewuste gevoelens uit vroegere relaties kunnen worden beïnvloed, dan geldt dit ook voor therapeuten. Ook zij hebben een verleden met onbewuste en verdrongen wensen en dat verleden speelt in de therapie eveneens een rol. Van *tegenoverdracht* is sprake wanneer de therapeut gevoelens uit zijn eigen verleden overdraagt aan de cliënt (zie ► kader 8-6). Aanvankelijk gold dit verschijnsel evenals overdracht als een storende factor voor het therapeutisch proces. De therapeut diende immers als een neutraal scherm te fungeren. Tegenwoordig wordt ook tegenoverdracht beschouwd als een belangrijke bron van informatie over de wijze waarop de cliënt zich verhoudt tot anderen (zie ◙ figuur 2.3). De therapeut probeert zich bewust te worden van gevoelens zoals woede, verveling of desinteresse die een cliënt bij hem oproept. Dat helpt hem weer om de problemen van de cliënt te verhelderen. De therapeut gebruikt met andere woorden zijn eigen emotionele reactie op de cliënt als een antenne voor wat er bij de cliënt aan de hand zou kunnen zijn. Net zoals bij overdracht moet de therapeut dan wel goed kunnen onderscheiden wat met hemzelf te maken heeft en wat met de cliënt. Belangrijk hiervoor is dat de therapeut zijn interpretaties toetst bij collega's (intervisie).

2.3.4 Interpretatie

Op basis van dromen, vrije associatie, weerstand en de (tegen)overdrachtsrelatie krijgt de therapeut zicht op de onbewuste conflicten van de cliënt. Na ordening van deze gegevens volgt een *duiding* of *interpretatie*, die het functioneren van de cliënt kan verklaren. Deze duiding is een specifiek element van de psychodynamische behandelwijze. Wanneer de cliënt eraan toe is, worden hem de interpretaties als suggesties voorgelegd. De therapeut oppert de duiding als een mogelijke verklaring: 'Kan het zijn dat …?' Door het proces van interpreteren ontstaat bij de cliënt geleidelijk meer inzicht in de wijze waarop hij met zichzelf en anderen omgaat. Niet voor niets wordt de psychodynamische behandelvorm tot de *inzichtgevende* therapieën gerekend. De cliënt wordt zich geleidelijk bewust van wat allemaal verdrongen is naar het onbewuste.

Hierbij gaat het er niet alleen om dat de cliënt verstandelijk begrijpt hoe en waarom hij zo functioneert. Belangrijk is ook dat hij 'emotioneel inzicht' verwerft. Het gaat dus niet alleen om het weten, maar ook om het ervaren (zie ▶ kader 1-8). De cliënt moet de vroegere angsten en conflicten ook opnieuw beleven. Verwerven van dit 'emotioneel doorleefde inzicht' is een geleidelijk proces. Met één enkele interpretatie is de cliënt er nog lang niet. Voorbarige interpretaties, zelfs als ze juist zijn, kunnen schadelijk zijn voor het therapeutisch proces. Als therapeuten eenvoudigweg de door hen herkende conflicten aan de cliënt zouden mededelen, dan zou de cliënt dit vermoedelijk niet accepteren. Het zou alleen maar de weerstand vergroten. Als een juiste duiding op het juiste moment wordt gegeven, zal er nauwelijks weerstand optreden. De cliënt zal reageren met woorden zoals 'o, nu wordt me duidelijk wat u bedoelt'. Dus de therapeut moet op subtiele wijze richting geven aan de therapeutische gesprekken, zodat de cliënt zijn onderliggende problemen zelf kan ontdekken. Aan de hand van steeds andere voorbeelden met andere accenten wordt de cliënt geholpen geleidelijk zicht te krijgen op het onderliggende conflict. Daardoor wordt de interpretatie ook steeds verfijnder. Dit proces van geleidelijk en herhaaldelijk duidelijk maken aan de cliënt, zodat deze inzicht krijgt in wat er eigenlijk aan de hand is, wordt *doorwerken* genoemd.

Kader 2-7 Het psychodynamische therapieproces
Vergeleken met cognitieve gedragstherapie (CG; zie ▶ H. 5) is het therapieproces van psychodynamische therapie (PT) te onderscheiden doordat de therapeut meer aandacht heeft voor:

- exploratie van affecten en uiting van emoties;
- belemmeringen van de voortgang van de behandeling ('weerstand');
- herhalingspatronen in relaties, gevoelens en ervaringen;
- ervaringen uit het verleden;

- wensen, dromen en fantasieën;
- interpersoonlijk functioneren;
- de therapeutische relatie zelf.

Klassiek wordt verondersteld dat PT meer gebruik zou maken van 'duidingen' met het doel patiënten meer bewust te maken van (herhaalde) thema's en patronen in hun ervaringen. Maar CG maakt ook gebruik van 'verhelderingen'. Het verschil zit meer in de inhoud van hetgeen de therapeut wil 'duiden' of 'verhelderen': bij CG ligt het accent op patronen in opvattingen en gedragingen, bij PT op thema's in gevoelens en affectieve ervaringen. Bij PT is de essentiële taak van de cliënt de vrije associatie; die van de therapeut is de duiding, met als belangrijkste vorm in de standaardpsychoanalyse de overdrachtsanalyse: in hetgeen de cliënt vertelt (vrije associatie) worden bepaalde bewuste en voorbewuste ervaringen opgehelderd en vervolgens geplaatst in een kader van onbewuste betekenissen (duiding). Daarbij staan herhalingspatronen van vroegere ervaringen centraal, zoals deze hier en nu tot uiting komen in de therapeutische relatie (analyse van overdracht/tegenoverdracht).

2.3.5 Therapeutische relatie en persoon van de therapeut

Het voorgaande wekt misschien de indruk dat de therapeut alleen maar als detective optreedt die zo veel mogelijk informatie verzamelt en daarna op ingenieuze wijze tot de oplossing komt. De rol van de psychodynamisch therapeut is echter veel ingewikkelder. Volgens de klassieke psychoanalyse dient de therapeut zich terughoudend en welwillend neutraal op te stellen. Tegenwoordig denkt men daar aanzienlijk genuanceerder over. Onder invloed van de egopsychologie en de objectrelatietheorie (zie ▶ par. 2.1.3) kwam meer aandacht voor het feit dat de therapeut ook een reëel persoon is, die ook best iets van zichzelf mag laten zien. Daarbij moet de cliënt een veilig klimaat worden geboden. Vooral de eerste fase van de behandeling kenmerkt zich door de opbouw van een goede werkrelatie, waarin de therapeut warm en open is en de cliënt zich veilig genoeg voelt om zich bloot te geven. De therapeut dient daarom te beschikken over invoelend vermogen (empathie) ten opzichte van alles wat zich in de therapie aandient. Hij aanvaardt alles wat de cliënt meedeelt zonder goed- of afkeuring. Steeds moet hij uiterst alert zijn op alle aspecten: wat de cliënt zegt, maar ook wat de cliënt niet zegt.

De klassieke psychoanalyse werd in het verleden uitsluitend beoefend door medisch geschoolde psychiaters. Mettertijd, vooral sinds de opkomst van kortdurende psychodynamische therapieën, zijn daar andere beroepsgroepen zoals psychologen bijgekomen. Freud zelf vond medische scholing geen eerste vereiste. Volgens hem is het van groter belang dat de therapeut zelf in analyse is geweest (een 'leeranalyse'; zie ook ▶ par. 8.2), met andere woorden: eerst zelf aan den lijve heeft ondergaan wat hij van zijn cliënten vraagt. Wie zichzelf immers onvoldoende kent, kan niet gepast reageren op een cliënt en reageert bijvoorbeeld op de overdracht met tegenoverdracht. Een therapeut dient daarom aandacht te schenken aan zijn innerlijke gevoelens en conflicten om onderscheid te kunnen maken tussen dat wat door de problemen van de cliënten wordt opgeroepen en dat wat te maken heeft met zijn eigen onverwerkte problematiek. De mate waarin hij zich in het onbewuste van de cliënt kan verplaatsen, wordt bepaald door de mate waarin hij zich bewust is geworden van zijn eigen onbewuste. Daarnaast moet een therapeut volgens Freud kennis hebben van de psychoanalytische theorie en van andere geesteswetenschappen zoals literatuurwetenschap, kunstgeschiedenis en dergelijke. Dit laatste wordt tegenwoordig niet meer belangrijk gevonden, maar wel wordt er nog altijd veel waarde aan gehecht dat de therapeut zelf een psychoanalytische therapie heeft ondergaan.

Kader 2-8 Transactionele analyse

De transactionele analyse (TA) werd ontwikkeld door de Canadese psychiater Eric Berne (1910–1970). In zijn visie wordt het functioneren van mensen bepaald door hun *ik-toestand* (of ego-positie). Dit is een samenhangend geheel van gedragingen, gedachten en gevoelens dat is ontstaan op basis van vroegere ervaringen. Het is de manier waarop mensen een deel van hun persoonlijkheid aan anderen tonen. Wanneer zij met elkaar communiceren, doen ze dat vanuit een bepaalde ik-toestand. Deze uitwisseling wordt een transactie genoemd. Berne onderscheidt drie verschillende ik-toestanden, die van ouder, volwassene en kind. Ieder mens bevindt zich altijd in één van deze toestanden en zal dan ook steeds op basis hiervan op anderen reageren. Zo kan hij de ene keer normerend of verbiedend optreden (de ouder), zich dan weer laten bepalen door voorkeuren, behoeften of angsten (het kind), of met overleg te werk gaan en rationeel argumenten wegen (de volwassene). Freuds indeling van de psyche in Superego, Id en Ego is hier duidelijk te herkennen.

Een ander herkenbaar psychodynamisch aspect is de betekenis die Berne hecht aan ervaringen uit de vroege jeugd. Ieder van ons schrijft volgens hem in zijn kinderjaren een levensverhaal voor zichzelf. In TA wordt dit het *levensscript* genoemd. Het fundamentele thema schrijven we in onze peuterjaren. Later in de kindertijd worden daaraan door het contact met anderen meer details toegevoegd. Het levensscript is min of meer klaar rond het zevende levensjaar. Zonder dat mensen het zich realiseren, leven ze als volwassenen vaak nog steeds volgens dit script. Zo kan een jong kind tot een bepaald levensscript besluiten, omdat dat de beste strategie lijkt om te overleven in een schijnbaar vijandige wereld. Als volwassene blijft hij nog steeds van deze strategie gebruikmaken, hoewel hij erachter komt dat deze weinig productief of zelfs pijnlijk voor hem is. Om zijn mogelijkheden als volwassene volledig te verwerkelijken moet hij de oude overlevingsstrategie vervangen door een effectievere. In TA-taal: hij moet 'uit zijn script' gaan en autonomie zien te bereiken. Het begrip levensscript vormt samen met het model van de ik-toestanden de hoeksteen van de TA.

2.4   Beschouwing

» Wij zullen ons ook zeer waarschijnlijk genoodzaakt zien bij de massale toepassing van onze therapie het zuivere goud van de analyse rijkelijk met het koper van de directe suggestie te vermengen. «

(S. Freud, *Wege der psychoanalytische Therapie*, 1919)

Freuds gedachtegoed heeft een enorme invloed gehad op de hele westerse cultuur. Een aantal begrippen is inmiddels zo ingeburgerd, dat velen niet eens meer beseffen dat ze van Freud

◻ Tabel 2.2	Kernpunten van de psychodynamische benadering
mensbeeld	Het menselijk functioneren wordt grotendeels bepaald door onbewuste seksuele en agressieve driften. Het irrationele, onbewuste is voor de mens typerender dan het rationele, bewuste.
theorie	Het menselijk functioneren is te verklaren vanuit de dynamische relaties tussen het Id, het Ego en het Superego. Vroegkinderlijke ervaringen met de inperking van het driftleven kunnen later psychische problemen veroorzaken.
therapie	Therapie is gericht op onbewuste problematiek, waarvan de oorsprong in de vroege kindertijd ligt. Belangrijke methoden zijn vrije associatie, het interpreteren van dromen, weerstand en (tegen)overdracht.

afkomstig zijn. We kennen allemaal uitdrukkingen zoals 'dat heb ik verdrongen' of 'dat deed ik onbewust'. Bovendien valt moeilijk te ontkennen dat het psychoanalytische gedachte-goed een cruciale rol heeft gespeeld in de geschiedenis van de psychotherapie. Freud was de eerste die op systematische wijze psychische problemen met psychologische methoden onderzocht en behandelde. Anders dan veel tijdgenoten schonk hij met zijn benadering uitgebreid aandacht aan het verhaal van de cliënt en beschouwde hij dat niet uitsluitend als een uiting van een stoornis in het zenuwstelsel of de hersenen. De aanpak zocht hij ook niet in een medische behandeling, maar in het aangaan van een gesprek met de cliënt. Hij toonde aan waartoe een dergelijke vorm van psychische beïnvloeding in staat is en maakte daarmee niet alleen de weg vrij voor zijn eigen aanpak, maar in feite voor alle hedendaagse vormen van psychotherapie. Zijn specifieke vorm van gespreksbehandeling heeft alle therapieën die in dit boek worden besproken wel op een of andere wijze beïnvloed. Aanvankelijk als fundament of inspiratiebron, later vooral als model waartegen men zich goed kon afzetten.

De geschiedenis van Freuds klassieke psychoanalyse in de afgelopen honderd jaar ken-merkt zich door opkomst in het begin, bloei rond het midden en neergang in de tweede helft van de vorige eeuw. Freuds ingenieuze theoretische bouwwerk dat zich op de hele persoon richt, heeft de tand des tijds het minst doorstaan. De aandacht voor de rol van het onbewuste bij het ontstaan en in stand blijven van psychische problemen is duidelijk afgenomen. De wijze waarop mensen in hun vroege jeugd tegenstrijdige gevoelens hebben leren beheersen speelt in veel moderne theorieën geen (hoofd)rol meer. Zijn persoonlijkheidstheorie heeft weinig aanhangers meer. In toonaangevende psychiatrische handboeken zal men tegen-woordig tevergeefs zoeken naar begrippen zoals Oedipuscomplex, de anale fase of het Id. Maar ook zijn therapeutische werkwijze heeft invloed verloren. Het weinig gestructureerde werken, dat zich richt op duiding van onbewuste conflicten, vindt steeds minder navolging. Aanpassingen en vernieuwingen in de richting van een kortdurende, meer klacht- en symp-toomgerichte, sturende werkwijze hebben de geleidelijke teloorgang niet kunnen stoppen. Opkomst van nieuwe behandelvormen, zoals eerst de cliëntgerichte en later de gedrags- en cognitieve therapie, boden de psychodynamische therapie steeds sterkere concurrentie. Daarbij kwam dat met name het wetenschappelijk gehalte ervan in toenemende mate onder vuur werd genomen. De psychodynamische benadering (◻ tabel 2.2) is op tal van punten heftig bekritiseerd. We bespreken hier een paar belangrijke kritiekpunten.

Kader 2-9 Mentaliseren bevorderende therapie

Mentaliseren is het vermogen om je eigen gedrag en dat van anderen te begrijpen als voortkomend uit mentale toestanden, zoals gedachten, motieven, wensen en gevoelens. Dit vormt de basis van het zelfbewustzijn en de relatie met anderen. Het concept vindt zijn oorsprong in de psychoanalyse en de gehechtheidstheorie (zie ▶ kader 5-8). Het mentaliseren van eigen en andermans interne toestanden wordt ontwikkeld vanuit een veilige gehechtheidsrelatie met de ouders, die de gemoedstoestanden van het kind spiegelen, zodat dit een coherent en stabiel zelfgevoel ontwikkelt. Aanvankelijk werden beperkingen in mentaliseren vooral als een kernprobleem bij autisme verondersteld. Later werd het gekoppeld aan de ontwikkeling van persoonlijkheidsstoornissen, waarbij de natuurlijke neiging om betekenis toe te kennen aan mentale toestanden vervangen is door een rigide, niet-reflectieve manier van betekenis geven aan ervaringen en omgaan met anderen.

De Engelse psychiater Peter Fonagy en collega's pasten het concept vooral toe op de borderline persoonlijkheidsstoornis en ontwikkelden *de mentaliseren bevorderende therapie* (MBT). Beschouwd als een fundamenteel onderdeel van het persoonlijke aanpassingsvermogen (verwant aan empathie, reflecteren en mindfulness (zie ▶ kader 5-5)) wordt mentaliseren inmiddels aanbevolen bij een breed spectrum aan stoornissen. Omdat daarbij gefocust wordt op het aanvoelen en begrijpen in het hier en nu, heeft de aanpak geen specifieke psychodynamische invalshoek meer. MBT maakt steeds meer gebruik van diverse behandelingstechnieken, maar hecht groot belang aan de therapeutische relatie. MBT kent een groeiende populariteit (met ook toepassing in groepen, bij kinderen en gezinnen), al beschouwen velen het niet als een nieuwe therapievorm maar een verfijning van andere methoden. Mogelijk verklaart dit waarom er nog weinig vergelijkend effectonderzoek beschikbaar is.

2.4.1 Achterhaalde visie?

Volgens de psychodynamische benadering worden mensen gedreven door irrationele, onbewuste krachten, waarover ze maar weinig bewuste controle hebben. De manier waarop mensen in hun vroege jeugd leren omgaan met hun driften is bepalend voor hun verdere leven. Ontsnappen aan dat verleden is moeilijk, zo niet onmogelijk. Het kost veel tijd en energie om de onderliggende conflicten te onderkennen en aan te pakken. Vanaf het midden van de vorige eeuw stelden vooral cliëntgerichte therapeuten (zie ▶ H. 3) dit deterministische en pessimistische mensbeeld aan de kaak. Zij bepleitten een veel positievere opstelling met een groter vertrouwen in de veranderbaarheid van mensen. Individuen zouden in staat zijn doelbewust keuzes te maken en zo richting te geven aan hun leven. Ook door vroege aanhangers van Freud werd het pessimistische karakter van zijn benadering onderkend. Zo had zijn oud-leerling Carl-Gustav Jung een minder donkere kijk op het onbewuste. Voor hem was dit veel meer een positieve bron van creativiteit in plaats van een poel van duistere driften. Latere psychodynamische stromingen zoals de ego-psychologie gingen ervan uit dat ervaringen uit het verleden weliswaar van invloed zijn, maar niet volledig bepalen hoe iemand zich in een later stadium van het leven zal ontwikkelen. Het lijkt ook niet altijd nodig om terug te gaan naar dit verleden. Je hoeft niet per se te weten waar een probleem vandaan komt om het te kunnen oplossen. Sommigen gaan zelfs zo ver te beweren dat psychodynamische therapie een bevrijdende werking heeft. De menselijke vrijheid zou namelijk door het onbewuste sterk beknot worden. Wanneer cliënten zich bewust worden van dit onbewuste, krijgen zij meer keuzemogelijkheden en vrijheid. Met name met de opkomst van de systeemtherapie (zie ► H. 6) is deze sterke gerichtheid op innerlijke psychologische processen gekritiseerd. De psychodynamische benadering zou te weinig oog hebben voor de rol van omgevingsfactoren, de (maatschappelijke en sociale) context waarvan cliënten deel uitmaken.

Psychodynamisch therapeuten zouden er volgens critici veel te weinig rekening mee houden dat Freuds opvattingen honderd jaar geleden werden ontwikkeld en dus duidelijk de sporen dragen van het preutse Victoriaanse tijdperk. Vooral vrouwen werd in die periode op seksueel gebied nauwelijks iets toegestaan. Mannen groeiden op met een dubbele moraal: alles wat formeel ongepast was, vond in het geniep plaats. Die repressieve cultuur bracht veel van Freuds cliënten in de problemen en verklaart waarom seksualiteit zo'n belangrijke plaats in zijn opvattingen kreeg. Tegenwoordig leven we in een heel andere tijd, waarin seksualiteit veel minder een taboe is. Daarmee zou de geldigheid van de psychodynamische opvattingen nu sterk te betwisten zijn. Niet alleen kritische buitenstaanders menen dat de klassieke psychoanalyse te zeer de nadruk legde op seksualiteit als drijvende kracht van de mens, ook veel moderne psychodynamisch therapeuten delen inmiddels die mening.

2.4.2 Onwetenschappelijk?

Vooral de laatste decennia worden vanuit gedragstherapeutische hoek (► H. 4) grote vraagtekens geplaatst bij het wetenschappelijke gehalte van de psychodynamische benadering. Allereerst is er veel kritiek op de wijze waarop de aanpak tot stand is gekomen. Freuds benadering is niet ontstaan in laboratoria, tijdens experimenten met dieren of mensen, maar op basis van zelfanalyse en zijn ervaringen met cliënten in de spreekkamer. Dat waren destijds voornamelijk vrouwen uit hogere milieus met specifieke klachten en een gering aantal symptomen. Toch fundeerde Freud op deze beperkte ervaringen een algemeen geldende persoonlijkheidstheorie met bijbehorende behandelmethode. Onduidelijk is op basis van hoeveel gevallen en op grond van welke criteria hij tot zijn inzichten kwam. Volgens een strikt wetenschappelijke opvatting kunnen op die manier wel hypothesen worden ontwikkeld, maar of ze kloppen moet dan wel met gecontroleerd onderzoek worden nagegaan. Juist op dat punt blijft Freud – maar ook de latere psychodynamische benadering – volgens critici ernstig in gebreke.

Niet alleen de wijze waarop Freud zijn theorie ontwikkelde, ook zijn theoretische opvattingen zelf zijn zwaar bekritiseerd. Die kritiek komt er vaak op neer dat de psychodynamische begrippen verwijzen naar vage, niet rechtstreeks te observeren processen. Ze zijn abstract, en omdat ze op een onbewust niveau werkzaam zijn, is lastig te bepalen of ze wel bestaan. Er zijn bijvoorbeeld geen duidelijk waarneembare kenmerken voor zoiets als orale fixatie. Hoe is dan wetenschappelijk vast te stellen of dit bij iemand het geval is? Wat bovendien wel wetenschappelijk is onderzocht, bleek dikwijls niet houdbaar. Het gevolg is dat iedere therapeut op basis van dezelfde feiten tot een andere interpretatie kan komen zonder dat is vast te stellen wie het bij het juiste eind heeft. Als de therapeut meent dat er sprake is van verdringing en de cliënt ontkent dat, dan kan het ontkennen gemakkelijk weer als weerstand worden geïnterpreteerd.

Mede door dit probleem van toetsbaarheid is over de juistheid van veel psychodynamische begrippen nog volop discussie. Een voorbeeld daarvan zijn de verdrongen jeugdherinneringen aan seksueel misbruik bij volwassen cliënten. Voor de ene therapeut zijn dergelijke herinneringen fabeltjes of uitsluitend het product van suggestie door naïeve therapeuten. Volgens de ander wijzen deze verdrongen herinneringen juist op de actualiteit van de psychodynamische theorie. Ondanks dit soort discussies is de invloed van de psychodynamische benadering op moderne therapievormen nog altijd merkbaar. Om bepaalde gedragingen van cliënten te beschrijven worden ook nu nog begrippen gebruikt zoals weerstand en afweermechanismen. Om de therapeutische relatie te verhelderen geldt hetzelfde voor het begrip (tegen)overdracht. De verklaringen en het gebruik van deze verschijnselen wijken doorgaans dan wel weer af van de psychodynamische benadering.

2.4.3 Niet effectief?

De moeilijk te onderzoeken psychodynamische theorie vormt een zwakke basis voor de therapeutische aanpak. Dat geldt des te meer daar de effecten van de psychodynamische aanpak slechts op beperkte schaal wetenschappelijk zijn aangetoond. Freud zelf ging niet systematisch na of zijn cliënten ook op langere termijn baat hadden bij zijn aanpak. Deze weinig wetenschappelijke houding werd door veel van zijn volgelingen overgenomen. Ter verdediging is vanuit psychodynamische kring wel aangevoerd dat de psychodynamische behandeling met haar brede doelstelling van fundamentele persoonlijkheidsverandering niet of nauwelijks wetenschappelijk te onderzoeken is. De psychodynamische aanpak richt zich niet op duidelijk omschreven klachten en symptomen, zoals bij gedragstherapie het geval is. Daarnaast is de lange duur van vooral de klassieke psychoanalyse nog een bijkomend praktisch probleem. In de loop der jaren veranderen veel mensen immers ook door factoren, zoals levensgebeurtenissen en omstandigheden, die niets met de therapie te maken hebben. Hoe langer therapie duurt, hoe meer factoren de uitkomst ervan beïnvloeden en hoe onbetrouwbaarder dus het onderzoek naar de effecten uitvalt (zie ▶ par. 7.1). Om deze redenen worden vanuit psychodynamische hoek vraagtekens geplaatst bij de bewering dat de effecten van deze therapievorm 'nooit zijn aangetoond'. Nauwkeuriger is volgens hen dat deze niet op wetenschappelijk verantwoorde wijze te onderzoeken zijn. Dat hoeft volgens hen natuurlijk niet te betekenen dat psychodynamische therapie dan ook geen effect heeft.

Dit argument is gedeeltelijk terecht. De psychodynamische aanpak leent zich inderdaad niet gemakkelijk voor gangbaar wetenschappelijk (effect)onderzoek. In dat soort onderzoek gaat het immers vooral om de vraag of de klachten en symptomen zijn verminderd en niet of de cliënt meer inzicht heeft gekregen in de ontstaansgeschiedenis van zijn problematiek (zie ▶ par. 7.1). Dit is echter niet het hele verhaal. Op enkele uitzonderingen na hebben psychodynamisch therapeuten maar weinig moeite gedaan om de werkzaamheid van hun aanpak op wetenschappelijke wijze aan te tonen. Al vanaf het begin zijn psychoanalytici vooral therapeuten en geen onderzoekers. Vooral klassiek psychoanalytische clinici trokken zich nogal eens terug in een tamelijk geïsoleerde 'school', waarin ze zich afschermden voor de stevige kritiek. Volgens sommigen heeft de psychodynamische benadering dan ook meer weg van een religie dan van een behandelmethode voor psychische aandoeningen.

Kader 2-10 Doeltreffendheid van langdurige psychotherapie

In 2001 publiceerde de Commissie Psychotherapie van de Gezondheidsraad (een onafhankelijk adviesorgaan ten behoeve van de beleidsbepaling) een rapport over de 'doelmatigheid van langdurige psychotherapie'. Veel gecontroleerd onderzoek is gedaan naar het effect of de *werkzaamheid* van kortdurende psychotherapie, met name cognitieve gedragstherapie, bij uiteenlopende psychische problemen (zie ▶ par. 7.1). Dit werkzaamheidsonderzoek betreft in de regel behandelingen van minder dan twintig zittingen. Naar de *doeltreffendheid* van psychotherapie – de vraag of het effect dat gevonden is bij gecontroleerd werkzaamheidsonderzoek ook in de praktijk optreedt – is veel minder onderzoek verricht. Psychotherapie bestaat in de praktijk vaak uit meer dan twintig zittingen. De mate waarin nog verbetering optreedt, neemt in sommige gevallen af na twintig zittingen. In andere gevallen, zoals bij de persoonlijkheidsstoornis van het borderline type, treedt een positief effect van psychotherapie pas na langer behandelen op. Over de *doelmatigheid* van psychotherapie, dat wil zeggen: de verhouding van kosten en baten in vergelijking met andere behandelingen, zijn weinig gegevens voorhanden. Over de *duurzaamheid* van de behandelingsresultaten zijn ook weinig gegevens uit gecontroleerd onderzoek beschikbaar.

De commissie concludeert dat nog te weinig bekend is over de werkzaamheid, de doeltreffendheid en de doelmatigheid van *langdurige* psychotherapie, dat wil zeggen: psychotherapie die meer dan twintig zittingen in beslag neemt of langer duurt dan één jaar. De commissie meent dat die therapie mogelijk effectief is bij bepaalde groepen patiënten en klachten, zoals persoonlijkheidsstoornissen en aanslepende depressies. Mede gezien de ernst van deze aandoeningen acht de commissie bij die patiëntengroepen onderzoek naar de doelmatigheid van langdurige psychotherapie gewenst. Intussen is volgens de commissie terughoudendheid geboden bij de toepassing ervan. In uitzonderlijke gevallen kan langdurige psychotherapie noodzakelijk zijn, zulks ter beoordeling door klinische experts. Voor deze indicaties dienen criteria te worden vastgesteld, evenals voor de beoordeling van de voortgang, de effectiviteit en de kwaliteit van deze behandelingen. Ook zijn beslissingsregels nodig voor de voortzetting of beëindiging van langdurige psychotherapie.

Omdat dit rapport impliciet de boodschap geeft dat het bestaansrecht van langdurige psychotherapie op het spel staat, kwamen er heel wat reacties op, vooral van psychodynamisch therapeuten, bij wie een behandeling vaak langer dan een jaar duurt. De critici vragen zich af of de behandelvormen waarvan de effectiviteit is aangetoond wel representatief zijn voor het dagelijkse werk. Verder benadrukken zij dat het in de klinische praktijk lang niet altijd om verlichting van klachten (genezing of 'cure') gaat, maar veeleer om verbetering van levenskwaliteit ('care'). Zij verdedigen ten slotte dat langdurige (psychodynamische) psychotherapie nodig is voor mensen met psychische kwalen van chronische aard, met name persoonlijkheidsproblematiek.

Inmiddels bepalen zorgverzekeraars grotendeels wat voor vergoeding in aanmerking komt. Kosten en wetenschappelijke evidentie zijn daarbij leidend (zie ▶ kader 7-10).

In de praktijk betekent dat vooral dat kortdurende vormen vergoed worden, zoals cognitieve gedragstherapie (zie ▶ H. 4 en ▶ H. 5), oplossingsgerichte therapie (▶ kader 3-3), interpersoonlijke therapie (▶ kader 5-8) en motiverende gespreksvoering (▶ kader 7-9).

2.4.4 Elitair?

Een ander kritiekpunt is dat psychodynamische therapie maar voor weinig mensen een reële mogelijkheid is. Freud en zijn volgelingen pasten de psychodynamische benadering vooral toe bij cliënten met minder zware psychische stoornissen, waarvoor opname in een psychiatrisch ziekenhuis niet vereist was. Vanwege de hoge eisen die aan cliënten worden gesteld, was de psychodynamische benadering van weinig betekenis voor ernstig gestoorde cliënten. Cliënten moeten nieuwsgierig zijn naar wat er in ze omgaat en aanvaarden dat de geboden therapie (zeker de klassieke psychoanalyse) niet op korte termijn een oplossing biedt voor hun problemen. Ze moeten bovendien bereid en in staat zijn te verwoorden wat er in hen leeft. Dat kan betekenen dat ze zaken onder ogen moeten zien die hen angstig maken of waarvoor ze zich schamen. Daarnaast moeten ze een goede werkrelatie met de therapeut kunnen opbouwen. Dit alles is alleen weggelegd voor degenen die al redelijk goed functioneren. Het lijkt erop dat iemand behoorlijk gezond moet zijn om psychodynamische therapie aan te kunnen! Ook zijn praktische bezwaren aangevoerd: Freuds klassieke psychoanalyse zou te veel tijd, energie en geld kosten om voor grote groepen mensen bereikbaar te zijn. Niet alleen vergt de opleiding van een psychoanalyticus vele jaren, hetzelfde geldt voor de duur van de behandeling. In de klassieke analyse hebben cliënten wekelijks meerdere sessies van drie kwartier. Velen menen dat met andere therapieën in aanzienlijk minder tijd dezelfde of betere resultaten te bereiken zijn. Waarom zou je voor die veel duurdere, langdurige aanpak kiezen, terwijl de budgetten voor de GGZ sterk onder druk staan?

In het verleden werden critici door psychodynamisch therapeuten nog wel eens monddood gemaakt: de kritiek werd afgedaan als weerstand. De critici zouden zich verzetten tegen bewustwording van hun eigen onbewuste strevingen. De aanpassingen en vernieuwingen van de psychodynamische aanpak maken echter duidelijk dat er meer aan de hand was: een deel van de stevige kritiek is inmiddels ter harte genomen. Sterker nog: volgens sommigen zou de psychodynamische benadering daarmee aan vitaliteit hebben gewonnen. Zeker onder (medisch opgeleide) psychiaters met een eigen praktijk heeft de psychodynamische aanpak nog altijd aanhang. De invloed ervan loopt echter steeds verder terug. In de hedendaagse tendens naar kortdurende, wetenschappelijk onderbouwde therapieën, die zich goed lenen voor richtlijnen en protocollen, past zelfs de moderne psychodynamische therapie maar moeizaam. In de geestelijke gezondheidszorg van vandaag is de erfenis van Freud ver te zoeken. De tijd waarin psychotherapie gelijk was aan psychoanalyse ligt al een aantal decennia achter ons.

2.5 Samenvatting

Behandeling met hypnose wordt beschouwd als het begin van de moderne psychotherapie. In de negentiende eeuw kregen tal van hysterische patiënten onder hypnose de suggestie dat een bepaald symptoom zou verdwijnen. Toen de resultaten tegenvielen, raakte
deze vorm van hypnotherapie in de vergetelheid. Ook Sigmund Freud maakte in de late
negentiende eeuw gebruik van hypnose. Al gauw begon hij echter een eigen aanpak te
ontwikkelen, die in de eerste helft van de twintigste eeuw tot de meest vooraanstaande
therapievorm zou uitgroeien.

Freud wees op het bestaan van een onbewuste, dat bepalend zou zijn voor het functioneren van mensen. De menselijke psyche zou zich onderscheiden door drie elementen: het
onbewuste Id (Es), het gedeeltelijk onbewuste Superego (Über-Ich) en het Ego (Ich). Het
Id wordt beheerst door aangeboren seksuele en agressieve driften, die gericht zijn op behoeftebevrediging. Het Superego is het geweten en bevat normen en waarden, geboden en
verboden. Het Ego heeft als taak te bemiddelen tussen de wensen van het Id, de verboden
van het Superego en de buitenwereld. Psychische problemen ontstaan wanneer het Ego
er niet in slaagt om hiertussen een soort evenwicht te bereiken. Om de driften in toom te
houden maakt het Ego dan te veel en te vaak gebruik van afweermechanismen. Zo wordt
weliswaar voorkomen dat onaanvaardbare impulsen in het bewuste doordringen, maar
blijven de onderliggende conflicten de persoon parten spelen. Latere psychodynamische
benaderingen zoals de ego-psychologie en objectrelatietheorieën leggen minder accent
op driftbeheersing en meer op de interactie tussen de persoon en diens directe omgeving.
Een dergelijke gerichtheid is ook herkenbaar in de transactionele analyse. Op basis van
ervaringen in de vroege jeugd kiezen mensen volgens deze benadering voor een bepaald
levensverhaal (levensscript). Doel van transactionele analyse is mensen te bevrijden van
dit levensverhaal en de besluiten die zij in hun jeugd over zichzelf en de wereld namen te
herzien.

De psychodynamische therapie gaat het niet om het behandelen van klachten of symptomen in het hier en nu, maar om het achterhalen van de ontstaansgeschiedenis ervan in
de vroege jeugd. Als belangrijkste techniek wordt de vrije associatie gebruikt: de cliënt
krijgt de opdracht om alles te melden wat er in hem opkomt. Daarnaast krijgt de relatie
tussen de cliënt en de therapeut grote aandacht. Volgens de psychodynamische benadering stellen cliënten zich op dezelfde wijze op tegenover de therapeut als vroeger tegenover
belangrijke figuren in hun kindertijd. Omgekeerd doet de therapeut dit tegenover de
cliënt. Deze (tegen)overdracht en vrije associatie verschaffen de therapeut zicht op de onbewuste processen van de cliënt. De juiste duiding van deze processen door de therapeut
moet ertoe leiden dat de cliënt niet alleen verstandelijk begrijpt wat er in hem omgaat,
maar ook 'emotioneel doorleefd inzicht' verwerft. Op die manier kan zijn persoonlijkheid
ingrijpend veranderen: het Ego slaagt er dan beter in zijn bemiddelende rol te vervullen.

In de loop van de vorige eeuw is de psychodynamische therapie een intensieve, jarenlange behandeling geworden. Ook al doordat bekostiging van een dergelijke langdurige
therapie steeds meer ter discussie is komen te staan, zijn de laatste drie decennia verschillende kortdurende behandelvormen ontwikkeld. Deze baseren zich grotendeels nog wel
op de oorspronkelijke theorieën van Freud, maar onderscheiden zich op verschillende

punten van zijn aanpak. De cliënt ligt niet meer op een divan, maar zit gewoon tegenover de therapeut. De therapeut laat meer van zichzelf zien en richt zich met een meer sturende, confronterende aanpak op actuele problemen van de cliënt. De duur van de therapie blijft beperkt tot rond de vijftien zittingen één à twee keer per week. Deze kortdurende behandelvormen hebben de teloorgang van de psychodynamische therapie echter niet kunnen voorkomen. Toenemende kritiek, vooral op het wetenschappelijke gehalte van de psychodynamische benadering, en de opkomst van andere therapievormen zijn daarvan de belangrijkste oorzaken.

In contact met jezelf: cliëntgerichte therapie

3.1   Ontstaan en ontwikkeling

» Het komt mij voor dat in de grond iedereen zich afvraagt: 'Wie ben ik echt? Hoe kan ik in contact komen met dit echte zelf dat ten grondslag ligt aan al mijn uiterlijk gedrag? Hoe kan ik mezelf worden?' «
(C.R. Rogers, *On becoming a person*, 1961)

3.1.1   Humanistische psychologie

Rond het midden van de twintigste eeuw werd de psychiatrie gedomineerd door de psychodynamische benadering (zie ▶ H. 2). In de Amerikaanse academische psychologie voerde de behavioristische stroming (zie ▶ H. 4) de boventoon. Beide werden indertijd vanuit verschillende kampen bekritiseerd. De psychodynamische benadering zou te veel nadruk leggen op het (onbewuste) driftleven en de vroegkinderlijke ontwikkeling. Behavioristen zouden zich te eenzijdig en te afstandelijk richten op maar een deel van het menselijk functioneren: de waarneembare gedragingen als reacties op de omgeving. Volgens critici waren beide benaderingen ook veel te pessimistisch: mensen zijn niet hulpeloos overgeleverd aan hun driften of hun omgeving. In plaats van het onbewuste of het gedrag verdiende in hun ogen juist de bewuste gedachte- en gevoelswereld van mensen alle aandacht. Bovendien gingen de psychodynamische en behavioristische benaderingen er van uit dat de therapeut als alwetende deskundige de richting en het doel van de therapie diende te bepalen. Dat werd als autoritair ervaren. Deze kritiekpunten vormden de voedingsbodem voor de opkomst van de humanistische benadering, vanaf de jaren vijftig van de vorige eeuw. Door vertegenwoordigers werd zij gepresenteerd als de 'derde macht', die stelling nam tegen de psychodynamische en behavioristische benadering (zie ◘ tabel 3.1).

Het begrip *humanisme* is lastig te omschrijven. Het verwijst naar een levens- en wereldbeschouwing waarin de nadruk wordt gelegd op de menselijke waardigheid en vrijheid. Juist in de Amerikaanse cultuur met haar geloof in individualisme en menselijke ontplooiingsmogelijkheden (de 'Amerikaanse droom') had het optimistische, hoopvolle mensbeeld van de humanistische beweging bijzondere aantrekkingskracht. Psychologen zoals Abraham Maslow (1908-1970) gingen ervan uit dat mensen van nature goed zijn en als vrije en autonome individuen zelf richting kunnen geven aan hun leven. Mensen zijn tot op zekere hoogte 'architect' van hun eigen leven. Hierdoor zijn zij ook volledig verantwoordelijk voor de persoonlijke beslissingen die ze nemen. Mensen worden volgens de humanistische psychologie gedreven door een aangeboren drang om hun capaciteiten en talenten zo veel mogelijk te verwezenlijken. Daarbij wordt het accent gelegd op het unieke van ieder individu. Gedragingen en belevingen kunnen alleen begrepen worden vanuit de betekenissen die mensen er zelf aan geven. Daarom gaat de aandacht van humanistisch psychologen niet uit naar het driftleven of het gedrag van mensen, maar naar hun subjectieve gedachte- en gevoelswereld. Het bewuste denken en ervaren in het hier-en-nu vormt het uitgangspunt bij het begrijpen van hun functioneren. Verondersteld wordt dat mensen in staat zijn zich te verdiepen in datgene wat er in hen omgaat en zich daarover een betrouwbaar oordeel te vormen. Deze vorm van zelfreflectie is een belangrijke informatie-

◻ **Tabel 3.1** Belangrijke uitgangspunten van de humanistische psychologie
– Ieder mens is van nature goed en zal zich onder normale omstandigheden vanzelf ontwikkelen tot een sociaal bewogen mens.
– De mens is een wezen dat zich in brede zin ontwikkelt. Groei en ontplooiing worden beschouwd als tekenen van geestelijke gezondheid.
– Als autonoom individu is de mens in staat richting te geven aan zijn leven. Voor de keuzes die hij maakt, draagt hij zelf de verantwoordelijkheid.
– Ieder mens is uniek. Om hieraan recht te doen, ligt in de hulpverlening het accent op de persoonlijke ontmoeting, de relatie met de cliënt.
– Grote waarde wordt gehecht aan de bewuste gedachte- en gevoelswereld van de mens. Zelfreflectie is dan ook een belangrijke informatiebron om te weten wat er in iemand omgaat.
– De mens als geheel staat centraal en niet bepaalde onderdelen van zijn functioneren, zoals de waarneming of het gedrag.

bron om iemand te leren kennen. Met name in de jaren zeventig van de vorige eeuw werd de humanistische benadering immens populair. Talloze mensen namen indertijd deel aan 'groeigroepen' om 'aan zichzelf te werken' en zo hun talenten te ontplooien.

3.1.2 Humanistische psychotherapie

Het humanistische gedachtegoed liet ook duidelijk sporen na in een aantal nieuwe vormen van psychotherapie. Een voorbeeld is de Gestalttherapie van Frederick Perls (zie ▶ kader 3-4). De meest invloedrijke humanistisch georiënteerde therapievorm was echter de cliëntgerichte benadering van Carl Rogers (1902–1987). Deze Amerikaanse psycholoog begon al in de vroege jaren veertig van de vorige eeuw ideeën te ontwikkelen die afweken van de gangbare psychodynamische opvattingen. Rogers ging ervan uit dat elk individu streeft naar het ontplooien en optimaal benutten van zijn eigen mogelijkheden. Mensen die in dit proces van zelfverwerkelijking belemmerd worden, raken het contact met zichzelf kwijt. Ze volgen niet meer hun eigen koers, maar laten zich door de mening van anderen leiden en komen in moeilijkheden. Voor het herstel van het contact met zichzelf is volgens Rogers de kwaliteit van de therapeutische relatie van doorslaggevend belang. Hij wantrouwde het autoritaire uitgangspunt dat cliënten in therapie door een alwetende deskundige moeten worden gestuurd, geïnstrueerd, gemotiveerd, bestraft en beloond. Rogers ging er daarentegen van uit dat mensen zichzelf kunnen begrijpen en hun problemen zelfstandig kunnen oplossen. Een accepterende, ruimtebiedende omgeving zal bij de cliënt vanzelf veranderingen in gang zetten. Er moet daartoe een optimaal relationeel klimaat worden geschapen. De therapeut dient empathisch, onvoorwaardelijk positief-aanvaardend en oprecht te zijn in zijn houding tegenover de cliënt. Op basis van deze drie therapeutische voorwaarden komt het groeiproces weer op gang: de cliënt durft zijn innerlijke wereld te verkennen en waarderen, en is uiteindelijk beter opgewassen tegen eventuele actuele en toekomstige moeilijkheden.

Rogers bedacht in de loop der jaren verschillende namen voor zijn aanpak. Aanvankelijk sprak hij van non-directieve therapie. Met dit begrip benadrukte hij de niet-sturende rol van de therapeut en kon hij zijn benadering duidelijk afgrenzen van de psychodynamische en gedragstherapeutische benaderingen. Een nadeel was echter dat het begrip nondirectief ten onrechte de indruk wekte dat de therapeut zich volledig passief opstelde (zie ▶ par. 1.3.2). Om de centrale betekenis van de cliënt als uniek, verantwoordelijk individu te benadrukken, gebruikte hij later het begrip *cliëntgerichte therapie*. Toen zijn benadering ook in andere sectoren dan de psychotherapie ingang vond, stelde hij de naam *persoonsgericht* voor. In Nederland gebruikt men ook de term Rogeriaanse therapie of het weinig specifieke begrip gesprekstherapie. Soms verwijst men ook naar experiëntiële (ervaringsgerichte) therapie, maar dit doelt in feite op een afgeleide therapievorm, die door Rogers' medewerker Gendlin werd uitgewerkt (zie ▶ kader 3-5).

Rogers heeft een enorme invloed gehad op het werk van psychotherapeuten, psychologen en psychotherapie. In feite is er nog steeds geen heldere definitie te vinden die alle vormen van counseling omvat en tegelijkertijd alle psychotherapieën uitsluit. Doelgroep, psychiaters. Zijn benadering groeide uit tot een brede beweging met ook andere dan psychotherapeutische doelstellingen. Zij werd overal toegepast waar menselijke relaties een grote rol spelen: in bedrijfsleven, opvoeding en onderwijs en zelfs de politiek. Passend in de optimistische tijdgeest, waarin niet alleen de mens maar ook de samenleving 'maakbaar' leken, begon Rogers zich in de jaren zeventig van de vorige eeuw bezig te houden met de wereldvrede en het bevorderen van internationaal begrip voor elkaar. In 'encountergroepen' moesten mensen met uiteenlopende opvattingen met elkaar in gesprek raken om zo zelf hun (onderlinge) conflicten op te lossen. Deze activiteiten bleven niet tot Amerika beperkt. Zo organiseerde Rogers nog op hoge leeftijd 'ontmoetingsgroepen' tussen protestanten en katholieken in Noord-Ierland en tussen blanken en zwarten in Zuid-Afrika.

Kader 3-1 Counseling en coaching

In de jaren veertig van de vorige eeuw bracht Carl Rogers het begrip counseling naar voren als synoniem voor zijn cliëntgerichte psychotherapie. Daarmee had hij vooral strategische bedoelingen. De naamswijziging bood namelijk de mogelijkheid dat niet alleen medisch opgeleide psychiaters, maar ook andere beroepsgroepen psychotherapie konden bedrijven. Aanvankelijk waren de eerste counselors dan ook uitsluitend georiënteerd op Rogers' cliëntgerichte benadering. De basis van hun aanpak was groei en ontwikkeling mogelijk maken vanuit een optimale relatie met de cliënt. Deze eenzijdige gerichtheid is in de loop der jaren veranderd. Net als veel psychotherapeuten gingen counselors ook gebruikmaken van andere behandelvormen, zoals cognitieve en gedragstherapeutische benaderingen.

De wordingsgeschiedenis maakt al duidelijk dat er veel raakvlakken moeten zijn tussen counseling en psychotherapie. Alhoewel de meningen verschillen, heeft counseling nog het meeste weg van een vorm van ondersteunende begeleiding met een beperktere reikwijdte dan psychotherapie. Doorgaans richten counselors zich op de minder ernstige psychosociale problematiek, waarbij van een duidelijke psychiatrische stoornis volgens de DSM (nog) geen sprake is. Mensen ervaren bijvoorbeeld aanhoudend angst of stress, of kunnen een verlies moeilijk verwerken. Met name op het niveau van de basiszorg (zie ▶ kader 8-17), waarbij het gaat om de behandeling van psychische klachten, zouden counselors hun diensten kunnen bewijzen. Vergoeding van hun aanbod wordt door zorgverzekeraars echter steeds meer aan banden gelegd.

Anders dan in Amerika en Engeland is het beroep van counselor in Nederland en België nooit echt ingeburgerd. Veel reguliere hulpverleners hebben weinig behoefte aan nog een nieuwe concurrent op hun werkterrein. Zij beschouwen counseling op z'n best als een nuttige gespreksmethodiek, waarmee leerkrachten, artsen, verpleegkundigen, geestelijk raadgevers en andere contactuele beroepsgroepen hun voordeel kunnen doen. De laatste jaren komen de *coaches* als beroepsgroep op. Hun werkwijze is grotendeels ontleend aan bestaande psychotherapeutische benaderingen. Aanvankelijk beperkten zij zich tot het optimaliseren van het functioneren van mensen in werksituaties. Geleidelijk gaan echter ook steeds meer coaches zich richten op persoonlijke ontwikkeling en het begeleiden van mensen met psychische klachten. In tegenstelling tot erkende (BIG-geregistreerde) beroepen in de GGZ, zoals de psychotherapeut, is er geen toezicht van overheidswege op het aanbod van deze coaches. Hetzelfde geldt voor de 'gezondheidscoaches' waarvoor zeer uiteenlopende opleidingen bestaan.

3.1.3 Recente ontwikkelingen

De cliëntgerichte benadering heeft inmiddels sterk aan invloed en betekenis verloren. Veel van de hooggespannen verwachtingen die de humanistische benadering bij menigeen had gewekt, waren uitgelopen op een teleurstelling. De menselijke mogelijkheden bleken minder onbegrensd dan velen hadden gedacht. Toen dat vanaf de jaren tachtig van de vorige eeuw duidelijk werd, raakte het humanistische gedachtegoed een deel van zijn aantrekkingskracht kwijt. Bovendien kwam de cliëntgerichte benadering – net als de psychodynamische – onder druk te staan vanwege het toenemende accent in de gezondheidszorg op effectiviteit, kostenbesparing en standaardisering (zie ▶ H. 7). Met de opkomst van kortdurende behandelingsvormen (vooral cognitief-gedragstherapeutische; zie ▶ H. 4 en ▶ H. 5) kwamen alternatieven beschikbaar die beter pasten in deze ontwikkeling.

Het aantal therapeuten dat momenteel nog op de klassieke, puur Rogeriaanse wijze werkt, is sterk gedaald. Niet alleen is hun aantal teruggelopen, ook hun werkwijze is op tal van punten aangepast en vernieuwd. Velen delen nog wel het humanistische mensbeeld, maar tonen grote verschillen in hun praktisch therapeutisch handelen. Therapie is niet meer louter gericht op het stimuleren van zelfaanvaarding en -ontplooiing, maar moet ook helpen specifieke problemen op te lossen. Veel therapeuten bieden de cliënt richting en structuur en richten zich ook op het verminderen van klachten en symptomen. Zij werken met therapeutische taken, waarbij methoden en technieken uit andere vormen van psychotherapie worden toegepast. Ondanks deze aanpassingen en vernieuwingen heeft één belangrijk element van Rogers' benadering echter tot op de dag van vandaag weinig aan actualiteit verloren: de drie therapeutische voorwaarden (empathie, acceptatie en echtheid) gelden inmiddels als basis voor het op gang brengen van een veranderingsproces in iedere vorm van psychotherapie (zie ▶ par. 7.1.3).

3.2   Theorie

» Wij zijn erachter gekomen dat wanneer wij kunnen zorgen voor het begrijpen van de cliënt zoals hij zichzelf ziet op dit moment, hij dan de rest zelf kan doen. «
(C.R. Rogers, *Client-centered therapy*, 1951)

3.2.1   Neiging tot zelfverwerkelijking

Net als Freud ontwikkelde Rogers zijn theorie over het functioneren van mensen grotendeels op basis van ervaringen met cliënten in zijn therapeutische praktijk. De weg die hij insloeg was echter een andere dan die van de Weense zenuwarts. Tegen de gevestigde psychodynamische traditie in en ondanks het feit dat hij daarin zelf geschoold was, koos Rogers een optimistische visie op de mens en diens mogelijkheden tot uitgangspunt. In lijn met de reeds vermelde humanistische benadering was Rogers ervan overtuigd dat een omvattend motief ons leven richting geeft. Deze aangeboren *neiging tot zelfverwerkelijking* (ook wel zelfactualisatie genoemd) heeft betrekking op de wens om te groeien, capaciteiten te vergroten en zichzelf te ontwikkelen. Daardoor wordt de creativiteit gestimuleerd en gaan mensen op zoek naar nieuwe uitdagingen, zodat ze tot volle ontplooiing kunnen komen. Rogers legde zijn ideeën vaak uit aan de hand van ervaringen met planten en dieren uit zijn kindertijd.

In dit verband herinnerde hij zich een bak aardappelen in de kelder van zijn ouderlijk huis. Ondanks de slechte omstandigheden – geen water, aarde of licht – kregen de aardappelen na verloop van tijd toch bleke uitlopers. Dus zelfs ondanks het feit dat ze geen kans hadden om gezonde planten te worden, bleven de aardappelen pogingen doen om te groeien. Rogers moest vaak aan deze aardappelen denken als hij mensen uit psychiatrische inrichtingen ontmoette. Hun ogenschijnlijk bizarre, abnormale gedrag beschouwde hij als een instinctief streven zichzelf te worden.

Mensen ontwikkelen zich in wisselwerking met hun directe omgeving. Daarbij laten ze zich leiden door een persoonlijk waarderingsproces, waarmee ze iedere ervaring toetsen aan hun eigen, unieke neiging tot zelfverwerkelijking. Hoe beter hun ervaringen hierbij passen, hoe positiever ze worden gewaardeerd. Mensen zullen positief gewaardeerde ervaringen opzoeken en negatieve proberen te vermijden. Dit is geen bewuste vorm van kiezen, maar eerder een kwestie van spontaan aanvoelen. Een persoon die zijn mogelijkheden ten volle realiseert, staat open voor iedere ervaring: heeft aandacht voor zijn omgeving, voor anderen en vooral ook voor zichzelf. Hij heeft onmiddellijk toegang tot zijn ervaringen: hij leeft in het hier en nu en zit niet vast aan zijn verleden. Natuurlijk is er in werkelijkheid niemand die volledig aan dit ideaalbeeld beantwoordt, hoewel sommigen het dichter lijken te naderen dan anderen. De zelfverwerkelijking is dan ook geen statische eindtoestand, maar een continu proces. Het betekent in feite dat mensen voortdurend in verandering – 'in proces' – zijn. Vandaar dat de cliëntgerichte aanpak ook wel wordt aangeduid als procestherapie en de therapeut als procesbegeleider.

Kader 3-2 Zingevingstherapie: psychosynthese en logotherapie

De Italiaanse psychiater Roberto Assagioli (1888-1974) ontwikkelde uit frustratie over de beperkingen van Freuds psychoanalyse een nieuw persoonlijkheidsmodel met het 'Hogere Zelf' (het spirituele, de ziel) als doel van persoonlijke ontwikkeling. Psychosynthese is niet klachtgericht, maar betreft de totale persoonlijkheid: het bereiken van een hoger niveau van zelfbewustzijn. Het is een zingevingstherapie met als doel de integratie (synthese) van alle niveaus van zelfervaring in een verruimd zelfbewustzijn in harmonie met de omgeving. Naast een exploratie van onbewuste motieven, emoties en eigenschappen in het persoonlijke leven (te vergelijken met Freuds opvattingen), leert men zichzelf ook zien in verhouding tot de cultuur en geschiedenis van de sociale groep waartoe men behoort (overeenkomstig het 'collectieve onbewuste' van Jung). Hiertoe wordt gewerkt met symbolen, creatieve technieken, geleide fantasie en het schrijven van het eigen levensverhaal. De cliënt komt zo tot dieper inzicht in zijn plaats in tijd en ruimte, en de zin van zijn leven als een deel van een groter geheel (de spirituele dimensie). Psychosynthese veronderstelt een vermogen tot zelfreflectie en openheid voor het idee van persoonlijke groei en innerlijke wijsheid als levensdoelen die verder reiken dan het oplossen van concrete problemen of het verhelpen van klachten. De therapie lijkt vooral geschikt voor cliënten met existentiële problemen: levensvragen, onvrede met het bestaan, behoefte aan zingeving en spiritualiteit.

Met dezelfde vragen en behoeften voor ogen ontwikkelde Viktor E. Frankl (1905-1997) de logotherapie. Deze Oostenrijkse zenuwarts overleefde meerdere concentratiekampen in de Tweede Wereldoorlog. Geconfronteerd met mensonwaardige omstandigheden en gruwelijke wreedheden putte hij overlevingskracht uit een zoektocht naar 'de zin van het bestaan'. Waar Alfred Adler (een voormalige leerling van Freud) de mens gedreven ziet door een wil-tot-macht en Freud meent dat de mens gestuurd wordt door een wil-tot-lust, gaat Frankl uit van de wil-tot-betekenis (Grieks: logos) als belangrijkste drijfveer van de mens. Wordt deze gefrustreerd (een 'existentiële frustratie' zoals bij ernstige ziekte, handicap of overlijden van een geliefde), dan kan dit de aanleiding vormen tot psychische stoornissen. De logotherapie stelt zich niet tot doel de psychische inhoud van het probleem op te diepen (zoals in de psychodynamische therapie gebruikelijk is), maar probeert de cliënt te helpen bij het herontdekken van de zin van zijn of haar leven. Volgens de logotherapie heeft iedere situatie zin en is ook in de ergste omstandigheden een betekenis te vinden. Logotherapie schrijft geen zin voor, maar verkent door middel van een existentiële analyse de waardehorizon van de mens en vormt zo een samenvatting van iemands persoonlijke en praktische levensinstelling. Een existentiële analyse is een instrument om mensen te helpen hun eigen specifieke (unieke) bestaanszin te vinden. Vandaar dat Frankls zienswijze zeer inspirerend kan werken in de begeleiding van ernstig menselijk lijden en verdriet.

3.2.2   Het zelf, het innerlijk ervaren en congruentie

Een ander belangrijk uitgangspunt van Rogers' theorie is dat de wereld zoals die wordt ervaren voor ieder mens privé, persoonlijk is. Niet de feitelijke werkelijkheid is bepalend voor het functioneren van mensen, maar de werkelijkheid zoals die door hen bewust en onbewust wordt waargenomen en ervaren. Juist deze subjectieve werkelijkheid beïnvloedt de wijze waarop mensen met zichzelf en met elkaar omgaan. Als je het functioneren van iemand wilt begrijpen, moet je zicht krijgen op deze subjectieve werkelijkheid. Rogers hechtte daarbij veel waarde aan de wijze waarop mensen zich als een georganiseerd, uniek en afzonderlijk geheel ervaren. Hij duidde dit aan met *het zelf*. Het 'zelf' is wat je diep vanbinnen ervaart dat je 'echt' bent. Er wordt ook wel gesproken van het 'ware zelf'. Dit weerspiegelt het beeld van 'wie we zijn' op een bepaald moment en verandert voortdurend. Het wordt namelijk beïnvloed door onze ervaringen uit heden en verleden, maar ook door onze toekomstverwachtingen. Het zelf beïnvloedt de kijk op onszelf en onze omgeving. Iemand met een sterk positief zelfbeeld ziet zichzelf en de wereld heel anders dan iemand met een negatief zelfbeeld.

Later – onder invloed van zijn medewerker Gendlin (zie ▶ kader 3-5) – onderscheidde Rogers ook een belevings- en ervaringsproces, dat hij aanduidde met *het innerlijk ervaren* ('experiencing') of kortweg de ervaring. Sommigen spreken ook wel van het werkelijke zelf of 'datgene wat iemand diep van binnen voelt'. Aan dit innerlijk ervaren, dat lijkt op een vorm van intuïtie, werd door Rogers veel belang gehecht: als iets 'goed voelt', dan is dat volgens hem waarschijnlijk van grotere waarde dan een doelbewuste, rationele keuze. Wanneer het zelf en deze diepgevoelde ervaring goed bij elkaar passen, is er sprake van congruentie. Deze toestand is een voorwaarde voor psychische gezondheid en voor een ontwikkeling in de richting van zelfverwerkelijking. Een dergelijke congruentie is ontstaan in de omgang met anderen, meestal de ouders.

Positieve relaties met anderen zijn volgens Rogers essentieel voor een gezonde menselijke ontwikkeling. Mensen hebben naar zijn mening een universele behoefte aan positieve waardering (acceptatie) van belangrijke anderen in hun omgeving. Die kunnen hen het gevoel geven dat ze ergens bij horen, gewaardeerd en geliefd zijn. Om als zelfstandig individu te kunnen functioneren heeft de persoon ook behoefte aan positieve zelfwaardering. Wanneer anderen geen voorwaarden stellen om waardering te krijgen, dan is er sprake van *onvoorwaardelijke acceptatie*. Alles wat er in hem/haar omgaat, mag bewust worden beleefd. Als iemand dergelijke positieve waardering van anderen ondervindt voor wat hij/zij zegt of doet, dan zal zich bij hem/haar een positieve zelfwaardering ontwikkelen. Een ouder zegt dan bijvoorbeeld: 'ik hou van je, ook al had je je aan de afspraken moeten houden'. Wie deze vorm van acceptatie vaak in zijn jeugd heeft ervaren, zal zich naar eigen aard en aanleg kunnen ontwikkelen en zo tot zelfverwerkelijking komen. Zo iemand kan en mag zichzelf zijn, en hoeft zich niet anders voor te doen dan hij is. In dat geval zal er sprake zijn van congruentie: het zelf komt overeen met de innerlijke ervaring. Ervaringen die passen in de zelfverwerkelijking van de persoon en overeenstemmen met de maatstaven die de buitenwereld oplegt, worden geïntegreerd en maken deel uit van zijn zelf. Er is dan een positief zelfbeeld waaruit de persoon zekerheid put om met vertrouwen zijn eigen weg te gaan.

3.2.3 Incongruentie als kern van psychische problemen

In de jeugd – maar ook daarna – kan er ook sprake zijn van *voorwaardelijke acceptatie*. De directe omgeving aanvaardt het kind niet om zichzelf, zoals het is, maar maakt de liefde en acceptatie afhankelijk van een (in hun ogen) 'beter' gedrag: 'ik hou pas weer van je, als je je aan de afspraken houdt'. Om toch maar deze liefde te behouden, neemt het kind dan normen in zich op die feitelijk ingaan tegen zijn ervaring. Als dit gebrek aan positieve waardering aanhoudt, durft het kind steeds minder af te gaan op zijn eigen directe ingevingen, beoordelingen en gevoelens. Hoe vaker het kind hieraan voorbijgaat en de waarden van anderen gaat overnemen, hoe slechter het met zichzelf uit de voeten kan. Uiteindelijk probeert het kind te zijn wat anderen willen dat het is en raakt het vervreemd van zichzelf. Er is een kloof ontstaan tussen het zelf en het innerlijke ervaren, het werkelijke zelf, zodat het niet meer bij zichzelf te rade kan gaan wat het zelf wil, denkt en voelt. Het kind wordt op die manier ernstig belemmerd in zijn zelfontplooiing. Negatieve (deels destructieve) emoties ten opzichte van de eigen persoon en de omgeving zijn dan het gevolg.

Deze kloof tussen het zelf en het innerlijk ervaren werd door Rogers met het begrip *incongruentie* aangeduid. Volgens hem is een bepaalde mate van incongruentie in de praktijk niet te voorkomen. In contacten met anderen zullen mensen soms onvermijdelijk water bij de wijn moeten doen en zich enigszins moeten aanpassen. Dat hoeft op zich geen bezwaar te zijn. Wanneer iemand echter in contacten met anderen zichzelf voortdurend geweld aandoet, kunnen er wel problemen ontstaan: het zelf en de innerlijke ervaring komen te ver uiteen te liggen. Mensen worden dan ontevreden en ongelukkig, voelen verwarring, spanning en onrust of krijgen psychische problemen. Het doel van therapie is het herstellen van de congruentie en de groei. Als dat lukt gaat de cliënt functioneren zoals hij werkelijk is: hij laat zich steeds meer leiden door wat hij op een bepaald moment ervaart en steeds minder door zijn ervaringen uit het verleden of het verwachtingsbeeld van anderen.

3.3 Therapie

» Therapie is geen zaak van iets doen met het individu, of hem ertoe brengen iets aan zichzelf te doen. In plaats daarvan is het een kwestie van hem vrij maken voor normale groei en ontwikkeling, van het wegnemen van belemmeringen, zodat hij weer voorwaarts kan bewegen. «
(C.R. Rogers, *Counseling and psychotherapy*, 1942)

3.3.1 Psychische problematiek

Rogers legde in zijn theorie de nadruk op de gezonde menselijke ontwikkeling. Hij sprak niet in termen van ziekte over psychische problemen en negeerde grotendeels de psychiatrische begrippen van zijn tijd. Hij heeft dan ook geen systeem van duidelijk omschreven psychische stoornissen met bijbehorende behandelvoorschriften ontwikkeld. Dat past niet bij zijn uitgangspunt dat mensen een eigen unieke ontwikkeling doormaken en die op hun eigen wijze beleven. In zijn werk zijn dan ook weinig verwijzingen te vinden naar de gebruikelijke psychiatrische aandoeningen. Verschillende theorieën om specifieke psychische stoornissen te verklaren ontbreken eveneens. In feite maakt hij gebruik van een beperkt aantal basisbegrippen, die naar zijn inzicht voldoende zijn om het hele scala aan psychische problemen te begrijpen. Onvermogen om in contact te komen met het werkelijke zelf, waardoor de zelfverwerkelijking verstoord of geblokkeerd is, ligt volgens Rogers ten grondslag aan ieder psychisch probleem. Bij schizofrene of depressieve cliënten bijvoorbeeld is naar zijn mening in wezen hetzelfde aan de hand. Aangezien achter iedere psychische aandoening dezelfde problematiek schuilgaat, is zijns inziens steeds dezelfde (cliëntgerichte) aanpak voldoende.

Tegen deze achtergrond hoeft het dan ook niet te verbazen dat Rogers weinig waarde hechtte aan het stellen van een diagnose met gangbare psychiatrische classificatiesystemen zoals de DSM (zie ▶ par. 1.2.3). Ieder mens is volgens hem immers uniek en heeft een eigen – voortdurend veranderende – ervaringswereld. Rogers meende dat voorgeschreven diagnostische procedures vaak voorbijgaan aan de ervaringen van de cliënt. De symptomen komen dan op de voorgrond te staan in plaats van het veranderen, het groeien van de cliënt. Bovendien beschouwde hij het toekennen van psychiatrische diagnosen zoals depressie of angststoornis ook in een ander opzicht als nadelig voor de cliënt. De beoordeling hiervan ligt volledig in handen van een expert en daardoor durven cliënten soms niet meer te vertrouwen op hun eigen waarnemingen. Verder was de gangbare diagnostiek volgens hem weinig betrouwbaar (waarin hij trouwens gelijk had wat betreft de periode vóór 1980, de invoering van DSM-III). Een cliëntgerichte therapeut begint dan ook niet met het vergaren van uitgebreide anamnestische gegevens – de achtergrond en geschiedenis van de cliënt. Evenmin begint hij met een systematische beoordeling van de psychische toestand van de cliënt met behulp van tests of vragenlijsten om tot een bepaalde diagnose te komen. In feite vindt de diagnostiek in het verloop van de cliëntgerichte therapie plaats: de therapeut creëert de voorwaarden waaronder de cliënt in staat wordt gesteld zelf te bepalen wat er met hem aan de hand is. In een eerste zitting gaat de therapeut wel na of hij de juiste persoon is om de cliënt te begeleiden en wordt er besproken welke behandeling het meest in aanmerking zou komen. Zodra beiden hierover tot overeenstemming zijn gekomen, begint de therapie. Er is geen agenda en de cliënt bepaalt de inhoud van de sessie. Ook later in de therapie worden geen doelen gesteld voor specifieke problemen. Een tijdslimiet wordt evenmin afgesproken. Gemiddeld is de duur van een therapie zo'n anderhalf jaar.

Kader 3-3 Het verhaal van de cliënt

In de *postmodernistische* visie is de wereld een persoonlijk construct, een interpretatie van elk individu. Directe, objectieve kennis van de wereld bestaat niet; de wetenschap is op zichzelf een construct. Deze stroming wordt daarom sociaal constructivisme genoemd. Zoals in de postmoderne filosofie staat voor de postmoderne therapeut de 'de-constructie' centraal: de bestaande, dominerende 'realiteiten' (algemeen geldende begrippen) moeten plaats maken voor de persoonlijke visie (verhaal, wereldbeeld) van elk individu. De therapeut wil daarom allerminst een 'expert' zijn – deskundigheid moet ontmanteld worden – maar tracht zo veel mogelijk met en door de bril van de cliënt naar de wereld te kijken.

Toepassingen hiervan vindt men terug in de zogenoemde *narratieve therapie* (de laatste jaren vooral een nieuwe stroming binnen de relatie- en gezinstherapie). Deze gaat ervan uit dat het functioneren van mensen wordt bepaald door hun 'verhaal' (een verzameling van ideeën, gedachten en gevoelens) over zichzelf, over hun relaties en hun problemen. Vaak vraagt men hulp als het hoofd- of probleemverhaal het dagelijks functioneren beperkt. Dit hoofdverhaal wordt mede bepaald door onder meer cultuur en (seksuele) identiteit, die door hun beperkende invloed de verhalen die niet overeenstemmen met het hoofdverhaal naar de achtergrond duwen. Psychiatrische diagnosen zijn zulke dominerende en inperkende verhalen die gedeconstrueerd moeten worden. De cliënt moet zijn eigen, zo authentiek mogelijke visie (her)ontdekken of (re)construeren.

Een andere aanpak, die nauw verwant is aan het sociaal constructivisme, is de *oplossingsgerichte therapie* (OGT). Deze werd in het begin van de jaren tachtig van de vorige eeuw in de Verenigde Staten door Steve de Shazer en zijn medewerkers ontwikkeld. Zij is ontstaan uit de traditie van de directieve familietherapie en werd sterk beïnvloed door het werk van de psychiater-hypnotherapeut Milton Erickson en het 'problem-solving' model van het Mental Research Institute in Californië (met o.a. Paul Watzlawick als bekende figuur; zie ▶ par. 6.1.2). Uitgangspunt van dit therapiemodel is dat ieder mens beschikt over een probleemoplossend vermogen. OGT is erop gericht dit vermogen te activeren en stelt de cliënt daarmee in staat zijn eigen oplossingen te creëren. Met andere woorden: niet de diagnose van het probleem is het vertrekpunt van de behandeling, maar de analyse van de oplossing. Belangrijk hierbij is dat de therapeut zich niet opstelt als expert, maar als een persoon met wie de cliënt in een veranderingsvriendelijke context kan samenwerken. Het is hierbij niet noodzakelijk om in het verleden terug te blikken. De aandacht wordt suggestief gericht op de toekomst, waarbij de cliënt zich voorstelt dat het probleem opgelost zal zijn. Er zijn ook geen 'juiste' oplossingen: wat voor de ene cliënt goed is, hoeft dat niet voor de andere te zijn. Omdat de therapeut de cliënt aanspreekt op zijn competentie (in plaats van op zijn tekorten) en nauw aansluit bij zijn motivatie, zou OGT weinig tot zeer weinig tijd (gemiddeld vijf zittingen) vragen. De therapie wordt inmiddels bij tal van stoornissen toegepast, maar er bestaat weinig goed gecontroleerd effectonderzoek naar OGT.

3.3.2 Ontwikkeling van de persoon

Volgens Rogers moeten therapeuten zich niet richten op het verminderen van symptomen of het afleren van ongewenst gedrag. Het gaat om het bevorderen van groei en ontwikkeling van de hele persoon. Verwacht wordt dat het vrijmaken van het streven naar zelfverwerkelijking de cliënt in staat zal stellen eventuele problemen zelfstandig op te lossen. Het gaat daarbij niet om het verleden of de toekomst, maar om het hier en nu. Cliëntgerichte therapie heeft tot doel cliënten te laten ervaren wie zij zijn, wat zij willen en wat hen belemmert in hun leven. In Rogers' woorden: 'Het komt me voor dat in wezen ieder persoon de vraag stelt: wie ben ik werkelijk? Hoe kan ik in contact komen met dit echte zelf dat ten grondslag ligt aan al mijn uiterlijk gedrag? Hoe kan ik mezelf worden?' Therapie biedt de cliënt de optimale gelegenheid om zichzelf te verkennen en te ontwikkelen. Zij is erop gericht dat de cliënt contact krijgt met zijn werkelijke ervaringen – met zichzelf – en zich dus ontwikkelt van incongruentie naar meer congruentie. Hij staat dan meer open voor alle aspecten van zijn ervaring en gaat de eigen ervaring meer vertrouwen als een waardevolle gids in plaats van zich te richten op wat hij van anderen heeft overgenomen. Door zijn ongewenste ervaringen onder ogen te zien en meer gebruik te maken van zijn eigen mogelijkheden en talenten zal hij er beter in slagen met moeilijke situaties in zijn leven om te gaan. Daarvoor is noodzakelijk dat de cliënt zichzelf kan aanvaarden: men moet van zichzelf houden zoals men is. Om dit te realiseren is een speciale grondhouding van de therapeut vereist.

In de psychodynamische aanpak fungeert de therapeut als deskundige die na langdurige en diepgaande analyse de problematiek verheldert. De cliëntgerichte therapeut daarentegen is geen autoriteitsfiguur die deskundige oordelen velt. In zijn therapie draait het in wezen om een ontmoeting tussen twee gelijkwaardige mensen. In Rogers' benadering is niet de therapeut, maar de cliënt de expert. Juist omdat de cliënt een uniek individu is, kan alleen hij zijn eigen behoeften en wensen precies kennen. Het perspectief van de cliënt staat daarom centraal: diens ervaringen, waarnemingen en begrijpen. Het gaat er niet zozeer om hoe de therapeut de problemen ziet, maar vooral hoe de cliënt er tegen- aan kijkt. De cliënt kent zichzelf immers het beste. In de klassieke visie van Rogers vertelt de therapeut niet wat de cliënt moet doen, geeft hij geen interpretaties of oplossingen voor problemen. Ieder mens wordt geacht te beschikken over het vermogen om constructief met zijn innerlijk leven om te gaan. Bij het verkennen van zijn gedachte- en gevoelswereld volgt de therapeut daarom de richting en het tempo van de cliënt. De therapeut is dan geen gids, maar meer een metgezel. Een dergelijke benadering is daarom wel eens gekarakteriseerd als 'hulp tot zelfhulp'.

Om die reden introduceerde Rogers het begrip *'cliënt'* voor mensen die hulp zoeken. Hij wilde immers dat de cliënt zelf de verantwoordelijkheid neemt voor zijn functioneren. Het begrip 'patiënt' wekte zijns inziens ten onrechte de indruk dat iemand ziek is en deskundige hulp nodig heeft (zie ▶ kader 1-2). Wanneer de therapeut wordt gepresenteerd als een 'expert' worden mensen alleen maar afhankelijker en zouden zij nog minder geneigd zijn op hun eigen ervaringen te vertrouwen. Het gebruik van het woord 'cliënt' daarentegen suggereert teamwork en benadrukt de gelijkwaardige positie tussen cliënt en therapeut. Cliëntgericht werken betekent dan ook dat cliënten samen met de therapeut bepalen wat zij met de therapie willen bereiken.

De gedachte dat een cliënt meer weet over zijn innerlijke wereld dan de therapeut, werd vooral door psychiaters destijds (1940-1970) met weinig enthousiasme ontvangen. Het beroep van psychotherapeut, dat toen bijna exclusief aan psychiaters was voorbehouden, werd daarmee ontdaan van een deel van zijn magie en status. Rogers benadrukte immers niet de professionaliteit van de therapeut met een imponerend arsenaal methoden en technieken, maar juist de persoonlijke ontmoeting tussen cliënt en therapeut. Daarmee werd psychotherapie teruggebracht tot een gebeuren waaraan niets menselijks vreemd is. Psychiaters vroegen zich bezorgd af of er voor de therapeut dan nog wel een taak was weggelegd en of nu bijvoorbeeld niet ook de buurman therapie kon gaan bedrijven. Volgens Rogers zou dat laatste in beginsel mogelijk zijn, al moet deze buurman dan wel over bepaalde specifieke kwaliteiten beschikken. De belangrijkste functie van de therapeut is het vergemakkelijken van het proces van zelfverwerkelijking bij de cliënt. De therapeut vraagt niet: 'hoe kan ik deze persoon behandelen en genezen?', maar 'hoe kan ik een relatie bieden, die deze persoon kan benutten voor zijn eigen persoonlijke groei?' De therapeut dient ten behoeve van deze helpende relatie de juiste voorwaarden te creëren, en dat is geen gemakkelijke opgave. Het accent op deze *grondhouding* van therapeuten in plaats van op hun theoretische of technische kennis had nog een ander effect. Zijn pleidooi maakte het mogelijk dat behalve psychiaters nu ook psychologen en andere beroepsgroepen ('counselors') therapie konden gaan bedrijven (zie ▶ kader 3-1).

Kader 3–4 Gestalttherapie en psychodrama

Naast de cliëntgerichte benadering zijn er nog verschillende andere humanistisch georiënteerde therapievormen. De bekendste is de *Gestalttherapie* met Frederick (of Fritz) Perls (1893-1970) als grondlegger. Deze van oorsprong Duitse psychoanalyticus begon in de jaren vijftig van de vorige eeuw afstand te nemen van Freuds behandelmethode. Therapie dient cliënten volgens Perls in contact te brengen met de actuele ervaringen van hun hele persoon: lichaam *en* geest. Aan de waarnemingstheorie van de Gestaltpsychologen ontleende hij de samenhang tussen de elementen (de delen) en het geheel ('Gestalt'). Delen staan niet los van elkaar, maar vormen zinvolle gehelen. Zo'n Gestalt wordt eerder waargenomen dan de delen en is ook meer dan de som van die delen. Deze invalshoek paste Perls onder andere toe bij zijn uitgangspunt dat gedrag alleen valt te begrijpen tegen de achtergrond (de context) waarin het zich voordoet.

Zijn Gestalttherapie richt zich op het herstel van het contact van de cliënt met zichzelf en de omgeving. Met name onafgewerkte zaken – ervaringen die niet bevredigend zijn afgerond – kunnen dat contact in de weg staan en steeds weer opspelen. Tijdens de therapie wordt de cliënt hiermee door de therapeut – vaak op indringende wijze – geconfronteerd, zodat de cliënt zich bewust wordt van wat hij doet en hoe hij dat kan veranderen. Telkens voert de therapeut de cliënt terug naar het hier en nu, naar wat hem op dit moment bezighoudt. Tegelijkertijd leert de cliënt zichzelf te accepteren en waarderen. Uiteindelijk wordt de splitsing denken/doen en denken/voelen opgeheven, zodat de persoon 'heel' wordt, zoals Perls dat noemde.

Door het ontbreken van wetenschappelijk onderzoek is eigenlijk niet bekend bij welke problemen deze aanpak het meest aangewezen is. Ook al vanwege het confronterende karakter ervan lijkt de aanpak minder geschikt voor mensen die heel angstig of snel in de war zijn. Gestalttherapeuten maken in hun werk gebruik van allerlei technieken uit andere therapeutische stromingen. Bekende voorbeelden daarvan zijn rollenspel en psychodrama. Bij deze beide vormen staat niet het praten over problemen centraal. Met hulp en ondersteuning van de therapeut en de andere groepsleden beeldt de cliënt verschillende problemen uit.

Rollenspel is afgeleid van psychodrama, maar is wat meer probleemgericht en concreter. Het gaat bij rollenspel niet om het tot uitdrukking brengen van diepe gevoelens. Het doel is veeleer het uitwerken van een alternatieve en effectievere aanpak van bepaalde problemen, zoals het aanleren van sociale vaardigheden en assertief gedrag. *Psychodrama* gaat een stuk verder en wil een beroep doen op dieperliggende emoties van de cliënt. Deze techniek, die vooral in groepen wordt toegepast, werd in de eerste decennia van de twintigste eeuw ontwikkeld door de Weense psychiater Jacob Levy Moreno (1889-1974), die beschouwd wordt als een wegbereider van de hedendaagse groepstherapie (zie ▶ kader 6-2). Hij ging ervan uit dat cliënten bepaalde problematiek nogal eens uit de weg gaan door er in therapie vaag en afstandelijk over te praten. Hij stelde voor problemen in het hier en nu uit te beelden in aanwezigheid van de therapeut en andere groepsleden. Vaak bestaat een psychodramazitting uit drie fasen:

1. *Opwarming.* De deelnemers leren elkaar kennen en op basis daarvan wordt een thema vastgesteld. Een van de groepsleden (protagonist) wordt gekozen om zijn eigen probleem of dat van de groep uit te beelden.

2. *Actie.* Het probleem wordt op een toneel eventueel met andere groepsleden aanschouwelijk gemaakt. De cliënt probeert te experimenteren met nieuwe manieren om het probleem op te lossen.

3. *Afsluiting.* Groepsleden worden uitgenodigd om de gevoelens die zij tijdens het psychodrama hadden te delen met de protagonist.

Met name in vergelijking met puur verbale vormen van psychotherapie is het grote voordeel dat bij psychodrama meer aspecten van een conflict of persoonlijk probleem worden doorleefd. Met behulp van deze techniek zou de cliënt beter in staat zijn om pijnlijke emoties te uiten en de dieper liggende conflicten in zichzelf of met anderen opnieuw te ervaren, onder ogen te zien en gericht te veranderen. Van psychodrama afgeleide technieken worden dan ook niet alleen toegepast bij de Gestalttherapie, maar ook bij andere therapievormen. Een van de bekendste voorbeelden daarvan is de *techniek van de 'lege' stoel.* Daarop zit als het ware een ander individu. Als de cliënt zich daarmee van de therapeut moet identificeren, neemt hij op deze stoel plaats. Door dit soort technieken gaan cliënten geleidelijk hun eigen voorheen grotendeels onbekende behoeftes en gevoelens aanvaarden. Ze kunnen achterhaalde gedragspatronen loslaten en met nieuwe experimenteren.

3.3.3 Drie therapeutische voorwaarden

Aanvankelijk beschreef Rogers vooral wat de therapeut niet moest doen. Als belemmeringen voor het therapeutisch proces beschouwde hij het geven van advies, het moraliseren, het sturen of onderbreken van het verhaal van de cliënt enzovoort. Later in zijn carrière begon hij te omschrijven wat de therapeut wél diende te doen. Hij formuleerde een aantal voorwaarden waaraan de therapeut moet voldoen. Als de therapeut erin slaagt die te creëren, dan worden cliënten in de gelegenheid gesteld innerlijke ervaringen die ze lang hebben ontkend omdat ze niet passen bij hun zelf, te verkennen en aanvaarden. Zo wordt persoonlijke groei mogelijk. Om dit toe te laten achtte Rogers drie voorwaarden noodzakelijk, die we nu kort toelichten.

Acceptatie (onvoorwaardelijke positieve aanvaarding). De therapeut dient de cliënt volledig te accepteren en te respecteren als een mens met positieve en minder positieve kanten. Met deze niet-veroordelende of niet-beoordelende houding worden mensen aanvaard zoals ze zijn. Daardoor weet de cliënt zich veilig en welkom. De onvoorwaardelijke acceptatie komt tot uiting in de betrokkenheid bij en het accepteren van de ander en zijn problemen. Dit is heel belangrijk, omdat dit het geloof van cliënten dat zij alleen gewaardeerd worden als zij zich gedragen volgens de verwachtingen van belangrijke anderen, ondermijnt. Door de onvoorwaardelijke acceptatie van de therapeut gaat de cliënt zich geleidelijk veilig genoeg voelen om aspecten van zichzelf onder ogen te zien die tot dan toe te bedreigend of te beschamend waren. Zo krijgt hij weer meer contact met zichzelf: niet wat anderen denken of verwachten, maar de eigen innerlijke ervaring wordt dan de voornaamste bron van keuzes en beslissingen. De aanvaarding van de therapeut leidt met andere woorden bij de cliënt tot aanvaarding van zichzelf.

Echtheid. De therapeut moet 'echt' zijn: volledig zichzelf en in contact met zijn gevoels-leven. Ten opzichte van de cliënt verbergt hij zich niet achter een professioneel masker, maar is hij authentiek. Als persoon is hij in de therapie aanwezig en transparant: hij laat zich door de cliënt kennen. Tegenover de incongruentie van de cliënt wordt met andere woorden de congruentie van de therapeut geplaatst. Hoe meer de therapeut zichzelf is, hoe groter de kans dat de cliënt zal groeien en veranderen. Openstaan voor de beleving van de cliënt is niet mogelijk als de therapeut zelf niet openstaat voor zijn eigen beleving. De therapeut is daarom oprecht en eerlijk tegenover zichzelf, zodat hij allerlei gevoelens en gedachten met betrekking tot de cliënt – ook minder mooie – kan toelaten en kan bepalen of hij er in het contact met de cliënt iets mee doet. Het heeft volgens Rogers geen zin begripvol, warm en betrokken te willen overkomen, terwijl de cliënt in feite afkeer, ir-ritatie en verveling oproept. Als deze gevoelens aanhouden, is het beter om ze tijdens de sessie met de cliënt te bespreken. De cliënt zou het anders toch wel aanvoelen en dat zou het therapeutisch proces verstoren. Door over dergelijke gevoelens open te zijn, geeft de therapeut het goede voorbeeld. Hij laat zien dat je jezelf – ondanks bepaalde beperkingen of 'zwakheden' – kunt aanvaarden.

Empathie. Rogers verwees met dit begrip naar het vermogen zich volledig in te leven in de gedachten en gevoelens van de cliënt: 'Ik begrijp hoe jij de dingen ervaart en ik voel wat jij voelt.' De therapeut moet diens denk- en gevoelswereld meebeleven alsof ze van hem zelf zijn, alsof hij zelf die persoon is. Rogers beschreef dit als het aan de kant schuiven van 'onze gezichtspunten en waarden om de wereld van iemand anders zonder vooroordeel te betreden'. Bij empathie gaat het minder om de verstandelijk te begrijpen inhoud, maar vooral om de gevoelens die de cliënt tot uiting brengt. Empathie is niet-veroordelend. Het inlevingsvermogen kan belemmerd worden door vooroordelen en persoonlijke op-vattingen over de vraag waarom een cliënt zich zo gedraagt, door de behoefte om aardig gevonden te worden door de cliënt of de behoefte om cliënten in iedere sessie vooruitgang te zien boeken. Met het inleven in de cliënt is de therapeut er evenwel nog niet. Hij moet ook in staat zijn verbaal of non-verbaal aan de cliënt te laten merken dat hij begrijpt en aanvoelt wat er in hem, de ander, omgaat.

In de praktijk betekent dit dat de therapeut probeert de uitingen van de cliënt zo veel mogelijk te reflecteren. Hij toont zich een geduldig, alert luisteraar en geeft zijn eigen ervaringen en belevingen terug aan de cliënt. Dat is meer dan puur spiegelen, het louter weergeven van wat de cliënt naar voren brengt. Een dergelijk 'papegaaien' is niet de be-doeling. Het empathisch begrijpen van een ander is een actief proces, dat veel inzet vraagt en nooit af is. De therapeut vat niet enkel samen wat de cliënt zegt, maar verwoordt wat hem raakt, wat het verhaal van de cliënt in hem oproept, wat het hem doet, wat hij even-tueel nog niet goed begrijpt enzovoort. Hij reflecteert dus wat de cliënt bedoelt te zeggen, maar nog niet tot uitdrukking kan of durft te brengen. Door dit onderliggende gevoel te verwoorden, nodigt hij de cliënt uit bij zichzelf te rade te gaan of hij dat zelf ook ervaart. Daarmee doet de therapeut een beroep op belevingen die de cliënt amper durft toe te laten. De therapeut gaat hierin zó ver dat de cliënt zijn reflecties nog net kan herkennen, dat het past bij wat hij voelt en denkt. Ook zal de therapeut van tijd tot tijd gevoelens en gedachten ter sprake brengen die hij in het contact met de cliënt ervaart. Zo krijgt de cliënt inzicht in wat hij bij anderen oproept. De cliënt hoort als het ware zichzelf, maar nu met een accepterende grondhouding in plaats van de negatieve lading die hij daar gewoonlijk zelf in legt. Zo wordt de cliënt in staat gesteld zichzelf anders te ervaren. Dit ervaren of voelen, eerder dan inzicht of intellect, is volgens Rogers de centrale kracht voor verandering. Een medewerker van hem, Gendlin, heeft deze gerichtheid op de ervaring – vandaar de term experiëntiële therapie – nader uitgewerkt (▶ kader 3-5).

3.3.4 De therapeut als instrument en model

Rogers meende dat in therapie niets anders gebeurt dan wat in het dagelijks leven ook af en toe voorkomt. De drie voorwaarden kunnen op bepaalde momenten ook in goede vriendschappen aanwezig zijn. Ze zijn dus niet exclusief voorbehouden aan de therapeutische relatie, maar hiervoor wel van essentieel belang. Meer is er in therapie eigenlijk niet nodig. Hij beschouwde ze als 'de noodzakelijke en voldoende voorwaarden voor therapeutische verandering van de persoonlijkheid'. Ze zijn weliswaar te onderscheiden, maar moeilijk te scheiden. Onvoorwaardelijke acceptatie wordt bevorderd door empathie en zowel empathie als onvoorwaardelijke acceptatie dienen oprecht te worden ervaren door de therapeut. Bovendien is er sprake van een spanningsveld tussen de voorwaarden. Door bijvoorbeeld té empathisch te zijn, kan de echtheid in de verdrukking komen. Echtheid vereist immers ook dat de therapeut zijn eigen gevoelens aan de cliënt overbrengt, zeker als die door de cliënt worden opgeroepen. De therapeut blijft de cliënt dan ook niet alleen empathisch volgen. Vanuit zijn oprechtheid kan hij op een gegeven moment bijvoorbeeld constateren dat de cliënt het moeilijk lijkt te vinden om te voelen, waardoor hij hem herhaaldelijk expliciet vraagt zijn gevoelens te benoemen.

> **Kader 3–5 Focusing: in contact met je lichaam**
>
> Een voormalig medewerker van Rogers, Eugene Gendlin, ontwikkelde een specifieke 'experiëntiële' (ervaringsgerichte) methode om beter in contact te komen met de eigen beleving. Hij gaat ervan uit dat het menselijk lichaam over intuïtieve kennis beschikt, die waardevoller is dan de gebruikelijke, rationele kennis. Wat met dergelijke intuïtieve 'lichamelijke kennis' wordt bedoeld, is minder moeilijk dan het lijkt. We ervaren het bijvoorbeeld allemaal wanneer we enorm schrikken: vóór we ons realiseren wat er is gebeurd, heeft ons lichaam al gereageerd. Ook een uitdrukking zoals 'het ligt op het puntje van mijn tong' verwijst naar deze bijzondere vorm van kennis. Met behulp van *focusing* leren cliënten zich voor dit type beleving open te stellen. Ze leren hun aandacht naar binnen te richten (te 'focussen') op een lichamelijk gevoel, waarvan ze maar moeilijk kunnen aangeven wat dat precies inhoudt. Door aandachtig hierbij stil te staan, wordt de betekenis langzamerhand duidelijker en komen er de juiste woorden of beelden bij. Dat wat eerder impliciet was, wordt dan expliciet, waarna een gevoel van opluchting en meer energie volgen. De methode van focusing heeft naar aard en werkwijze veel overeenkomsten met mindfulness (zie ▶ kader 5-5).

Rogers ging ervan uit dat als de therapeut de gevoelens van de cliënt volledig accepteert, de cliënt zelf ook zijn gevoelens gaat accepteren, ervaren en er op adequate wijze uitdruk-

▢ Tabel 3.2	**Kernpunten van de cliëntgerichte benadering**
mensbeeld	Een aangeboren neiging tot zelfverwerkelijking geeft richting aan het leven. Mensen zijn niet onderworpen aan driften of de omgeving, maar kunnen doelbewust keuzes maken.
theorie	Onvoorwaardelijke acceptatie leidt tot congruentie (zichzelf kunnen zijn), waardoor mensen hun talenten en mogelijkheden kunnen ontwikkelen. Voorwaardelijke acceptatie leidt tot incongruentie, waardoor mensen belemmerd worden in hun proces van zelfverwerkelijking en er problemen ontstaan.
therapie	Therapie is gericht op het bevorderen van groei en ontwikkeling. De therapeut creëert een relatie die gekenmerkt wordt door acceptatie, echtheid en empathie. Door verkenning van het gevoelsleven in een warm, veilig klimaat ontwikkelt de cliënt zich van incongruentie naar congruentie, waardoor groei mogelijk wordt.

king aan gaat geven. De therapeut probeert een relatie te creëren die gekenmerkt wordt door warmte, begrip, veiligheid en volledige aanvaarding van de cliënt zoals hij is. Door de houding van de therapeut ervaart de cliënt dat hij zichzelf kan zijn en toch wordt geaccepteerd door de ander. Naarmate hij de therapeut meer ervaart als echt, aanvaardend en begrijpend, gaat hij die attitude steeds vaker tegenover zichzelf aannemen. Na verloop van tijd laat hij dan zijn automatische verdedigende opstelling vallen. Hij begint meer positieve zelfwaardering te ervaren en laat steeds meer ervaringen tot zijn bewustzijn toe die er voorheen niet mochten zijn. Hij gaat daarmee zichzelf accepteren zoals hij is: iemand met goede en minder goede kanten. De cliënt begint zijn eigen emoties, gedachten en gedragingen te waarderen en wordt zo bevrijd van de onzekerheden en twijfels die zijn zelfverwerkelijking belemmerden. Pas als de cliënt meer aanvaardend en empathisch tegenover zichzelf wordt, komen groei en verandering op gang (zie ▢ tabel 3.2).

Het lijkt wat veel gevraagd dat de drie basisvoorwaarden in de therapeutische sessies voortdurend voor iedere cliënt beschikbaar moeten zijn. In werkelijkheid is dat ook niet zo. Niemand kan volledig oprecht of empathisch zijn. De cliëntgerichte benadering gaat er wel van uit dat hoe dichter de therapeut dit doel nadert, hoe meer verandering en groei er bij de cliënt zullen optreden. Naarmate de therapeut zichzelf meer aanvaardt, rustig aanwezig kan zijn bij alles wat er in hem op komt, zonder angst of afweer, des te meer kan hij ook ontvankelijk zijn voor alles wat er in de cliënt leeft. Ook al doordat er sprake is van een unieke interactie tussen twee individuen, is de werkwijze van de therapeut moeilijk in strakke protocollen of voorschriften te vatten. Volgens Rogers is specifieke psychologische of psychiatrische kennis voor een goede cliëntgerichte therapeut geen eerste vereiste. Naar zijn mening is de beste therapieschool de school die je als therapeut zelf doorloopt. De therapeut dient zich als instrument en model door en door te leren kennen, voordat hij een ander kan gaan begeleiden in zijn ontwikkelingsproces. Daarvoor zijn vele uren training en supervisie vereist. Het hoeft dan ook niet te verbazen dat in de opleiding tot cliëntgerichte therapeut veel aandacht wordt geschonken aan de persoonlijke ontwikkeling. Het werken aan de eigen persoonlijke ontwikkeling is bovendien nooit afgerond, maar een opgave voor het leven (zie ▶ par. 8.2.2).

3.4   Beschouwing

>> Geen bijbel of profeten – Freud noch onderzoek – de openbaringen van God noch mens – kunnen ooit de voorrang krijgen boven mijn eigen, directe ervaring. <<
(C. Rogers, *On becoming a person*, 1961)

Rogers is van grote betekenis geweest voor de ontwikkeling van de psychotherapie. Zijn opvattingen vormden het eerste serieuze alternatief voor de psychodynamische therapie en maakten de weg vrij voor een geheel nieuwe benadering in de psychiatrie. De optimistische toonzetting van zijn theorie met de nadruk op de gezonde ontwikkeling van mensen biedt cliënten een hoopvol perspectief. Hoewel Rogers erkende dat ervaringen uit het verleden een rol kunnen spelen, wordt het leven er niet door beheerst. Hij beschouwde cliënten met psychische problemen als mensen van wie de mogelijkheden nog niet tot ontwikkeling zijn gekomen. In een veilig therapeutisch klimaat zou dit proces vanzelf op gang komen. Uiteindelijk heeft zijn visie op het belang van de therapeutische relatie de grootste invloed gehad. Van dit element maken tegenwoordig ook andere therapeuten gebruik die niet volgens de cliëntgerichte benadering werken. Wetenschappelijk onderzoek heeft inderdaad aangetoond dat de kwaliteit van de therapeutische relatie een belangrijk aandeel heeft in de werkzaamheid van alle vormen van psychotherapie, ongeacht het type probleem of cliënt (zie ▶ par. 1.3.3 en ▶ par. 7.1). Persoonlijke eigenschappen van therapeuten blijken van groter belang te zijn voor de therapieresultaten dan de specifieke vorm van psychotherapie die zij hanteren. Sommige therapeuten zijn dan ook meestal succesvol, anderen zelden, welke therapie zij ook gebruiken. Geen enkele therapeut ontkomt er meer aan dat bij therapie zijn eigen persoon het belangrijkste instrument is. In lijn met Rogers' theorie blijken succesvolle therapeuten psychisch gezond en hebben zij een warme, ondersteunende, niet-veroordelende persoonlijkheid. Menigeen pleit er daarom voor dat persoonsgebonden, relationele kwaliteiten bij iedere opleiding tot therapeut veel aandacht krijgen (zie ▶ par. 8.2). Anderzijds stond Rogers ook bloot aan kritiek en heeft de naar hem genoemde therapierichting intussen belangrijke veranderingen ondergaan.

Van het begin af aan heeft Rogers' benadering scherpe kritiek gekregen. Zo werd hem eenzijdig geloof in de 'aangeboren' goedheid van de mens verweten en zou hij te weinig oog gehad hebben voor de beperkingen die eigen zijn aan het leven, zoals de genetische bagage van mensen en sociaaleconomische invloeden. Voor zover het zijn persoonlijkheidstheorie betreft is zijn invloed op de hedendaagse psychiatrie bescheiden. Zijn opvattingen over de menselijke ontwikkeling en (de aanpak van) psychische problemen beschouwen critici op veel punten als matig uitgewerkt en onderbouwd. De opvatting dat alle psychische stoornissen uiteindelijk zijn terug te voeren tot één basisprobleem – incongruentie of 'zichzelf niet kunnen zijn' – en dat er daarom maar één (persoonsgerichte) vorm van psychotherapie nodig is, heeft nauwelijks nog aanhangers in de geestelijke gezondheidszorg. Ook de therapeutische aanpak zelf is van alle kanten onder vuur genomen. Een aantal kritiekpunten werken we hier nader uit.

3.4.1   Geen aandacht voor onbewuste processen?

Vanuit psychodynamische hoek werd de geringe aandacht voor het onbewuste en de overmatige aandacht voor bewuste processen in de cliëntgerichte therapie bekritiseerd. Wat mensen zeggen is niet betrouwbaar. Het kan immers bedoeld zijn om de luisteraar te misleiden, maar ook voortkomen uit het feit dat iemand zelf niet precies weet wat er in hem omgaat. Lang niet altijd zijn mensen zich bewust van de drijfveren van hun gedrag, zo meenden verschillende psychodynamische critici. Helemaal terecht is deze kritiek op de veronachtzaming van het onbewuste niet. Rogers onderkende namelijk wel degelijk het bestaan van onbewuste ('ongesymboliseerde') processen. Hij besefte dat mensen zich van tal van ervaringen niet bewust zijn. Zo stelde hij vast dat bij incongruente mensen bedreigende ervaringen niet tot het bewustzijn worden toegelaten. Dit proces vertoont sterke overeenkomsten met Freuds begrip verdringing (zie ▶ par. 2.2.3). In tegenstelling tot Freud meende Rogers echter dat deze verdringing niet per se hoeft op te treden in de jeugd. Het kan volgens hem ook heel anders lopen. Verder ging hij ervan uit dat alle eventueel verdrongen aspecten tijdens therapie aan de oppervlakte gebracht kunnen worden. Dit standpunt verhinderde hem echter niet om de bewust ervaren gedachten en gevoelens van mensen serieuzer te nemen: als we willen weten wat iemand denkt en voelt, dan kunnen we hem/haar dat toch het beste vragen?

Kader 3-6 Emotiegerichte therapie

Vanaf de jaren negentig van de vorige eeuw ontwikkelde de Canadese psycholoog Leslie Greenberg de 'emotion focused therapy' (EFT) of *emotiegerichte therapie*. Emoties staan centraal in zijn benadering, want als we weten wat gevoelens ons te vertellen hebben, weten we ook waar onze behoeften liggen en wat we moeten doen. De benadering van Greenberg is met name geënt op de experiëntiële variant van de cliëntgerichte psychotherapie (▶ kader 3-5) en moderne emotietheorieën. Anders dan bijvoorbeeld de RET (▶ kader 5-4) gaat het Greenberg niet om het rationeel verwerken van emoties. Emoties kun je niet wijzigen door andere gedachten, maar alleen door andere emoties, is zijn uitgangspunt. Doel van zijn aanpak is evenmin catharsis (▶ kader 2-1), maar het omvormen ('transformeren') van belemmerende emoties door het activeren van alternatieve, beter passende emotionele reacties.

Volgens Greenberg begint verandering met het bewust ervaren, accepteren en exploreren van pijnlijke emoties. De therapeut helpt de cliënt om woorden te vinden voor zijn gevoelens en wat die voor hem betekenen. Daarbij richt EFT zich op de (non)verbale manier waarop de cliënt omgaat met zijn emoties en op zijn kenmerkende stijl van reageren. Pas als de cliënt de pijnlijke kernemoties kan toelaten en beseft dat die er mogen zijn en wat zijn eigen aandeel is in het creëren ervan, ontstaat er ruimte voor verandering. Op basis van een veilige, accepterende, empathische relatie is de therapeut sterk gericht op wat zich bij de cliënt op dat moment aandient. In lijn met de Gestaltbenadering (▶ kader 3-4) stimuleert hij de cliënt doorlopend om bij de eigen gevoelservaringen stil te staan en nieuwe gevoelservaringen toe te laten. Methoden zoals de techniek van de lege stoel (▶ kader 3-4), focusing (▶ kader 3-5) en mindfulness (▶ kader 5-5) kunnen daarbij eveneens ingezet worden.

EFT wordt vooral bij cliënten met een depressie toegepast. Een voormalig medewerkster van Greenberg, Sue Johnson, ontwikkelde voor partner- en gezinsrelaties een vorm van EFT die sterker op de hechtingstheorie (zie ▶ kader 5-8) is gebaseerd.

3.4.2 Niet wetenschappelijk te onderzoeken?

Vanuit gedragstherapeutische hoek werd erop gewezen dat de subjectieve gedachte- en gevoelswereld van mensen niet op wetenschappelijk verantwoorde wijze te onderzoeken is. Wat iemand over zichzelf vertelt, is sterk subjectief en we beschikken over geen enkele mogelijkheid om na te gaan of het klopt. Daarom kan men zich volgens gedragstherapeuten in therapie veel beter tot het objectief waarneembare gedrag beperken. De cliëntgerichte benadering wil zich echter richten op de hele mens en diens functioneren niet reduceren tot één bepaald aspect. Vanuit de gedachte dat ieder mens uniek is en zelf het beste weet wat er in hem omgaat, hechten cliëntgerichte therapeuten bovendien veel waarde aan wat mensen over zichzelf te berde brengen, zelfs al is dit lastig te onderzoeken.

Anders dan veel andere humanistisch psychotherapeuten probeerde Rogers de gerichtheid op de subjectieve gedachte- en gevoelswereld te combineren met degelijk wetenschappelijk onderzoek. Hij onderkende dat dit van wezenlijk belang was voor de toekomst van de cliëntgerichte benadering. Om veranderingsprocessen bij cliënten te evalueren, maakte hij daarom al in een heel vroeg stadium geluidsopnamen van therapiegesprekken. Een dergelijke benadering was in de gesloten psychodynamische therapiewereld van die tijd ongekend! Tegenwoordig beschouwen sommigen hem zelfs als de grondlegger van het hedendaags wetenschappelijk onderzoek naar (de effecten van) psychotherapie. Hoe het ook zij, de kritiek op dit aspect van de cliëntgerichte benadering lijkt wel degelijk hout te snijden. De wetenschappelijke onderbouwing is niet het sterkste onderdeel van de cliëntgerichte benadering. Ook al wordt dit serieus geprobeerd; vooral de gerichtheid op de subjectieve gedachte- en gevoelswereld van mensen laat zich maar moeilijk op wetenschappelijk verantwoorde wijze onderzoeken. Wel heeft de cliëntgerichte benadering een stempel gedrukt op het onderzoek naar therapieprocessen (zie ▶ par. 7.1).

3.4.3 Te soft of toch sturender dan gedacht?

Een ander punt van kritiek betreft de niet-sturende ('non-directieve') aanpak die Rogers bepleitte. Een dergelijke niet-sturende vorm van therapie is vooral volgens vertegenwoordigers uit gedragstherapeutische hoek een illusie. Allereerst hebben therapeuten altijd een voorbeeldfunctie voor de cliënt, of zij dat nu willen of niet. Dit model-leren houdt al een subtiele vorm van invloed in. Bovendien is het onmogelijk om niet te communiceren: er is altijd sprake van beïnvloeding. Verbaal of non-verbaal communiceert de therapeut altijd met de cliënt en hij doet dat nog selectief ook. Bepaalde onderdelen van het verhaal van de cliënt krijgen wél aandacht (worden beloond) en andere niet (worden genegeerd). Dit zou ook gelden voor Rogers zelf, die beweerde als therapeut alleen de voorwaarden te creëren op basis waarvan de cliënt zijn eigen weg kon inslaan. Uit onderzoek bleek inderdaad dat Rogers empathischer en warmer reageerde naarmate uitingen van de cliënt persoonlijker werden en meer blijk gaven van zelfinzicht. Omgekeerd bleek hij minder empathisch en accepterend te zijn als de uitingen van de cliënt vager en dubbelzinniger waren. Daarmee zou aangetoond zijn dat cliëntgerichte therapeuten hun cliënten in de praktijk meer in een bepaalde richting sturen dan zij vaak denken of beweren. In de recentere ontwikkeling van cliëntgerichte therapie wordt dit steeds meer onderkend en huldigt men het principe: de cliënt is expert in de inhoud van zijn ervaring en de therapeut is expert in het proces; daarom zal een goede therapeut niet de inhoud maar het proces van de therapie sturen (zie ▶ kader 3-7 en 3-8).

Paradoxaal genoeg heeft Rogers' aanpak ook geleid tot de kritiek dat de inbreng van de therapeut juist veel te beperkt is. Soms zijn cliëntgerichte therapeuten wel afgeschilderd als 'softies', die weinig anders doen dan belangstellend kijken en af en toe instemmend 'hummen'. Dit is echter een karikatuur die geen recht doet aan Rogers' opvattingen. In deze voorstelling wordt de cliënt weliswaar alle ruimte gegeven, maar de wel erg passieve therapeut reageert niet vanuit zichzelf. Er is sprake van overdreven empathie of geveinsde belangstelling, terwijl de oprechtheid van de therapeut geen enkele rol lijkt te spelen. Er wordt geen recht gedaan aan Rogers' benadering van wederkerigheid in de therapeutische relatie, zoals hij die vooral later in zijn leven verwoordde. Uit deze karikaturale voorstelling spreekt een grove onderschatting van wat de cliëntgerichte benadering van therapeuten vraagt. De klassieke cliëntgerichte therapeuten kunnen niet terugvallen op diagnostische vaardigheden, specifieke technieken en interventies, hun rol als 'genezer' of expert. Daarentegen worden (te?) hoge eisen gesteld aan hun persoonlijkheid. De therapeut moet in staat zijn tot een intense persoonlijke relatie met zijn cliënt als een mens die in contact treedt met een ander mens. Hij moet daarom congruent zijn en zich vooral bewust zijn van zijn eigen beleving, vooronderstellingen en gewoonten. Pas dan kan hij open en eerlijk zijn in relatie met de cliënt en zich beter inleven. Dat niveau is bepaald niet gemakkelijk te bereiken en vraagt van therapeuten een levenslange investering in hun persoonlijke ontwikkeling.

3.4.4 Te algemeen en te elitair?

Met de opkomst van cognitief-gedragstherapeutische benaderingen is een centraal element van de cliëntgerichte aanpak – de drie basisvoorwaarden – onder vuur komen te liggen. Critici erkennen dat deze voorwaarden in therapie noodzakelijk zijn, maar betwijfelen sterk of ze voor iedere problematiek ook voldoende zijn, zoals Rogers meende. Zij betwijfelen met andere woorden of alleen dat warme, begripvolle therapeutische klimaat wel bij iedere cliënt leidt tot het vereiste veranderingsproces. Zelfs al verwerven cliënten inzicht in het eigen functioneren, dan weten zij vaak niet goed hoe ze hun gedrag vervolgens kunnen veranderen. Zeker voor ernstig gestoorde, afhankelijke mensen lijkt zijn benadering ook te bedreigend. Daarom menen critici dat Rogers' voorwaarden weliswaar tot de grondhouding van iedere therapeut behoren, maar dat daarna het 'echte' specifieke therapeutische werk pas begint. Dikwijls moeten mensen na het creëren van een veilig gespreksklimaat bijvoorbeeld met behulp van bepaalde – veelal cognitief-gedragstherapeutische – technieken anders leren denken of zich anders leren gedragen (zie ▶ kader 3-7).

Daartegenover staat de kritiek dat de cliëntgerichte benadering slechts voor een beperkte groep mensen is weggelegd. Ze richt zich sterk op mensen met een meer dan gemiddelde ontwikkeling en intelligentie, die in staat zijn hun gedachten en gevoelens goed onder woorden te brengen. Sommige critici verweten Rogers dat hij daarmee voorbijging aan de noden van bepaalde categorieën cliënten. Zij voerden aan dat de cliëntgerichte aanpak zich voornamelijk leent voor minder 'zware' levensproblemen. Voor de behandeling van cliënten met ernstige psychische stoornissen zou de benadering ontoereikend zijn. Rogers was zich van de kritiek bewust en beperkte zijn therapeutische werk niet uitsluitend tot de zogenaamde YAVIS-cliënten (young, attractive, verbal, intelligent & sociable). Zo werkte hij een tijdje met cliënten met schizofrenie (zie ook ► kader 8-2). Hoewel niet al zijn medewerkers het met hem eens waren en de uiteindelijke resultaten teleurstelden, trok Rogers de conclusie dat zijn aanpak voor elke categorie cliënten toereikend is. Net zoals Freud bleef hij ervan uitgaan dat zijn benadering werkzaam was bij alle problematiek en, sterker nog, dat die ook in andere therapeutische benaderingen de feitelijke werkzaamheid van de therapie uitmaakte.

Kader 3–7 De innerlijke criticus

Een voorbeeld van de moderne cliëntgerichte therapie, gekenmerkt als een geïntegreerde procesdirectieve aanpak, is het werken met de 'innerlijke criticus'. Dit begrip, geïntroduceerd door Gendlin (zie ► kader 3-5), staat symbool voor de strenge normerende 'innerlijke stem' waarmee mensen zichzelf kunnen blokkeren. In het experiëntiële gedachtegoed wordt dit beschouwd als een processtoring: de innerlijke criticus stoort het belevingsproces van de cliënt. Dit kleurt dan zowel de betekenis van bepaalde psychische stoornissen als het verloop van een therapeutisch proces.

De procesdirectieve aanpak maakt gebruik van actieve strategieën:

Identificeren: de therapeut let erop hoe de cliënt bij zichzelf negatieve gevoelens oproept door zichzelf te bekritiseren, te verwerpen enzovoort. Dit kan geconcretiseerd worden door de Gestalttechniek van de 'lege stoel' (zie ► kader 3-4). In plaats van de cliënt te laten vertellen dat hij zichzelf neerhaalt of beschuldigt, wordt hij uitgenodigd om dit effectief te doen vanaf de 'kritische stoel': 'jij bent een nietsnut' – 'jij brengt er werkelijk niets van terecht'.

Exploreren: in plaats van erover te praten wordt de cliënt uitgenodigd zich de innerlijke criticus voor te stellen ('visualiseren') als een reële of symbolische figuur, eventueel met behulp van non-verbale expressievormen (de criticus tekenen, boetseren of met heel het lichaam uitbeelden). Ook de stoelentechniek uit de Gestalttherapie kan hier nuttig zijn (► kader 3-4).

Afstand nemen: zodra de innerlijke criticus geïdentificeerd en geëxploreerd is, wordt een afstand gecreëerd, bijvoorbeeld door herformulering. Stel dat de cliënt zegt 'ik ben niet waard dat ik leef', dan kan de therapeut dit als volgt reflecteren: 'iets in jou vindt dat je het niet waard bent om te leven'. De cliënt moet leren de innerlijke criticus terzijde te schuiven en de gezonde tegenpool (het 'experiëntiële zelf') te accentueren.

Aandacht verschuiven naar beleving: de therapeut zoekt nu hoe het voor de cliënt voelt om in de greep te zijn van zo'n streng, veeleisend en bekritiserend karakter. Nieuwe betekenissen en andere belevingen (angsten, zorgen, behoeften) kunnen worden aangeboord. Door deze gevoelens aandacht te geven wordt de criticus innerlijk geneutraliseerd.

Integreren: een ideaal eindpunt van de therapie zou zijn als de verschillende zelfaspecten, hier de kritische en de experiëntiële pool, geleidelijk naar elkaar toe zouden groeien en uiteindelijk samensmelten tot een nieuw evenwichtig geheel. In vele gevallen moet de cliënt echter leren leven met zijn innerlijke criticus en onderscheiden wanneer deze beschermend of hinderlijk optreedt.

Vergelijk deze aanpak met de cognitieve therapie van 'negatieve zelfspraak' of onhoudbare of onbruikbare cognitieve schema's (zie ► H. 5).

De besproken kritiek heeft gehoor gevonden onder tal van cliëntgerichte therapeuten. Op verschillende punten hebben zij hun aanpak aangepast en vernieuwd. Tegenwoordig gaan velen van hen ervan uit dat cliënten alleen in aanmerking komen voor hun benadering als zij enerzijds ontevreden zijn over hun huidige functioneren en anderzijds bereid en in staat zijn hun belevingswereld te verkennen en daarover te praten. Bovendien moeten zij de belasting van een intensieve vorm van psychotherapie kunnen verdragen. Maar zelfs als hieraan wordt voldaan, komt niet iedere cliënt in hun ogen in aanmerking voor de cliëntgerichte aanpak. Zo wordt nu ontraden om cliënten met een psychose, ernstige depressie of verslaving met deze vorm van therapie te behandelen. Vooral mensen met 'lichtere' problemen zoals een echtscheiding of een 'midlife-crisis' en mensen bij wie de incongruentie niet heel groot is, zouden nog op klassiek Rogeriaanse wijze behandeld kunnen worden.

Rogers' afwijzing van het gebruik van psychologische of psychiatrische diagnostiek en classificatiesystemen zoals de DSM is bijgesteld. Cliëntgerichte therapeuten houden zich nu ook bezig met het situeren van de problematiek van de cliënt tegen de achtergrond van de gebruikelijke psychiatrische stoornissen. Daarbij zijn zij ook meer sturend ('directief') geworden in hun opstelling tegenover de cliënt en maken zij gebruik van hun deskundigheid op het gebied van het therapeutische proces. Ze proberen hun benadering beter te laten aansluiten bij de kenmerkende problematiek van specifieke psychische stoornissen. Het gaat hen nu minder om het verkleinen van de incongruentie en steeds meer om het verminderen van symptomen en het oplossen van de belangrijkste problemen. De totale duur van de therapie is ook wat beperkter dan voorheen. De drie therapeutische voorwaarden blijven weliswaar noodzakelijk, maar zijn ook volgens veel cliëntgerichte therapeuten niet voldoende om veranderingsprocessen bij een cliënt op gang te brengen. Zij maken daarom gebruik van structurerende strategieën uit andere therapievormen. Ook binnen de cliëntgerichte benadering zelf zijn dergelijke structurerende strategieën ontwikkeld (▶ kader 3-8).

Rogers meende dat de essentie van therapie gelegen is in de therapeutische relatie. Of, zoals hij schreef: 'Dit soort therapie is zeker geen voorbereiding op verandering, het *is* verandering.' Dat zullen tegenwoordig niet veel therapeuten – ook in cliëntgerichte kringen – hem meer nazeggen. Waar cognitieve-gedragstherapeuten het belang van de therapeutische relatie gingen onderkennen, raakten cliëntgerichte therapeuten overtuigd van de waarde van allerlei therapeutische methoden en technieken. Hoe Rogers zelf over deze ontwikkeling zou oordelen, is natuurlijk gissen. Hij stond erom bekend dat hij schoolvorming en dogmatisme wilde voorkomen. Daarom gruwde hij ook van de term Rogerianen. In zijn ogen heeft iedere theorie een voorlopig karakter en zou ook de cliëntgerichte aanpak aangepast worden naar aanleiding van nieuw onderzoek en ervaringen uit de praktijk. Die voorspelling is uitgekomen (zie ◼ tabel 3.3).

Kader 3–8 Structurerende interventies in cliëntgerichte psychotherapie

In combinatie met het creëren van een veilig therapeutisch klimaat (op grond van de drie basisvoorwaarden) stimuleert de therapeut ervaringsgerichte veranderingen bij de cliënt. Therapie is in essentie een experiëntieel proces waarbij de therapeut een katalyserende functie heeft. De volgende interventies dragen hiertoe bij.

▣ Tabel 3.3   Verschillen tussen klassieke en moderne cliëntgerichte therapie

klassieke cliëntgerichte therapie	moderne cliëntgerichte therapie
Er wordt geen gebruik gemaakt van diagnostiek en classificatie.	Er wordt wel gebruik gemaakt van diagnostiek en classificatie.
Grondhouding van de therapeut alleen is voldoende voor de behandeling.	Grondhouding van de therapeut wordt aangevuld met technieken uit andere benaderingen.
De therapeut is afwachtend en nauwelijks confronterend.	De therapeut is actiever en meer confronterend.
Elke psychische problematiek kan met deze aanpak behandeld worden.	Niet iedere psychische problematiek komt in aanmerking voor deze aanpak.
Elke problematiek dient op dezelfde wijze behandeld te worden.	Aanpak wordt afgestemd op specifieke kenmerken van de problematiek.
Gerichtheid op verminderen van incongruentie zodat groeiproces op gang komt.	Gerichtheid op verminderen van symptomen en oplossen van de belangrijkste problemen.
Duur: onbepaald, doorgaans langdurig.	Duur: meer aan tijdslimiet gebonden.

Uitnodiging. De cliënt wordt uitgenodigd om tijdens de sessie 'stil te staan bij zichzelf' of 'bij zichzelf te rade te gaan'. Hij/zij bepaalt dus zelf het gespreksonderwerp, gebaseerd op de emotionele betrokkenheid bij het onderwerp.

Focusing. De therapeut zet de cliënt ertoe aan de aandacht op zijn innerlijk beleven te richten (zie ook ▶ kader 3-5). Dit kan door vragen naar verduidelijking van de beleving, het verwoorden van opgemerkte lichaamssignalen of door weerspiegeling van de veronderstelde gevoelens bij de cliënt.

Differentiëring. De therapeut spitst de aandacht toe op bepaalde aspecten van het besprokene door geïnteresseerd te luisteren, naar voorbeelden of meer details te vragen of door te parafraseren (herformuleren wat de cliënt verteld heeft).

Integrering. De cliënt wordt gestimuleerd verschillende belevingsaspecten tot een geheel om te vormen. Voorbeelden van dergelijke interventies zijn: samenvatten wat de cliënt tot uitdrukking heeft gebracht, mogelijke verbanden suggereren of de cliënt confronteren met bepaalde tegenstrijdigheden (ook tussen verbale en non-verbale expressie).

3.5   Samenvatting

Vanaf de jaren vijftig van de vorige eeuw kwam de humanistische benadering vooral in Amerika tot grote bloei. Deze stroming gaat ervan uit dat onder gunstige omstandigheden mensen als vrije en autonome individuen hun mogelijkheden volledig willen en kunnen ontplooien. Op basis van dit optimistische mensbeeld werden verschillende therapievormen ontwikkeld, die vooral in de jaren zestig en zeventig van de vorige eeuw heel populair werden. De bekendste voorbeelden zijn de Gestalttherapie en de cliëntgerichte therapie. Beide vertonen op belangrijke punten overeenkomsten, al zijn er ook duidelijke verschillen. Zo is de aanpak van een Gestalttherapeut doorgaans confronterender dan die van een cliëntgerichte therapeut. Ook doet een Gestalttherapeut van oudsher vaker een beroep op bepaalde therapeutische technieken. Een goed voorbeeld is psychodrama, waarbij door uitbeelding de gevoelsmatige aspecten van bepaalde problematiek beter tot hun recht komen dan bij een pure vorm van psychotherapie. Het idee van zelfverwerkelijking heeft ook aan de basis gelegen van humanistische therapievormen, waarin de zingeving van het menselijk bestaan centraal staat (psychosynthese en logotherapie).

De cliëntgerichte benadering is de meest invloedrijke humanistische vorm van therapie. De grondlegger, Carl Rogers, meende dat mensen door positieve waardering van anderen een zelfbeeld ontwikkelen dat overeenkomt met hun werkelijke zelf, hoe zij zichzelf diep van binnen ervaren. Als die waardering uitblijft gaan ze proberen te voldoen aan het verwachtingsbeeld van anderen en wordt hun zelfontplooiing belemmerd. Op den duur slagen mensen er dan niet meer in om in contact te komen met hun werkelijke zelf. Therapie probeert dit contact te herstellen, zodat groei en ontwikkeling weer op gang komen. Een belangrijk uitgangspunt van de cliëntgerichte benadering is dat de cliënt zelf de problemen het beste kent en zelf de richting en invulling van zijn leven kan bepalen. Een cliëntgerichte therapeut beperkt zich daarom tot het bieden van een therapeutische grondhouding, gekenmerkt door onvoorwaardelijke acceptatie, echtheid en empathie. Zo ontstaat een veilig therapeutisch klimaat, waarin de cliënt durft te verkennen wat er in hem omgaat. De cliënt ontdekt geleidelijk wie hij werkelijk is, wat hij wil en wat hem belemmert in zijn leven. Daardoor komt hij weer in contact met zijn werkelijke zelf en laat hij zich niet meer leiden door zijn verleden of het verwachtingsbeeld van anderen. Het proces van groei en ontwikkeling komt op gang en de cliënt kan zijn problemen zelfstandig oplossen.

Zowel de theorie als de psychotherapeutische aanpak van Rogers zijn op tal van punten bekritiseerd. Ook al doordat hij zich vooral op de gezonde ontwikkeling van mensen richtte, is van zijn persoonlijkheidstheorie nog het minste in de hedendaagse psychiatrie terug te vinden. Heel anders is het gesteld met zijn pleidooi voor een veilig therapeutisch klimaat. Van het belang hiervan zijn hedendaagse therapeuten – ook uit andere stromingen – inmiddels overtuigd. Ze gaan ervan uit dat op basis van dit klimaat specifieke therapeutische methoden en technieken moeten worden toegepast. Deze kritiek heeft ook de cliëntgerichte benadering niet onberoerd gelaten en in de loop der jaren tot verschillende vernieuwingen geleid. Deze hebben echter niet verhinderd dat de oorspronkelijke Rogeriaanse behandelingsvorm aanzienlijk aan invloed heeft verloren ten gunste van kortere, klachtgerichte benaderingen.

Al doende leren: gedragstherapie

4.1   Ontstaan en ontwikkeling

» Betoogd zal worden dat gedragstherapie een alternatieve behandeling is voor psycho-therapie, dat het een superieur soort behandeling is, zowel vanuit het gezichtspunt van de theoretische achtergrond als van de praktische eff ectiviteit. «
(H.J. Eysenck, *Behavior therapy and the neuroses*, 1960) «

4.1.1   Experimentele psychologie en (neo)behaviorisme

Anders dan bij de psychodynamische of cliëntgerichte benadering ontbreekt een duidelijke grondlegger van de gedragstherapie. In feite staan verschillende grondleggers aan de basis. De oorsprong ervan gaat terug tot het begin van de vorige eeuw, toen de experimentele psychologie tot ontwikkeling kwam. In laboratoria deden wetenschappers – vooral uit Rusland en Amerika – onder strenge voorwaarden allerlei experimenteel onderzoek met dieren. Zij bestudeerden eenvoudige manieren van leren door prikkels en beloningen te manipuleren en exact te meten wat de effecten voor het dier waren. Dat leidde tot de ontdekking van een aantal leerprincipes.

De eerste belangrijke grondlegger was de Russische hoogleraar in de fysiologie Ivan Pavlov (1849-1936). Hij ontdekte in een laboratorium het leerprincipe van de klassieke conditionering (zie ▶ par. 4.2.1). Dit komt erop neer dat als twee gebeurtenissen of situaties tegelijkertijd optreden, ze aan elkaar worden gekoppeld en vervolgens dezelfde reacties oproepen. De jonge Amerikaanse psycholoog John B. Watson (1878-1958) beschouwde deze klassieke conditionering als de kern van alle leren van zowel normaal als abnormaal gedrag. In een roemrucht experiment uit 1920 leerde hij een kind van elf maanden ('kleine Albert') met behulp van dit conditioneringsprincipe fobische reacties aan voor een wit ratje. Naar het voorbeeld van de natuurwetenschappen diende de psychologie zich volgens Watson niet meer te richten op het bewustzijn, zoals in die tijd gebruikelijk was, maar uitsluitend op voor iedereen waarneembare – en dus meetbare – gedragingen. Dit was het begin van het behaviorisme (zie ❑ tabel 4.1).

Aanhangers van deze wetenschapsopvatting, de behavioristen, herleidden iedere vorm van gedrag tot reacties op prikkels uit de omgeving. Conditionering zou de sleutel zijn tot het begrijpen van allerlei gedragingen en de mogelijkheden ervan werden als onbegrensd beschouwd. Gedrag is niet meer dan een directe, onontkoombare respons of reactie (R) op een bepaalde waarneembare prikkel of stimulus (S). Theorieën over psychologische processen die een schakel zouden vormen tussen stimulus en reactie, vonden de behavioristen speculatief en dus onwetenschappelijk. Zij waren er met Watson van overtuigd dat begrippen zoals 'bewustzijn', 'motivatie' of 'beleving' niet noodzakelijk waren om menselijk gedrag te kunnen verklaren en voorspellen. Op dit punt verschilden de behavioristen onderling van mening. Anderen hadden wel oog voor wat zich in de mens afspeelde en gebruikten dat voor de verbinding tussen S en R. Ook wat zich binnen in de mens voordoet, zoals cognitieve processen, emotie en motivatie, oefent invloed uit. Wel bleven zij op het strikte standpunt staan dat wetenschap gebaseerd moet zijn op objectieve, meetbare feiten en niet op interpretatie zoals in de psychodynamische benadering. Deze variant werd *neobehaviorisme* genoemd.

⊡ Tabel 4.1 Belangrijke uitgangspunten van het behaviorisme
– Wetenschap behoort objectief te zijn. Een wetenschappelijke bestudering van de mens moet zich daarom richten op het voor anderen waarneembare gedrag.
– Complex gedrag bestaat uit een reeks opeenvolgende elementaire leerprocessen. Om dit te bestuderen, mag het ontleed worden in kleine delen.
– Er is geen wezenlijk onderscheid tussen mens en dier. Daarom leveren dierexperimenten ook kennis op over het functioneren van de mens.
– De mens komt blanco op de wereld en al het gedrag van mensen is aangeleerd.
– Mensen geven niet zelf richting aan hun leven, maar omgevingsinvloeden bepalen het gedrag.
– Het gedrag van mensen is niet te verklaren uit hun verleden, maar vanuit het hier en nu

Het laboratoriumonderzoek en de theoretische discussies van de (neo)behavioristen vonden vooral plaats aan universiteiten en stonden in feite los van de gangbare hulpverleningspraktijk. Toch werd al in de jaren twintig en dertig van de vorige eeuw door een enkeling geprobeerd leerprincipes toe te passen op bepaalde psychische problemen, zoals angst en bedplassen bij kinderen. Het werk van deze pioniers bleef echter onopgemerkt. Ook al door de opkomst van de psychodynamische therapie zou het nog enkele decennia duren voordat gedragstherapie zich serieus aandiende.

4.1.2 Opkomst van de gedragstherapie

Eind jaren vijftig van de vorige eeuw begonnen sommigen te betogen dat ook psychotherapie een toegepaste wetenschap behoorde te zijn. In lijn met de behavioristische opvattingen dienden therapeuten gebruik te maken van technieken waarvan de effectiviteit wetenschappelijk was aangetoond. De leertheoretische bevindingen zouden hiervoor naar hun mening een goed fundament kunnen vormen. Dat pleidooi voor een andere, op wetenschappelijk onderzoek gebaseerde aanpak, was grotendeels een reactie op de toen dominerende psychodynamische stroming. Vooral onder leiding van de Zuid-Afrikaanse psychiater Joseph Wolpe en de naar Engeland geëmigreerde Duitse psycholoog Hans Eysenck werd het wetenschappelijke gehalte van de psychodynamische benadering stevig ter discussie gesteld. Deze ingewikkelde theorie zou meer een uitdrukking zijn van Freuds persoonlijke vooroordelen dan van wetenschappelijk onderzoek. Daarnaast speelde onvrede mee over de toen gangbare psychiatrische diagnostiek, de lange duur en het gebrek aan bewijs voor de werkzaamheid van de psychodynamische therapie.

In Amerika leverde Burrhus Frederick Skinner (1904-1990) in diezelfde periode een belangrijke bijdrage aan de ontwikkeling van de gedragstherapie. Hij was evenals Eysenck geen therapeut, maar een wetenschappelijk onderzoeker. Net als de behavioristen meende hij dat de psychologie zich uitsluitend moest richten op waarneembare gedragingen. Toch waren zijn opvattingen wat genuanceerder en pragmatischer. Skinner onderkende het bestaan van interne psychologische processen, maar de psychologie was er volgens hem nog lang niet aan toe om hierover iets te melden. Bovendien waren die processen niet nodig voor de nieuwe gedragswetenschap. Zijn belangrijkste bijdrage was het ontwikkelen van een nieuw leerprincipe: de operante conditionering (zie ► par. 4.2.2). Dit leerprincipe komt erop neer dat, als op bepaald gedrag een beloning volgt, de kans op herhaling van dat gedrag toeneemt en dat, als er straf volgt, dat gedrag in frequentie zal afnemen.

Op basis van de nieuwe leerprincipes werden begin jaren zestig van de vorige eeuw gedragstherapeutische technieken ontwikkeld die opmerkelijke resultaten boekten bij fobieën en dwangmatig gedrag. Desondanks was het pleidooi voor gedragstherapie als alternatief voor de psychodynamische benadering niet direct een succes. De opmars verliep eerder geleidelijk (zie ► figuur 1.1). Dat had verschillende oorzaken. De dominerende psychodynamische benadering had eind jaren vijftig van de vorige eeuw nog een sterke positie in de klinische praktijk en de gedragstherapie stond haaks op deze aanpak. Bovendien was de psychodynamische benadering voornamelijk een zaak van psychiaters. Gedragstherapeuten waren meestal psychologen en die namen in de psychiatrische klinieken een ondergeschikte plaats in. Daarbij kwam nog een andere factor. Gedragstherapeuten werd het behavioristische standpunt verweten dat het menselijk gedrag volledig bepaald wordt door prikkels vanuit de omgeving. Psychotherapie zou daarmee neerkomen op een vorm van manipulatie met behulp van beloning en straf. In de maatschappijkritische jaren zestig en zeventig van de vorige eeuw, waarin juist vrijheid en persoonlijke groei werden gepredikt, kon deze opvatting niet op veel bijval rekenen. De cliëntgerichte benadering van Rogers (zie ► H. 3) paste aanzienlijk beter bij deze tijdgeest. Voor de uiteindelijke doorbraak bleek bijstelling van de strenge behavioristische principes noodzakelijk.

Na aanvankelijk optimisme over de vermeende ongekende mogelijkheden van de leerprincipes, klonk in de jaren zeventig van de vorige eeuw enige scepsis. Het behaviorisme met zijn strenge wetenschappelijke eisen leverde minder nieuwe kennis en inzichten op dan men aanvankelijk had gehoopt en verwacht. Gedragstherapeuten begonnen zich af te vragen of de twee conditioneringsprincipes wel voldoende waren voor de ingewikkelde therapeutische praktijk. In diezelfde tijd begon de cognitieve psychologie steeds duidelijker aan de weg te timmeren. De Amerikaanse psycholoog Albert Bandura had met zijn model-leren al laten zien dat mensen ook kunnen leren louter door het gedrag van anderen te observeren (zie ► par. 4.2.3). De reacties op deze ontwikkelingen liepen uiteen. Sommige gedragstherapeuten kozen voor een pragmatische houding. Ze bekommerden zich minder om de theoretische onderbouwing van de gedragstherapie en concentreerden zich op de effectiviteit en de aard van de aanpak in hun dagelijkse klinische werk. Anderen begonnen steeds meer aandacht te schenken aan de rol van cognitieve verwerkingsprocessen, zoals de gedachten en de aandachts- en geheugenprocessen. Dit werd wel beschreven als 'het inwendige gedrag', dat dezelfde leerprincipes zou volgen als het uitwendige gedrag.

In het verlengde hiervan gingen therapeuten steeds meer gebruikmaken van cognitieve technieken of van een combinatie van cognitieve en gedragstherapeutische technieken, ook wel *cognitieve gedragstherapie* genoemd (zie ► H. 5). Inmiddels worden de begrippen cognitieve therapie, gedragstherapie en cognitieve gedragstherapie in de praktijk nauwelijks meer onderscheiden. Die ontwikkeling verliep niet zonder slag of stoot. Orthodoxe gedragstherapeuten vroegen zich af of deze combinatie niet te veel afweek van de oorspronkelijke strikte principes. Deze strijd, die teruggaat tot de begintijd van het behaviorisme, is nu ten einde. In recente leertheoretische opvattingen over psychische stoornissen nemen cognitieve processen een vooraanstaande plaats in. Inmiddels behoort de gedragstherapie tot de belangrijkste therapievormen. De combinatie met de cognitieve therapie heeft haar positie alleen maar verstevigd. Daarbij komt dat de gedragstherapeutische benadering prima aansluit bij de toenemende vraag naar kortdurende (en dus goedkopere), gestandaardiseerde therapievormen, die gebaseerd zijn op wetenschappelijk onderzoek (zie ▶ par. 7.1). De ontwikkeling die uiteindelijk zowel de psychodynamische als cliëntgerichte benadering in het nauw bracht, speelde de gedragstherapie juist in de kaart.

4.2   Theorie

>> Geef mij een dozijn gezonde baby's en geef mij de kans om ze op mijn manier op te voeden en ik garandeer u dat ik ieder van hen kan opleiden tot welk beroep dan ook – arts, advocaat, kunstenaar, verkoopleider, ja zelfs bedelaar en dief – ongeacht de talenten, voorkeuren, neigingen, capaciteiten, beroepen en het ras van hun voorouders. <<
(J.B. Watson, *Behaviourism*, 1930)

Volgens de behavioristische benadering zou alle gedrag te herleiden zijn tot een combinatie van eenvoudige, aangeleerde gedragselementen. Men gaat ervan uit dat elk aangeleerd gedrag (normaal of abnormaal) ook weer af te leren is. Dit leerproces zou bij mens en dier niet fundamenteel verschillen. Het zou bij de mens hoogstens wat complexer zijn. Vandaar dat behavioristen veel gebruikmaakten van dierexperimenten. Met dit onderzoek werden leerprincipes van de conditionering ontdekt. Een expliciet, theoretisch fundament ontbrak echter nog. De term *conditionering* verwijst naar het leerproces waardoor gedragingen of reacties kunnen optreden nadat ze aan bepaalde voorwaarden (condities) gekoppeld zijn geweest. Het was inderdaad een ontdekking en geen uitvinding, want conditionering was in feite al lang bekend. Bij het africhten van paarden, honden en valken werd er bijvoorbeeld al eeuwenlang gebruik van gemaakt. Er zijn twee manieren van conditionering: de klassieke conditionering, waarvoor de basis werd gelegd door Pavlov, en de operante conditionering, waarvoor vooral het werk van Skinner van groot belang is geweest. Daarnaast werd nog een derde vorm van leren ontwikkeld: het model-leren van Bandura.

4.2.1 Klassieke conditionering

Pavlov beschreef in het begin van de vorige eeuw het leerprincipe van de klassieke conditionering (zie ◻ figuur 4.1). Iedereen heeft wel eens gehoord van zijn beroemde experimenten met honden. Bij het zien of ruiken van voedsel scheidt elke hongerige hond speeksel af. De betreffende prikkel (stimulus S_1) lokt onvoorwaardelijk steeds dezelfde reactie (respons R_1) uit. Luidt men een belletje (neutrale prikkel S_2) telkens als men de hond voedsel voorzet, dan gaat de hond na verloop van tijd al bij het horen van dit belletje kwijlen: speekselafscheiding treedt nu op als voorwaardelijke of geconditioneerde reflex (R_2). Luidt men daarna een aantal keren de bel zonder dat er voedsel op volgt, dan zal de geconditioneerde reactie (R_2) geleidelijk verdwijnen. Dit heet uitdoving ('extinctie'). De

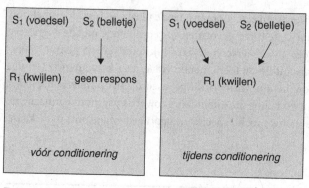
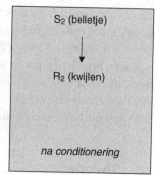

Figuur 4.1   Het principe van klassieke conditionering

experimenten van Pavlov hadden betrekking op reflexmatig leren. Onder invloed van de cognitieve psychologie wordt de klassieke conditionering tegenwoordig wel beschreven als het leren van betekenissen. Een stimulus die voorheen geen betekenis had, krijgt zo'n betekenis wel wanneer er door conditionering een logische samenhang ('contingentie') ontstaat met een andere, betekenisvolle stimulus. Er wordt met andere woorden een verband geleerd tussen de ene en de andere situatie. De functie van deze vorm van conditionering zou zijn dat de omgeving erdoor voorspelbaar wordt: donkere wolken voorspellen regen, wespen voorspellen steken.

Volgens behavioristen zijn veel menselijke gedragingen te verklaren met behulp van klassieke conditionering. De romantische gevoelens die iemand krijgt als hij alleen al het parfum van zijn geliefde ruikt, is daarvan een voorbeeld. Aanvankelijk riep dit parfum niets bij hem op, maar omdat de geur aanwezig was bij verschillende amoureuze ontmoetingen met zijn geliefde, is dat veranderd. In de psychiatrie zou klassieke conditionering bijvoorbeeld het ontstaan van een fobie verklaren. Watson liet dat al in 1920 zien in een experiment met 'kleine Albert', een jongetje van nog geen jaar oud. Iedere keer wanneer Albert zijn hand uitstak om een ratje aan te raken, liet men achter de rug van het jongetje een hard geluid horen. Na een paar keer was Albert bang geworden voor het beestje, ook als het geluid achterwege bleef. Volgens de Pavloviaanse theorie is het volgende gebeurd: de prikkel 'hard geluid' (S_1) lokt onvoorwaardelijk steeds een angstreactie (R_1) uit. Door het harde geluid te laten horen, telkens als het kind zijn hand naar het ratje uitsteekt, gaat het alleen al bij het zien van het dier angstig reageren: het ratje is nu een geconditioneerde stimulus (S_2) geworden voor de angstreactie (R_2). Dit experiment heeft decennialang gegolden als het schoolvoorbeeld van het ontstaan van fobieën.

Aan de hand van dit voorbeeld kunnen nog twee andere leerwetten geïllustreerd worden. De eerste verwijst naar het feit dat Albert na conditionering schrok van een wit ratje. Waarschijnlijk zou hij niet bang zijn geworden van een zwart konijntje. Hij maakte met andere woorden onderscheid tussen deze beide diersoorten. Dit verschijnsel wordt discriminatie genoemd. Het tegenovergestelde komt ook voor. Albert blijkt behalve voor witte ratjes ook bang te zijn voor witte konijnen. Omdat de twee op elkaar lijken wordt zijn aangeleerde angstreactie overgedragen naar een andere stimulus. Dit wordt *generalisatie* (veralgemening) genoemd.

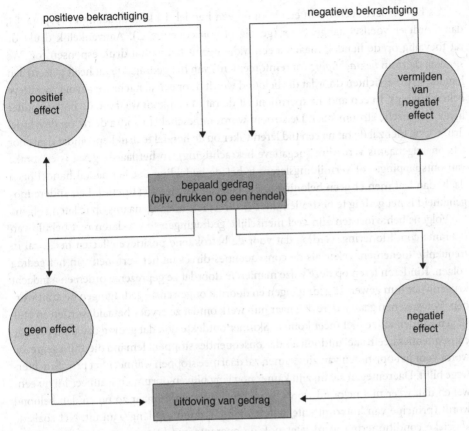

positieve bekrachtiging

negatieve bekrachtiging

positief
effect

vermijden
van
negatief
effect

bepaald gedrag
(bijv. drukken op een hendel)

geen effect

negatief
effect

uitdoving van gedrag

◨ **Figuur 4.2** Verschillende vormen van operante conditionering

4.2.2 Operante conditionering

In de jaren dertig van de vorige eeuw toonde Skinner een ander leerprincipe aan, dat van de operante conditionering ('operant' verwijst naar willekeurige handelingen; men spreekt ook van instrumentele conditionering). Hij stelde namelijk vast dat een groot deel van het menselijk gedrag niet te verklaren is door klassieke conditionering. Anders dan bij klassieke conditionering moet iemand eerst zelf bepaald gedrag uitvoeren, waarna beloning of straf volgt. In operante conditionering bepaalt het gevolg (de consequentie van het gedrag) of dit gedrag in frequentie zal toe- of afnemen. Dit principe was al eerder verwoord door de Amerikaanse psycholoog Edward Thorndike. Hij formuleerde de wet van het effect: gedrag met een plezierig effect neemt in frequentie toe; het omgekeerde geldt voor gedrag met een onplezierig effect. Op basis van deze wet ontwikkelde Skinner de operante conditionering (zie ◨ figuur 4.2). Hij maakte onderscheid tussen verschillende soorten consequenties (vormen van bekrachtiging) van gedrag en de wijze waarop deze op het gedrag volgen.

Als bijvoorbeeld een rat in een kooi op een hendel drukt (handeling of respons R), dan wordt er voedsel aangeboden (gevolg of consequentie C). Aanvankelijk drukt de rat toevallig op de hendel, maar na een tijdje neemt het aantal drukresponsen toe. We spreken dan van *bekrachtiging* (of reinforcement) van het gedrag. De rat heeft geleerd een handeling te verrichten doordat die beloond wordt door een aangenaam gevolg (positieve bekrachtiging). In een ander experiment zit de rat in een kooi waarvan de bodem onder lichte elektrische stroom staat. De stroom wordt uitgeschakeld zodra de rat op de hendel drukt. Ook hier zal de rat na een tijd leren vaker op de hendel te drukken, omdat daardoor iets onaangenaams verdwijnt (negatieve bekrachtiging). In het laatste geval is er sprake van ontsnappings- of vermijdingsleren. Is het de bedoeling dat het aantal handelingen daalt, dan laat men er geen beloning op volgen (uitdoving of extinctie). Een andere mogelijkheid is het gedrag te bestraffen door er direct iets onaangenaams op te laten volgen.

Volgens behavioristen zijn veel menselijke gedragingen te verklaren met behulp van operante conditionering. Gedrag dat voor de betrokkene positieve effecten heeft, zal in frequentie toenemen, zeker als de consequenties direct na het vertonen van het gedrag volgen. Kinderen leren op deze wijze manieren: doordat ze geprezen worden en aandacht krijgen voor hun gewenste gedragingen en doordat ongewenste gedragingen bestraft worden. Volwassenen gaan iedere dag naar hun werk omdat ze ervoor betaald worden en ontslagen worden als ze niet meer komen. Skinner ontdekte ook dat gedrag dat altijd prettige consequenties heeft, snel uitdooft als de consequenties stoppen. Iemand die altijd geprezen wordt voor het opruimen van zijn kamer, zal daarmee stoppen wanneer het prijzen achterwege blijft. Daarentegen zal hij zijn kamer nog lang blijven opruimen wanneer hij nu eens wel en dan weer niet beloond wordt. Gedrag dat niet altijd, maar zo nu en dan beloond wordt (principe van 'intermittente bekrachtiging'), dooft erg langzaam uit. Net zoals de klassieke conditionering werd later ook de operante conditionering op een cognitieve wijze verklaard. Zo zou er bij deze vorm van conditionering een verband geleerd worden tussen gedrag en veranderingen in de omgeving. Volgens deze cognitieve benadering kunnen mensen er enige controle mee uitoefenen op de omgeving: bij donkere wolken nemen ze een paraplu mee, zodat ze droog blijven; bij wespen blijven ze uit de buurt.

Naast het onderwijs werd de psychiatrie al snel gezien als een mogelijk toepassingsgebied voor de operante conditionering. Met name op verblijfsafdelingen van ernstig gestoorde patiënten werd deze vorm aanvankelijk toegepast. Op dergelijke afdelingen was het namelijk goed mogelijk de omstandigheden optimaal te beïnvloeden en gewenst gedrag systematisch te belonen (contingentiemanagement; zie ▶ par. 4.3.3). Geleidelijk begon men ook oog te krijgen voor de mogelijkheden en beperkingen van de twee vormen van conditionering. Al rond 1950 werd geopperd dat klassieke en operante conditionering elk in verschillende fasen van angststoornissen een rol zouden spelen. Bij het ontstaan van de angst zou klassieke conditionering van belang zijn: een neutrale situatie (bijv. autorijden) wordt gekoppeld aan een onaangename situatie (een ongeval). Daardoor treedt een geconditioneerde angstreactie op (zodra men in de auto zit wordt men bang). Stelt men zich herhaaldelijk bloot aan deze situatie, dan zal de angstreactie geleidelijk uitdoven. Loopt men echter weg uit de situatie telkens als er een angstgevoel optreedt, dan blijft de angst bestaan, met zelfs een grote kans toe te nemen of zich uit te breiden (in het voorbeeld wordt dat dan een 'autofobie'). Hier speelt dus ook het principe van het vermijdingsleren uit de operante conditionering. Dit zou het voortbestaan van het gedrag verklaren, terwijl klassieke conditionering het ontstaan van de angstreactie zou verklaren. Deze verklaring op grond van een combinatie van twee leerprocessen wordt de 'tweefactorentheorie' genoemd (ontwikkeld door de Amerikaan O. Hobart Mowrer).

4.2.3 Model-leren

Een andere belangrijke vorm van leren is het modeling of model-leren, dat vanaf de late jaren zestig van de vorige eeuw door Bandura werd ontwikkeld. Hij was van mening dat mensen ook veel kunnen leren louter door het observeren van het gedrag van anderen (de modellen). Dit model-leren was al bekend bij leerlingen van Watson. In de jaren twintig van de vorige eeuw werd al aangetoond dat een kind bijvoorbeeld zijn angst voor konijntjes snel kwijtraakte wanneer het andere kinderen rustig met een konijntje zag spelen. Imitatie speelde kennelijk een belangrijke rol; de kinderen fungeerden als model. Bekrachtiging is voor deze vorm van leren niet per se noodzakelijk. Gedrag wordt echter wel eerder geïmiteerd als de modellen voor hun gedragingen worden beloond of wanneer de modellen belangrijk zijn. Ouders die niet huilen wanneer zij emotioneel zijn, leren hun kinderen ook om hun emoties binnen te houden. Iemand die ziet dat anderen bang zijn voor bepaalde voorwerpen of gebeurtenissen, kan daarvoor eveneens bang worden.

Het model-leren wordt beschouwd als een hogere vorm van leren, dat vooral bij de mens voorkomt. Louter in termen van gedrag is dit echter niet te begrijpen. Om te verklaren wat er gebeurt, moet men wel een beroep doen op cognitieve processen, zoals het geheugen. Deze cognitieve gerichtheid verklaart waarom het behaviorisme aanvankelijk weinig aandacht schonk aan deze vorm van leren. Tegenwoordig is het belang van deze vorm van leren volledig onderkend. Onder andere in sociale-vaardigheidstraining (zie ▶ kader 4-2) wordt expliciet gebruikgemaakt van het model-leren. In de therapiesituatie is overigens altijd sprake van deze vorm van leren. Of hij wil of niet, de therapeut heeft een belangrijke voorbeeldfunctie voor de cliënt.

Kader 4-1 Bedplassen conditioneren

De zindelijkheid van een kind ontwikkelt zich tussen het tweede en zesde levensjaar. Het kind wordt zich bewust van de aandrang om te plassen. Het leert de bekkenbodemspieren te beheersen, hetgeen noodzakelijk is om de plas op te houden. Toch zijn er veel kinderen van zes jaar en ouder die nog in bed plassen. Dat gebeurt niet met opzet en betekent niet meteen dat zij te kampen hebben met belangrijke problemen. Het kind moet nog leren de plas 's nachts op te houden. Hiervoor zijn gedragstherapeutische methoden beschikbaar. In 1904 beschreef de Duitse kinderarts Pfaundler een toevallige bijwerking van een hulpmiddel om verpleegkundigen te waarschuwen wanneer een patiënt 's nachts in bed plaste. Hij had een soort onderlegger gemaakt waarin draadjes zitten die een zwak elektrisch signaal doorgaven, waardoor op de gang van het ziekenhuis een lampje ging branden. De dienstdoende verpleegkundige was dan in staat om snel het bed te verschonen. Tot zijn verbazing ontdekte Pfaundler dat de patiënten na verloop van tijd minder in bed gingen plassen. In 1938 heeft het echtpaar Mowrer deze kennis gebruikt om een wekapparaat te ontwerpen, speciaal bedoeld om kinderen te leren 's nachts hun bed droog te houden. Deze *plaswekker* wordt nu, in verbeterde vorm, nog steeds gebruikt en is te lenen bij het ziekenfonds c.q. te huur of te koop bij apotheker, drogist en gespecialiseerde firma's.

De plaswekker bestaat uit een ontvanger die vocht registreert, een alarmkastje en een draad die deze onderdelen verbindt. De ontvanger kan een broekje of een onderlegger zijn of drukkers die in de onderbroek geklikt worden. De wekker loopt af als een paar druppels urine terechtkomen op de ontvanger. Het is de bedoeling dat een kind wordt gewekt zodra hij in bed begint te plassen. Door het wakker schrikken stopt het kind met plassen en moet uit bed komen om op de wc verder te plassen. Na verloop van tijd wordt het kind niet meer wakker van de bel van de plaswekker, maar van de signalen van de blaas voordat de wekker gaat. De plaswekkermethode is lange tijd de effectiefste vorm van behandeling geweest. Het succespercentage schommelt tussen de 80 en 90%, maar een probleem bij deze training vormt het grote percentage uitvallers: 30 a 40%. Dit komt omdat het lang duurt voordat het gewenste effect bereikt wordt, variërend van enkele weken tot drie maanden. Het lawaai van de wekker 's nachts en het uitblijven van snel succes werken demotiverend bij ouders en dat resulteert in het afbreken van de behandeling.

Het echtpaar Mowrer dacht dat de werking van de plaswekker verklaard kon worden vanuit klassieke conditionering. Maar operante conditionering is ook van toepassing, want het kind wordt beloond, zowel expliciet (punten, snoep, enz.) als impliciet (blije ouders). Vanuit deze visie ontwikkelden Nathan Azrin en medewerkers in 1974 de *Droog-bedtraining*, die bestaat uit een wekschema, blaastraining en verschoningsoefeningen. In combinatie met de plaswekker is het succespercentage zeer hoog, onder voorwaarde dat ouders en kind gemotiveerd meewerken.

4.3   Therapie

» Als uw kind gilt en wegrent na het zien van een kikker, laat een ander die dan vangen en hem op een behoorlijke afstand van het kind neerzetten: wen het er eerst aan ernaar te kijken; wanneer dat lukt, laat het kind dan dichterbij komen en er zonder emotie naar kijken terwijl hij rondspringt; laat het de kikker daarna zachtjes aaien, terwijl hij in andermans hand wordt vastgehouden; enzovoort, totdat het kind er even rustig mee kan omgaan als met een vlinder of een mus. «

(J. Locke, *Some thoughts concerning education*, 1693)

Vergeleken met de psychodynamische en cliëntgerichte benaderingen worden bij gedragstherapie weinig eisen gesteld aan cliënten om voor behandeling in aanmerking te komen. Gedragstherapeuten gaan er bovendien van uit dat een breed scala aan problemen behandeld kan worden. De gedragstherapeut is niet gericht op persoonlijkheidsverandering zoals de psychodynamische en cliëntgerichte therapie. Het gaat hem om het veranderen van probleemgedrag. Wanneer de hulpvraag is gericht op 'persoonlijke groei', dan ligt een andere vorm van therapie (zoals de cliëntgerichte benadering) meer voor de hand. Het ontwikkelen van zelfkennis (wie ben ik en waardoor ben ik zo geworden?) is evenmin een goede reden om tot gedragstherapie te besluiten. Gedragstherapeuten streven niet primair naar dit soort zelfkennis, aangezien dit volgens hen niet automatisch leidt tot gedragsverandering. Een bepaalde vorm van inzicht wordt daarentegen wel nagestreefd. Zo vinden gedragstherapeuten het belangrijk dat cliënten antwoord kunnen geven op de vragen: wanneer en waardoor vertoon ik dit gedrag en welke functie heeft het? Ook is het volgens hen van belang dat cliënten kunnen aangeven welke concrete situaties leiden tot probleemgedrag. Dat biedt hen immers aanknopingspunten om hun gedrag te veranderen.

4.3.1 Therapeutische werkrelatie

De gedragstherapeut gaat ervan uit dat leerprocessen bij het ontstaan van psychische problemen een belangrijke rol spelen. Als de psychodynamische benadering gekarakteriseerd kan worden met 'wat onbewust is, moet bewust worden', dan kan men van gedragstherapie zeggen 'wat aangeleerd is, kan weer afgeleerd worden'. Het gaat daarbij niet om het verleden, de omstandigheden waaronder het probleemgedrag in het verleden tot stand is gekomen. Dit is alleen van belang voor zover dit volgens de cliënt nog steeds zijn huidige functioneren beïnvloedt. Aangezien volgens de gedragstherapeutische benadering actuele omstandigheden het probleemgedrag beïnvloeden, kunnen mensen het beste hun actuele problemen direct en snel (leren) aanpakken. Gedragstherapeuten zijn duidelijk meer op het doen gericht dan op het praten. Het rechtstreeks beïnvloeden van het gedrag wordt als essentieel beschouwd en kan volgens hen niet worden afgedaan als 'oppervlakkige' symptoombestrijding (in tegenstelling tot de door critici veronderstelde 'diepere' persoonlijkheidsverandering bewerkt door psychodynamische therapie).

Een goede therapeut dient de leerprincipes te beheersen en te beschikken over kennis van de verschillende gedragstherapeutische technieken. De relatie tussen therapeut en cliënt wordt wel getypeerd als een werkrelatie die vergelijkbaar is met die tussen meester en leerling. De rol van de gedragstherapeut is actief en sturend. Hij adviseert, stelt vragen en geeft opdrachten. Een belangrijk deel van zijn tijd besteedt de therapeut aan didactische activiteiten, zoals het verhogen van de motivatie, het uitleggen van de aanpak en het voorbereiden op bepaalde technieken en huiswerkopdrachten. De cliënt wordt daarbij gestimuleerd tot zelfwerkzaamheid en krijgt steun van de therapeut. Er worden veel opdrachten gegeven, die buiten de therapiesessies moeten worden uitgevoerd ('huiswerk'). Deze huiswerkopdrachten zijn een belangrijk onderdeel van een gedragstherapeutische therapie. Het is namelijk van groot belang dat het geleerde niet beperkt blijft tot de therapieruimte, maar ook wordt toegepast in het dagelijkse leven van de cliënt (het genoemde leerprincipe van de 'generalisatie'). Anders dan bij de psychodynamische en cliëntgerichte benadering is de therapeut als persoon in het verloop van de therapie van ondergeschikte betekenis. Dat betekent dat aan de eigen ontwikkeling van gedragstherapeuten doorgaans geen bijzondere aandacht wordt geschonken. De verminderde betekenis van de persoon van de therapeut heeft nog een ander belangrijk bijkomend voordeel: net als de cognitieve therapie laat gedragstherapie zich gemakkelijker onderbrengen in behandeldraaiboeken of protocollen dan de psychodynamische en cliëntgerichte benaderingen (zie ▶ par. 7.1.1). En daarom zijn cognitief-gedragstherapeutische behandelingsmodellen ook zo goed te gebruiken voor allerlei vormen van therapie via internet (zie ▶ kader 7-7).

Gedragstherapeuten gaan op gestructureerde wijze te werk: de gehele therapie verloopt volgens een aantal duidelijke stappen (zie ▶ par. 4.3.4). Uitgangspunt van een gedragstherapie vormen steeds de klachten van de cliënt. Vanaf het begin zal de therapeut zijn doen en laten in de therapie laten bepalen door het uiteindelijke therapiedoel: het verminderen van deze klachten. De cliënt wordt in dit proces als een mondige partner beschouwd. Therapeutisch doel en aanpak worden zo veel mogelijk in onderling overleg tussen cliënt en therapeut vastgesteld. De cliënt denkt mee over factoren die het probleem veroorzaken en in stand houden, en over mogelijke oplossingen. Het uitwisselen van informatie vindt gedurende het hele proces plaats: elk onderdeel wordt toegelicht en besproken met de cliënt.

Het eerste therapiegesprek is vooral een kennismaking. De therapeut zal proberen de cliënt zo snel mogelijk op zijn gemak te stellen door hem duidelijk te maken wat gedragstherapie inhoudt en wat er van hem verwacht wordt. Een ander belangrijk aspect is het motiveren van de cliënt. Vaak zijn cliënten gedemoraliseerd wanneer zij – vaak na lang wikken en wegen – in behandeling komen. Door een vriendelijke, begrijpende houding, maar meer nog door zijn deskundigheid te tonen, probeert de therapeut die demoralisatie te verminderen. Uitleg over de wijze waarop probleemgedrag volgens de gedragstherapeutische opvattingen ontstaat en kan verdwijnen, is erg belangrijk. Het wordt de cliënt dan duidelijk dat dit is aangeleerd en dus ook weer is af te leren. Dat stelt hem dikwijls gerust en versterkt zijn vertrouwen in de therapie (zie ▶ par. 1.4.2).

4.3.2 Beoordeling van de problematiek en behandelplan

Na de eerste kennismaking worden alle problemen door de therapeut nauwkeurig in kaart gebracht. In deze fase proberen gedragstherapeuten klachten zoveel mogelijk te omschrijven in voor anderen waarneembare en meetbare gedragingen. Dat is lang niet altijd gemakkelijk. Cliënten gebruiken namelijk nogal eens algemene bewoordingen zoals: 'ik voel me de laatste tijd zo ongelukkig, ik weet niet waarom'. Een meer concrete invulling is een eerste noodzakelijke stap. Bij de beoordeling wordt het gedrag van de cliënt tijdens de zitting betrokken. Wanneer iemand bijvoorbeeld steeds vragen stelt die feitelijk niet ter zake doen, dan wordt nagegaan wat de functie of betekenis hiervan kan zijn. Behalve van het gesprek tussen therapeut en cliënt, maakt de therapeut dikwijls gebruik van verschillende methoden en hulpmiddelen om scherper zicht te krijgen op het probleemgedrag. Daardoor is later duidelijker welke behandeling is aangewezen en wordt het gemakkelijker om het effect van de therapie goed te beoordelen.

Voor de beoordeling van het gedrag van cliënten beperkten de eerste gedragstherapeuten zich uitsluitend tot gedragsobservaties door anderen (therapeut of familieleden). Tegenwoordig kiest de therapeut afhankelijk van het probleemgedrag voor methoden zoals interviews, zelfobservatie (bijv. via een soort dagboek), vragenlijsten of tests. Centraal staat dan hoe vaak het probleemgedrag voorkomt, hoe lang het duurt en wat er zich precies voor en tijdens het gedrag voordoet. Een dergelijke aanpak is niet alleen van belang voor de therapeut, maar ook voor de cliënt. Hij raakt zo sterker betrokken bij de therapie en krijgt meer zicht op de aard en ernst van zijn klachten. In plaats van dat hij 'altijd' angstig is, constateert hij na dit soort metingen dat dit alleen het geval is als hij de straat op gaat. Deze voorbereidende fase is in feite al een stukje therapie. De cliënt krijgt een andere, relativerende kijk op zijn problemen en zal daardoor eerder bereid zijn zich in te zetten voor de therapie.

Al in een vroeg stadium probeert de therapeut in deze fase ook tot een voorlopige psychiatrische diagnose te komen. Binnen de gedragstherapie is daarvoor geen eigen indeling van psychische stoornissen ontwikkeld. Gedragstherapeuten gaan uit van bestaande classificaties, zoals de DSM (zie ▶ par. 1.2.3). Dat biedt al enig inzicht in het verloop van de aandoening. Bovendien kan de therapeut dan bepalen of een behandeling met medicijnen of doorverwijzing gewenst is. Op basis van de verzamelde gegevens maakt de therapeut vervolgens een zorgvuldige ontleding van de problematiek. Van elk symptoom wordt nauwkeurig nagegaan in welke situaties het probleemgedrag wel en niet optreedt, wat eraan voorafgaat, wat de gevolgen zijn en wat het probleemgedrag in stand houdt. Vervolgens zoekt de therapeut samen met de cliënt naar mogelijke verbanden tussen de problemen. Wanneer er bijvoorbeeld sprake is van zowel relatieproblemen als alcoholmisbruik, dan wordt nagegaan of deze onderling samenhangen (welke oorzaak en welke gevolg is) of gekoppeld zijn aan of worden beïnvloed door andere factoren. Dit wordt een *functieanalyse* genoemd. De therapeut vertelt de cliënt vervolgens in begrijpelijke bewoordingen wat zijn bevindingen zijn, waarbij hij benadrukt dat het gaat om een theorie met een voorlopig karakter. Voor de cliënt kan het inzichtelijk maken van zijn problematiek een positief effect hebben. Hij voelt zich minder machteloos, minder bedreigd door de klachten.

Wanneer alle gegevens zijn geanalyseerd, stelt de therapeut samen met de cliënt een behandelplan op. De rol van de cliënt is ook hier weer van groot belang. In feite bepaalt hij waaraan hij wil werken. Gezamenlijk formuleren zij een therapeutische doelstelling die zo concreet en realistisch mogelijk is. Het is beter om als doel te formuleren 'ik wil weer naar feestjes durven' dan 'ik wil nooit meer bang zijn'. Ook wordt in het behandelplan opgenomen hoeveel zittingen er ongeveer nodig zijn om de doelstelling te bereiken. In de praktijk beperkt de problematiek van de cliënt zich niet tot één bepaald probleem. Vaak is er sprake van meer klachten. Daarom is het gebruikelijk dat er verschillende behandelingsdoelen worden vastgelegd. Ten slotte wordt in het behandelplan aangegeven welke technieken de therapeut denkt te gaan gebruiken. Ook dit wordt besproken met de cliënt. De therapeut legt uit wat de voorgestelde technieken ongeveer inhouden en waarom hij denkt dat ze bij de cliënt werkzaam zullen zijn. De cliënt weet op die manier waar hij aan toe is en het plan kan in overleg zo nodig worden bijgesteld. Daarnaast wordt de cliënt op deze wijze duidelijk gemaakt dat de behandelfase op het punt staat te beginnen.

4.3.3 Behandelingstechnieken

Gedragstherapeuten beschikken over veel technieken om gedragsveranderingen te bewerkstelligen. Globaal zijn ze te verdelen in technieken om probleemoplossend gedrag aan te leren en technieken om ongewenst gedrag af te leren. Op beide hoofdgroepen gaan we hier in.

4

Kader 4-2 Sociale-vaardigheidstraining

Het gedrag van mensen met gebrekkige sociale vaardigheden staat vooral onder controle van negatieve bekrachtiging. Zij gaan bijvoorbeeld niet naar een receptie of feestje en vermijden zo een angstige situatie (vermijdingsleren). Positieve ervaringen doen ze daardoor evenmin op. Dergelijke mensen hebben bovendien dikwijls een negatieve verwachting van de effectiviteit van hun omgang met anderen. Alleen al om die reden zijn ze in de contacten met anderen vaak angstiger en meer gespannen, wat hun sociale vaardigheden niet ten goede komt.

In sociale-vaardigheidstraining leren zij op een meer adequate manier met anderen om te gaan. Doorgaans vindt deze training plaats in groepen: de groepsleden kunnen dan van elkaar leren. Behalve aan het verbale gedrag besteedt de therapeut aandacht aan non-verbale aspecten zoals houding, intonatie, stemvolume en oogcontact. Sociale-vaardigheidstrainingen maken hoofdzakelijk gebruik van model-leren en operant conditioneren.

Het model-leren vindt plaats als de cliënt het effectieve sociale gedrag van anderen (bijv. tijdens een rollenspel) observeert. De deelnemers verschillen meestal qua gedrag en kunnen zo voor elkaar als voorbeeld dienen. Ook de begeleiders laten 'goed' gedrag zien, dat geïmiteerd kan worden, of spelen bepaalde sociale situaties voor, zodat het voor de groepsleden duidelijk wordt om welk gedrag het precies gaat. Van operant conditioneren is sprake wanneer de cliënt nieuwe (positieve) ervaringen opdoet door het vertonen van gewenst gedrag. Vaak wordt daarbij gebruikgemaakt van rollenspelen (zie ▶ kader 3-4). Belangrijk hierbij zijn model-leren, feedback en het herhaald oefenen van gedrag. In de veilige sfeer van de groep worden allerlei sociale situaties uit het 'echte' leven nagespeeld. De bedoeling daarvan is te leren wat voor ieder groepslid het probleem is in die situaties, welke oplossingen mogelijk zijn en hoe die oplossingen in de praktijk te brengen zijn. De groepsleden wisselen daarbij vaak van rol en spelen 'zichzelf' maar ook 'de ander' met wie ze in sociale situaties te maken krijgen. De cliënt leert de uiteindelijke vaardigheid stapsgewijs met behulp van positieve bekrachtiging. Nu eens neemt de therapeut de rol van de cliënt in en doet het juiste sociale gedrag voor. Dan weer voert de cliënt het gedrag uit en geven de therapeut en de groepsleden feedback.

Voor de toepassing van het geleerde in het dagelijks leven ('generalisatie') is huiswerk van groot belang. Hierdoor krijgen de groepsleden de gelegenheid om 'goede' ervaringen op te doen met het nieuwe gedrag, wat bekrachtigend werkt. Het huiswerk is zowel gericht op het observeren van het eigen gedrag als op het oefenen van de geleerde vaardigheden. De ervaringen met het toepassen van het geleerde in de dagelijkse praktijk brengen de groepsleden terug in de groep. Dit kan weer als nieuw oefenmateriaal dienen. Sociale-vaardigheidstraining bleek onder andere effectief in de behandeling van cliënten met een sociale fobie, een drankprobleem of een depressie.

Aanleren van probleemoplossend gedrag   De eerste groep technieken beoogt het aanleren van probleemoplossend gedrag ('problem solving' of 'coping') en doet vooral een beroep op operante technieken. Probleemoplossende vaardigheden kunnen op verschillende manieren worden aangeleerd. Cliënten leren bijvoorbeeld eerst de signalen van een probleem te herkennen. Daarna bedenken cliënt en therapeut zo veel mogelijk oplossingen, waarna ze de meest effectieve kiezen. De gekozen oplossing wordt uitgevoerd en geëvalueerd. Paren met relatieproblemen en patiënten met een depressie, agorafobie en schizofrenie bleken veel baat bij deze aanpak te hebben. De bekendste techniek voor het aanleren van probleemoplossend gedrag is de assertiviteitstraining: door middel van rollenspel leren onzekere cliënten beter voor zichzelf op te komen en op duidelijke wijze eigen meningen en gevoelens te verwoorden. Dit kan onderdeel zijn van een ruimere training in het omgaan met anderen: *sociale-vaardigheidstraining* (zie ► kader 4-2). Bij herhaalde of langdurige spanning, angst of stress (in het bijzonder wanneer deze lichamelijke klachten veroorzaken) kunnen cliënten baat hebben bij ontspanningsoefeningen of relaxatietraining (zie ► kader 4-4). Cliënten die moeite hebben met het beheersen van bepaalde behoeften en verlangens (zoals eten, drinken, seksuele bevrediging en agressiviteit) leren door zelfobservatie en stapsgewijs uittesten van moeilijke situaties een betere zelfbeheersing of *zelfcontrole* te verwerven. Hiertoe behoort ook de techniek van gewoonte-omkering ('habit reversal'; zie ► kader 4-3).

Positieve bekrachtiging speelt een belangrijke rol in deze specifieke gedragstherapeutische technieken. Successen in de uitvoering van aangeleerde vaardigheden worden door de therapeut consequent positief bekrachtigd. Dergelijke operante technieken worden ook gebruikt in het contact met de cliënt. Positieve bekrachtiging wordt therapeutisch toegepast om gewenst gedrag dat te weinig voorkomt te doen toenemen. Wanneer de cliënt bijvoorbeeld zijn huiswerkopdrachten heeft uitgevoerd, geeft de therapeut blijk van zijn waardering. In deze zin behoort positieve bekrachtiging tot de algemene gespreksvaardigheden van gedragstherapeuten. Ook 'negeren' is in feite een operante techniek die iedere ervaren gedragstherapeut als vanzelf toepast. Wanneer een cliënt uitweidt over irrelevante details, dan gaat de therapeut hierop zo min mogelijk in. Door op die manier bekrachtiging te onthouden aan praten over irrelevante zaken en door, gelijktijdig, praten over relevante zaken wel te bekrachtigen, beïnvloedt hij het gedrag van de cliënt.

Kader 4-3 Haar uittrekken of de tuin wieden

Het herhaald uittrekken van haar kan een ernstig probleem zijn als het de persoon sterk hindert in het dagelijks leven of tot opvallende kale plekken leidt. Dit staat bekend als trichotillomanie en behoort (volgens DSM-5) tot de dwangstoornissen. De aanbevolen behandeling is farmacotherapie (nieuwere antidepressiva) en gedragstherapie, met name 'gewoonte-omkering' (habit reversal). Allereerst moeten cliënten leren zich bewust te worden van de specifieke bewegingen die gepaard gaan met het haar uittrekken. Dit kan vergemakkelijkt worden door observatie in de spiegel. Verder moeten ze de voorlopers leren herkennen (bijv. het gezicht aanraken of de haren recht leggen) en moeten ook de risicovolle situaties bekend zijn: de cliënt leert welke situaties gemakkelijk tot haar uittrekken kunnen leiden (bijv. tv-kijken, studeren of alleen-zijn). Wanneer cliënten stress, een voorloper van het gedrag of een risicovolle situatie voelen opkomen, moeten ze een 'concurrerende respons' uitvoeren: een handeling die onverenigbaar is met uittrekken van haar en die bovendien zo onopvallend mogelijk is. De meest gebruikte responsen zijn het grijpen van een voorwerp of de vuisten ballen, drie minuten lang. Dit wordt ook toegepast wanneer het uittrekken reeds begonnen is of op het punt staat te beginnen. Een alternatief is de 'gewoontevervanging' (habit substitution). Daarbij wordt voorgesteld dat de cliënt leert de drang tot haren uittrekken af te leiden door een daarop gelijkende maar niet-storende activiteit uit te voeren zoals het uittrekken van onkruid. Uiteraard moet er dan ergens een tuin in de buurt zijn en mag het wieden niet ontaarden in het kaalplukken van de mooie perkjes ...

Het belonen van gewenst gedrag is een veel toegepast principe in de opvoeding. Als het op een systematische manier wordt uitgewerkt tot een methode van bekrachtiging spreekt men van contingentiemanagement, hetgeen uitgevoerd kan worden door een of meerdere personen zoals leerkrachten op school, verpleegkundigen op een psychiatrische afdeling of begeleiders in een instelling voor mensen met een verstandelijke beperking. Men zal dan telkens wanneer de cliënt (leerling, patiënt, bewoner) gewenst gedrag vertoont, dit zo snel mogelijk bekrachtigen, hetzij materieel (met een concrete beloning zoals snoep), hetzij sociaal (aandacht geven, prijzen). Om de cliënt niet te afhankelijk te maken van directe beloning, wordt de bekrachtiging in de tijd gespreid of vervangen door een indirect beloningssysteem. Zo kan men bijvoorbeeld de cliënt een punt of een bon geven; als een bepaald aantal verworven is kan hij deze inruilen voor een afgesproken beloning of gunst (een dergelijk systeem staat ook bekend als 'token economy').

Afleren van ongewenst gedrag   De tweede groep gedragstherapeutische technieken is bij uitstek bedoeld om ongewenst gedrag af te leren. Deze technieken zijn vooral geënt op de klassieke conditionering. In plaats van gevreesde situaties te vermijden of aan onaangename gevoelens van angst en spanning te ontsnappen, worden cliënten hier juist aan blootgesteld. Er zijn twee manieren waarop deze blootstelling of exposure kan plaatsvinden:

1. in de verbeelding (in vitro), waarbij de cliënt zich voorstelt dat hij zich in de angstige situatie bevindt (imaginaire exposure);
2. in het echt (in vivo), waarbij de cliënt daadwerkelijk wordt blootgesteld aan de angstige situatie.

Bij de opkomst van gedragstherapie kozen therapeuten vooral voor imaginaire exposure. Tegenwoordig gaat de voorkeur uit naar exposure in vivo. Deze techniek is doorgaans effectiever, maar is niet altijd mogelijk. Bij iemand met een fobie voor onweer is deze aanpak moeilijk te hanteren. De blootstelling kan geleidelijk of direct volledig gebeuren. De mate van blootstelling kan in overleg met de cliënt bepaald worden.

Kader 4-4 Relaxatietraining

Angst en stressgevoelens gaan vaak samen met een verhoogde spierspanning. Met ontspanningsoefeningen leert de cliënt de spieren te ontspannen ('relaxeren'), waardoor ook de angst en stressgevoelens minder worden. Deze aanpak wordt omschreven als relaxatietraining. Anders dan met kalmeringsmiddelen krijgt de cliënt met deze vorm van ontspanning weer het vertrouwen dat hij zelf iets kan doen aan zijn problemen. Hij leert op spanningsvolle situaties adequater te reageren, onderkent zijn lichaamssignalen (samentrekken van de maag; hartkloppingen in de keel) beter en kan er ook daadwerkelijk iets aan doen. Een dergelijke training kenmerkt zich door vier basiselementen:

- een *rustige omgeving*: veelal met gesloten ogen ín een kamer waarin zo min mogelijk lawaai doordringt;

- een *gerichte aandacht*: vaak concentreert men zich op een spreuk, een woord, een beeld, een gevoel;
- een *passieve geestesgesteldheid*: storende gedachten en emoties worden vermeden;
- een *gemakkelijke lichaamshouding*: een houding die moeiteloos 20 tot 30 minuten is vol te houden.

Deze basiselementen zijn herkenbaar in de volgende drie belangrijke relaxatiemethoden.

Autogene training (methode van Schultz). Hierbij concentreert de cliënt zich op een zwaartegevoel ('uw rechterarm is zwaar'), eerst in de ene arm, dan de andere, de benen en ten slotte het hele lichaam. Na enkele weken oefenen richt de cliënt zich volgens dezelfde opbouw op een warmtegevoel. Wanneer zwaarte- en warmtegevoel gemakkelijk opgeroepen worden, gaat de aandacht naar het hart ('mijn hart klopt rustig en regelmatig') en vervolgens de ademhaling ('mijn ademhaling is rustig'). Daarna wordt een warmtegevoel in de maagstreek opgeroepen en ten slotte in de zesde en laatste oefening een gevoel van koelte ter hoogte van het voorhoofd ('mijn voorhoofd is koel'). Het ontspannen gevoel dat op deze manier na ongeveer een halfjaar twee keer per week oefenen is bereikt, wordt *autogene toestand* genoemd.

Progressieve relaxatie (methode van Jacobson). Met deze methode leert de cliënt de ene spiergroep na de andere ('progressief') te ontspannen. Dat gebeurt door spiergroepen gedurende een tot twee minuten aan te spannen en ze direct daarna te ontspannen. Hiermee leert de cliënt het verschil tussen gespannen en ontspannen spieren. Begonnen wordt met kleine spiergroepen, spieren van het voorhoofd, de ogen, de neus enzovoort, om vervolgens het hele gezicht en het hoofd te ontspannen. Daarna zijn de schouders, de ledematen, de buik en de borstkas aan de beurt. Niet alle spiergroepen worden in één sessie doorlopen. Gewoonlijk worden niet meer dan twee nieuwe groepen per zitting geoefend. De cliënt krijgt de opdracht deze oefeningen twee tot drie keer per week thuis uit te voeren. De hele procedure aanleren vraagt meerdere weken.

Toegepaste relaxatie (methode van Öst). Deze methode werd ontwikkeld omdat de voorgaande twee onvoldoende effect hadden. Cliënten leren namelijk met de eerste twee technieken te weinig hoe ze deze ontspanning in de dagelijkse werkelijkheid kunnen toepassen. Met behulp van progressieve relaxatie wordt geleerd om in een tiental sessies ontspannen te worden. Daarna leert de cliënt zich te ontspannen op basis van zelfinstructie. De cliënt geeft zichzelf de opdracht om te ontspannen met de woorden 'ontspan'. Vervolgens gaat hij bepaalde bewegingen uitvoeren, terwijl de spieren die hij voor deze beweging niet nodig heeft, ontspannen zijn. Ten slotte wordt de geleerde relaxatietechniek toegepast in stressvolle, levensechte situaties.

Alle drie relaxatiemethoden zijn gericht op een ontspannen gevoel via diepe spierontspanning. Toch zijn er verschillen. De progressieve relaxatie probeert de ontspanning hoofdzakelijk te bereiken via fysieke oefeningen (contrast tussen spierspanning en ontspanning), de autogene training meer door zelfsuggestie. Bij het toepassen van een bepaalde relaxatiemethode kan de therapeut met deze accentverschillen rekening houden. Zo zou een cliënt die wel goed in staat is zijn spieren te ontspannen maar desondanks blijft piekeren, het meeste baat hebben bij progressieve of toegepaste relaxatie. Er zijn echter tal van mengvormen te bedenken. In de praktijk worden de verschillende vormen dikwijls sterk ingekort, gecombineerd of na elkaar toegepast.

In het algemeen is het regelmatig oefenen van de relaxatietechniek van groot belang. Naast het oefenen in de spreekkamer, gebruiken veel therapeuten daarvoor audiomateriaal (bijv. een cd met oefeningen) dat de cliënt thuis afdraait. Een aantal jaren geleden werd relaxatietraining vooral gebruikt als onderdeel van de aanpak met systematische desensitisatie (zie hieronder). De laatste jaren wordt zij toegepast bij een breed scala aan psychische problemen, zowel als aparte techniek als in combinatie met andere methoden. Behalve bij stress en angst kan deze vorm van training zinvol zijn bij hoge bloeddruk, spanningshoofdpijn en slaapproblemen. Zelden zal relaxatietraining echter op zichzelf voldoende zijn om de klachten of problemen te verhelpen. Dikwijls moeten ook op een andere wijze de problemen, angsten en zorgen van de cliënt worden aangepakt.

Bij *systematische desensitisatie* ('geleidelijke gewenning') leert men stapsgewijs om te gaan met steeds moeilijker situaties. De opkomende spanning wordt onderdrukt met de een of andere ontspanningstechniek (zie ▶ kader 4-4). Het doel van deze techniek is de angstreacties geleidelijk te laten uitdoven. Om de gevreesde situaties in stappen te kunnen aanbieden, moeten cliënten een angsthiërarchie maken: onderaan staan de situaties die het minst angst oproepen en bovenaan de meest angstaanjagende. Men begint onderaan en als deze situatie geen angst meer oproept, komt de volgende op het lijstje aan bod. Wie bijvoorbeeld extreem bang is voor spinnen, leert zich eerst te ontspannen en krijgt daarna een foto van een spin te zien. Wanneer dit geen angst meer oproept, moet hij zich voorstellen dat achter in zijn tuin een spin loopt. Als de cliënt dan ook ontspannen weet te blijven, kan weer een stap verder gezet worden totdat uiteindelijk de hele hiërarchie is afgewerkt. Systematische desensitisatie is vooral bruikbaar bij cliënten met een duidelijk omschreven angst voor objecten of situaties. De aanpak is echter nogal tijdrovend en niet effectiever dan andere vormen van exposure die werden ontwikkeld.

Tegenover de systematische desensitisatie staat een andere vorm van exposure: het zogenoemde flooding ('overspoelen'). Zoals de term al doet vermoeden, is hier geen sprake van geleidelijke confrontatie. Cliënten worden direct aan de meest gevreesde situatie blootgesteld totdat de angst verdwenen is. De cliënt met de spinnenfobie begint dus direct met de moeilijkste situatie. De blootstelling duurt soms wel een paar uur. Voor de spinnenfobicus betekent dit dat hij zijn hand enkele uren in een bak met een grote spin houdt. Hierbij wordt de cliënt niet geleerd zich te ontspannen. De bedoeling is dat door gewenning ('habituatie') uitdoving van de angst optreedt. Hoewel flooding effectief is, wordt in de praktijk meestal gekozen voor meer geleidelijke vormen van exposure. De reden hiervan zal voor eenieder duidelijk zijn: geleidelijke exposure is voor cliënten aanzienlijk minder belastend.

Een veel toegepaste variant is exposure met responspreventie. Bij deze vorm van blootstelling – meestal in stappen met oplopende moeilijkheidsgraad – wordt met de cliënt afgesproken dat hij niet kan ontsnappen uit de beangstigende situatie of op de gebruikelijke manier kan reageren ('responspreventie'). Exposure met responspreventie wordt met name toegepast bij angststoornissen (vooral fobieën en dwangstoornis), maar ook bij somatoforme stoornissen (hypochondrie), eetstoornissen (boulimie) en verslavingsproblemen. Bij smetvrees en wasdwang bijvoorbeeld wordt de cliënt blootgesteld aan 'viezigheid' zonder dat hij zich daarna kan wassen. Dit wordt volgehouden totdat de angst en spanning afnemen (▶ kader 4-5).

Kader 4-5 Blootstelling aan angst

Exposure, of blootstelling, is een van de meest gebruikte gedragstherapeutische technieken met als doel het doorbreken van vermijdingsgedrag en het verminderen van angst. Over de verschillende toepassingsvormen en procedures is een aantal onderzoeken gedaan, maar op grond van de literatuur is moeilijk een conclusie te trekken over het optimale 'formaat' van een exposure-therapie. Enerzijds zijn frequente sessies aan te bevelen, omdat dan snellere verbetering wordt bereikt en de cliënten minder gelegenheid hebben om in de intervallen tussen de sessies vermijdingsgedrag te vertonen. Anderzijds blijken meer gespreide sessies beter geaccepteerd te worden door sommige cliënten en zou hierbij ook minder kans op terugkeer van de angst bestaan. De aanbevolen duur van een sessie is 60 tot 90 minuten, al lijkt langdurige blootstelling niet noodzakelijk voor een aanzienlijke angstreductie: de snelheid van angstvermindering tijdens een sessie (vooral de eerste 20 minuten) zou een belangrijke maat voor effectiviteit zijn. Ook het feit dat de cliënt uit de sessie mag ontsnappen (voortijdig stoppen) is niet meteen nadelig, want in de praktijk blijkt dit juist een gevoel van controle te geven waardoor ze hogere angstniveaus aandurven. Toch wordt aanbevolen om cliënten te instrueren in een exposure-situatie te blijven en niet weg te lopen voordat de angst aanzienlijk verminderd is.

Ook moet gelet worden op mogelijke afleidingsmanoeuvres tijdens de sessie, omdat dit vormen van cognitieve vermijding kunnen zijn. In feite zijn angstige cliënten meestal geneigd om (interne of externe) veiligheidssignalen te zoeken of veiligheidsgedrag toe te passen (vermijden van of ontsnappen uit angstsituaties), hetgeen dus ook tijdens en na exposure-sessies het geval zal zijn. Daarom moeten deze vooraf grondig worden nagegaan en worden cliënten ertoe aangezet deze niet uit te voeren (responspreventie). Vanuit leertheoretisch standpunt is het belangrijk te beseffen dat aan de werkzaamheid van exposure een proces van uitdoving (extinctie) ten grondslag ligt. Dit wil echter niet zeggen dat men de angst 'afleert'; integendeel, men leert iets bij: de angstpatiënt leert door de oefeningen een uitzondering op zijn verwachting, namelijk 'in deze omstandigheden lukt het me wel' of 'in deze context is het veilig'. Maar het feit dat men zich opnieuw durft te begeven in een voorheen angstverwekkende situatie verhindert niet automatisch dat men deze situatie nog steeds als negatief (een beetje 'eng' of 'akelig') beleeft. Deze blijvende negatieve evaluatie kan het risico op terugval verklaren dat bij veel angststoornissen voorkomt, ondanks deskundige gedragstherapeutische aanpak.

4.3.4 Het verloop van de therapie

Wanneer de behandelingstechnieken worden toegepast, is er geregeld overleg tussen de therapeut en de cliënt over de voortgang. Steeds wordt gekeken hoe het gaat met de problemen en of de therapie wat uithaalt. Het behandelingsverloop wordt nauwgezet gevolgd en regelmatig beoordeeld door registratie of meting van de klachten (ROM, zie ▶ kader 7-3). Daardoor kan de aanpak steeds aangepast worden. Wanneer geen acute zaken besproken hoeven te worden, beginnen de meeste zittingen met een bespreking van de registraties en de andere huiswerkopdrachten. Vervolgens wordt gekeken welke conclusies hieruit getrokken kunnen worden. De evaluaties hebben niet alleen betrekking op het therapie-effect, maar kunnen ook gaan over het contact tussen de therapeut en de cliënt. De samenwerking wordt dan geëvalueerd, vooral als er tussen hen een verschil in tevredenheid is.

In het algemeen duren gedragstherapieën kort. Therapeuten gaan ervan uit dat er geen enkele reden is om aan te nemen dat alleen langdurige leerprocessen zinvol en effectief zijn. Het risico van terugval is volgens hen niet afhankelijk van de duur van de therapie. Bovendien menen zij dat langdurige therapieën de afhankelijkheid van cliënten in de hand werken. Belangrijk is dat de cliënt goed bekend raakt met de gedragstherapeutische aanpak, waardoor hij met andere woorden een soort 'doe-het-zelver' wordt. De laatste jaren kan de cliënt een groot aantal boeken kopen, waarin allerlei problematiek met behulp van gedragstherapeutische methoden wordt aangepakt (zie ▶ kader 8-16).

Aan het einde van de therapie worden nog eens alle metingen uit het begin van de behandeling herhaald en worden de uitslagen met elkaar vergeleken. Wanneer de aanpak succesvol blijkt te zijn en het probleemgedrag in de gewenste richting is veranderd, wordt de behandeling afgesloten. Soms is een geleidelijke beëindiging gewenst, waarbij het aantal zittingen langzaam terugloopt. Soms kan de therapie vrij snel worden afgesloten. Meestal blijft er nog wel enig contact. De cliënt komt dan zo nu en dan nog eens terug om te bespreken hoe het gaat of om oude technieken weer eens te oefenen. Wanneer de verwachte effecten zijn uitgebleven, worden beoordeling, behandelplan en uitvoering heroverwogen. Zo kan de therapeut in het verloop van de therapie heel anders zijn gaan denken over de aard van de problematiek. Of hij concludeert dat hij bij nader inzien toch beter een andere techniek had kunnen gebruiken. Wanneer een dergelijke heroverweging geen nieuwe aanknopingspunten voor een andere aanpak oplevert, zal de therapeut doorverwijzing overwegen (zie ◘ figuur 4.3).

4.4   Beschouwing

» Vanuit het gezichtspunt van de leertheorie is de behandeling in wezen een zeer eenvoudig proces. In geval van een teveel aan geconditioneerde responsen, dient de behandeling te bestaan uit de uitdoving daarvan; in geval van een tekort aan geconditioneerde responsen, moet de behandeling bestaan uit het opbouwen van de ontbrekende stimulus-responsverbindingen. «

(H.J. Eysenck, *Behavior therapy and the neuroses*, 1960)

Gedragstherapie heeft verschillende aantrekkelijke kanten. Allereerst kon met deze vorm van behandeling een nieuwe doelgroep in aanmerking komen voor psychotherapie. Psychodynamische en cliëntgerichte therapievormen doen een groot beroep op de bereidheid en het vermogen van cliënten om te verwoorden wat er in hen omgaat. Bij gedragstherapie is dat aanzienlijk minder het geval. Gedragstherapie past goed bij de 'doeners', de mensen die minder geneigd zijn over hun problemen te praten, maar direct zo concreet mogelijk de koe bij de hoorns willen vatten. Dergelijke mensen zouden meer gebaat zijn bij het aanleren van vaardigheden dan bij vormen van gesprekstherapie. Een ander groot voordeel is

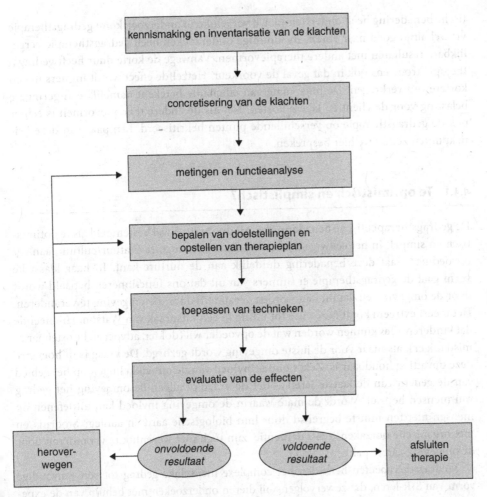

Figuur 4.3 Fasen in het verloop van gedragstherapie

de brede toepasbaarheid van gedragstherapie. Tal van psychische problemen kunnen met deze vorm van therapie behandeld worden, al is gedragstherapie niet dé oplossing voor alle problematiek. De benadering lijkt niet effectief bij psychische problemen die moeilijk concreet te omschrijven zijn. Een voorbeeld daarvan is de veralgemeende angststoornis. Ook bij zingevingsproblematiek bijvoorbeeld is gedragstherapie niet de meest aangewezen vorm van behandeling.

Een ander deel van de aantrekkingskracht van gedragstherapie wordt ontleend aan het feit dat deze benadering relatief gemakkelijk wetenschappelijk te onderzoeken is. Gedragstherapie beoogt bepaalde helder omschreven klachten te verminderen. Bij de cliëntgerichte therapie (zie ▶ H. 3) gaat het er bijvoorbeeld om dat iemand weer in staat is tot zelfverwerkelijking. Het zal duidelijk zijn dat de verwezenlijking van het eerste doel gemakkelijker op wetenschappelijke wijze is vast te stellen dan van het tweede. Van alle therapieën is gedragstherapie dan ook zonder twijfel het beste wetenschappelijk onderzocht. Belangrijker nog is dat dit onderzoek ook inderdaad de gedragstherapeutische benadering heeft ondersteund. Uit vergelijkend onderzoek komt gedragstherapie vrijwel altijd goed naar voren. In sommige onderzoeken heeft gedragstherapie vergelijkbare resultaten met andere therapievormen. Vanwege de korte duur heeft gedragstherapie trouwens ook in dat geval de voorkeur. Hetzelfde effect wordt immers in een kortere tijd verkregen. De hoge mate van efficiëntie betekent namelijk een geringere belasting voor de cliënt en lagere kosten. Net als de andere therapievormen is echter ook de gedragstherapie op verschillende punten bekritiseerd. Een paar van deze kritiekpunten zullen we hier bespreken.

4.4.1 Te optimistisch en simplistisch?

De gedragstherapeutische benadering wordt door critici wel bestempeld als te optimistisch en simpel. In het eeuwige debat over nature en nurture (natuur/cultuur, aanleg/opvoeding) staat deze benadering duidelijk aan de nurture-kant. In haar klassieke vorm gaat de gedragstherapie er immers van uit dat ons functioneren bepaald wordt door de omgeving en dat dit kan worden veranderd door die omgeving te veranderen. Het meest extreem komt deze visie tot uiting in een uitspraak van Watson. Hij meende dat kinderen alles kunnen worden wat de opvoeder wil (dokter, advocaat, kunstenaar of misdadiger), als maar voor de juiste omgeving wordt gezorgd. De vraag is in hoeverre deze opvatting houdbaar is. Zeker onder invloed van de ontwikkelingen op het gebied van de genetica in de laatste jaren is het de vraag of alleen de omgeving het gedrag van mensen bepaalt. Wordt de mate waarin de omgeving invloed kan uitoefenen op mensen niet ten minste begrensd door hun biologische aard en aanleg? Stoornissen met organische oorzaken, zoals dementie, zijn toch niet wezenlijk te veranderen door de omgeving aan te pakken?

Gedragstherapeuten herleiden het complexe menselijke gedrag tot een eenvoudige vorm van S-R-leren, dat ze vervolgens bij dieren onderzoeken met behulp van de experimentele methode. Critici menen dat met deze oppervlakkige aanpak de werkelijkheid sterk wordt vereenvoudigd, zodat er onnatuurlijke situaties ontstaan die zich maar moeilijk laten vertalen naar de klinische praktijk. Door een experimenteel-wetenschappelijke benadering centraal te stellen reduceert men het menselijk functioneren tot wat meetbaar en waarneembaar is. Daarmee worden veel andere aspecten van de mens verwaarloosd en wordt geen recht gedaan aan de complexiteit van het menselijke gedrag. Zo wordt gewezen op het zelfreflectieve vermogen van veel mensen. Juist dit vermogen om over zijn eigen functioneren na te denken onderscheidt de mens van het dier. Dat stelt hem in staat zich te onttrekken aan de leerprincipes en doelbewust een andere, individuele keuze te maken. Veel gedragstherapeuten bestrijden deze kritiek gedeeltelijk. Alles wat er om ons heen is, vormt een hele verzameling stimuli en die is zeer complex. Ook roepen de meeste simpele stimuli vaak meerdere reacties op. Bovendien benadrukt men dat elk leren in essentie een leren van betekenissen is (het belgeluid heeft voor Pavlovs hond de betekenis gekregen van 'er komt voedsel aan'). Daarmee wordt de verbinding gelegd met de cognitieve benadering

Tabel 4.2 Verschillen tussen klassieke en moderne gedragstherapie

klassieke gedragstherapie	moderne gedragstherapie
De mens wordt bepaald door omgevingsinvloeden.	Er is een wisselwerking tussen mens en omgeving.
Uitsluitend gericht op het probleemgedrag.	Gericht op het probleemgedrag én op wat er in mensen omgaat (denken en voelen).
Centraal staan de recente conditioneringen.	Centraal staan behalve recente conditioneringen ook vroegere leerprocessen (gewoonten, ervaringen).
De methoden en technieken staan centraal.	Een goede therapeutische relatie is een voorwaarde voor een succesvol gebruik van methoden en technieken.
Bij beoordeling van de problematiek wordt uitsluitend gebruikgemaakt van gedragsobservaties.	Bij beoordeling van de problematiek wordt gebruik gemaakt van gedragsobservaties én zelfregistraties.
Bij de behandeling worden louter gedragstechnieken gebruikt.	Bij de behandeling worden ook technieken uit andere benaderingen gebruikt.

(zie ▶ H. 5). Ten slotte zien gedragstherapeuten tegenwoordig de relatie tussen het individu en de omgeving meer als een wisselwerking (zie ◻ tabel 4.2).

4.4.2 Alles wel goed onderzocht?

Niemand zal betwisten dat gedragstherapie tot de best onderzochte behandelvormen behoort. Toch is volgens critici ook bij gedragstherapie niet alles even goed onderzocht. Zo is de wetenschappelijke ondersteuning voor de theoretische opvattingen over het ontstaan van psychische problemen niet sterk. Nog altijd is niet overtuigend aangetoond dat leerprincipes hierbij een hoofdrol spelen. Het feit dat bepaald abnormaal gedrag veranderd of afgeleerd kan worden door toepassing van een leerprincipe, betekent nog niet dat dit gedrag door hetzelfde principe is aangeleerd. Met name de rol van klassieke conditionering wordt betwist. Zo zijn er tal van situaties die volgens de theorie moeten leiden tot een fobie, maar waarin dat desondanks niet gebeurt. Omgekeerd zijn er veel mensen met fobieën die geen ervaringen hebben met conditionering. Ook de gedragstherapeutische aanpak zelf is nog lang niet in alle opzichten even goed onderzocht. Gedragstherapeuten hechten bijvoorbeeld grote waarde aan de probleemontleding in de beginfase, maar in het wetenschappelijk onderzoek komt deze fase er nogal bekaaid vanaf. Het meeste onderzoek is gericht op de effecten van de gedragstherapeutische benadering en zelfs hierop valt het een en ander af te dingen. Gedragstherapeuten zijn van oudsher meer geneigd het accent te leggen op onderzoek naar de vraag óf en niet hóé therapie werkt. Het gevolg is dat de effecten van hun aanpak wel aantoonbaar zijn, maar dat lang niet altijd duidelijk is of ze ook (voornamelijk) aan de gedragstherapeutische werkwijze toe te schrijven zijn.

Kader 4-6 Inventief en intensief: therapieresistente dwangstoornis

Naast farmacotherapie met nieuwere antidepressieve middelen is de voorkeursbehandeling voor dwangstoornis (obsessieve-compulsieve stoornis) exposure met responspreventie. Toch kan zelfs de combinatie van deze behandelingen nog onvoldoende zijn of stoppen vele patiënten de behandeling voortijdig wegens bijwerkingen van de pillen of angst voor de confronterende aanpak bij exposure. Dit laatste is een veelvoorkomend probleem, met name bij dwangmatig handenwassen. Een exposuretherapie vereist dat de patiënt herhaaldelijk geconfronteerd wordt met de beangstigende situatie (in dit geval vuil of vermeend besmettingsgevaar). Dat kunnen veel patiënten niet aan, zodat hun klachten nog toenemen of ze de behandeling afbreken. Bij dergelijke patiënten – maar ook in het geval van een hardnekkige dwangstoornis die niet verbetert met exposure-behandeling – kan een andere aanpak worden uitgeprobeerd. Australische therapeuten ontwikkelden een intensieve combinatietherapie die bedoeld is om het idee van gevaar of het gevoel van dreiging bij patiënten met smetvrees en dwangmatig handenwassen te verminderen. Het programma bevatte onder andere de volgende componenten:

- cognitieve herstructurering van irrationele gedachten (zoals bekend uit de cognitieve therapie; zie ► H. 5);
- gefilmde interviews met allerlei mensen die in hun werk regelmatig in contact komen met situaties die voor dwangpatiënten beangstigend zijn;
- microbiologische experimenten: de ene hand van de patiënt werd in contact gebracht met de voor hem 'besmettelijke' prikkel en de andere hand niet, waarna een gedetailleerd microbiologisch onderzoek van beide handen werd uitgevoerd en de patiënt de testresultaten te zien kreeg;
- corrigerende informatie: de patiënten kregen onder andere een wetenschappelijk rapport te lezen waarin onderlijnd werd dat het herhaald wassen van de handen de kansen op infecties juist vergroot.

Bij vier van de vijf patiënten met een tot dan toe onbehandelbare ('therapieresistente') dwangstoornis bleek dit behandelprogramma tot een belangrijke verbetering te leiden. Deze veelbelovende aanpak moet nu verder worden onderzocht.

Vanwege de gerichtheid op gedragsverandering is een van de meest gehoorde kritiekpunten dat onderliggende problematiek (persoonlijkheidsfactoren) onaangeroerd blijft. Vooral vanuit de psychodynamische benadering is aangevoerd dat gedragstherapie niets méér is dan een oppervlakkige vorm van symptoombestrijding. Zo is volgens deze benadering een fobie de oppervlakkige uitdrukking van diepere conflicten. Doordat deze onderliggende conflicten niet worden aangepakt, gaat het probleem zich onvermijdelijk op een andere wijze manifesteren (symptoomsubstitutie of symptoomverschuiving). Als het fobische gedrag door gedragstherapie is veranderd, zullen er dan ook andere symptomen ontstaan. Gedragstherapeuten zijn het met deze opvatting niet eens. Zij bestrijden dat er een onderliggend conflict zou moeten zijn: het symptoom is het probleem en zodra dat verwijderd is, is ook het probleem verdwenen.

De onderzoeksresultaten lijken hen in het gelijk te stellen. De effecten van gedragstherapie beperken zich niet alleen tot de specifieke klachten of problemen, maar strekken zich ook uit tot het psychologisch functioneren van cliënten. Het aanpakken van symptomen helpt wel degelijk bij problemen zoals fobieën, dwangstoornissen en sommige seksuele stoornissen. Dit is echter niet het hele verhaal. Stoornissen zijn niet allemaal te verhelpen door het veranderen van het uiterlijk waarneembare, verstoorde gedrag. Een autistisch kind dat met anderen omgaat alsof zij dingen zijn, kan door een gedragstherapeut geleerd worden mensen te knuffelen. Uiteindelijk is het resultaat dat het autistische kind ook daadwerkelijk anderen knuffelt. De onderliggende stoornis is er echter niet door veranderd. Bovendien is het de vraag of het kind dezelfde gevoelens ervaart die doorgaans gepaard gaan met het knuffelen van een ander.

Kader 4-7 Kalmeringsmiddelen en gedragstherapie: een tegenstrijdige combinatie?

In het geval van een paniekstoornis poogt cognitieve gedragstherapie de patiënten te leren omgaan met hun paniekgevoelens en de vaak catastrofale interpretaties van hun angstgevoelens (zie ▶ H. 5). Gaat de angst gepaard met agorafobisch vermijdingsgedrag, dan behoort ook exposure (blootstelling aan de gevreesde situaties) tot de standaardbehandeling. Uit een reeks studies komt dergelijke gedragstherapie in combinatie met antidepressiva naar voren als de voorkeursbehandeling, aldus de conclusies van een groep onderzoekers uit Amsterdam. Maar in plaats van antidepressiva worden vaak angstdempende middelen voorgeschreven (vooral door huisartsen) of de patiënten nemen deze zonder hun therapeut hierover in te lichten (of deze laatste vergeet ernaar te informeren). Kan een gedragstherapie wel gecombineerd worden met gebruik van kalmeringsmiddelen (zie ook ▶ par. 7.2.2)? Men kan immers op grond van leertheoretische principes veronderstellen dat de medicatie de effectiviteit van de behandeling ondermijnt doordat:

- de effecten van de gedragstherapie geleerd zijn terwijl de patiënt onder invloed stond van medicatie en bij het stoppen hiervan de aangeleerde technieken om met angst om te gaan niet meer blijken te werken (dit is het principe van toestandafhankelijk leren of 'state-dependent learning');
- kalmeringsmiddelen het gewenningsproces belemmeren dat aan de basis staat van de exposure-therapie (door farmacologische angstdemping leert de patiënt niet zelf aan de angst te wennen).

In tegenstelling tot de combinatietherapie met antidepressiva bestaan er weinig studies over gedragstherapie in combinatie met kalmeringspillen. Een interessante bevinding hieruit is dat patiënten die de verbetering na deze combinatiebehandeling toeschrijven aan de medicatie, meer terugval vertonen dan patiënten die het resultaat toeschrijven aan de gedragstherapie. Als men ten slotte het gevaar op afhankelijkheid van deze medicijnen meerekent, dan moet elke hulpverlener, gedragstherapeut of niet, het langdurig gebruik van kalmeringsmiddelen afraden.

4.4.3 Te autoritair en te weinig invoelend?

Critici hebben gedragstherapeuten wel voorgesteld als autoritaire figuren die door systematisch belonen en straffen het gedrag van mensen controleren en beheersen. Daardoor zouden zij een sterke invloed op mensen kunnen uitoefenen en hen zelfs manipuleren. Het is waar dat gedragstherapeuten sturender en actiever zijn dan therapeuten van andere benaderingen, zoals de cliëntgerichte. Met belonen en straffen kunnen zij inderdaad tot op zekere hoogte het gedrag van mensen beïnvloeden. De therapeuten dienen zich hiervan bewust te zijn, zeker als het gaat om jonge kinderen of minder mondige individuen, zoals mensen met een verstandelijke beperking. In het algemeen is echter de invloed van gedragstherapeuten beperkter dan zij aanvankelijk ook zelf hadden verwacht. Hiervóór wezen we er al op dat mensen – anders dan dieren – niet willoos zijn overgeleverd aan de leerprincipes. Een ander punt is dat er in feite geen tegenstelling bestaat tussen directief en non-directief, sturend en meegaand (zie ▶ par. 1.3.3). In het contact met de cliënt is er altijd sprake van beïnvloeding, vanuit welke benadering men ook werkt. Eigenlijk bestaan er dan ook alleen therapeuten die meer of minder sturend zijn. Een non-directieve therapeut bestaat niet. De gedragstherapeut realiseert zich dat en probeert de beïnvloeding gericht toe te passen. Dat maakt hem misschien wel beter controleerbaar dan therapeuten die er ten onrechte van uitgaan dat zij op geen enkele wijze sturen en louter de cliënt volgen.

Wat er in mensen omgaat werd door het behaviorisme van oudsher als te subjectief beschouwd. Als dergelijke 'interne processen' al zouden bestaan, dan is daar vanuit wetenschappelijk oogpunt alleen iets over te zeggen op basis van het uitwendige gedrag. Voor orthodoxe behavioristen bestond het denken bijvoorbeeld uit niets anders dan de trillingen en bewegingen die wij met strottenhoofd, tong en lippen maken en die net niet voldoende zijn om de klanken voort te brengen die wij 'spreken' noemen. Volgens critici zou gedragstherapie duidelijk de sporen dragen van deze extreme stellingname. Psychische problemen zou men niet leren kennen door de cliënt te laten vertellen hoe hij zich voelt, maar uitsluitend door wat hij doet. Een subjectieve constatering van de cliënt dat hij zich angstig voelt in bepaalde situaties zou onbetrouwbaar zijn. Liever houden gedragstherapeuten zich aan een veel objectievere gedragsobservatie, dat de cliënt bijvoorbeeld een bepaalde situatie steeds vermeed. Van verbetering is dan ook pas sprake als het gedrag is veranderd en niet als de cliënt zegt dat hij zich beter voelt.

Moderne gedragstherapeuten concentreren zich op uitwendig waarneembare gedragingen om van daaruit ook inwendige processen te beïnvloeden. Impliciet gaan zij ervan uit dat 'wie zich anders gedraagt, zich ook anders voelt'. Ze hebben daarmee het verwijt gekregen dat ze volkomen voorbijgaan aan wat er in de mens omgaat. Critici menen dat het gedrag van mensen voor een belangrijk deel het gevolg is van hun denken en voelen en dus moeten juist die elementen alle aandacht krijgen (zie ▶ kader 3-6). In therapie gaat het daar ook veelal om. Cliënten beschouwen hun gedachten en gevoelens als het probleem. De gerichtheid op het gedrag in de gedragstherapie druist dan ook in tegen de wijze waarop mensen zichzelf ervaren.

We wezen er al op dat door het veranderen van het gedrag wel degelijk ook de gedachte- en gevoelswereld van mensen beïnvloed kan worden, al benadrukten we ook de beperking van deze opvatting. Het extreme behavioristische standpunt wordt echter al

4.4 · Beschouwing

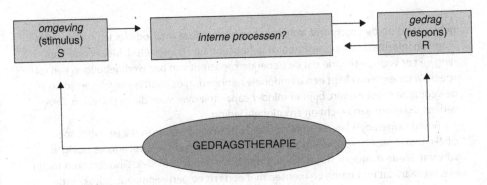

Figuur 4.4 Gerichtheid van de gedragstherapie

lang niet meer gedeeld door hedendaagse gedragstherapeuten. Een belangrijk deel van deze kritiek is inmiddels ondervangen en is feitelijk meer gericht op het klassieke behaviorisme dan op de moderne gedragstherapie. Tegenwoordig zijn gedragstherapeuten wel degelijk geïnteresseerd in de gedachte- en gevoelswereld van hun cliënten. Ook al door het gebruik van cognitieve benaderingen (zie ▶ H. 5) zijn cognitie, beleving en emotie in de gedragstherapie geaccepteerde begrippen geworden. Wat cliënten daarover zelf te melden hebben, wordt door sommige gedragstherapeuten nog beschouwd als weinig betrouwbaar, maar inmiddels is dat voor hen al lang geen reden meer om aan 'de binnenwereld' van hun cliënten voorbij te gaan (zie ◼ figuur 4.4).

Kader 4-8 EMDR

Eye Movement Desensitization and Reprocessing of EMDR werd eind jaren tachtig van de vorige eeuw geïntroduceerd door de Amerikaanse psychologe Francine Shapiro. Haar aanpak werd razendsnel populair als behandeling van posttraumatische stress-stoornis (PTSS). Cliënten met deze problematiek krijgen de opdracht om de emotionele herinnering op te halen, waarna een afleidende prikkel wordt aangeboden. Aan het begin van de therapie wordt een negatieve cognitie (NC) geformuleerd ('Het is mijn schuld') met bijbehorende gedachten, beelden en (lichamelijke) gevoelens. Vervolgens wordt een positieve cognitie (PC) geformuleerd die lijnrecht tegenover de NC staat ('Ik heb gedaan wat ik kon').

Dan begint de feitelijke procedure. Na het oproepen van de NC wordt de cliënt gevraagd alleen met zijn ogen de hand van de therapeut te volgen, terwijl deze van links naar rechts vlak voor de cliënt heen en weer beweegt. Therapeuten maken ook veel gebruik van auditieve stimuli ('klikjes'), die afwisselend links en rechts worden aangeboden. Na elke serie (ongeveer om de minuut) vraagt de therapeut de cliënt terug te gaan naar de NC en voor zichzelf na te gaan wat er naar boven komt. Daarna volgt een nieuwe serie afleidende prikkels. Wanneer de NC geen spanning meer oproept, wordt de desensitisatiefase afgesloten. De cliënt wordt nu na iedere serie gevraagd de NC op te halen en daarbij tegelijkertijd de PC hardop voor zichzelf uit te spreken. Met deze 'installatie' komt geleidelijk een andere, minder bedreigende betekenis van de akelige gebeurtenis op de voorgrond. Volgens Shapiro zou deze methode leiden tot 'verschuiving' van informatie die opgesloten zit in het centraal zenuwstelsel. Meer ondersteuning lijkt er voor de theorie dat de beperkte capaciteit van ons werkgeheugen een rol speelt. Wanneer een cliënt een emotionele herinnering ophaalt en tegelijkertijd oogbewegingen moet maken, blijft er minder capaciteit over voor die herinnering. Deze verliest daardoor aan kracht en emotionele lading.

Er is de afgelopen jaren een wereldwijde beweging ontstaan die EMDR met specifieke toelatingseisen, opleidingsprogramma's en accreditatieprocedures stevig afschermt. Mede daardoor stond de methode bloot aan felle kritiek. Onderzoeken tonen evenwel aan dat met name bij mensen met een PTSS na een eenmalige schokkende gebeurtenis (zogenoemd type-I-trauma) EMDR al na enkele sessies positieve effecten heeft. De werkzaamheid bij deze stoornis is ten minste vergelijkbaar met die van bijvoorbeeld imaginaire exposure (zie ▶ par. 4.3.3). Daarbij zou EMDR sneller effect hebben en minder belastend zijn. Veel dubieuzer is de toepassing bij andere problemen, zoals pijn, fobieën en een negatief zelfbeeld. Critici menen dat harde bewijzen voor het 'unieke' van deze methode ontbreken: wat nieuw is aan EMDR werkt niet en wat werkt is niet nieuw. EMDR zou bestaan uit een bonte verzameling psychotherapeutische technieken, zoals imaginaire exposure, ontspanning, cognitieve herstructurering en positieve zelfinstructie. Anderen spreken smalend van 'magische oogbewegingentherapie', die in veel opzichten vergelijkbaar zou zijn met het magnetisme van Franz Anton Mesmer tweehonderd jaar eerder (zie ▶ kader 1-4).

4.4.4 Onvoldoende oog voor de therapeutische relatie?

Waar de cliëntgerichte benadering is verweten dat zij te veel uitgaat van de helende werking van de therapeutische relatie, heeft de gedragstherapeutische benadering wel het verwijt gekregen dat zij te veel vertrouwt op haar methoden en technieken. Die kritiek lijkt wel enige grond te hebben. Doorgaans werd er in gedragstherapie pas expliciet aandacht geschonken aan de therapeutische relatie wanneer problemen tussen therapeut en cliënt de samenwerking duidelijk verstoorden. De gedachte dat een gedragstherapeut zich gewoonlijk koel en nogal zakelijk opstelt, is inmiddels echter allang achterhaald. Geleidelijk is het inzicht gegroeid dat uitsluitend de juiste toepassing van de gedragstherapeutische technieken onvoldoende is voor een goed therapieresultaat. Ook de aard en kwaliteit van de therapeutische relatie blijken van groot belang te zijn.

Hoewel in publicaties over gedragstherapie doorgaans weinig op de therapeutische relatie wordt ingegaan, schenken gedragstherapeuten in de praktijk wel degelijk aandacht aan het opbouwen van een goede relatie met hun cliënt. Uit vergelijkend onderzoek blijkt dat de kwaliteit van de therapeutische relatie zelfs niet slechter is dan die in psychodynamische of cliëntgerichte therapie. Het veronachtzamen van de therapeutische relatie zou ook sterke negatieve effecten kunnen hebben op de cliënt en daarmee op de therapieresultaten. Bij een gedragstherapeutische techniek zoals exposure-behandeling is het bijvoorbeeld van belang dat therapeuten steunend en begripvol zijn. Anders is de kans immers groot dat de cliënt de oefeningen niet volhoudt en voortijdig opgeeft. Een belangrijk deel van het werk van de therapeut bestaat uit ondersteuning, zoals het geven van positieve feedback, vertrouwen en aanmoediging. Een verschil met de cliëntgerichte benadering blijft wel aanwezig. Anders dan de klassieke cliëntgerichte therapeut volstaat een gedragstherapeut niet met het opbouwen van de optimale therapeutische relatie. Hij beschouwt dit als een noodzakelijke voorwaarde voor het effectief toepassen van gedragstherapeutische methoden en technieken.

Zoals hiervoor uiteengezet, hebben veel gedragstherapeuten een belangrijk deel van de kritiek ter harte genomen. Dat heeft er mede toe geleid dat de gedragstherapie zich in de laatste drie decennia heeft ontwikkeld tot een van de toonaangevende therapievormen. Met name de aandacht voor cognitieve processen heeft voor een doorbraak gezorgd. De meeste therapeuten hebben inmiddels aansluiting gezocht bij de cognitieve benadering (zie ▶ H. 5), zodat er hoofdzakelijk sprake is van *cognitieve gedragstherapie*. Vanuit een pragmatische houding worden effectief gebleken behandelingen tamelijk gemakkelijk opgenomen in het therapeutisch arsenaal. Voorbeelden zijn EMDR (zie ▶ kader 4-8), de schemagerichte therapie van Young (zie ▶ kader 5-3), ACT (zie ▶ kader 5-5) en oplossingsgerichte therapie (zie ▶ kader 3-3). Sommigen stellen dan ook de term geïntegreerde cognitieve gedragstherapie voor. Daarbij komt dat een aantal specifieke kenmerken van de gedragstherapie prima aansluit bij de hedendaagse tijdgeest met de groeiende voorkeur voor kortdurende, wetenschappelijk onderbouwde therapieën. Sterker nog: gedragstherapeuten hebben deze ontwikkeling voor een belangrijk deel zelf in gang gezet.

4.5 Samenvatting

De gedragstherapie is voortgekomen uit het wetenschappelijk onderzoek en heeft daar ook altijd een nauwe band mee onderhouden. Aan de basis stond de experimentele psychologie uit de eerste helft van de twintigste eeuw. Met behulp van de experimentele methode ontdekte men bij dieren verschillende leerprincipes. Eerst werd de klassieke conditionering ontdekt: twee gebeurtenissen die tegelijkertijd optreden gaan uiteindelijk dezelfde reactie oproepen. Wat later werd de operante conditionering ontwikkeld: gedrag dat beloond wordt, neemt in frequentie toe en gedrag dat bestraft wordt, neemt in frequentie af. Bij de klassieke conditionering ligt dus de nadruk op de stimulus om gedrag te verklaren, bij operante conditionering gaat het om de gevolgen. Beide leerprincipes zouden volgens de behavioristen de basis moeten vormen van een wetenschappelijke vorm van psychologie (het behaviorisme), die niet het bewustzijn bestudeert, maar zich uitsluitend beperkt tot het voor anderen waarneembare gedrag van mensen.

Vanaf de jaren vijftig van de vorige eeuw kwam de gedragstherapie op. Dat was vooral een reactie op de weinig wetenschappelijke psychodynamische aanpak. De gedragstherapeutische benadering wordt gekenmerkt door een pragmatische en systematische aanpak en door de behoefte aan wetenschappelijke onderbouwing. Gedragstherapeuten leggen de nadruk op leren, actuele concrete klachten, observeerbaar gedrag en het nauwgezet volgen van het effect van therapie. Het doel is gedragsverandering, waarbij technieken worden gebruikt die zijn gebaseerd op een aantal leerprincipes. Voorbeelden daarvan zijn sociale-vaardigheidstrainingen, systematische desensitisatie en flooding. In het begin van

◘ Tabel 4.3	Kernpunten van de gedragstherapeutische benadering
mensbeeld	Het menselijk functioneren wordt grotendeels bepaald door de omgeving.
theorie	Het menselijk gedrag is te verklaren vanuit een beperkt aantal leerprincipes. Ook psychische problemen zijn te herleiden tot aangeleerd gedrag.
therapie	Therapie is gericht op het veranderen van probleemgedrag. Belangrijke methoden zijn systematische desensitisatie, flooding en vaardigheidstrainingen.

de therapie streeft de therapeut naar een concrete beschrijving van het gedrag, wat eraan voorafgaat en wat erop volgt. Vervolgens probeert hij een bepaald patroon vast te stellen (de functieanalyse), waarna het gedrag met gedragstechnieken wordt bewerkt. Doorlopend wordt samen met de cliënt beoordeeld of de aanpak effectief is en bijstelling behoeft (zie ◘ tabel 4.3).

Vooral bij angststoornissen werden met gedragstherapeutische technieken al snel goede resultaten behaald. De doorbraak van deze vorm van therapie kwam toen therapeuten vanaf de jaren zeventig van de vorige eeuw ook oog kregen voor cognitieve processen en hun aanpak gingen combineren met cognitieve technieken. Dit mondde uiteindelijk uit in de cognitieve gedragstherapie. Ook al doordat de gedragstherapie uitstekend aansluit op de vraag naar kortdurende, wetenschappelijk onderbouwde behandelingsmethoden, behoort zij tegenwoordig tot de toonaangevende therapievormen.

Anders denken: cognitieve therapie

5.1   Ontstaan en ontwikkeling

>> Tegenwoordig erkennen de meeste gedragstherapeuten niet alleen het bestaan, maar ook de grote relevantie van cognitieve processen zoals denken, fantaseren en dromen. **《**
(W. Brinkman, *Handboek gedragstherapie*, 1978)

5.1.1   De cognitieve benadering

Cognitie verwijst naar het Latijnse begrip 'cognitio': de kennis die zowel met de zintuigen als met denken kan worden verworven. Als verzamelbegrip heeft het betrekking op alles wat met 'kennen' en 'weten' te maken heeft, zoals waarneming, aandacht, geheugen en intelligentie. Het gaat dus om de manier waarop mensen informatie verwerven en verwerken. De inhoud van cognities kan erg divers zijn: gedachten, beelden, herinneringen, voorstellingen, interpretaties, oordelen, opvattingen en verwachtingen. De wetenschap die zich hiermee bezighoudt, wordt *cognitieve psychologie* genoemd. Anders dan het behaviorisme (zie ▶ par. 4.1.1) richt deze benadering zich dus juist specifiek op de binnenwereld van mensen. De cognitief psychologen zijn het wel eens met de behavioristen, dat de bestudering hiervan aan strenge wetenschappelijke voorwaarden moet voldoen.

Deze aandacht voor menselijke cognities is niet nieuw. Geleerden houden zich al eeuwen bezig met de vraag hoe mensen zich een beeld vormen van de wereld om hen heen. In de late negentiende eeuw probeerden verschillende psychologen met experimenteel onderzoek te ontdekken hoe mensen informatie waarnemen, opslaan en terughalen. Om inzicht te krijgen in deze cognitieve processen deden zij onder andere een beroep op introspectie (innerlijke zelfwaarneming), op wat proefpersonen hierover zelf rapporteren. De opkomst van het behaviorisme belette een verdere doorbraak van deze vroege cognitieve benadering. Het weinig wetenschappelijke karakter van de introspectieve methode stuitte bij de behavioristen in de jaren twintig van de vorige eeuw op weerstand. Hoe is immers objectief vast te stellen dat wat mensen vertellen over wat er in hen omgaat, ook werkelijk klopt? Bovendien was elke verwijzing naar interne, mentale processen voor behavioristen sowieso taboe.

Pas vanaf de jaren vijftig van de vorige eeuw kwam hierin verandering. Wetenschappers constateerden toen steeds vaker dat het behaviorisme te beperkt was om allerlei complexe menselijke gedragingen te verklaren. Zo werd aangetoond dat jonge kinderen onmogelijk hun uitgebreide taalvaardigheden allemaal door conditionering kunnen leren. Dit soort bevindingen vormde de basis voor de kritiek dat het behaviorisme te weinig rekening zou houden met de 'mentale verwerking'. Gezien het essentiële belang van deze cognitieve processen zou wetenschappelijk onderzoek zich veel meer hierop moeten richten, hoe moeilijk dat ook is. Met deze processen onderscheidt de mens zich namelijk wezenlijk van het dier. Experimenteel onderzoek hiernaar moet dan ook niet gebruikmaken van proefdieren, maar van proefpersonen. Op basis van deze kritiek kreeg de cognitieve benadering geleidelijk steeds meer gestalte en begon men zelfs van

▣ **Tabel 5.1** Uitgangspunten van de cognitieve benadering
– De mens wordt beschouwd als een informatieverwerkend systeem, dat constant informatie selecteert, interpreteert en reorganiseert.
– De wijze van informatieverwerking geeft richting aan ieders leven en is bepalend voor emoties en gedragingen.
– Bestudering van cognitieve processen moet voldoen aan de voorwaarden van wetenschappelijk onderzoek.
– Het cognitief functioneren van de mens kan alleen maar onderzocht worden in experimenten met proefpersonen.

een 'cognitieve revolutie' te spreken. Een duidelijke grondlegger is echter nauwelijks aan te wijzen. Algemeen wordt het boek *Cognitive psychology* (1967) van de Amerikaanse psycholoog Ulric Neisser als een mijlpaal beschouwd. Hij was ook de eerste die de term cognitieve psychologie gebruikte.

De cognitieve benadering, zoals die vooral in de jaren zeventig van de vorige eeuw tot stand kwam, heeft geen eenduidige theorie. Toch zijn er wel wat gemeenschappelijke elementen te noemen. Zo is een belangrijk uitgangspunt dat de mens een informatieverwerkend systeem is. De wijze waarop wij informatie verwerken bepaalt ons functioneren. Bij het bestuderen van de mens staat daarom niet het gedrag, maar de cognitie centraal. Dit fundamentele uitgangspunt werd niet alleen ingegeven door afkeer van het behaviorisme. Vooral de uitvinding van de computer heeft hierop grote invloed uitgeoefend. De werking van deze 'informatieverwerkende machine' bood cognitief wetenschappers een inspirerend model voor het functioneren van mensen. De psyche zou in dat model vergelijkbaar zijn met een computerprogramma (de software) en de hersenen met de machine zelf (de hardware). De psyche en het programma besturen respectievelijk de hersenen en de machine. In de cognitieve benadering gaat de belangstelling vooral uit naar de psyche of het programma. Immers, het merk of type computer zegt niet veel over de wijze waarop het programma werkt. Op vergelijkbare wijze zou kennis van de hersenen ons weinig leren over de wijze waarop onze psyche functioneert.

Cognitief psychologen kregen in de loop der jaren steeds meer oog voor de beperkingen van deze vergelijking. Anders dan een computer oefenen mensen namelijk – bewust of onbewust – actief invloed uit op de informatie die binnenkomt. Daardoor ondergaat die informatie in de hersenen allerlei veranderingen. Sommige cognitief psychologen gingen daarom nog een stapje verder en vatten de mens op als een actief en creatief wezen dat op grond van de informatieverwerking zelf richting geeft aan zijn leven. Met deze ontwikkeling kwam er ruimte om ook de inhoud van de cognities te bestuderen. Men stelde dus bijvoorbeeld niet meer alleen de vraag hoe het geheugen werkt, maar ook waarom iemand het ene wel onthoudt en het andere niet. Om te kunnen weten wat er in mensen omgaat, werd het nu ook weer mogelijk om gebruik te maken van de introspectieve methode (zie ▣ tabel 5.1).

5.1.2 Cognitieve therapie

De cognitieve benadering was in de jaren zestig van de vorige eeuw voornamelijk een zaak van onderzoekers aan universiteiten en beperkte zich vooral tot het 'normale' functioneren van mensen. Betrekkelijk los van deze activiteiten begonnen de Amerikanen Albert Ellis en Aaron Beck, respectievelijk psycholoog en psychiater, ook psychische problemen vanuit een uitgesproken cognitief standpunt te belichten. Voor een deel speelde hierbij onvrede mee met de indertijd dominante psychodynamische benadering. Ellis en Beck waren beiden psychodynamisch geschoold en werden in hun dagelijks werk geconfronteerd met allerlei tekortkomingen van deze benadering. Zij constateerden dat de verworven inzichten bij hun cliënten niet automatisch tot veranderingen leidden. De gerichtheid op de vroege jeugd van de cliënt en de lange duur van de psychodynamische therapie, zonder dat de effectiviteit daarvan werd aangetoond, waren andere kritiekpunten. Ieder afzonderlijk ontwikkelde daarom een alternatieve vorm van therapie, die ervan uitging dat onjuiste cognities tot psychische problemen leiden. Verandering van deze denkpatronen in een beperkt aantal zittingen zou die problemen kunnen verhelpen. Daarvoor is een sturende therapeut nodig, die op helder gestructureerde wijze de klachten in het hier en nu aanpakt.

Ellis' aanpak werd bekend onder de naam *rationeel-emotieve therapie* (RET). Hij schrijft psychische moeilijkheden toe aan irrationele overtuigingen. Door deze overtuigingen kritisch te onderzoeken en te vervangen door meer rationele, nemen de problemen van de cliënt af (zie ▶ kader 5-4). Becks aanpak komt hiermee in grote lijnen overeen. Hij meende dat sommige mensen bepaalde kerngedachten of cognitieve schema's hebben ontwikkeld, waardoor hun kijk op zichzelf en de werkelijkheid systematisch vervormd wordt. Hij beschreef dergelijke denkpatronen met name bij depressieve cliënten: hun denkwijze is zo negatief gekleurd dat ze niet anders dan neerslachtig kunnen zijn. Door deze denkpatronen en alternatieve, nieuwe manieren van denken kritisch op hun geloofwaardigheid te onderzoeken zou de psychische problematiek verdwijnen. Omdat Becks theorie beter was uitgewerkt en onderzocht, vormde zijn benadering de basis voor de hedendaagse cognitieve therapie.

In het begin was deze behandelvorm vooral een 'praattherapie'. De therapeut stelde de irrationele gedachten van de cliënt aan de orde en trachtte hem over te halen om zijn gedachten op te geven. Geleidelijk kwamen therapeuten tot het besef dat niet zo duidelijk is wat rationeel en irrationeel is. Bovendien speelt (ir)rationaliteit een minder grote rol bij wat mensen geloofwaardig vinden dan aanvankelijk werd gedacht. Opvattingen zijn beter te begrijpen in termen van houdbaarheid en bruikbaarheid. Een houdbare opvatting klopt met de feiten. Een bruikbare opvatting helpt mensen beter te bereiken wat ze willen. Daarnaast werd overreding van de kant van de therapeut minder belangrijk. Steeds meer ging het om het stimuleren van de cliënt tot het zelf actief onderzoeken, achterhalen en veranderen van zijn denkpatronen. Tegenwoordig zijn er voor een groot aantal psychische problemen gespecialiseerde vormen van cognitieve therapie beschikbaar. Voorbeelden daarvan zijn depressie, angststoornissen, verslaving, eetstoornissen, psychotische stoornissen en persoonlijkheidsproblemen. Dat heeft er zeker toe bijgedragen dat deze therapeutische benadering zich in enkele decennia ontwikkelde tot een van de meest vooraanstaande behandelvormen. Nog belangrijker voor deze ontwikkeling was echter het feit dat cognitieve therapie met succes werd gecombineerd met gedragstherapie.

5.1.3 Cognitieve gedragstherapie

Op het eerste gezicht lijkt het samengaan van cognitieve therapie met gedragstherapie eigenaardig, omdat beide begrippen met elkaar in tegenspraak lijken. Juist gedragstherapeuten wilden zich verre houden van 'vage' interne processen en waarom zou een cognitief therapeut zich op het gedrag van cliënten richten, als denkpatronen allesbepalend zijn? Toch is de combinatie 'cognitieve gedragstherapie' minder vreemd dan ze lijkt. In het vorige hoofdstuk wezen we erop dat de neobehavioristen pleitten voor wetenschappelijk onderzoek van processen die zich in de mens voordoen (zie ▶ par. 4.1.1). Dit pleidooi kreeg tientallen jaren later een vervolg. In de jaren zeventig van de vorige eeuw bracht bijvoorbeeld Donald Meichenbaum naar voren dat psychische problemen voortkomen uit wat mensen tegen zichzelf zeggen. Depressieve cliënten zouden negatief tegen zichzelf praten; zij zeggen bijvoorbeeld over een komende gebeurtenis: 'dat zal wel weer mis gaan'. Dergelijke negatieve *zelfspraak* zou dezelfde conditioneringsprincipes volgen als het uitwendige gedrag van mensen. Wanneer het lukt om deze zelfinstructies in positieve om te zetten, waardoor gevoel en gedrag mee veranderen, dan dient de cliënt zich voor deze prestatie te belonen (zelfbekrachtiging) en tegen zichzelf te zeggen: 'dat heb ik toch maar mooi voor elkaar gekregen'. Andere wetenschappers dachten in dezelfde lijn. Ze erkenden de invloed van cognitieve processen, maar meenden dat deze net zoals gedrag onderworpen zijn aan leerprincipes. Omgekeerd begon men de leerprincipes aan de hand van cognitieve processen te verklaren (zie ▶ par. 4.4.1). Dit soort theorieën op het grensvlak van cognitie en gedrag vergemakkelijkte het samengaan van de cognitieve behandelvorm met gedragstherapie.

Ook in de therapiewereld kwamen beide benaderingen steeds dichter bij elkaar. De cognitieve therapie stond van meet af aan open voor de gedragstherapeutische aanpak. De eerste pioniers, Ellis en Beck, onderkenden al vroeg dat, voor het bestendigen van de nieuwe denkpatronen, mensen zich ook anders moeten gaan gedragen. Hun cognitieve technieken hebben dan ook een 'gemengd' karakter en bevatten nogal wat gedragstherapeutische elementen. Een voorbeeld daarvan is het uittesten van bepaalde gedachten in de praktijk (het gedragsexperiment). Van de kant van de gedragstherapeuten bestond aanvankelijk veel meer scepsis over de nieuwe cognitieve therapie. Gezien hun gerichtheid op gedrag in plaats van op de gedachte- en gevoelswereld van mensen, is dat ook weinig verrassend. In de jaren zeventig van de vorige eeuw merkten zij echter in het dagelijkse werk met cliënten steeds vaker dat de leerprincipes tekortschoten. Allerlei stoornissen die in hun spreekkamer naar voren kwamen leken wel degelijk ook (gedeeltelijk) te wijten aan de manier van denken van hun cliënten. Daarom hadden velen behoefte aan uitbreiding van hun therapeutische mogelijkheden. De cognitieve therapie was hiervoor een aanzienlijk geschiktere kandidaat dan de psychodynamische of cliëntgerichte benadering. Dat heeft niet alleen te maken met de gerichtheid op denkpatronen, maar ook met een aantal andere kenmerken van de cognitieve therapie.

◻ **Tabel 5.2** Overeenkomsten en verschillen tussen gedragstherapie en cognitieve therapie

	gedragstherapie	cognitieve therapie
mensbeeld	het menselijk functioneren wordt bepaald door de omgeving	het menselijk functioneren wordt bepaald door cognitieve processen
onderzoek	theorie en therapie zo veel mogelijk wetenschappelijk onderbouwd	
werkwijze	systematisch en gestructureerd	
duur	beperkt aantal zittingen	
gerichtheid	aan- of afleren van gedrag	veranderen van cognities
	concrete klachten en problemen werken in het hier en nu	
technieken	gedragstechnieken	cognitieve technieken
therapierelatie	krijgt weinig specifieke aandacht	
houding therapeut	motiverende coach met een sturende rol	

Gedrags- en cognitieve therapie richten zich op heel andere aspecten van het menselijk functioneren: respectievelijk het gedrag en de cognities. Ook de technieken die therapeuten van deze beide benaderingen toepassen, zijn gedeeltelijk verschillend. Toch zijn er qua aanpak grote overeenkomsten. Net als gedragstherapeuten hebben cognitief therapeuten een sturende rol en werken zij op een systematische, gestructureerde wijze (zie ▶ figuur 1.6). Ook cognitief therapeuten richten zich in een beperkt aantal zittingen op de klachten van de cliënt in het hier en nu en veel minder op de ontstaansgeschiedenis van de problematiek of het verleden van de cliënt. Ze streven net als hun gedragstherapeutisch georiënteerde collega's bovendien naar wetenschappelijke onderbouwing van hun werk. Vanwege deze kenmerken past ook cognitieve therapie prima bij de hedendaagse vraag naar kortdurende, gestandaardiseerde therapievormen (zie ▶ par. 7.2 en ◻ tabel 5.2).

De tendens om de twee benaderingen te combineren kreeg een nieuwe impuls toen bleek dat 'cognitieve gedragstherapie' bij een aantal psychische problemen (dwangstoornis, sociale fobie en agorafobie) effectiever was dan toepassing van elk afzonderlijk. Dat heeft ertoe geleid dat cognitieve gedragstherapie de laatste jaren een succesvol duo vormt, waarvan steeds meer therapeuten gebruikmaken. De toenemende populariteit van de combinatievorm of fusie van de twee grote therapierichtingen komt tot uiting in de naamsverandering van verenigingen voor gedragstherapie in verschillende landen, zoals in Nederland de Vereniging voor Gedragstherapie en Cognitieve Therapie (VGCT).

5.2 **Theorie**

» Indien alles zou voorvallen wat kan voorvallen, dan zou niemand zijn geboorte overleven. «
(A. Herzberg, *Active psychotherapy*, 1945)

5.2.1 Informatieverwerking

Het idee dat het functioneren van mensen wordt bepaald door hun manier van denken is eigenlijk al vele eeuwen oud. Rond het begin van de jaartelling meende de Griekse filosoof Epictetus dat het niet de dingen zelf zijn die mensen in verwarring brengen, maar hun meningen daarover. Zijn conclusie was: 'Laten wij daarom, wanneer wij gehinderd, in verwarring gebracht of gekwetst worden, nooit iets of iemand anders de schuld geven dan onszelf, dat wil zeggen onze eigen meningen.' Deze gedachte ligt in feite nog steeds ten grondslag aan de moderne cognitieve benadering: niet het voorval, maar onze opvattingen over dat voorval beïnvloeden ons functioneren. Dus door een andere manier van denken gaan we ons anders voelen en gedragen.

Dit uitgangspunt vindt zijn oorsprong in het mensbeeld van de cognitieve benadering. Hoewel niet wordt ontkend dat aangeboren eigenschappen een rol spelen, zou het meest kenmerkende van een mens zijn cognitief functioneren zijn: de wijze waarop hij informatie verwerkt. Dit proces verloopt bij iedereen anders. Dat verklaart bijvoorbeeld de uiteenlopende reacties op een glas dat tot de helft gevuld is: voor de optimist is het halfvol, maar voor de pessimist halfleeg. Hoewel ze allebei naar hetzelfde glas kijken, wordt er door een bepaalde persoonsgebonden vorm van informatieverwerking een verschillende betekenis aan gegeven. Kennelijk gebeurt er iets in onze hersenen met binnenkomende informatie. Als we zo'n glas waarnemen, dan wordt daarvan in de hersenen geen exacte kopie opgeslagen. De hersenen werken niet als een spiegel of kopieermachine die passief informatie vastlegt. Integendeel, ze verwerken de binnenkomende informatie, ze doen er actief iets mee. Sterker nog: in feite gaat de cognitieve benadering ervan uit dat we tot op zekere hoogte onze eigen werkelijkheid construeren. Dat is bittere noodzaak, want anders zouden mensen overspoeld raken met een eindeloze hoeveelheid onsamenhangende ervaringen en gedachten. Niet alles wat we waarnemen slaan we namelijk op in ons geheugen: het ene aspect krijgt meer aandacht dan het andere. Daarnaast interpreteren we alle informatie op basis van onze ervaringen uit het verleden, die in het geheugen liggen opgeslagen. Het ene heeft daardoor meer betekenis voor iemand dan het andere. Bij het opslaan in het geheugen en het hieruit terughalen van informatie ondergaat deze opnieuw veranderingen. Het resultaat van deze selectieve aandachts-, interpretatie- en geheugenprocessen – dit is de wijze van informatieverwerking – is volgens de cognitieve benadering bepalend voor het functioneren van mensen.

Informatieverwerking komt steeds tot stand in wisselwerking met de omgeving. Gezonde mensen leven in cognitief opzicht als goede wetenschappers. Ze verzamelen gegevens, formuleren veronderstellingen en toetsen deze aan de werkelijkheid op een wijze die voor iedereen controleerbaar is. Blijken de veronderstellingen niet te kloppen, dan verzamelen ze nieuwe gegevens, formuleren nieuwe veronderstellingen, die ze weer opnieuw toetsen enzovoort. Bij mensen met psychische problemen verloopt dit proces anders. Door systematische fouten in de informatieverwerking kunnen psychische problemen ontstaan of in stand blijven. Het meest bestudeerde cognitieve proces is wat dat betreft de *selectieve aandacht*: het vermogen om voorrang te geven aan belangrijke informatie en onbelangrijke informatie te negeren. Met name bij angststoornissen richten cliënten hun aandacht op bedreigende informatie, terwijl mogelijk geruststellende informatie wordt genegeerd. Ook *selectieve interpretatie* lijkt bij deze groep van betekenis. Zij interpreteren iets bijvoorbeeld sneller als bedreigend dan anderen. Een ander cognitief proces dat bij psychische problemen een rol lijkt te spelen is het *selectieve geheugen*. Zo blijken depressieve cliënten zich gemakkelijker negatieve, sombere ervaringen te herinneren dan andere mensen. De onjuiste verwerking van informatie verloopt zo vanzelfsprekend, dat de opvattingen niet meer worden getoetst aan de werkelijkheid.

Deze vervormende wijze van informatieverwerking heeft zich volgens de cognitieve benadering in de loop van een mensenleven ontwikkeld op basis van ervaringen met de directe omgeving. Volgens de cognitieve benadering ligt dit proces niet vast, maar is het te veranderen in een meer gewenste richting. Door de cognities te wijzigen gaan mensen zich ook anders voelen en gedragen. Psychische problemen zouden op die wijze behandeld kunnen worden. Doelwit van die behandeling zijn dan met name de automatische gedachten en de onderliggende schema's. Volgens de cognitieve benadering bepalen beide de informatieverwerking in positieve dan wel negatieve zin.

Kader 5-1 Neurolinguïstische programmering (NLP)

Neurolinguïstisch programmeren (NLP) werd in de jaren zeventig van de vorige eeuw ontwikkeld door de Amerikaanse Gestalttherapeut Richard Bandler en de hoogleraar in de linguïstiek John Grinder. Ze huldigden het pragmatische standpunt dat het niet gaat om wat waar is, maar om wat bruikbaar is. Om dat laatste te achterhalen analyseerden ze tot in detail de wijze van communiceren van succesvolle therapeuten. In hun model staat *neuro* voor de stelling dat onze innerlijke ervaring het resultaat is van weergaven in ons centrale zenuwstelsel; *linguïstisch* verwijst naar het gebruik van taal om die weergaven te ordenen; en *programmering* duidt op het vermogen om deze weergaven aan te wenden om specifieke doelen te bereiken.

NLP gaat ervan uit dat er een verschil is tussen de werkelijkheid en hoe mensen die beleven. Door weglating, veralgemening en vervorming van de directe zintuiglijke waarneming wordt een bepaalde weergave van de werkelijkheid of wereldmodel opgebouwd en in stand gehouden. Het wereldmodel geeft echter slechts – zoals NLP'ers dat noemen – de kaart van het gebied weer en niet het gebied zelf. Net als de beste kaarten bieden de effectiefste wereldmodellen de meest gevarieerde keuzemogelijkheden. Om die te benutten beschikken mensen volgens NLP, zowel bewust als onbewust, over een groot aantal hulpbronnen (mentale en gedragsmatige keuzemogelijkheden). Ze weten en kunnen vaak meer dan ze beseffen en als de een iets kan, dan kan de ander het in principe leren en zo ook nieuwe ervaringen opdoen. Mislukkingen bestaan in NLP niet. Een negatief resultaat wordt beschouwd als een vorm van feedback, die bijgesteld kan worden voor een volgende operatie (leren van je ervaringen is geen mislukking).

NLP maakt gebruik van verschillende technieken. De basis is het *model-leren*, het analyseren en daarna leerbaar maken van bijzondere menselijke vaardigheden. Een van de technieken om nieuwe gezichtspunten aan te bieden is het *herkaderen* ('reframing'): bepaalde feiten in een ander kader plaatsen, zodat ze een positieve betekenis krijgen. Vergelijkbaar is het *innemen van andere posities*: de betrokkene kruipt in de huid van de ander, bijvoorbeeld die van een objectieve buitenstaander. Een andere techniek is het *metamodel*, waarmee inzichtelijk wordt gemaakt hoe mensen de directe zintuiglijke waarneming vervormen. Met gericht doorvragen worden ze geholpen hun wereldmodel uit te breiden en tè verfijnen. Een vierde techniek is het gebruik van 'ankers': een bepaalde ervaring wordt opgeroepen en gekoppeld aan een speciale aanraking of stemtoon (het anker), zodat de ervaring naar believen kan worden opgeroepen. Deze technieken past men toe op basis van een goed contact, afgestemd op de voorkeurswijze van waarneming (visueel, auditief, etc.) van de ander. Aan het opbouwen van dit 'rapport' wordt grote aandacht geschonken.

NLP wordt behalve door psychotherapeuten ook gebruikt door leerkrachten, orthopedagogen en mensen uit het bedrijfsleven. Het is echter vooral bekend geworden door allerlei 'motivational speakers': gebruinde positivo's die mensen op en neer laten springen en laten roepen dat ze alles kunnen. Afgezien van deze negatieve beeldvorming is NLP op allerlei inhoudelijke punten bekritiseerd. Zo verwijten critici NLP een veel te rooskleurig mensbeeld, waarin te weinig oog is voor de reële beperkingen waarmee mensen moeten leren leven. Ook als men zijn wereldmodel ingrijpend verandert, wordt niet alles mogelijk wat men wil. De theoretische onderbouwing wordt ook bekritiseerd: een samenraapsel van elementen uit Gestalttherapie, communicatietheorie, leertheorie en cognitieve gedragstherapie. Anderen gaan verder en beschouwen NLP als pseudowetenschappelijke prietpraat in een commerciële verpakking. Stevige claims – NLP wordt verkocht als theoretisch en therapeutisch 'revolutionair' – vereisen stevige bewijzen en die zijn er volgens hen niet.

5.2.2 Automatische gedachten

Volgens de cognitieve benadering zijn mensen doorlopend bezig elke gebeurtenis of ervaring voor zichzelf te beschrijven als goed of slecht, prettig of pijnlijk, veilig of gevaarlijk enzovoort. Voorbeelden zijn: 'het is verschrikkelijk als er ingebroken wordt … ik moet de deur controleren' of 'ik word ontslagen'. Dergelijke beschrijvingen komen voor de persoon zelf altijd heel geloofwaardig over. Omdat ze zomaar in mensen opkomen en niet gebaseerd zijn op zorgvuldige afwegingen, worden ze *automatische gedachten* genoemd. Het zijn vluchtige ideeën, die zelden worden opgemerkt. Wél bewust zijn mensen zich van de gevoelens die voortkomen uit deze gedachten. Automatische gedachten zijn dan ook op te sporen door na te gaan hoe we ons voelen. Bij een onprettig gevoel kunnen we ons afvragen welke gedachten hieraan voorafgingen.

Als eenmaal duidelijk is welke automatische gedachten we erop na houden, dan kunnen we ze beoordelen op hun houdbaarheid en bruikbaarheid. Een onhoudbare ('irrationele') automatische gedachte klopt niet met de feiten. Vaak ligt daaraan een bepaalde onlogische redenering of 'denkfout' ten grondslag. ▶ Kader 5-2 geeft hiervan verschillende veelvoorkomende voorbeelden. Een onbruikbare ('disfunctionele') automatische gedachte is misschien wel in overeenstemming met de werkelijkheid, maar draagt niet bij tot het bereiken van wat iemand graag wil. Sterker nog: de gedachte belemmert doorgaans iemands functioneren. Een student die zich voorbereidt op een tentamen kan bijvoorbeeld denken: 'ik krijg het nooit op tijd in mijn hoofd; voor drieën lig ik niet in bed'. Die gedachte zal de spanning alleen maar vergroten en dat helpt hem natuurlijk niet om zijn doel – het halen van het tentamen – te bereiken. In plaats van deze onbruikbare automatische gedachte kan hij beter denken: 'ik heb vaker tot diep in de nacht doorgestudeerd en toen heb ik

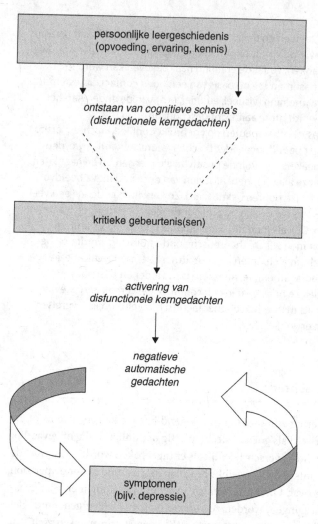

■ **Figuur 5.1**   Becks cognitieve visie op het ontstaan van psychische stoornissen

het ook gehaald; in plaats van me druk te maken, kan ik me beter concentreren op mijn werk'. Verondersteld wordt dat de automatische gedachten gestuurd worden door dieper liggende, zogenoemde cognitieve schema's (zie ■ figuur 5.1).

Kader 5-2 Selectieve interpretaties of denkfouten

Filteren: alle aandacht wordt gericht op één detail, terwijl andere belangrijke kenmerken worden genegeerd ('ik zou hebben genoten van die voorstelling, als ik maar niet te laat de zaal in was gekomen').

Gedachten lezen: veronderstellen dat men weet wat anderen denken en voelen ('ze is alleen maar geïnteresseerd in mijn geld').

Overgeneralisatie: op grond van een enkele gebeurtenis wordt een algemene conclusie getrokken ('ik ben een onhandig mens, want tijdens dat etentje gooide ik een glas wijn om').

Overschatting en onderwaardering: onplezierige ervaringen worden relatief overgewaardeerd, plezierige ervaringen relatief ondergewaardeerd ('dat ik goeie cijfers haal, wil nog niet zeggen dat ik intelligent ben').

Personalisatie: externe gebeurtenissen worden zonder aanleiding op zichzelf betrokken ('die man doet altijd onaardig tegen me, omdat ik iets verkeerd heb gedaan').

Zwart-witdenken: beoordelingen gebeuren altijd in uitersten, in de zin van goed of slecht, mooi of lelijk ('als ik geen topprestatie lever, ben ik ongeschikt voor dit vak').

Catastrofaal denken (rampdenken): een negatieve toekomst verwachten zonder andere en vaak waarschijnlijker mogelijkheden in ogenschouw te nemen ('ik ben bang dat het uit is, want hij heeft al twee dagen niet gebeld').

Emotioneel redeneren: een interpretatie wordt voor waar gehouden, omdat iemand dat zo sterk 'voelt' ('ik weet dat ik heel veel dingen goed doe, maar toch voel ik me een mislukkeling').

5.2.3 Cognitieve schema's

Volgens de cognitieve benadering is de kennis van mensen georganiseerd in cognitieve schema's. Deze term is ontleend aan de cognitieve psychologie. Er worden fundamentele overtuigingen of kerngedachten van mensen over zichzelf, anderen en de omgeving mee bedoeld. Iedereen bekijkt alles door de gekleurde bril van deze schema's. De schema's bepalen uiteindelijk de wijze van informatieverwerking, dat wil zeggen: ze beïnvloeden de selectie van informatie, geven er betekenis aan (interpreteren), en bepalen wat er wordt opgeslagen en herinnerd. Schema's ontwikkelen zich op basis van ervaringen in de kindertijd en breiden zich daarna uit. Mensen beschikken doorgaans over verschillende schema's, waarvan er maar enkele worden gebruikt. Veel mensen houden er het grootste deel van hun leven positieve schema's op na. Een voorbeeld van zo'n schema is: 'vrijwel alle klussen pak ik goed aan'. Door een bepaalde gebeurtenis kan een positief schema vervangen worden door een negatief. Een cliënt ontwikkelt bijvoorbeeld na zijn ontslag het idee: 'bij mij gaat ook altijd alles mis'. Daarna worden zijn gedachten en gevoelens automatisch door dat negatieve schema gedomineerd.

Net als bij de automatische gedachten zijn we ons niet bewust van de werking van de schema's. Ze zijn ook niet direct te observeren en evenmin rechtstreeks onder woorden te brengen. De invloed van de schema's kan wel aan de hand van (automatische) gedachten, gevoelens, lichamelijke reacties en handelingen worden afgeleid. Beck stelde op die manier voor verschillende stoornissen de bijbehorende onhoudbare of onbruikbare ('disfunctionele') schema's vast. Zo zouden de schema's bij een depressieve cliënt zich kenmerken door ideeën over eigen waardeloosheid en schuld, over de onrechtvaardigheid en liefdeloosheid van de wereld en over de hopeloosheid van de toekomst. Bij cliënten met angststoornissen zou er sprake zijn van gevaarschema's: er is een hoge verwachting van gevaar.

Wie iets aan zijn problemen wil doen, moet volgens de cognitieve benadering niet alleen zijn automatische gedachten, maar ook zijn schema's veranderen. Het ontkrachten van disfunctionele schema's en opbouwen van nieuwe (functionele) is belangrijk, omdat schema's minder specifiek zijn dan automatische gedachten. Doordat ze algemener en fundamenteler zijn, kunnen ze naast oude ook nieuwe gegevens verklaren. Het kost wel veel meer moeite om de invloed van deze schema's te verminderen en nieuwe op te bouwen. Dat komt allereerst doordat het loslaten van een schema angst en onzekerheid kan veroorzaken: men heeft het gevoel dan minder greep op de werkelijkheid te hebben. Soms blijft het schema ook in stand, omdat het de betrokkene duidelijk voordelen biedt. Zo kan iemand zichzelf beschermen door zijn falen volledig te wijten aan de omstandigheden. Daarnaast spelen specifieke cognitieve processen een rol bij het in stand blijven van bepaalde schema's. Informatie die past bij het schema krijgt meestal voorrang boven informatie die er niet bij past. Hetzelfde geldt voor herinneringen: wat goed bij het schema past, kan gemakkelijker opgediept worden uit het geheugen. Ten slotte speelt nog een ander element mee: mensen zijn geneigd zich te gedragen op een wijze die aansluit bij het schema. Daardoor doen zij maar weinig ervaringen op die het schema weerspreken. Cognitieve therapie probeert dit patroon van automatische gedachten en schema's te doorbreken.

5.3   Therapie

» Ik paste op mezelf een combinatie toe van rationeel praten tegen mezelf – hetgeen ik geleerd had van de filosofen – en mezelf blootstellen aan hetgeen ik het meest vreesde. «
(A. Ellis, *How to control your anxiety before it controls you*, 1997)

5.3.1 Veranderen van automatische gedachten en schema's

Cognitieve therapie richt zich op de wijze van informatieverwerking, meer specifiek op het herkennen en veranderen van de oorspronkelijke automatische gedachten en de onderliggende schema's (zie ◘ figuur 5.2). Dit proces wordt wel aangeduid als *cognitieve herstructurering*. Het gaat daarbij vooral om het verwerven van praktisch of oordeelkundig inzicht (zie ► kader 1-8). Doorgaans worden eerst de automatische gedachten aangepakt. Daartoe wordt de denkwijze van de cliënt kritisch onderzocht, zodat die aan vanzelfsprekendheid en geloofwaardigheid verliest. Voor dit onderzoekswerk draagt de cliënt zelf het ruwe materiaal aan. De therapeut begeleidt de cliënt bij het bepalen welk materiaal verzameld wordt en hoe dit therapeutisch gebruikt kan worden. Tegelijkertijd wordt gewerkt aan alternatieve (functionele, houdbare of bruikbare) gedachten. Daarmee worden geen algemene gedachten bedoeld zoals 'ik moet mijn schouders eronder zetten' of 'het valt allemaal wel mee'. Een alternatieve gedachte is logisch, houdbaar en verklaart voor de cliënt de gebeurtenis even goed of beter dan de automatische gedachte. Daarbij leidt een alternatieve gedachte bij de cliënt doorgaans tot een prettiger gevoel en beter functioneren.

In de loop van de therapie wordt ook gezocht naar schema's die ten grondslag liggen aan de automatische gedachte. Bij het achterhalen van de schema's moet de cliënt opnieuw actief worden betrokken. Hij gaat samen met de therapeut na of een bepaald schema inderdaad zijn leven bepaalt. Als dat zo is, dan worden ook deze schema's aan een kritisch onderzoek onderworpen en wordt gewerkt aan alternatieve schema's. Dit is niet zo eenvoudig als het soms lijkt. Sommige cognitief therapeuten menen dat bij mensen met persoonlijkheidsstoornissen de gangbare cognitieve technieken niet toereikend zijn.

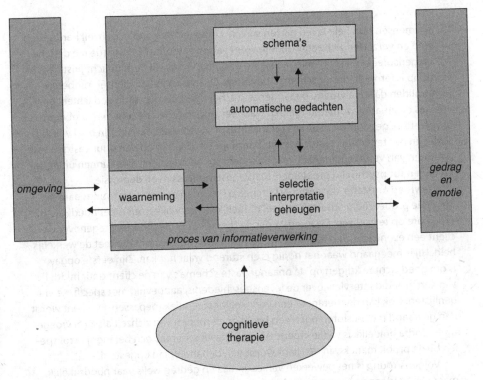

○ **Figuur 5.2** Gerichtheid van cognitieve therapie

Ze bepleiten een specifieke aanpak, die zich meer op het verleden van de cliënt richt, de therapeutische relatie expliciet erbij betrekt en ook meer ervaringsgerichte technieken toepast (▶ kader 5-3).

Kader 5-3 Schemagerichte therapie

De schemagerichte therapie werd begin jaren negentig van de vorige eeuw ontwikkeld door de Amerikaanse psycholoog Jeffrey Young, een voormalig medewerker van Beck. Young constateerde dat cliënten met persoonlijkheidsstoornissen moeilijk te behandelen waren met de gangbare kortdurende cognitieve therapie. Dat schreef hij toe aan het feit dat deze behandelvorm nogal wat eisen stelt, waaraan zeker deze categorie 'moeilijke' cliënten doorgaans niet of nauwelijks kan voldoen. Cliënten met persoonlijkheidsstoornissen hebben immers veelsoortige of vage klachten, kunnen moeilijk een samenwerkingsrelatie met de therapeut ontwikkelen en zijn weinig flexibel. Ook andere therapievormen bieden volgens Young weinig soelaas. Om die reden ontwikkelde hij een variant van de cognitieve benadering, die bekend werd als de *schemagerichte therapie*.

Young meent dat de oorsprong van psychische problemen teruggaat tot de vroege jeugd. Sommige kinderen hebben een aangeboren moeilijk temperament en daardoor worden ze door hun opvoeders niet altijd even adequaat opgevangen. Dat kan bij zulke kinderen leiden tot allesdoordringende, negatieve opvattingen over zichzelf en hun relatie met anderen. Dergelijke vroege onaangepaste schema's zijn onbewust en blijven mensen hun hele leven parten spelen. De schema's houden zichzelf hardnekkig in stand en verzetten zich tegen iedere vorm van verandering. Informatie die de schema's tegenspreekt wordt geminimaliseerd of ontkend, terwijl de aandacht juist gericht wordt op informatie die de schema's bevestigt. Daarnaast zullen mensen proberen te vermijden dat hun vroege onaangepaste schema's door bepaalde gedachten, gevoelens of situaties worden uitgelokt. Wanneer zij zich tegen de schema's proberen te verzetten, gebeurt dit vaak zo krampachtig of overdreven dat het zijn doel voorbijschiet en het tegendeel wordt bereikt. Daardoor ontstaan er op den duur vastgeroeste patronen van vertekend denken en onaangepaste gedragingen. Die kunnen uiteindelijk leiden tot psychische problemen zoals angststoornissen en depressie.

De vroeg ontstane, onaangepaste schema's vormen de kern van Youngs aanpak. Therapie probeert die schema's zo veel mogelijk te verzwakken en meer houdbare of bruikbare op te bouwen. Daarvoor moet de therapeut in zijn houding tegenover de cliënt een evenwicht zien te vinden tussen empathie en confrontatie met de werkelijkheid. Hij is meegaand waar het nodig is en sturend waar het kan. Zijn eerste opgave is om goed zicht te krijgen op de onaangepaste schema's van de cliënt door middel van een grondig interview over de levensgeschiedenis, aangevuld met specifieke vragenlijsten. Ook kan de therapeut een voorstellingstechniek toepassen. De cliënt wordt dan gevraagd met gesloten ogen een beeld op te roepen van zichzelf als kind vroeger thuis. Zodra duidelijk is welke vroege onaangepaste schema's een belangrijke rol spelen bij de problematiek van de cliënt wordt een behandelplan opgesteld.

Volgens Young is het bewerken van cognities en gedrag weliswaar noodzakelijk, maar niet voldoende. Daarom wordt in schemagerichte therapie allereerst gebruikgemaakt van interpersoonlijke technieken. Bij veel cliënten met persoonlijkheidsstoornissen zijn er problemen in het contact met anderen. De therapeutische relatie is dan bij uitstek geschikt om dit soort problemen te verkennen en te veranderen. Wanneer een schema een rol lijkt te spelen in de relatie met de therapeut gaat deze hierop in. Verder schenkt hij expliciet aandacht aan de beleving van de cliënt. Om de vroege onaangepaste schema's te veranderen moet de cliënt hiermee gevoelsmatig in contact komen. Verandering is met andere woorden pas mogelijk wanneer de cliënt de emoties die een bepaald schema oproept, kan ervaren en uiten. Daarvoor worden ervaringsgerichte technieken gebruikt, onder andere uit de Gestalttherapie (▶ kader 3-4), de transactionele analyse (▶ kader 2-8) en psychodrama (▶ kader 3-4).

De lange leergeschiedenis en hardnekkigheid van cognitieve schema's maken het veranderen van persoonlijkheidsstoornissen moeilijk. Daarom is de duur van de schemagerichte behandeling ook langer dan die van de gebruikelijke vormen van cognitieve gedragstherapie en doet Young een beroep op verschillende elementen uit andere benaderingen. Zo is de invloed van de psychodynamische benadering te herkennen in de aandacht voor de ontstaansgeschiedenis van de problematiek in de jeugd van de cliënt, het onbewuste karakter van schema's en het gebruik van de therapeutische relatie ('overdracht'). De nadruk op en aanpak van de beleving van cliënten draagt onmiskenbaar de sporen van de cliëntgerichte benadering. Wellicht heeft het eclectische karakter van de schematherapie, in combinatie met de onvrede rondom de eenzijdige gerichtheid van de cognitieve gedragstherapie, bijgedragen tot de grote interesse voor Youngs therapiemodel (zie ▶ par. 7.2.1). Gecontroleerd onderzoek naar de effectiviteit ervan is echter nog weinig uitgevoerd.

Om de denkpatronen te achterhalen en te veranderen werken therapeut en cliënt nauw samen. Ze vormen een team, dat systematisch de opvattingen van de cliënt onderzoekt. Typerend voor de samenwerking is het beeld van de therapeut en de cliënt, die samen gebogen zitten over het huiswerk dat de cliënt heeft gemaakt. Een belangrijke taak van de therapeut is de cliënt te motiveren actief en betrokken deel te nemen aan de therapie. Verder is de houding van de therapeut goed te vergelijken met een wetenschappelijk onderzoeker die wil nagaan of een bepaalde theorie houdbaar is. Hij probeert daarbij een balans te vinden tussen empathie en objectiviteit. Weliswaar toont hij begrip voor de denkwijze van de cliënt, maar tegelijkertijd houdt hij hier afstand van en maakt duidelijk dat dit slechts één van de mogelijke interpretaties is. Te veel begrip zou de cliënt immers kunnen sterken in diens opvattingen; te weinig begrip kan weer onnodige weerstand oproepen. Daarnaast probeert de therapeut een balans te vinden tussen het bieden van ruimte en structuur aan de cliënt. Doorgaans zal hij zich in het begin van de therapie minder terughoudend opstellen en vaker suggesties doen voor punten waaraan de cliënt kan werken. Naarmate de behandeling vordert, zal de therapeut geleidelijk steeds meer aan de cliënt zelf overlaten. Doordat de therapeut zich steeds overbodiger maakt, zal de cliënt na afloop van de therapie beter in staat zijn om problemen zelf aan te pakken en zal de kans op terugval geringer zijn.

De therapeutische relatie krijgt in de cognitieve therapie niet zo veel aandacht als in de psychodynamische of cliëntgerichte benadering. Toch is er meer aandacht voor dan in de gedragstherapie. Aan het einde van iedere zitting vraagt de therapeut aan de cliënt om commentaar over het verloop van de therapie. Hij wil weten of de cliënt zich begrepen voelt en hoe hij het gesprek heeft ervaren. Daarmee verwerft hij inzicht in hoe de cliënt de relatie ervaart. Wanneer de opstelling van de cliënt de voortgang van de therapie belemmert, dan wordt dit op dezelfde wijze aangepakt als de denkpatronen. Als er gedragingen of gevoelens zijn bij de cliënt die wijzen op problemen in de therapeutische relatie, dan probeert de therapeut te achterhalen welke negatieve gedachten hieraan ten grondslag liggen. Ook het functioneren van de therapeut zelf wordt op cognitieve wijze benaderd. Hij dient zich namelijk bewust te zijn van zijn eigen schema's. Onaangepaste schema's – zeker als deze lijken op die van de cliënt – kunnen de therapie belemmeren, omdat de therapeut dan bijvoorbeeld de schema's van de cliënt moeilijk onderkent.

5.3.2 Voorbereiding

In de eerste zittingen legt de therapeut aan de cliënt uit dat de klachten zijn ontstaan door een bepaalde manier van denken. Aan de hand van voorbeelden maakt hij duidelijk dat cognitieve therapie deze manier van denken wil doorbreken en nieuwe denkpatronen wil ontwikkelen. Helder moet worden dat anders gaan denken niet zo simpel is, maar veel tijd en inzet vergt. Toch kan de therapieduur doorgaans beperkt worden tot tien à twintig zittingen, mits de cliënt actief meewerkt. De therapeut onderstreept daarom dat cognitieve therapie een gezamenlijke onderneming is. Vaak zal de cliënt huiswerk krijgen, dat hij nauwgezet zal moeten uitvoeren. De therapeut vertelt dat de zittingen over het algemeen dezelfde opbouw hebben:

- eerst wordt nagegaan hoe het de afgelopen week is gegaan;

- de therapeut vraagt of er nog opmerkingen zijn naar aanleiding van de vorige keer;
- het huiswerk wordt met de cliënt doorgenomen;
- nieuwe onderwerpen op de agenda worden besproken;
- nieuwe huiswerkafspraken worden gemaakt;
- de therapeut vat de zitting samen en vraagt de cliënt om commentaar op het gesprek.

Na deze uitleg probeert de therapeut een beeld te krijgen van het functioneren van de cliënt. Bij het verzamelen van informatie richt de therapeut zich op de relevante levensgebeurtenissen en bepaalde persoonlijkheidskenmerken. Hij probeert zicht te krijgen op de aard en ernst van de klachten. De nadruk ligt daarbij op het heden: de problemen die de cliënt op dit moment ondervindt. Het verleden krijgt eventueel meer aandacht wanneer de cliënt hiervoor zelf duidelijk een voorkeur heeft en/of het in de ogen van de therapeut zinnig lijkt om na te gaan hoe en wanneer een bepaalde manier van denken is ontstaan. Belangrijk is steeds de wijze waarop de cliënt tegen zijn problematiek aankijkt. Het zijn immers diens gedachten waarvan de houdbaarheid of bruikbaarheid straks getoetst wordt. Steeds wordt daarom met de cliënt besproken welke automatische gedachten en schema's mogelijk een rol spelen bij het ontstaan en in stand houden van de klachten.

Om deze cognities nauwkeuriger in kaart te brengen, maakt de therapeut vaak gebruik van specifieke vragenlijsten en tests. Op basis van al deze gegevens komt hij tot een veronderstelling over de aard van de problematiek en probeert hij een psychiatrische diagnose te stellen. Aangezien iedere stoornis gekenmerkt zou worden door specifieke schema's en automatische gedachten, levert ook dat informatie op. Vervolgens stelt de therapeut een behandelplan op, waarin hij aangeeft op welke wijze welke automatische gedachten en schema's worden aangepakt. Ook wordt met de cliënt het aantal zittingen afgesproken om de therapie niet nodeloos lang te maken en naar een eindpunt toe te werken.

Kader 5-4 Rationeel-emotieve therapie (RET)

De Amerikaanse psycholoog Albert Ellis (1913-2007) is de grondlegger van de rationeel-emotieve therapie of kortweg RET. Toen hij zijn aanpak vanaf de jaren vijftig van de vorige eeuw ontwikkelde sprak hij van 'rationele therapie'. Omdat hij zich echter – weliswaar via het denken – ook richt op emoties, veranderde hij de naam een tiental jaren later in RET. Sinds 1993 sprak hij van 'rationeel-emotieve gedragstherapie' (REBT: rational emotive behavior therapy), aangezien de verandering van denken ook in de praktijk gebracht moet worden. In Nederland en België is echter de naam RET het meest ingeburgerd. RET gaat ervan uit dat iemand in de problemen komt als gevolg van 'irrationele' (onredelijke, niet-doordachte, ongegronde) opvattingen. Volgens Ellis ligt een beperkt aantal irrationele kerngedachten ten grondslag aan psychische problemen. Deze gedachten zijn terug te brengen tot drie hoofdcategorieën:

1. Ik *moet* goed presteren op het gebied van werk en/of op persoonlijk gebied (liefde/goedkeuring van anderen) om mezelf de moeite waard te vinden.
2. Anderen *moeten* mij eerlijk en aardig/netjes behandelen, anders zijn zij waardeloze figuren.
3. Het leven *moet* aangenaam en comfortabel zijn, anders is het een waardeloos gebeuren.

Volgens Ellis zitten vele mensen gevangen in een bijna wetmatig denkpatroon van dergelijke 'moetens' ('musts': Ellis spreekt ironisch van 'musturbation'). Deze irrationele gedachten zijn ontstaan door reacties op negatieve gebeurtenissen in het verleden. Alles wat we doen en ervaren wordt erdoor bepaald. Als we leren deze manier van denken te doorbreken en meer realistisch (rationeel, redelijk) gaan denken, dan leidt dit tot een andere houding ten opzichte van onzelf en de gebeurtenissen om ons heen.

Ellis ontwikkelde hiervoor een systematische aanpak: *het ABC-model*. De A verwijst naar de Activerende gebeurtenis ('activating event'): de gebeurtenis die bepaalde gedachten uitlokt. De B staat voor de Beschouwing ('beliefs'): de gedachten over die gebeurtenis. De C doelt op de Consequentie ('consequences'): de reacties op die gebeurtenis. De meeste mensen gaan ervan uit dat C direct veroorzaakt wordt door A. Bijvoorbeeld: je voelt je gekwetst, omdat je kritiek gekregen hebt. Het gevoel (gekwetst zijn) en de gebeurtenis (kritiek krijgen) zijn dan zo 'automatisch' met elkaar verbonden, dat het moeilijk voor te stellen is dat er ook anders op de situatie gereageerd kan worden. Volgens Ellis is het echter niet de gebeurtenis (A) die leidt tot de verschillende emotionele, cognitieve en gedragsmatige gevolgen (C), maar de meningen, gedachten en ideeën (B) over de gebeurtenis. Dus om C, de emotionele en gedragsmatige reactie, te veranderen, moet men invloed uitoefenen op B, de houdingen en opvattingen over problemen en situaties.

Het ABC-gedeelte kan gezien worden als het diagnostische luik: de cliënt moet gaan inzien in welke situaties hij welke (ir)rationele gedachten heeft. Daarop volgt een therapeutisch *DEG-gedeelte,* waarin de irrationele manier van denken daadwerkelijk wordt aangepakt en de automatische verbinding tussen A en C wordt verbroken. De D staat voor het uitdagen van de irrationele gedachten ('dispute' of 'discussion'). Door middel van (soms heftige) discussies wordt de cliënt uitgedaagd om anders te gaan denken. Hiertoe wordt hij direct en stelselmatig geconfronteerd met zijn hardnekkige denkgewoonten over zichzelf en leert hij ze systematisch te vervangen door meer rationeel denken. Er zijn drie soorten vragen die bij deze uitdaging helpen:

1. *Vragen die de feiten onderzoeken.* Stemmen gedachten en overtuigingen bij A overeen met de feiten? Met andere woorden, zijn ze rationeel?
2. *Doelmatigheidsvragen.* Wat is het doel, helpen deze gedachten dit doel te bereiken? Met andere woorden, zijn ze functioneel?
3. *Filosofische vragen.* Deze vragen houden zich bezig met zaken zoals: wat betekent deze uitspraak nu precies, is het een logische uitspraak, hoe verhoudt dit idee zich tot andere opvattingen over het leven?

De E verwijst naar de Effectieve nieuwe gedachten, waardoor mensen minder problemen ondervinden. Als het goed is vloeien deze effectieve nieuwe gedachten logisch voort uit het uitdagingsproces (D). Vervolgens moeten deze nieuwe gedachten worden bestendigd door het uitvoeren van daarbij passend nieuw Gedrag (G). Dat gebeurt vaak aan de hand van huiswerkopdrachten, die tegengesteld zijn aan wat men gewoon is te doen. Een ander denkpatroon is af te lezen aan ander gedrag en een bijpassend ander gevoel.

Het hiervoor beschreven proces (ABC-DEG) is een versimpeling van de dagelijkse praktijk. Mensen hebben vaak ingewikkelde problemen en er kunnen tal van samenhangende ABC's zijn. Het vergt daarom in de praktijk veel oefening en steeds weer opnieuw analyseren van wat er in welke situaties goed of fout ging, voordat de cliënt zijn denken en doen kan veranderen. De RET wordt toegepast bij een lange reeks psychische problemen. Voorbeelden zijn seksuele problemen, relatie- en gezinsproblemen, alcoholverslaving, (faal)angst en dwangstoornissen. Vanwege de aard van de discussies over de irrationele gedachten moet de therapeut over de nodige overredingskracht beschikken. De cliënt op zijn beurt moet de confronterende benadering van de therapeut aankunnen.

De cognitieve visie van Ellis lijkt sterk op die van Beck, maar de concrete aanpak verschilt vooral van de gangbare cognitieve therapie wat de houding van de therapeut betreft. De cognitief therapeut stelt zich terughoudender op en is er veel meer op gericht dat mensen zelf hun (verkeerde) denkpatronen ontdekken. De RET-therapeut daarentegen is vaak sterk sturend, overredend en confronterend. Hij heeft met andere woorden meer de rol van kritische onderwijzer, terwijl de cognitief therapeut vergelijkbaar is met de motiverende coach. Anders dan de RET is de cognitieve therapie ook specifieker gericht op psychische stoornissen. De RET verwierf vooral in Amerika grote invloed op de therapeutische praktijk (met ook toepassingen in het bedrijfsleven, met name training van personeel), maar werd geen inspiratiebron voor wetenschappelijk onderzoek. Dat kwam vooral doordat Ellis de theoretische onderbouwing minder aandacht gaf. Met name de precieze relatie tussen een bepaalde stoornis en kenmerkende irrationele gedachten was minder goed uitgewerkt. Bovendien hield Ellis zich afzijdig van de academische wereld, waardoor er minder geprotocolleerde interventies zijn ontwikkeld en effectonderzoek is gedaan naar zijn methode dan bij Becks cognitieve therapie. De ontwikkeling van de cognitieve therapie is dan ook vooral op het gedachtegoed van Beck gebaseerd.

5.3.3 Cognitieve technieken

De cliënt moet leren onderscheid te maken tussen de feitelijke situaties en de emoties en gedachten die daardoor worden opgeroepen. Om dat te bereiken kan de therapeut de cliënt vragen thuis een dagboek bij te houden. De cliënt schrijft daarin precies op wanneer, in welke situaties, welke gedachten en gevoelens opkwamen en hoe hij zich toen gedragen heeft. Dit dagboek wordt tijdens iedere zitting besproken. Vervolgens bestaat een belangrijk deel van de cognitieve therapie uit het *uitdagen* van de denkpatronen van de cliënt. Dat wil zeggen dat de cliënt samen met de therapeut over deze denkpatronen praat en de houdbaarheid en bruikbaarheid ervan onderzoekt. Het onderzoek heeft niet de vorm van een discussie waarin de therapeut de cliënt ervan probeert te overtuigen dat zijn opvattingen niet kloppen. Eerder probeert hij de cliënt zo te begeleiden dat deze zélf ontdekt wat er mis is met zijn denkwijze en hoe hij die kan ombuigen. In de loop van de therapie leert de cliënt dit kritische onderzoek steeds meer zelfstandig toe te passen.

Typerend voor de cognitieve aanpak is de techniek van de 'geleide ontdekking', ook wel de *Socratische dialoog* genoemd. Dit laatste begrip verwijst naar de Griekse filosoof Socrates, die vooral door vragen te stellen de geloofwaardigheid van iemands beweringen aan de kaak stelde. De gebruikelijke verhouding, waarin de leerling vraagt en de meester antwoordt, was bij hem omgekeerd: de meester vraagt en de leerling antwoordt. De cognitief therapeut gaat op vergelijkbare wijze te werk. Hij gaat de problemen van de cliënt niet als een alwetende deskundige interpreteren, maar stelt vragen over de opvattingen die aan zijn problemen ten grondslag liggen. Daardoor gaat de cliënt geleidelijk zélf inzien hoe hij redeneert en ontstaat twijfel over zijn opvattingen. Concretiseren – het verhelderen van wat de cliënt naar voren brengt – past de cognitief therapeut eigenlijk voortdurend toe. Als de cliënt een gedachte naar voren heeft gebracht, zal de therapeut vragen naar een specifiek voorval waarin die gedachte zich concreet uit. Via concrete gebeurtenissen komt hij uit bij de algemene uitgangspunten van de cliënt en volgen meer abstracte vragen. Er wordt afgesloten met evaluerende vragen zoals: wat zegt deze informatie over je idee 'ik deug niet', wat leer je uit deze informatie?

De therapeut stimuleert de cliënt altijd eerst om argumenten te vinden die een onder-steuning vormen voor zijn denkwijze. Hiertoe worden vragen gesteld zoals: is dit zo, hoe weet je dat, welke bewijzen of redenen heb je hiervoor? De therapeut toont volop interesse in de ervaringen of redeneringen die tot deze denkwijze hebben geleid. Deze belangrijke fase in de behandeling mag zeker niet worden overgeslagen. De kans is anders groot dat de cliënt zich niet gehoord en begrepen zal voelen. De cliënt is immers niet voor niets zo gaan denken. Vaak zijn er wel degelijk redenen voor. Door er uitvoerig bij stil te staan, voorkomt de therapeut dat de cliënt de indruk krijgt dat zijn gedachten en overtuigingen fout, naïef of dom zijn. Naast vragen stellen doet de therapeut weinig anders dan nauw-keurig luisteren en samenvatten. Steeds moet hij met de cliënt overeenstemming bereiken over de conclusie.

Daarna probeert de cliënt samen met de therapeut tegenargumenten voor zijn denk-wijze te vinden. Dit is de kern van het uitdagen. De therapeut vraagt dan bijvoorbeeld: heb je misschien wel eens ervaren dat het niet zo was, of weet je iets wat in tegenspraak is met deze gedachte? Om antwoorden te vinden kan de cliënt informatie verzamelen door bij anderen navraag te doen of door het een en ander op te zoeken in de bibliotheek of op het internet. Het is het beste als de cliënt zelf deze informatie verzamelt. Verstrekt de therapeut zelf (te snel) dit soort informatie, dan kan de cliënt het gevoel krijgen dat hij zich moet verantwoorden of geconfronteerd wordt met een 'tegenstander'. Een andere uitdaagtechniek is dat de therapeut vraagt naar alternatieve interpretaties: zijn er andere verklaringen te bedenken, kun je er ook op een andere manier naar kijken, hoe zou jij rea-geren als iemand je dit vertelde? Op die manier gaat de cliënt inzien dat er meer manieren zijn om tegen een bepaalde gebeurtenis aan te kijken. Bij een andere vorm van uitdagen, de *neerwaartse-pijl-techniek*, wordt ervan uitgegaan dat de automatische gedachte klopt, om vervolgens na te gaan wat daarvan de gevolgen zouden zijn. De therapeut vraagt dan: stel dat dit zo is, wat betekent dat dan voor jou, wat zou er dan gebeuren, wat is er zo erg aan? Op die manier komen de mogelijkheden van de cliënt ter sprake om te leren omgaan met het 'ergste van het ergste'.

Behalve door het stellen van vragen kunnen cliënten ook op andere manieren zicht krijgen op de onhoudbaarheid of onbruikbaarheid van hun denkpatronen. Het maken van een *kansberekening* is daarvan een voorbeeld. Cliënten die bijvoorbeeld last hebben van angsten overschatten vaak de kans op gevreesde gebeurtenissen. Depressieve cliënten overdrijven de kans op negatieve gebeurtenissen of falen. Kansberekeningen kunnen dit corrigeren. Alle noodzakelijke voorwaarden waaraan voldaan moet worden voordat de negatieve gebeurtenis optreedt, worden in kaart gebracht en de kans op het voldoen aan iedere voorwaarde wordt geschat (in procenten). De situatie wordt zo gedetailleerd mogelijk beschreven. Hoe meer voorwaarden er namelijk worden geformuleerd, hoe kleiner de kans dat de negatieve gebeurtenis zich ook daadwerkelijk zal voordoen. Een andere methode is de *kosten-batenanalyse*. Van een automatische gedachte wordt nagegaan wat de voordelen/baten en de nadelen/kosten zijn. Om de cliënt van de geringe geloofwaardigheid van zijn oorspronkelijke gedachte te overtuigen, moet het lijstje met nadelen of kosten uiteraard langer zijn.

Kader 5-5 ACT en mindfulness

Acceptance and Commitment Therapy (ACT) wordt wel aangeduid als de derde generatie cognitieve gedragstherapie (met gedragstherapie als eerste en cognitieve therapie als tweede). ACT werd ontwikkeld door de Amerikaanse psycholoog Steven Hayes. Volgens deze benadering kunnen cognitieve processen tot mooie dingen leiden, maar kunnen ze ook een schaduwzijde hebben, bijvoorbeeld in de vorm van piekeren of negatief denken. Dat kan mensen erg in beslag nemen, want hoe meer moeite mensen doen om los te komen van deze negatieve denkprocessen, hoe meer last ze ervan krijgen. Met ACT leren mensen minder te vechten tegen hun gevoelens en gedachten, vermijdingsgedrag te ondermijnen en meer contact te krijgen met het hier-en-nu. Het is bij ACT niet de bedoeling om *wat* je denkt te veranderen, zoals bij andere vormen van cognitieve gedragstherapie, maar *hoe* je omgaat met je denken. De cliënt leert inzien dat gedachten niet de werkelijkheid zijn. Je hebt een keuzemogelijkheid: je kunt ook iets anders doen dan je gedachten je ingeven. Bovendien is niet alles in het leven te veranderen en dat kun je dan maar beter accepteren ('Acceptance'). In plaats van de gedachten weg te drukken, leert de cliënt zijn gedachten 'met mededogen te omarmen'. Bij dit proces wordt onder andere gebruikgemaakt van mindfulness (zie verderop). Wanneer negatieve cognitieve processen minder impact hebben, wordt er gezocht naar waarden die de cliënt wil nastreven in zijn leven ('Commitment'). Vervolgens wordt met de cliënt nagegaan hoe deze waarden concreet zijn te realiseren. Volgens de aanhangers zou de effectiviteit van ACT groter zijn dan bij andere vormen van therapie. Volgens critici lopen ze daarbij echter nogal voor de onderzoeksgegevens uit. Het schaarse gedegen onderzoek dat beschikbaar is, wijst nog niet uit dat ACT effectiever zou zijn dan cognitieve gedragstherapie. Dat hoeft ook niet te verbazen omdat ze overeenkomstige werkingsmechanismen (zoals exposure) hebben. De waarde zou vooral liggen in het feit dat met ACT de behandeling in een bredere context wordt geplaatst.

Met dezelfde bedoeling kan ook gebruik worden gemaakt van een andere variant van cognitieve therapie: de 'mindfulness-based cognitive therapy', die ontwikkeld werd door de Engelse psycholoog John Teasdale. Deze liet zich inspireren door de *mindfulness training*: een op het zenboeddhisme geënte methode om stress en spanning te verminderen met lichaamsoefeningen en meditatietechnieken die gericht zijn op het trainen van de aandacht in het hier-en-nu. Gecombineerd met cognitieve therapie kan men de aanpak omschrijven als *achtzaamheidstraining* of *aandachttraining*. Cliënten wordt geleerd negatieve gevoelens en gedachten snel op te sporen en ze te beschouwen als 'mentale gebeurtenissen' die hen overkomen, in plaats van ze te zien als aspecten van zichzelf of de werkelijkheid. In essentie komt het erop neer, dat men de betrokkenen ertoe wil brengen een andere houding aan te nemen tegenover hun negatieve ingesteldheid (bijv. angsten en depressieve neigingen): ze onpersoonlijk te maken en te ontkoppelen van de dagelijkse ervaring ('daar zijn die negatieve gedachten weer'). In tegenstelling tot de klassieke cognitieve therapie is het dus niet de bedoeling om de inhoud of specifieke betekenissen van de negatieve gedachten te veranderen.

5.3.4 Cognitieve gedragstechnieken

Cognitief therapeuten maken daarnaast gebruik van technieken die zich (ook) op het gedrag richten. Een voorbeeld daarvan is het *rollenspel* (zie ▶ kader 3-4). Anders dan bij de gedragstherapie gaat het bij cognitieve therapie nu niet zozeer om het leren van nieuwe vaardigheden, maar meer om het ontwikkelen van alternatieve denkpatronen. Door moeilijke situaties na te spelen, waarbij de cliënt zichzelf speelt en de therapeut de ander, worden bepaalde denkpatronen opgespoord. Vervolgens wordt de cliënt in de gelegenheid gesteld de rol van de ander te spelen. De therapeut gaat dan de automatische gedachten van de cliënt verdedigen, terwijl de cliënt die met tegenargumenten probeert te weerleggen. Door deze rolomkering kunnen cliënten zich inleven in een ander 'gezond' schema en zo gemakkelijker afstand nemen van hun oorspronkelijke gedachten. Ook probeert de cliënt nieuw gedrag of een nieuwe rol uit op basis van de alternatieve interpretatie. Na iedere ronde wordt het rollenspel besproken, waarbij de therapeut steeds vraagt wat de cliënt kan leren over zijn oorspronkelijke en alternatieve denkpatronen.

Cognitief therapeuten laten de cliënt niet alleen in spelsituaties, maar ook in de praktijk zijn denkpatronen op houdbaarheid en bruikbaarheid onderzoeken. Hiervoor gebruiken zij *gedragsexperimenten*. Samen met de therapeut doet de cliënt eerst op basis van een bepaalde gedachte een aantal voorspellingen en wordt er afgesproken waar en wanneer hij het gedragsexperiment uitvoert. Daarna gaat de cliënt in de dagelijkse werkelijkheid uitproberen of die voorspellingen uitkomen. Het beste kan hij verschillende situaties opzoeken. Hoe meer situaties namelijk waarin zijn verwachtingen niet uitkomen, hoe meer de geloofwaardigheid van de automatische gedachten wordt ondergraven. Vervolgens wordt met de therapeut uitvoerig besproken welke concrete gevolgen de voorspelling ondersteunen en welke niet. In de praktijk is het uitvoeren van één experiment doorgaans niet voldoende om de langgekoesterde denkwijze te veranderen. De therapeut zal daarom twijfel over de betekenis van het experiment aanmoedigen en zo de weg vrijmaken naar nieuwe, nog doorslaggevender experimenten. Deze werkwijze lijkt sterk op exposure in vivo, zoals gedragstherapeuten die toepassen (zie ▶ par. 4.3.3). Toch verschilt de doelstelling. Exposure of blootstelling aan een gevreesde situatie is gericht op de activiteit zelf, waardoor emotie uitdooft. De cognitief therapeut gaat het primair om verandering van denkwijze. Het experiment moet ertoe leiden dat de cliënt de alternatieve denkwijze geloofwaardiger gaat vinden dan zijn oorspronkelijke opvattingen.

Om de veranderde manier van denken in stand te houden, is veel inspanning vereist. Zo zal een gedragsexperiment met een gunstige afloop tijdelijk tot andere gedachten

Tabel 5.3	Kernpunten van de cognitieve therapie
mensbeeld	De mens is een informatieverwerkend systeem.
theorie	Het menselijk functioneren is te verklaren vanuit de wijze van informatieverwerking. Psychische problemen zijn te herleiden tot onhoudbare of onbruikbare denkpatronen.
therapie	Therapie is gericht op het vervangen van de oorspronkelijke denkpatronen door houdbare of bruikbare. Belangrijke methoden zijn de Socratische dialoog en gedragsexperimenten.

leiden, maar die zullen op den duur weer verwateren. De therapeut dient de cliënt er daarom op voor te bereiden dat de klachten na verloop van tijd kunnen terugkeren. Terugval moet de cliënt beschouwen als een gelegenheid om opnieuw te oefenen met de eerder aangeleerde cognitieve methoden. De therapeut streeft ernaar dat de cliënt uiteindelijk zelfstandig zijn (oude of nieuwe) onaangepaste gedachten kan uitdagen en bijstellen (zie ☐ tabel 5.3).

Kader 5-6 Niet alleen praten maar ook doen

Een belangrijke factor bij het in stand houden van pijn, bijvoorbeeld chronische lage-rugpijn, is de *vrees voor pijn*. Patiënten gaan bepaalde activiteiten en bewegingen vermijden uit vrees dat ze tot meer pijn leiden. Dit vermijdingsgedrag kan leiden tot fysieke inactiviteit, met achteruitgang van de lichamelijke conditie tot gevolg, waaruit weer (verhoogde gevoeligheid voor) pijn kan voortvloeien enzovoort. Bovendien gaat de angst gepaard met een verhoogde aandacht voor pijn, waardoor de vicieuze cirkel versterkt wordt. Angstige pijnpatiënten zullen dan ook meer hinder in hun dagelijkse leven rapporteren. Een aandachtstraining – leren de aandacht van de pijn 'af te leiden' – biedt weinig soelaas, omdat de vrees voor pijn de aandacht automatisch op de pijn richt (selectieve aandacht: zie ▶ par. 5.2.1). Effectiever is het aanpakken van het bedreigende karakter van de pijn. Immers, in de beleving van de patiënt worden bepaalde lichaamssignalen snel als 'catastrofaal' geïnterpreteerd ('rampdenken': ▶ kader 5-2). Daarom wordt de vrees voor pijn het belangrijkste aanknopingspunt voor de behandeling. Patiënten kunnen dan – vergelijkbaar met fobici – geleidelijk worden blootgesteld (exposure: zie ▶ par. 4.3.3) aan bewegingen of activiteiten waar ze bang voor zijn. Vooral patiënten met een hoge pijngerelateerde vrees zullen baat hebben bij dergelijke interventies.

Vergelijkbaar met pijnpatiënten kan de angst voor fysieke inspanning een belangrijke rol spelen bij het instandhouden van het zogenoemde *chronische-vermoeidheidssyndroom*. Vaak ziet men bij deze patiënten een korte opflakkering van activiteiten, gevolgd door een verergering van uitputtingsgevoelens en pijn, wat dan weer aanleiding geeft tot lange rustperioden en vermijding van activiteit. Uiteindelijk kan dit uitmonden in een passieve levensstijl. Cognitieve gedragstherapie speelt in op de onhoudbare en onbruikbare attitudes en gedachtenpatronen, spoort de patiënten aan tot een meer helpende visie op hun ziek-zijn, en stimuleert het ontwikkelen van efficiënte copingstrategieën om met de klachten om te gaan. Daarbij is het belangrijk de patiënten te motiveren tot zelfwerkzaamheid (in plaats van alle heil te verwachten van de medische wereld) en bewust te maken van de noodzaak tot realistische aanpassing aan langetermijn beperkingen. Steeds meer adviseert men echter om dergelijke 'praattherapie' te combineren met 'doetherapie'. Bovendien accepteren deze patiënten gemakkelijker een behandeling binnen een 'medische sfeer'. Daarom is de combinatie met een ergotherapeutische of fysiotherapeutische aanpak aan te bevelen. Voorzichtige pogingen om het activiteitenniveau op te drijven door middel van stapsgewijze oefeningen vormen een cruciaal onderdeel van de behandeling. Patiënten moeten leren hun inspanningen redelijk te doseren en hun activiteitenritme aan te passen aan hun fysieke beperkingen.

5.4 Beschouwing

» Cognitieve therapieën maken dezelfde denkfout als veel patiënten en vele ware gelovigen: overgeneralisatie ... «
(J.O. Prochaska & J.C. Norcross, *Systems of Psychotherapy*, 1994)

Wat er in mensen omgaat was voorheen vooral het domein van psychodynamische en cliëntgerichte benaderingen. Beide hebben de laatste jaren veel terrein verloren (zie ► figuur 1.1). Gedragstherapie kwam er gedeeltelijk voor in de plaats, maar die sloeg een andere weg in en wilde zich juist niet op de 'binnenwereld' van mensen richten. Deze kwam weer centraal te staan in de cognitieve therapie, zij het dat de aanpak een geheel eigen karakter kreeg. De populariteit van de cognitieve therapie is misschien vooral toe te schrijven aan het feit dat zij zich richt op een wezenlijk aspect van het menselijk functioneren, het denkvermogen. Dit sluit aan bij de wijze waarop veel mensen hun problemen ervaren. Vaak hebben zij zelf het idee dat hun manier van denken hierbij een belangrijke rol speelt. Deze gedachtewereld is voor mensen bovendien doorgaans betrekkelijk gemakkelijk toegankelijk en ze zijn gewend om hun ideeën daarover te uiten. In de dagelijkse werkelijkheid wordt immers doorlopend gevraagd wat men van iets denkt.

Maar er zijn meer sterke punten. Net als de gedragstherapie beperkt de cognitieve aanpak zich tot duidelijk omschreven klachten. Dat spreekt nogal wat cliënten aan, omdat zij in de eerste plaats van hun klachten af willen. Een ander belangrijk voordeel van deze gerichtheid is dat de effectiviteit van de aanpak zich relatief gemakkelijk laat onderzoeken. Deze effectiviteit is ook daadwerkelijk aangetoond. Bij veel stoornissen behoort de cognitieve therapie tot de meest werkzame behandelvormen. Bekende voorbeelden zijn depressies en angststoornissen, maar ook relatieproblemen. Net zoals gedragstherapie heeft cognitieve therapie vanwege de korte duur sowieso al een voordeel boven langer durende behandelvormen. Verder is de cognitieve werkwijze goed uit te leggen aan cliënten en als techniek betrekkelijk gemakkelijk te leren door therapeuten. Anders dan bij de cliëntgerichte benadering bijvoorbeeld, is cognitieve therapie niet zo afhankelijk van de persoon van de therapeut. Daardoor laat de cognitieve aanpak zich ook goed in protocollen vatten (zie ► par. 7.1.4) en kunnen mensen er zelfstandig mee aan de slag. Er zijn hiervoor verschillende zelfhulpboeken op de markt (zie ► kader 8-16). Ook bij veel vormen van internettherapie wordt er volop gebruik van gemaakt (zie ► kader 7-7).

Vooral vanwege de overeenkomsten qua aanpak zijn de aantrekkelijke kanten van cognitieve therapie in verschillende opzichten vergelijkbaar met die van gedragstherapie. Hetzelfde geldt voor een aantal kritiekpunten (zie ook ▶ par. 4.4). Zo wordt de eenzijdigheid van de cognitieve therapie bekritiseerd. Net als gedrag is het denken wel een belangrijk aspect van het menselijk functioneren; het blijft echter maar één aspect en de complexiteit van mensen wordt er geen recht mee gedaan. Zijn mensen niet meer dan hun gedachten? Is er bij psychische problematiek niet meer aan de hand dan verstoorde denkprocessen? Verder wordt ook de cognitieve therapie verweten dat de aanpak te oppervlakkig en simplistisch is. Evenals gedragstherapeuten zouden cognitief therapeuten te veel vertrouwen op hun technieken en te weinig aandacht hebben voor de therapeutische relatie. Er zijn echter ook andere kritiekpunten, die specifiek met de cognitieve benadering te maken hebben. We bespreken er een aantal.

5.4.1 Te veel nadruk op gezond verstand en bewuste processen?

Cognitieve therapie stelt nogal wat eisen aan de cliënt. Deze moet toegang hebben tot zijn gedachtewereld en over abstractievermogen beschikken. De problemen dienen afgebakend te zijn en de cliënt moet ze helder kunnen verwoorden. Daarnaast moet hij gemotiveerd en in staat zijn om allerlei therapieopdrachten uit te voeren en een goede relatie met de therapeut op te bouwen. Het kritisch onderzoeken van gedachten en schema's lukt ook niet iedereen. Zeker cliënten met langdurige stoornissen hebben er moeite mee om aan te geven wat ze voelen of wat hun automatische gedachten precies zijn. Sommigen hebben vage of moeilijk te definiëren problemen, waarvan ze lastig kunnen aangeven wat eraan vooraf gaat. Mensen met cognitieve of verstandelijke beperkingen (bijv. ten gevolge van biologische oorzaken of een ontwikkelingsstoornis) zullen weinig baat hebben bij de cognitieve aanpak. De reikwijdte van de cognitieve aanpak is dan ook wat beperkter dan die van de gedragstherapie.

Volgens critici uit psychodynamische hoek wordt in de cognitieve benadering te veel nadruk gelegd op de informatieverwerking voorzover mensen zich daarvan bewust zijn (zie ook ▶ kader 8-12). Het is maar zeer de vraag of mensen wel precies weten wat er in hen omgaat. Een groot deel daarvan onttrekt zich aan ons bewustzijn. De cognitieve benadering zou veel te weinig oog hebben voor deze *onbewuste* processen. Cognitief therapeuten gingen er aanvankelijk van uit dat cognities uitsluitend bewust verlopende verbale processen zijn. In navolging van cognitief psychologen en neurobiologen zijn zij inmiddels gaan inzien dat deze opvatting moeilijk te handhaven is. Juist onderzoek uit de cognitieve psychologie en de neurobiologie heeft duidelijk gemaakt dat een deel van de cognitieve processen zich buiten ons bewustzijn voltrekt. Het blijkt dat we veel informatie verwerken zonder dat we het beseffen. Onbewuste processen krijgen de laatste jaren dan ook in de cognitieve benadering steeds meer aandacht, met name wat betreft de automatische informatieverwerking en het functioneren van cognitieve schema's. Daarmee lijkt de cognitieve therapie een stap te doen in de richting van de psychodynamische benadering (een combinatie van beide, de cognitieve analytische therapie, wordt voorgesteld door de Engelse psychiater Anthony Ryle). Toch is er ook op dit punt een duidelijk verschil tussen beide benaderingen. Anders dan de psychodynamische theorie veronderstelt de cognitieve benadering niet dat er onbewuste motieven zijn, waardoor dit onbewuste maar moeilijk aan de oppervlakte kan komen.

5.4.2 Wel wetenschappelijk?

Cognitief therapeuten laten zich net als gedragstherapeuten voorstaan op de wetenschappelijke onderbouwing van hun aanpak. Volgens critici is die aanspraak moeilijk hard te maken. Allereerst is de band met de cognitieve psychologie minder hecht dan wel wordt beweerd. De algemene visie van deze wetenschap wordt wel gedeeld, maar qua theorie, terminologie en methode is er weinig overeenstemming. De cognitieve wetenschap en de cognitieve therapie zijn ook betrekkelijk los van elkaar ontstaan en die kloof is nooit helemaal gedicht. Daarbij komt de aloude kritiek van het behaviorisme: de wijze waarop mensen informatie verwerken leent zich helemaal niet voor 'hard' wetenschappelijk onderzoek. De cognitieve theorie gaat ervan uit dat automatische gedachten en vooral de onderliggende schema's de informatieverwerking beïnvloeden. Wat deze twee cognitieve structuren nu precies inhouden en op welke wijze ze hun invloed uitoefenen is grotendeels onduidelijk. Beide zijn theoretische begrippen ('constructen'), die niet direct te observeren en te meten zijn. Ze zijn hoogstens af te leiden uit wat iemand zegt of doet. Met andere woorden: noch de betrokkene zelf noch anderen kunnen in de informatieverwerking kijken. Alleen de 'output' van de informatieverwerking is observeerbaar en er is geen objectieve mogelijkheid om na te gaan hoe deze output zich verhoudt met de cognitieve processen.

Kader 5-7 Dromen en cognitieve therapie

Dromen waren voor Freud de 'koninklijke weg naar het onbewuste' en de droominterpretatie heeft lange tijd de psychodynamische theorievorming en therapiepraktijk overheerst (zie ► kader 2-3). Intussen is deze visie op dromen als producten van onbewuste psychologische processen grotendeels verlaten om plaats te maken voor neurobiologische verklaringen. Dromen zouden daarin eerder een soort 'ruis' zijn die hoort bij neuronale processen tijdens de slaap. Toch zouden ze van therapeutisch nut kunnen zijn, zelfs in een methode waar we dit het minst zouden verwachten: de cognitieve therapie. De opvatting 'dromen zijn bedrog' krijgt een bijzondere betekenis als men ze vanuit cognitieve hoek bekijkt. Het gaat dan niet om het proces van het dromen zelf, maar om wat de betrokken persoon ermee doet: de manier waarop iemand betekenis geeft aan een selectie van beelden – het 'verhaal' waarmee men de losse fragmenten tot een zinvol geheel poogt te maken – zou dan de cognitieve stijl weerspiegelen van de betrokkene. Met andere woorden: de vervormingen in de interpretatie van de werkelijkheid (de zogenoemde disfunctionele cognitieve schema's) zouden dan ook te herkennen zijn in het soort 'droommateriaal' dat de cliënt belangrijk acht. De cognitief therapeut kan dus in de dromen bijvoorbeeld aspecten terugvinden van dramatisering van persoonlijke belevenissen en het selectief aandacht schenken aan thema's met een negatief emotionele lading. De droom wordt dan als het ware een karikatuur van de vervormde irrationele denkstijl die de betrokken cliënt ook in het gewone leven hanteert. Deze vervormde denkstijl moet dan in de cognitieve therapie (door correctie en herstructurering) rationeler en meer in overeenstemming met de realiteit worden gemaakt.

Dit kritiekpunt speelt ook een rol bij het onderzoek naar de effecten van cognitieve therapie. Vooral door het toenemende gebruik van behandelprotocollen wordt cognitieve therapie geprezen als een van de best onderzochte vormen van psychotherapie (zie ▶ par. 7.1.4). De werkzaamheid bij een aantal stoornissen (met name angst en depressie) is wel aangetoond, maar onduidelijk blijft wat van die aanpak precies effectief is en waardoor. Nogal wat cognitieve technieken richten zich ook op het gedrag. Misschien zijn die gedragstherapeutische elementen wel het werkzame deel van de cognitieve therapie. Ook therapieën die zich niet expliciet op cognitieve processen richten, leiden tot cognitieve veranderingen. Dat is het geval voor alle therapieën die we in eerdere hoofdstukken beschreven, maar volgens sommigen leiden ook medicijnen zoals antipsychotica en antidepressiva tot een andere manier van denken. Dat maakt een onderlinge vergelijking erg lastig. De precieze rol van cognitieve processen bij het ontstaan en voortduren van psychische problemen is, met andere woorden, nog allerminst helder.

5.4.3   Denken als oorzaak of gevolg?

Critici plaatsen vraagtekens bij het uitgangspunt van de cognitieve benadering dat emoties een gevolg zijn van cognitieve processen. Uit experimenteel onderzoek blijkt immers dat emoties betrekkelijk onafhankelijk zijn van deze processen. Zo zouden bepaalde gedachten voor het oproepen van emoties helemaal niet nodig zijn. Beide staan onder controle van afzonderlijke systemen die elkaar wel op zeer gevarieerde wijze kunnen beïnvloeden. Misschien is de relatie zelfs omgekeerd: gedachten zijn een gevolg van emoties. De gedachte 'niemand houdt van me' zou volgens de cognitieve benadering ertoe leiden dat iemand zich ongelukkig voelt. Deze gedachte kan echter ook een beschrijving zijn van een al aanwezig gevoel van ongelukkig-zijn. Volgens verschillende critici zijn de gedachten vaak niet meer dan een rechtvaardiging achteraf van een al ervaren emotie. Emoties zouden dan ook helemaal niet vatbaar zijn voor een cognitieve aanpak. Ze moeten rechtstreeks via het 'emotionele kanaal' worden benaderd, zoals dat bijvoorbeeld in de emotiegerichte therapie gebeurt (zie ▶ kader 3-6).

Cognitief therapeuten zijn het hiermee niet eens, al lijkt hun standpunt geleidelijk wat genuanceerder te worden. Volgens de cognitieve benadering hebben critici het vaak over de voorkeur of afkeer van mensen ten opzichte van iets of iemand. Dat is volgens hen toch wat anders dan de 'echte' emoties zoals angst, schuld, verdriet en woede, die bij psychische problemen een rol spelen. Aanvankelijk gingen cognitief therapeuten ervan uit dat de automatische gedachten bepalend zijn voor de aard van deze emoties. Tegenwoordig worden beide beschouwd als het product van de schema's. Steeds vaker wordt ook door cognitief therapeuten gepleit voor een wisselwerking tussen denkpatronen en emoties. Net als (het gevolg van) gedrag ons denken kan beïnvloeden, kunnen emoties dat ook. De precieze relatie tussen cognitieve processen en emoties – evenals trouwens tussen cognitieve processen en gedrag – blijft echter onhelder. Een soortgelijke discussie doet zich voor bij het volgende punt.

Sterk bekritiseerd is het uitgangspunt van de cognitieve benadering dat onbruikbare of onhoudbare gedachten de oorzaak zijn van psychische problemen. De onaangepaste gedachten en schema's zouden wel eens eerder het gevolg dan de oorzaak kunnen zijn van de psychische problematiek. Bekend is dat mensen met een angststoornis meer aandacht hebben voor bedreigende informatie. Dat zou volgens de cognitieve benadering aan hun manier van denken liggen. Critici draaien oorzaak en gevolg om: vanwege de angst letten patiënten meer op bedreigende informatie. De selectieve aandacht is met andere woorden niet meer dan een bijverschijnsel van de angstproblematiek. Het zou daarom beter zijn de dieper liggende conflicten die aan de basis liggen van deze angst aan te pakken.

Cognitief therapeuten zijn het met die kritiek niet eens. Uit experimenten blijkt dat cognitieve schema's kunnen worden geactiveerd en daarna hun invloed uitoefenen op de informatieverwerking. Cognitieve vertekeningen blijken bovendien voorspellers te zijn van terugval of van het ontstaan van klachten. Daarnaast is vastgesteld dat het veranderen van redeneringen waarmee cliënten hun problemen in stand houden, een onmiddellijk effect heeft op die problemen. Hoe grondiger deze veranderingen bovendien zijn, hoe kleiner de kans op terugval. Op grond van deze gegevens valt moeilijk te ontkennen dat cognitieve processen ten minste een rol spelen bij een aantal psychische problemen. De precieze betekenis moet echter nog vastgesteld worden. Dat blijkt ook uit het volgende punt van kritiek.

Kader 5-8 Interpersoonlijke therapie

Interpersoonlijke psychotherapie (IPT) werd oorspronkelijk – in de jaren tachtig van de vorige eeuw – ontworpen door de Amerikanen Gerald Klerman en Myrna Weissman als een controlebehandeling voor een grootschalig onderzoek naar de effectiviteit van cognitieve therapie vergeleken met medicatie bij depressies. De bedoeling was een vorm van psychotherapie te ontwerpen die goed toepasbaar en evalueerbaar zou zijn en bovendien gemakkelijk te leren door ervaren therapeuten. Theoretisch was de therapie geïnspireerd door de opvattingen van de Amerikaanse psychoanalyticus Harry Stack Sullivan (1892-1949). Afwijkend van de toen gangbare psychodynamische visie stelde deze dat de ontwikkeling van een persoon zich vooral in contact met belangrijke anderen ontwikkelt en dat daarom psychische stoornissen steeds ontstaan in een interpersoonlijke context. Een andere inspiratiebron voor IPT was de hechtingstheorie van de Britse psychiater John Bowlby (1907-1990). Deze benadrukte dat het psychisch evenwicht van een persoon berust op het aangaan en onderhouden van affectieve banden. Een verstoorde hechting met belangrijke zorgdragers in de kindertijd – of de ingrijpende ervaring van scheiding of verlies – zou dan later kunnen leiden tot angst- en depressieverschijnselen.

In IPT wordt een wisselwerking verondersteld tussen depressie en interpersoonlijke problemen. Bij de bespreking van het interpersoonlijk functioneren staan de volgende vier kernthema's of focussen centraal:

Rouw: als de depressie gerelateerd is aan het overlijden van een belangrijke persoon wordt de rouwproblematiek een focus van IPT. Bedoeling is het gezonde rouwproces op gang te brengen.

Interpersoonlijk conflict: het ontstaan van een depressie kan verband houden met een conflict tussen de cliënt en een belangrijke ander (vaak een ouder of partner) dat mogelijk al langere tijd bestaat. Nadat dit verband gelegd is, maakt de therapeut samen met de cliënt een analyse van het affectief beladen conflict en zoekt met de cliënt naar effectievere manieren om dit op te lossen.

Rolverandering: dit wordt een focus van de therapie als de depressie samenhangt met een belangrijke verandering in het sociale leven. Vaak heeft dit te maken met wijzigingen van levensfase, zoals een overgang van thuis wonen naar zelfstandig wonen, trouwen, kinderen krijgen, gepensioneerd worden. Net als in een rouwproces legt de therapeut de nadruk op de ervaring van verlies dat verwerkt moet worden.

Interpersoonlijke tekorten: hier betreft het vaardigheidstekorten in het interpersoonlijk verkeer. Een cliënt kan moeite hebben met het aangaan en/of onderhouden van betekenisvolle relaties, hetgeen kan leiden tot sociaal isolement. Rekening houdend met de mogelijkheden en beperkingen van de cliënt tracht de therapeut het sociale netwerk van de cliënt uit te breiden of te verbeteren.

IPT, meestal bestaande uit 12-16 wekelijkse zittingen, bleek verrassend effectief bij (matig ernstige) depressies, vergelijkbaar met cognitieve therapie. De therapie krijgt veel belangstelling, vooral om pragmatische redenen (kortdurend en niet behorend tot een 'specifieke' therapierichting) en ook omdat zij werkzaam blijkt bij andere problematiek, met name boulimia nervosa (zie ▶ kader 7-11).

5.4.4 Te weinig specifiek?

Beck ontwikkelde zijn cognitieve model vooral bij depressieve cliënten. Later bleek dit ook van toepassing bij angststoornissen en persoonlijkheidsproblemen. Intussen wordt het bij een brede waaier van problematiek toegepast. Maar hoe uiteenlopend de kenmerken van deze psychische stoornissen ook mogen zijn, blijkbaar wordt steeds weer hetzelfde cognitieve sjabloon als cruciale factor in de probleemontleding en behandeling beschouwd. Met andere woorden: de cognitieve visie mist specificiteit en kan niet het verschil in ontwikkeling van diverse stoornissen verklaren. Waarom hebben angstige en depressieve cliënten soortgelijke cognitieve vervormingen? Hoe verklaar je dat dezelfde disfunctionele schema's bij de ene persoon uitmonden in een angststoornis en bij de andere in een depressie? Bovendien vind je dezelfde denkpatronen bij mensen die geen psychische problemen hebben. Omgekeerd kan iemand psychische problemen hebben, terwijl de bijbehorende onhoudbare of onbruikbare opvattingen ontbreken. Zo kan een cliënt last hebben van vliegangst, terwijl voor hem vaststaat dat vliegen de veiligste manier van je verplaatsen is. Bij zo'n cliënt is moeilijk een denkfout te ontdekken die de angst kan verklaren. De cliënt weet dat zijn angst niet op houdbare argumenten is gebaseerd, maar vliegen 'voelt' gewoon niet goed. Iets dergelijks lijkt voor meer psychische problemen te gelden. Ook cliënten met een dwangstoornis weten zelf best dat vijf keer de sloten, lichten of kranen controleren geen logische of rationele handeling is. Desondanks kunnen zij het niet laten. Dit roept vragen op over de betekenis van onaangepaste denkpatronen. Sommige cognitief therapeuten wijzen ter verdediging op het bestaan van onbewuste cognitieve schema's of menen dat er sprake is van 'emotioneel redeneren'. Voor anderen daarentegen is het een bewijs dat de cognitieve benadering niet alle vormen van psychische problematiek afdoende kan verklaren.

De kritiekpunten maken duidelijk dat met name de theoretische onderbouwing van de cognitieve benadering nog op verschillende punten te wensen overlaat. De precieze rol van cognitieve processen bij emoties en gedragingen is onhelder. Hetzelfde geldt voor de betekenis van deze processen bij het ontstaan en voortduren van psychische problematiek. Toch is de effectiviteit van cognitieve therapie bij een groot aantal stoornissen onomstreden. Net als de gedragstherapie sluit de cognitieve aanpak prima aan bij de toegenomen voorkeur voor kortdurende, wetenschappelijk onderbouwde therapieën. Door haar gerichtheid op de gedachtewereld van mensen vormt deze therapievorm een eigentijds alternatief voor de psychodynamische en cliëntgerichte benadering en compenseert zij de tekortkomingen van de gedragstherapie. Omdat er qua werkwijze met deze laatste behandelvorm veel overeenkomsten zijn, lag een samengaan met de gedragstherapie voor de hand. De cognitieve therapie heeft zich dan ook vooral in combinatie met gedragstherapie ontwikkeld.

5.5 Samenvatting

Vanaf de jaren vijftig van de vorige eeuw werd het behaviorisme steeds sterker bekritiseerd vanwege de geringe aandacht voor de gedachte- en gevoelswereld van mensen. Vooral geïnspireerd door de ontwikkeling van de computer brachten wetenschappers naar voren dat de mens een informatieverwerkend systeem is. Op grond van aandachts-, interpretatie- en geheugenprocessen vormen mensen zich een beeld van zichzelf en hun omgeving. De wijze waarop ze binnenkomende informatie verwerken, wordt bepaald door hun automatische gedachten en vooral de onderliggende schema's. Beide beïnvloeden in hoge mate hoe mensen zich voelen en gedragen. Wetenschappelijk onderzoek moest zich volgens de cognitieve benadering dan ook niet op het menselijk gedrag, maar op de menselijke gedachtewereld richten.

Met behulp van deze theoretische uitgangspunten legden Albert Ellis en Aaron Beck de basis voor de cognitieve therapie. Ellis kreeg wereldwijd bekendheid met zijn rationeel-emotieve therapie (RET). Psychische problemen zouden grotendeels voortkomen uit onlogische en irrationele gedachten. Vooral door overreding worden deze gedachten door de therapeut aangepakt. Becks aanpak van depressie vormde echter de basis voor de hedendaagse cognitieve therapie. Deze behandelvorm gaat ervan uit dat psychische problemen te wijten zijn aan de wijze waarop mensen informatie verwerken. Onjuiste automatische gedachten en cognitieve schema's beïnvloeden de informatieverwerking, waardoor een vertekend beeld van zichzelf en de werkelijkheid ontstaat. Cognitieve therapie richt zich op het veranderen van de automatische gedachten en – later in de therapie – op de schema's. Dit laatste is gezien het fundamentele karakter van cognitieve schema's van groot belang voor het voorkómen van terugval. Zeker bij mensen met persoonlijkheidsstoornissen is het veranderen van dergelijke schema's echter niet gemakkelijk. Jeffrey Young ontwikkelde daarom een specifieke cognitieve behandelvorm: de schemagerichte therapie. Deze behandelvorm maakt niet alleen gebruik van cognitieve technieken, maar ook van methoden en technieken uit de psychodynamische en cliëntgerichte benaderingen.

In de gangbare cognitieve therapie probeert de therapeut in een beperkt aantal zittingen de geloofwaardigheid van de automatische gedachten met kritisch onderzoek te ondermijnen. Vooral door een bepaalde vraagstelling (Socratische dialoog) ontdekt de cliënt geleidelijk zelf dat zijn oorspronkelijke gedachten niet kloppen of hem niet verder helpen. Vervolgens wordt de cliënt ertoe aangezet meer houdbare of bruikbare cognities te ontwikkelen. Deze worden getoetst in een soort gedragsexperiment. De cliënt gaat dan in de praktijk uitproberen of die nieuwe gedachten kloppen. In de loop van de therapie worden de onderliggende schema's op soortgelijke wijze aangepakt. Wanneer de cliënt de cognitieve therapie beëindigd heeft, moet hij in staat zijn eventuele nieuwe onaangepaste automatische gedachten en schema's zelfstandig aan te pakken.

Lief en leed samen: systeemtherapie

6.1   Ontstaan en ontwikkeling

》 Een sociale visie op psychische problemen brengt met zich mee dat je in termen van een organisatie moet denken en niet in termen van de belevingswereld van een individu. Eeuwenlang werden de problemen van mensen in termen van het individu verklaard. **《**
(J. Haley, *Learning and teaching therapy*, 1996)

6.1.1   Opkomst van relatie- en gezinstherapie

Relatietherapie – korte omschrijving van partnerrelatietherapie – richt zich op het verbeteren van de relatie tussen twee volwassen levenspartners. Gezinstherapie betrekt daarbij ook de relatie met de kinderen en soms die met andere familieleden. Kenmerkend voor beide behandelvormen is dat de partners en/of gezinsleden op enig moment gezamenlijk bij de sessies aanwezig zijn. Die aanpak lijkt tegenwoordig vanzelfsprekend. Zeker als we bedenken dat al in het begin van de twintigste eeuw publicaties verschenen over de samenhang tussen de wijze waarop gezinsleden met elkaar omgaan en het ontstaan van psychische problemen. In diezelfde periode werden op Amerikaanse bureaus voor huwelijksmoeilijkheden partners door een counselor tegelijkertijd begeleid (counseling: zie ▶ kader 3-1). In een breder historisch perspectief kan men zelfs wijzen op een bijzondere vorm van 'gezinsbehandeling' in het Belgische plaatsje Geel. Daar had men al vanaf de vijftiende eeuw de gewoonte om mensen met psychische problemen bij gastgezinnen onder te brengen.

Toch is relatie- of gezinstherapie van betrekkelijk recente datum. In de klinische praktijk bestonden er tot in de jaren zestig van de vorige eeuw vrijwel uitsluitend individuele vormen van psychotherapie. Interactiepatronen met de ouders in de vroege jeugd van de cliënt en diens relatie met de therapeut (overdracht) kwamen weliswaar uitvoerig ter sprake tijdens de psychodynamische therapie, maar de actuele directe omgeving van de cliënt werd niet daadwerkelijk bij de behandeling betrokken. Als relatie- of gezinsproblemen al onderkend werden, dan kregen betrokkenen apart begeleiding van verschillende hulpverleners. In de meeste gevallen lag een indringend gesprek met de pastoor of de dominee meer voor de hand of schikte men zich in zijn lot. Een kentering deed zich voor in de loop van de jaren zestig van de vorige eeuw, toen de kerk aan invloed verloor en de eerste tekenen van een seksuele revolutie en een feministische golf zich aankondigden. Het traditionele kerngezin, waarin vaders wil wet is en de vuile was niet buiten gehangen wordt, kwam geleidelijk op losse schroeven te staan. Relatie- en gezinsproblemen werden steeds openlijker besproken als begrijpelijke moeilijkheden die – desnoods door een scheiding – op te lossen waren. In het kielzog van deze ontwikkelingen ontstond een groeiende behoefte aan specifieke hulpverlening voor deze problematiek.

Net als bij de gedragstherapie is geen duidelijke grondlegger van de relatie- of gezinstherapie aan te wijzen. De eerste pioniers werden op dit terrein al in de jaren vijftig van de vorige eeuw actief, vooral in Amerika. Veelal geschoold in de psychodynamische traditie begonnen zij – aanvankelijk zonder er veel ruchtbaarheid aan te geven – gezinnen in therapie te nemen. Zij hadden geconstateerd dat wanneer een patiënt na herstel in een psychiatrisch ziekenhuis naar huis ging, de psychische stoornis nogal eens de kop weer opstak, niet alleen bij de patiënt zelf, maar soms ook bij een ander gezinslid. Dat betekende volgens hen dat interactiepatronen in een gezin een belangrijke bijdrage leveren aan het ontstaan en in stand blijven van psychische problemen. Sterker nog: dergelijke problemen zijn geen kenmerk van een individu, maar van verstoorde verhoudingen in het gezin. De indertijd dominante psychodynamische therapie werd verweten dat zij het individu van zijn omgeving isoleerde. Mensen met psychische problemen moesten niet als losstaande individuen, maar in hun sociale context worden beschouwd en behandeld. Therapeuten dienden zich daarom te richten op de gezinsverhoudingen en dus moesten gezinsleden gezamenlijk worden behandeld. Voor deze opvattingen werd in de jaren zeventig van de vorige eeuw een geschikt theoretisch kader gevonden in de algemene *systeemtheorie*.

De basis voor deze theorie (bekend als 'general systems theory') werd al vóór de Tweede Wereldoorlog in Wenen gelegd door de later naar Canada geëmigreerde bioloog Ludwig von Bertalanffy (1901-1972). Zijn benadering was een reactie op de gangbare wetenschappelijke benadering om complexe verschijnselen in kleinere onderdelen op te splitsen en vervolgens oorzaak en gevolg vast te stellen ('reductionisme'). Het medische model en het stimulus-responsmodel uit het behaviorisme (zie ▶ H. 4) zijn daarvan duidelijke voorbeelden. Volgens de systeemtheoretici levert deze aanpak echter onvoldoende inzicht op. Er is volgens hen namelijk geen eenduidige relatie tussen oorzaak en gevolg. Daarvoor is de werkelijkheid veel te gecompliceerd. Zij stelden voor om de werkelijkheid te beschouwen als een *systeem*: een geheel van samenhangende elementen, die elkaar over en weer beïnvloeden. De nadruk ligt niet op de elementen, maar op het netwerk van relaties tussen de elementen. Iedere wijziging in één onderdeel van een systeem heeft gevolgen voor alle onderdelen. Behalve voor de fysieke werkelijkheid zou het systeemmodel ook voor het functioneren van mensen bruikbaar zijn. Mensen zijn niet alleen zelf informatieverwerkende systemen, maar maken op hun beurt ook weer deel uit van andere systemen: een partnerrelatie, gezin, team, organisatie of maatschappij. Binnen een sociaal systeem zoals het gezin beïnvloeden mensen elkaar. Gedachten, gedragingen en gevoelens ontstaan in wisselwerking met anderen binnen het gezin en de sociale omgeving. Een gezin is dan ook geen optelsom van de kenmerken van de afzonderlijke gezinsleden: het geheel is méér dan de som van de delen.

Kader 6-1 Zijn moeders de oorzaak van schizofrenie?

In de jaren zestig en zeventig van de vorige eeuw trok de term *dubbele binding* ('double bind') grote aandacht. Gregory Bateson, een belangrijke pionier op het gebied van de relatie- en gezinstherapie, gebruikte die term om het ontstaan van schizofrenie te verklaren. Bij een dubbele binding is er sprake van een paradoxale vorm van communiceren (een innerlijk tegenstrijdige boodschap: ▶ par. 6.2.3), waaraan de ander omwille van de nauwe emotionele band zich niet of nauwelijks kan onttrekken. Vaak gaat het om een complementaire relatie, zoals een ouder-kindrelatie. Een voorbeeld is een kind dat van zijn ouders te horen krijgt 'doe eens een keer spontaan' of 'je bent veel te gehoorzaam'. Ongeacht of een kind dit wel of niet doet, het is altijd verkeerd. Het moet een opdracht opvolgen die zichzelf tegenspreekt: een opdracht die juist niet moet worden opgevolgd ... Sommige kinderen gaan dan angstvallig op zoek naar aanwijzingen voor de juiste reactie of trekken zich terug uit de communicatie. Schizofrenie zou uiteindelijk voor het kind de enig mogelijke reactie zijn op deze absurde en onmogelijke vorm van communicatie. Bateson pleitte er daarom voor bij schizofrenie het gezin van de patiënt – en dan met name de paradoxale communicatie van de ouders – te behandelen. In de praktijk kwam het er nogal eens op neer dat de moeder de schuld kreeg van de problemen van haar kind. Zij zou op onduidelijke en tegenstrijdige wijze met haar kind communiceren. Deze weinig genuanceerde opvatting wordt al geruime tijd als achterhaald beschouwd. De 'gestoorde' communicatiepatronen zijn ook bij andere gezinnen, zonder opvallende problematiek, gevonden. Veranderingen in interactiepatroon binnen gezinnen bleken ook niet tot genezing van een schizofreen gezinslid te leiden. Daarbij kwam dat er door de gezinstherapie onbedoeld een kloof tussen behandelaars en gezin ontstond. Gezinsleden voelden zich tot zondebok gemaakt en gingen zich tegen de tekortschietende behandeling verzetten.

Achteraf bezien werd veel te weinig rekening gehouden met de mogelijkheid dat oorzaak en gevolg wel eens andersom zouden kunnen liggen. Schizofrenie wordt tegenwoordig opgevat als een biologische stoornis in de hersenen, waarbij erfelijke factoren een grote rol spelen en antipsychotische medicatie aangewezen is. Bepaalde interactiepatronen veroorzaken de stoornis dus niet, zoals de eerste gezinstherapeuten dachten. De relatie lijkt eerder omgekeerd: de stoornis wordt nu beschouwd als een grote belasting voor het gezin. Toch hebben Bateson en de zijnen ook weer niet helemaal ongelijk gekregen. De stoornis brengt namelijk met zich mee dat patiënten gevoeliger zijn voor prikkels uit de omgeving. Daardoor kan een bepaald gezinsklimaat de schizofrenie bij een gezinslid wel verergeren. Vooràl in gezinnen die reageren met te sterke betrokkenheid en een overmaat aan vijandigheid en negatieve kritiek (negatieve 'expressed emotion'), blijkt het verloop van de schizofrenie slechter te zijn. Dat biedt toch weer een mogelijkheid voor een vorm van gezinsbegeleiding met een meer educatieve dan therapeutische bedoeling. Deze richt zich dan op voorlichting en training van de ouders en eventueel andere gezinsleden, om een positief klimaat te creëren met weinig kritiek en confrontatie en zo duidelijk mogelijke communicatie (zie ook ▶ kader 6-7).

6.1.2 Systeemtheoretische benaderingen

De term *systeemtherapie* kan een dubbele betekenis hebben. Het kan gaan om iedere therapievorm die niet gericht is op een individu maar op een paar, een gezin of een andere groep mensen met een duurzame relatie. Naast deze definitie, waarbij het accent ligt op het behandelde cliëntsysteem ongeacht de gebruikte methodiek, kunnen we systeemtherapie ook omschrijven als een therapie die gebruikmaakt van een *systeembenadering*. Dan ligt het accent op de visie of methodiek van de therapie, te omschrijven als systemisch of systeemtheoretisch. Theorieën die ervan uitgaan dat psychische problemen samenhangen met verstoorde interactiepatronen worden samengevat onder de noemer systeemtheoretische benaderingen of kortweg systeembenaderingen. In principe kan deze zienswijze ook op een individu worden toegepast: de persoon wordt dan evenwel steeds in interactie met de relationele context gezien. In de praktijk kent de systeembenadering vooral toepassingen in het gezin of de partnerrelatie. Maar het kan ook gaan om groepen bewoners, teams of vaste organisaties. Hier gebruiken we de term systeemtherapie in de tweede definitie en beperken ons tot de partnerrelatie en het gezin. De therapievormen die zich op deze systemen richten, hangen nauw met elkaar samen. De meeste relatietherapeuten voeren ook gezinstherapie uit en omgekeerd. Beide therapievormen beogen het veranderen van betrekkingen tussen gezinsleden en lopen in de praktijk vaak in elkaar over. Ouders melden zich met een probleemkind en er wordt begonnen met gezinstherapie; later blijkt het vooral om relatieproblemen tussen de ouders te gaan, waarna wordt overgeschakeld op een relatietherapie. In andere gevallen blijkt een zogenaamd huwelijksprobleem bepaald te worden door een problematische relatie met (schoon)ouders, zodat de aanpak uitmondt in een gezinstherapie. Vandaar dat de begrippen relatie- en gezinstherapie dikwijls in één adem genoemd worden.

Uit de vermenging van de algemene systeemtheorie (▶ par. 6.1.1) en de reeds bestaande therapeutische benaderingen ontwikkelden zich systeemtheoretische benaderingen met zeer verschillende accenten. Ook al doordat de vertegenwoordigers van deze benaderingen vaak nauw met elkaar hebben samengewerkt, zijn ze moeilijk van elkaar te onderscheiden. Verder zijn binnen de benaderingen soms behoorlijke verschillen aan te wijzen. Desondanks worden doorgaans drie hoofdstromingen genoemd:

1. De *structurele* benadering – met als pionier de uit Argentinië afkomstige Amerikaanse kinderpsychiater Salvador Minuchin – richtte zich op ziekmakende gezinsstructuren. In het begin van de jaren zestig van de vorige eeuw behandelde Minuchin delinquente jongeren uit getto's in de Verenigde Staten. Het viel hem op dat deze jongeren na terugkeer in hun ouderlijk gezin vaak snel weer in hun oude gedragspatronen vervielen. Volgens hem zouden gezinnen met een overmaat aan betrokkenheid ('kluwen' of 'enmeshment') of juist een tekort hieraan ('los zand' of 'disengagement') leiden tot problemen bij de kinderen (zie ◘ figuur 6.2). Psychische problemen zouden 'nuttig' zijn voor het functioneren van een of meer gezinsleden en voor het evenwicht in het gezin. De symptomen van een gezinslid – de zogenaamde 'zwakke schakel' – zouden 'functioneel' zijn om de orde en rust in het gezin te bewaren. In dat geval spreekt men van de 'geïdentificeerde patiënt' die dienst doet als 'zondebok' of 'bliksemafleider' in het gezin. Daarnaast speelt het begrip 'coalitie' volgens Minuchin een belangrijke rol. Wanneer een ouder een coalitie aangaat met een kind tegen een andere ouder, dan zou dat schadelijk kunnen zijn zowel voor de geïsoleerde ouder als voor het kind. Het ontwarren van een dergelijke coalitie plus het versterken van het ouderlijke subsysteem – het herstellen van ouderlijk gezag en een duidelijke afgrenzing tussen ouders en kinderen – zijn dan ook belangrijke elementen van de structurele benadering.

2. De *communicatietheoretische* benadering richtte zich vooral op de vaste patronen of wetmatigheden in de wijze waarop mensen met elkaar communiceren. Een groep wetenschappers stond aan de wieg van wat later de strategische stroming in de gezinstherapie genoemd zou worden. Genoemd naar de plaats (bij San Francisco) waar ze werkten, staan ze bekend als de Palo-Altogroep. Bekende namen zijn Gregory Bateson, Jay Haley en Paul Watzlawick. Zij probeerden psychische stoornissen te verklaren uit specifieke communicatieprocessen binnen een gezin. Zo zou de tegenstrijdige wijze waarop een moeder met haar kind communiceert tot schizofrenie bij het kind kunnen leiden (zie ▶ kader 6-1). Verandering van deze ziekmakende interactie zou deze problemen verhelpen.

3. De *intergenerationele* of *contextuele* benadering is vooral bekend geworden door de naar Amerika geëmigreerde Hongaarse psychiater Ivan Boszormenyi-Nagy. De intergenerationele benadering is te beschouwen als een combinatie van systeemtheoretische en psychodynamische opvattingen. Nagy vond de gerichtheid op het functioneren van de leden van het kerngezin in het hier en nu te oppervlakkig. Een therapeut moet zijns inziens de verhoudingen binnen en tussen ten minste drie generaties ('intergenerationeel') van de familie erbij betrekken. Ook de relatie met grootouders is dus een punt van aandacht, omdat die invloed zou uitoefenen op latere generaties. In deze vorm van 'familietherapie' zijn vooral de loyaliteiten punt van aandacht. Om problemen van een kind te begrijpen, moet de therapeut achterhalen hoe het zit met de loyaliteiten ten aanzien van de ouders, maar ook met de loyaliteiten van de ouders ten opzichte van hun ouders (de grootouders van het kind).

De relatie- en gezinstherapeuten van het eerste uur legden de basis voor een omslag in een deel van de sterk individueel gerichte hulpverlening. Niet de cliënt, maar de interactiepatronen werden verantwoordelijk gehouden voor het ontstaan van psychische problemen. Daarom moest niet het individu, maar het gezin of de relatie behandeld worden. Deze ontwikkeling werd ook gestimuleerd door de opkomst van de *groepstherapie* in de jaren na de Tweede Wereldoorlog (zie ▶ kader 6-2). Daardoor kwam er meer aandacht voor interactionele processen of zogenoemde groepsdynamica. Ervaringen hiermee werden vertaald naar het gezin of de familie als een 'natuurlijke groep'.

Kader 6–2 Groepstherapie

Groepstherapie is een verzamelnaam voor therapieën in groepsverband. Tijdens de zitting (gewoonlijk anderhalf tot twee uur) bespreken de groepsleden (meestal acht tot tien in aantal) belangrijke onderwerpen met elkaar onder begeleiding van een groepstherapeut. In deze therapievorm spelen niet alleen de cliënt en de therapeut, maar alle groepsleden een rol. Omdat alle deelnemers hun eigen persoonlijkheid, levensgeschiedenis en problemen meebrengen, reageren zij ieder op eigen wijze op de ander, wat voor iedereen een leerzaam proces kan zijn. Door de veelheid aan mogelijke interacties (onderlinge steun, herkenning, confrontatie, samen oefenen) heeft groepstherapie voordelen boven individuele therapie. Ook speelt een economisch voordeel mee: meer cliënten kunnen worden bereikt met minder investering (in tijd en geld). Anderzijds moeten cliënten in staat en bereid zijn eigen ervaringen met anderen te delen. Bovendien moeten zij voldoende vertrouwen en veiligheid in de groep vinden om zich te kunnen inzetten.

In de loop der tijd zijn verschillende vormen van groepstherapie ontwikkeld. In feite zijn alle invalshoeken van individuele psychotherapie toepasbaar op groepstherapie: psychodynamisch, experiëntieel, gedragstherapeutisch, cognitief en systemisch. Een psychotherapiegroep kan bestaan uit mensen met vergelijkbare problemen of juist heel verschillende, afhankelijk van het doel van de therapie. Meestal worden groepstherapieën ingedeeld volgens de werkwijze: van meer gestructureerd (educatief) tot meer inzichtgevend (ontdekkend). Een *gestructureerde* psychotherapiegroep bestaat meestal uit mensen met vergelijkbare problemen. Tijdens de bijeenkomsten staat vaak een bepaald thema centraal. Het doel van de therapie is dat cliënten leren beter om te gaan met een bepaald probleem of een bepaalde kant van zichzelf. Tijdens de bijeenkomsten geeft de groepstherapeut soms individuele beurten en opdrachten om het therapeutisch proces te sturen. Een *inzichtgevende* psychotherapiegroep bestaat vaak uit mensen met verschillende problemen. Het doel van de therapie is gevoelens en ervaringen op het spoor te komen die ten grondslag liggen aan problemen in het heden. Er is meestal geen centraal thema en ieder werkt aan de eigen problemen. De groepstherapeut benoemt vooral wat de groepsleden bij elkaar oproepen en wat de betekenis kan zijn van bepaalde groepsinteracties.

Groepstherapieën worden vaak toegepast in een (dag)klinische setting. Binnen de hulpverlening in Nederland worden veel groepstherapieën gegeven die gericht zijn op een speciaal probleem, zoals moeilijkheden op het werk, traumaverwerking, eetstoornissen, omgaan met lichamelijke klachten, depressie, angsten, relatieproblemen en persoonlijkheidsstoornissen. Sommige therapievormen worden bij voorkeur in groepsverband toegepast, zoals sociale-vaardigheidstraining (▶ kader 4-2), Gestalttherapie en psychodrama (▶ kader 3-4). Ook heel wat niet-professionele hulpverlening vindt plaats in groepsverband ('zelfhulp': ▶ kader 8-16).

6.1.3 Recente ontwikkelingen

Halverwege de jaren zestig van de vorige eeuw begonnen Nederlandse maatschappelijk werkenden te experimenteren met relatie- en gezinstherapie. Wat later volgden psychologen en psychiaters. Aanvankelijk gingen zij ervan uit dat het hele gezin bij ieder gesprek aanwezig moest zijn. In lijn met de orthodoxe systeemtherapeutische benadering werden de problemen van dat ene gezinslid beschouwd als een symptoom van een disfunctionerend gezinssysteem; de overige gezinsleden waren dan ook per definitie medecliënten. Aan individuele problematiek werd geen aandacht geschonken. Therapeuten meenden dat de aanpak hiervan het gezinsevenwicht zou verstoren of het betrokken gezinslid al te zeer in de 'ziekterol' zou plaatsen, waardoor er onherroepelijk andere problemen in het gezin zouden ontstaan. De opmars van de relatie- en gezinstherapie leek onstuitbaar en de behandelvorm werd vooral in de jaren zeventig van de vorige eeuw heel populair. De sterke aantrekkingskracht van de systeemvisie is ook te verklaren door het algemene maatschappijkritische en antipsychiatrische klimaat van die tijd: de ware zieke is niet het individu maar het systeem (de samenleving op microniveau – het gezin – en op macroniveau – de maatschappij). Deze ontwikkeling heeft grote invloed gehad in de GGZ, met name in de sociaal-psychiatrische stroming. Tegenwoordig is de opvatting dat de sociale omgeving van een cliënt een belangrijke rol speelt bij het ontstaan en in stand blijven van psychische problemen in brede kring aanvaard. Toch is het optimisme van veel relatie- en gezinstherapeuten uit de jaren zestig en zeventig van de vorige eeuw snel getemperd. De systeemtheorie bleek minder bruikbaar dan zij hadden gedacht. In de jaren tachtig van de vorige eeuw groeide de scepsis over de systeembenadering en de bijbehorende behandelvormen. Waar aanvankelijk de schier onbeperkte mogelijkheden werden benadrukt, lag nu steeds meer het accent op de beperkingen. Sinds de jaren negentig van de vorige eeuw lijkt het er vooral op dat de relatie- en gezinstherapie zich meer onderscheidt door haar gerichtheid (het beoogde cliëntsysteem: gezin, familie of partnerrelatie) dan door haar specifieke theoriëen of technieken. De laatste jaren zoeken sommige relatie- en gezinstherapeuten hun inspiratie in postmodernistische ideeën, die een vorm hebben gekregen in zogenoemde narratieve therapie en oplossingsgerichte therapie (zie ▶ kader 3-3).

Wat blijft er dan nog over van de systeembenadering? Allereerst is de laatste decennia een aantal weinig genuanceerde standpunten van de eerste relatie- en gezinstherapeuten bijgesteld. De stelling dat bepaalde communicatiepatronen in het gezin tot psychische problemen bij individuele gezinsleden zouden leiden, is inmiddels verlaten. Dergelijke patronen zijn niet voldoende gebleken voor het verklaren van het ontstaan en in stand blijven van psychische problemen (zie ook ▶ kader 6-1). Eigenlijk in lijn met hun eigen opvattingen hebben relatie- en gezinstherapeuten veel meer oog gekregen voor de wisselwerking tussen de psychische problematiek van een individueel gezinslid en de overige gezinsleden. Ook de orthodoxe gedachte dat een individuele aanpak uit den boze is, blijkt al lang achterhaald. Sterker nog: de behandeling van relatie- en gezinsproblematiek is effectiever wanneer zij wordt gecombineerd met individuele interventies! Bovendien wees de praktijk uit dat het vaak vruchtbaarder is om in eerste instantie veel aandacht te schenken aan de problemen van de aangemelde cliënt. Door zich direct te richten op de gezinsverhoudingen stoot de therapeut gezinsleden nogal eens voor het hoofd. Vooral wanneer deze niet zichzelf als probleem zien maar de aangemelde cliënt/patiënt, kan dat leiden tot onbegrip en verslechtering van de therapeutische relatie. Ook al door de opkomst van het biopsychosociale model (zie ▶ par. 1.2.3) richt de systeemtherapeut zich daarom niet meer uitsluitend en bij voorbaat op het hele gezin of de beide partners.

In de hedendaagse praktijk van relatie- en gezinstherapeuten is sprake van pragmatisme en eclecticisme (zie ▶ par. 7.2.1). De besproken drie klassieke systeemtheoretische benaderingen (▶ par. 6.1.2) worden nu vooral eclectisch toegepast: afhankelijk van de aard van de problematiek richten therapeuten zich op de gezinsstructuur, op de wijze waarop de communicatie verloopt, of op de intergenerationele kant. Daarnaast wordt tegenwoordig gebruikgemaakt van andere therapeutische benaderingen. Relatie- en gezinstherapie kan in principe zowel binnen het psychodynamische als het cliëntgerichte denkkader worden bedreven, maar de cognitief-gedragstherapeutische variant is de meest invloedrijke. In deze benadering – bekend als *gedragsveranderende gezinstherapie* – worden problemen in het gezin beschouwd als gevolg van een leerproces: hetzij de systematische bekrachtiging van ongewenst gedrag, hetzij het overheersen van onhoudbare of onbruikbare cognitieve schema's. Gedragstherapeutische technieken veranderen dit inadequate bekrachtigingspatroon en cognitieve technieken corrigeren onhoudbare of onbruikbare opvattingen die de interacties tussen gezinsleden negatief beïnvloeden.

Kader 6-3 Oudertraining

Vanuit een pedagogisch model wil men ouders leren vaardiger om te gaan met problemen van hun kinderen. Vaak wordt dit in groepsverband gedaan in de vorm van een trainingspakket of oudercursus. Er wordt algemene informatie geboden over opvoedkundige vaardigheden (cursusaspect) en door bespreking of rollenspel leren ouders inzicht te krijgen in hun eigen positie en gedrag binnen het gezin (het trainingsaspect). De training wordt in een groep aangeboden omdat dit mogelijkheden biedt voor de ouders tot onderlinge herkenning en het leren van elkaar. Dergelijke oudertraining kan ook beschouwd worden als een vorm van *mediatietherapie* in groepsverband. Mediatietherapie is een vorm van gedragstherapie, waarbij het gedrag van het kind in de gewenste richting wordt beïnvloed door gedragsinstructies (thuisopdrachten) aan de ouders. De problemen kunnen bij het kind zelf zijn gelegen, in de omgeving (ouders, familie, school) of in de wisselwerking tussen beide. Zonder zelf direct in behandeling te zijn wordt het kind geholpen door tussenkomst (mediatie) van de ouders. Een in Nederland bekende variant van oudertraining is de zogenoemde *Gordon-training:* geïnspireerd door een cliëntgerichte visie benadrukte de Amerikaanse psycholoog Thomas Gordon hoe je moet leren 'actief te luisteren naar kinderen'.

6.2   Theorie

» Een van onze stellingen luidt dat er wel gestoorde relaties bestaan, maar geen gestoorde mensen, of nauwkeuriger gezegd: dat gedragsstoornissen een functie zijn van verstoorde menselijke relaties en niet van individuen. «

(P. Watzlawick, *Münchhausens haren en Wittgensteins ladder*, 1988)

6.2.1   Het gezin als systeem

De relatie- en gezinstherapie ontleende aanvankelijk vooral uitgangspunten aan de algemene systeemtheorie. Volgens deze theorie is een systeem een georganiseerd geheel dat bestaat uit subsystemen die elkaar wederzijds beïnvloeden. Elk deel van een systeem wordt gezien in samenhang met de andere onderdelen. Een verandering in een deel van een systeem heeft invloed op de onderdelen en het systeem als geheel. Het systeem zelf is tegelijkertijd onderdeel van grotere systemen die elkaar ook weer beïnvloeden. Een systeem gedraagt zich niet als een eenvoudige samenvoeging of optelling van onafhankelijke onderdelen, maar als een samenhangend geheel: het geheel is méér dan de som van de delen. Een complex systeem kan nooit worden begrepen door de afzonderlijke onderdelen ervan te bestuderen. Wie de kenmerken van elf voetballers kent, weet nog niet wat de kenmerken zijn van het elftal waarvoor ze uitkomen.

Een systeem kan gesloten of open zijn. Open systemen staan steeds in wisselwerking met de omgeving. Wijzigingen die het evenwicht (de homeostase) verstoren, leiden tot acties om het evenwicht weer te herstellen. Een klassiek voorbeeld daarvan is de thermostaat van de verwarming. Bij een te lage temperatuur wordt de verwarmingsinstallatie ingeschakeld. Als de temperatuur hoog genoeg is, wordt de installatie uitgeschakeld. Volgens de systeembenadering houdt een systeem zich in evenwicht doordat het informatie (terugkoppeling of feedback) uit de omgeving krijgt. Vanwege de wisselwerking tussen de onderdelen is lastig uit te maken wat oorzaak en gevolg zijn van veranderingen in het systeem. In een eenvoudige keten van oorzaak en gevolg is A de oorzaak van B (het lineaire model: een rechtlijnig verband tussen oorzaak en gevolg). Interacties tussen de delen

◼ **Tabel 6.1**   Uitgangspunten van de algemene systeemtheorie
– Een systeem is een georganiseerd geheel van elementen die met elkaar in wisselwerking zijn.
– De wetmatigheden die het functioneren van het systeem bepalen, zijn niet af te leiden uit de verschillende elementen: het geheel is méér dan de som van de delen.
– Wijzigingen die het evenwicht (homeostase) in het systeem verstoren, leiden tot acties om het evenwicht weer te herstellen.
– Eenvoudige oorzaak-gevolgrelaties worden afgewezen en vervangen door de visie van circulaire causaliteit (wisselwerking).

moeten volgens de systeemtheorie echter *circulair* worden opgevat: A beïnvloedt B, maar B beïnvloedt ook A, waardoor A dus zowel oorzaak als gevolg is van B.

Deze uitgangspunten (zie ◼ tabel 6.1) kunnen volgens systeemtherapeuten goed worden toegepast bij partners en gezinnen, omdat deze sociale eenheden ook functioneren als systemen. Het gaat om een verzameling individuen die een samenhangend geheel vormen, met eigen regels. Een gezin is geen optelsom van de kenmerken van de afzonderlijke gezinsleden. Het functioneren van een individu binnen een gezinssysteem wordt sterk beïnvloed door zijn relaties met de andere leden van het systeem: er is sprake van wederzijdse beïnvloeding. De kenmerken van zijn functioneren worden niet als unieke eigenschappen opgevat, maar als kenmerken van het systeem waar dat individu op dat moment deel van uitmaakt. Iemand is bijvoorbeeld niet 'van nature' verlegen, maar toont verlegenheid in een specifieke sociale context. Niet het individu staat centraal, maar de relaties tussen dat individu en zijn omgeving. Binnen het gezin zijn subsystemen te onderscheiden: verzamelingen elementen die onderling meer interactie vertonen dan met andere elementen. Voorbeelden van deze subsystemen zijn partners/ouders en kinderen. Leden van een subsysteem hebben gemeenschappelijke taken zoals de opvoeding van de kinderen en huishoudelijke taken.

Een gezin staat als open systeem in wisselwerking met de omgeving. Om een zeker evenwicht (homeostase) te handhaven, moet het zich voortdurend aanpassen aan veranderde omstandigheden. Wanneer dit evenwicht verstoord dreigt te raken, wordt het hersteld. Een bepaalde mate van constantheid is namelijk noodzakelijk voor het optimaal functioneren van de individuele gezinsleden en het gezinssysteem. Om het eigen functioneren te kunnen bijstellen heeft een systeem informatie nodig over het reilen en zeilen binnen het systeem en daarbuiten. Deze informatieuitwisseling zou gebeuren via feedbackprocessen. Deze kunnen veranderingen in het gezinssysteem stimuleren (positieve feedback) of afremmen (negatieve feedback). Voorbeelden daarvan zijn de geboorte van een kind (positief) en het ziek worden van een gezinslid (negatief).

Wanneer er problemen in een relatie of gezin ontstaan, is moeilijk uit te maken wie er 'begonnen is'. Actie en reactie zijn niet uit elkaar te halen: waar twee vechten hebben er twee schuld. Of anders gezegd: er is sprake van circulaire in plaats van lineaire causaliteit. De verhouding tussen die twee wordt in ◼ figuur 6.1 duidelijk gemaakt aan de hand van een voorbeeld. Volgens het lineaire model gaat de man naar het café omdat zijn vrouw humeurig is. Met evenveel reden zou men kunnen stellen dat de vrouw humeurig is omdat de man naar het café gaat. Het functioneren van het systeem kan dus nooit worden

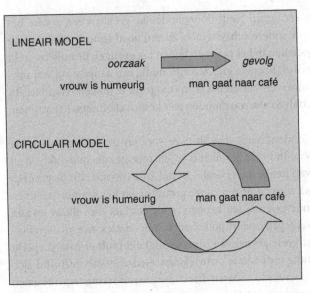

Figuur 6.1 Schematische voorstelling en voorbeeld van een lineair en een circulair model

toegeschreven aan één element. Vanwege deze circulaire causaliteit is het evenmin zinvol om 'de' oorzaak van een stoornis te achterhalen. Een stoornis van een individueel gezinslid wijst volgens de systeemtheorie op een disfunctionerend gezinssysteem en alle gezinsleden dragen daarvoor een bepaalde verantwoordelijkheid. Dit standpunt is evenwel in de loop der jaren aanzienlijk genuanceerd. Tegenwoordig gaan systeemtherapeuten ervan uit dat ook het probleemgedrag van één gezinslid het gezinsfunctioneren negatief kan beïnvloeden, wat dan vervolgens weer een negatieve invloed op het probleemgedrag kan hebben. In een dergelijke vicieuze cirkel heeft het eveneens weinig zin om vragen te stellen naar oorzaak en gevolg, maar zal de therapeut zich richten op het doorbreken van de cirkel. Ten slotte heeft de thematiek van geweld en misbruik in gezinnen of partnerrelaties therapeuten er steeds meer bewust van gemaakt dat er wel degelijk lineaire verbanden kunnen bestaan (bijv. een kind als weerloos slachtoffer van agressie vanwege een ouder).

Op basis van systeemtheoretische uitgangspunten richten relatie- en gezinstherapeuten zich op de regels en communicatie binnen systemen en de betrekkingen tussen de verschillende generaties in een familie. Hierin zijn duidelijk de structurele visie van Minuchin, de communicatietheoretische zienswijze van de Palo-Altogroep en de intergenerationele benadering van Boszormenyi-Nagy te herkennen (zie ▶ par. 6.1.2).

6.2.2 De structurele benadering

De structurele benadering is gericht op de gezinsstructuur. Er wordt veel waarde gehecht aan een duidelijke hiërarchie, die door alle gezinsleden wordt geaccepteerd. Ouders dienen samen een hecht, goed afgegrensd subsysteem te vormen, dat op flexibele wijze leiding geeft aan het gezin. Ook het functioneren van het gezinssysteem als geheel is daarbij gebaat, omdat moeilijkheden in een subsysteem altijd hun weerslag hebben op het hele gezin. Een subsysteem binnen een gezin biedt door duidelijke grenzen een zekere bescherming tegen inmenging door andere subsystemen. In een goed functionerend gezin zijn de grenzen tussen de subsystemen in het gezin en tussen het gezin en de buitenwereld niet alleen helder maar ook flexibel. Soepele grenzen zijn nodig om aanpassing van subsystemen aan veranderingen binnen en buiten het gezin mogelijk te maken. Wanneer dit echter niet lukt en gezinsleden blijven star vasthouden aan bestaande interactiepatronen, ontstaan er problemen.

De structurele benadering onderscheidt daarbij twee soorten gezinsstructuren: het kluwengezin en het los-zandgezin. In beide gevallen is er iets mis met de duidelijkheid en de flexibiliteit van de grenzen van het gezinssysteem. In het *kluwengezin* zijn de grenzen tussen de subsystemen vervaagd, maar is er een starre grens tussen het gezinssysteem en de buitenwereld. De verschillende gezinsleden hebben nauw contact met elkaar en zijn sterk bij elkaar betrokken. Daarentegen onderhouden ze weinig relaties met mensen buiten het gezinssysteem. Door het grote gevoel van samenhorigheid blijft er maar beperkt ruimte over om zich als zelfstandig individu te ontwikkelen. Gedraagt een gezinslid zich anders dan gebruikelijk, dan proberen de anderen direct deze verandering tegen te gaan. Het *los-zandgezin* is het spiegelbeeld van het kluwengezin. Er zijn starre grenzen tussen de gezinsleden, terwijl de grens tussen het gezinssysteem en de wereld daarbuiten onduidelijk is. De gezinsleden communiceren weinig met elkaar en hebben een afstandelijke relatie. Ieder gaat in feite zijn eigen gang. Op ongebruikelijk gedrag wordt door anderen nauwelijks gereageerd (zie ◻ figuur 6.2).

> ### Kader 6–4 De mythe van het 'psychosomatische' gezin
> De afgelopen decennia zijn allerlei pogingen gedaan om te achterhalen of typerende interactiepatronen tot bepaalde stoornissen leiden. Zo zou het rigide kluwengezin met overbeschermende ouders kenmerkend zijn voor gezinnen met een kind dat lijdt aan anorexia nervosa, suikerziekte of astma. Later onderzoek heeft die stelling niet kunnen bevestigen. Een dergelijk type 'psychosomatisch' gezin lijkt meer het gevolg dan de oorzaak van de problemen van het individuele gezinslid. De starheid zou voortkomen uit het verzet van de gezinsleden tegen therapeuten die de aandoeningen aan het gezin toeschrijven. Onderzoek bij andere vormen van afwijkend gedrag leverde vergelijkbare resultaten op. Jonge delinquenten bijvoorbeeld komen soms uit een kluwengezin, waarin ouders hun kind weinig ruimte bieden om te experimenteren, en soms uit los-zandgezinnen, waarin te weinig leiding wordt gegeven. Daarmee is overigens niet gezegd dat gezinsfactoren geen rol spelen bij het ontstaan en in stand blijven van problemen. Maar zoals ook de geschiedenis van de 'dubbele binding' duidelijk maakt (zie ▶ kader 6-1), moet gerichtheid op de gezinsverhoudingen de therapeut niet blind maken voor de invloed van individuele problematiek op het gezin: een probleemkind kan zowel slachtoffer als architect van een problematisch gezin zijn.

De kenmerkende interactiepatronen in beide gezinstypen hoeven op zichzelf niet tot problemen te leiden. In bepaalde culturen kunnen ze zelfs gangbaar en algemeen geaccepteerd zijn. In het westen zitten volgens deskundigen goed functionerende gezinnen tussen een kluwen- en een los-zandstructuur in. Dergelijke gezinnen zijn bovendien flexibel

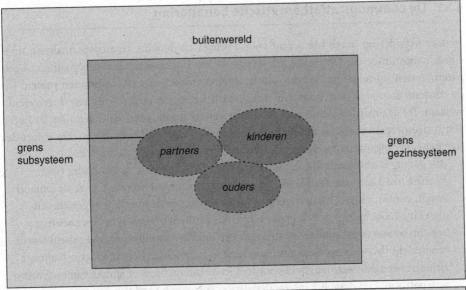

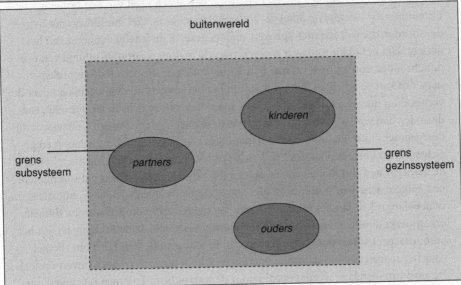

◘ Figuur 6.2 Schematische voorstelling van het kluwengezin (boven) en het los-zandgezin (onder); ------ zwakke afgrenzing, ——— sterke afgrenzing.

genoeg om de gezinsstructuur aan te passen aan veranderende omstandigheden binnen en buiten het gezin. Zo kan een kluwengezin passen bij een gezin met een baby of waar net een gezinslid iets ergs is overkomen. Het vormt dan een bepaalde periode een gesloten gezin. Een los-zandstructuur kan goed passen bij goeddeels volwassen kinderen en wordt dan getypeerd als een open gezin. Op vergelijkbare wijze is een kenmerk van een goed functionerende relatie dat beide partners zich als onderscheiden van elkaar beleven, maar wel openstaan voor de ander, zodat veranderingen mogelijk zijn.

6.2.3 De communicatietheoretische benadering

In deze benadering wordt het accent vooral gelegd op de wijze waarop gezinsleden met elkaar communiceren. Deze sluit dikwijls goed aan bij de zienswijze van partners. Veel paren komen immers hulp vragen 'omdat ze niet (meer) met elkaar kunnen praten'. In de communicatietheoretische benadering wordt het gezin opgevat als een 'regelgeleid' systeem. De gezinsleden kunnen weet hebben van de regels, maar dat hoeft niet. Er kunnen systeemregels zijn waarvan de individuele leden zich niet bewust zijn. De volgende algemene uitgangspunten werden geformuleerd in de communicatietheorie:

1. *Alle gedrag is communicatie; het is onmogelijk niet te communiceren.* Zodra twee mensen in elkaars aanwezigheid zijn, ontstaat er een wisselwerking. Ook als iemand zwijgt, communiceert hij non-verbaal (door een bepaalde houding of gezichtsuitdrukking). Dat beïnvloedt de ander altijd. Als eenheden worden onderscheiden: bericht, interactie en interactiepatronen. Een enkele communicatieve eenheid wordt een bericht (boodschap) genoemd; een serie van berichten heet interactie; wanneer zich een bepaalde wetmatigheid voordoet in de interactie, is er sprake van een interactiepatroon. Een dergelijk interactiepatroon vormt een regel van een systeem.

2. *Communicatie verloopt op inhouds- en betrekkingsniveau.* Het inhoudsniveau betreft de woorden die worden uitgesproken; anders gezegd: de feitelijke inhoud van het bericht. Het betrekkingsniveau zegt iets over de manier waarop de inhoud van een bericht moet worden opgevat met betrekking tot de relatie tussen de gesprekspartners. Los van de feitelijke inhoud wordt in het bericht iets duidelijk gemaakt over de verhouding tussen zender en ontvanger: men presenteert zichzelf ten opzichte van de ander, aan wie wordt overgedragen hoe deze zich moet gedragen. Vaak wordt dit overgebracht door de toon waarop iemand iets zegt, diens houding, gebaren en gezichtsuitdrukking. Een voorbeeld: 'Wie heeft hier nog een opmerking over?', vraagt de manager aan zijn medewerkers, op een toon die duidelijk maakt dat van niemand nog enige reactie wordt verwacht. Het betrekkingsniveau van de communicatie is dus vaak belangrijker dan het inhoudsniveau. Verziekte verhoudingen worden dikwijls gekenmerkt door een voortdurende strijd om de aard van de betrekking, terwijl het inhoudsaspect steeds onbelangrijker wordt. In feite gaat de strijd dan om wie het voor het zeggen heeft in de relatie (sterke-zwakke, winnaar-verliezer, boven-onder).

3. De aard van de relatie wordt bepaald door de *interpunctie.* Iedereen is geneigd om zijn eigen ordening (interpunctie) in een reeks gebeurtenissen aan te brengen. Vaak wordt gedacht in eenvoudige verbanden van oorzaak en gevolg, en veronderstelt men dat anderen deze visie delen. Bovendien gaan mensen ervan uit dat de werkelijkheid zoals zij die zien de 'echte', 'ware' of 'juiste' is. De werkelijkheid is echter zo complex, dat er meestal meerdere gezichtspunten mogelijk zijn. Er is sprake van een interpunctieprobleem wanneer dezelfde werkelijkheid door twee personen verschillend waargenomen en verklaard wordt. Typisch voorbeeld bij een echtelijk conflict: 'Jij doet ook nooit je mond open' – 'Omdat jij steeds het woord voert'. De vraag naar wie er nu gelijk heeft, betreft dan dezelfde interpunctiekwestie als de vraag naar wie er begonnen is.

4. *Communicatie verloopt digitaal en analoog.* Digitale communicatie slaat op de taal. Hiermee zijn de inhoudelijke aspecten van een bericht goed over te brengen. Analoge communicatie slaat op de niet-talige (non-verbale) communicatie. Het gaat daarbij om de lichaamstaal, de intonatie en de context waarin de communicatie plaatsvindt. Deze vorm van communicatie is vooral geschikt voor het betrekkingsniveau. Symptomen van een psychische stoornis zouden een vorm van analoge communicatie zijn. Er wordt impliciet iets over de relatie gezegd. Iemand met agorafobie (straatvrees) zou daarmee communiceren: 'Ik kan de boodschappen niet doen, jij moet het maar opknappen'. De twee communicatievormen kunnen met elkaar in tegenspraak zijn. Zo kan men verbaal (digitaal) een bepaald bericht uitzenden en tegelijkertijd non-verbaal (analoog) een ander bericht dat strijdig is met het eerste. Iemand roept dan bijvoorbeeld opgewonden uit 'maar ik ben helemaal niet boos'. Ook kan men verbaal tegenstrijdige berichten uitzenden. Voorbeeld van een dergelijke tegenstrijdige of paradoxale boodschap is de uitspraak 'wees spontaan'. Een speciale vorm hiervan is de 'dubbele binding' (zie ▶ kader 6-1).

5. *Communicatie verloopt symmetrisch of complementair.* Bij een symmetrisch interactiepatroon gedragen betrokkenen zich als gelijken. Ze doen alsof ze dezelfde status hebben en streven naar minimale verschillen. Hier bestaat het gevaar van escalerende wedijver en machtsstrijd. Bij een complementair interactiepatroon daarentegen vertonen mensen geen gelijksoortige, maar elkaar aanvullende gedragingen. Eén van beiden heeft de leidende positie en de ander de volgzame. Verstarring kan een gevaar zijn van dit soort relaties. In normale betrekkingen zijn beide interactiepatronen in een bepaalde mate op z'n tijd aanwezig en wisselen ze elkaar af. In een verstoorde relatie overheerst een van de twee patronen in extreme mate.

6.2.4 De intergenerationele benadering

In de intergenerationele (of contextuele) benadering worden de relaties tussen mensen beschreven als een emotionele verlies- en winstrekening. In goed functionerende relaties ervaren mensen een evenwicht tussen geven en nemen, tussen wat zij de ander geven en wat zij ontvangen. 'Geven' betekent hier rekening houden met de belangen en de positie van de ander. Als er geen rechtvaardige balans (meer) is tussen geven en nemen, ontstaat er geen betrouwbare relatie of verliest een bestaande relatie aan betrouwbaarheid. Er is dan een 'relationele' schuld, die alleen kan worden ingelost door de ander te geven waar deze recht op heeft. Negatieve ervaringen in het gezin van herkomst hebben effect op latere gezinsrelaties. Zo kunnen mensen die in hun jeugd verwaarloosd werden, als volwassenen geneigd zijn zelf anderen tot slachtoffer te maken. Wie vroeger als kind niet heeft gekregen waar hij recht op had, zou op latere leeftijd in relaties vaak geen rekening houden met anderen ('roulerende rekeningen'). Het in de jeugd ontstane tekort op de balans van geven en nemen wordt dan verhaald op partner of kinderen.

Het begrip *loyaliteit* neemt in deze benadering een belangrijke plaats in. De volgende loyaliteiten worden onderscheiden:

1. primaire loyaliteit: de gebondenheid van kinderen aan hun ouders;
2. verticale loyaliteit: de loyaliteit tussen de verschillende generaties in een familie;
3. horizontale loyaliteit: loyaliteit in de relatie met de partner, broers/zussen, vrienden en kennissen.

In de loop van de tijd krijgen verticale en horizontale loyaliteiten steeds een andere betekenis. Ieder mens moet voortdurend een evenwicht zien te vinden tussen verticale en horizontale loyaliteit, tussen loyaliteit aan de voorafgaande en volgende generatie, en loyaliteit aan zelfgekozen relaties met derden. Onbewuste loyaliteiten ten opzichte van de ouders kunnen relaties binnen gezinnen negatief beïnvloeden. Wanneer mensen niet openlijk loyaal kunnen zijn aan hun oorsprong, dan blijft de loyaliteit 'ondergronds' voortbestaan (onzichtbare loyaliteit) en veroorzaakt zij loyaliteitsconflicten in andere relaties. Problemen kunnen ook ontstaan wanneer een kind gedwongen wordt te kiezen voor een van beide ouders, en tegen de andere (gespleten loyaliteit). Het kind komt daarmee in een onmogelijke positie, want via de primaire loyaliteit is het immers verbonden met beide ouders.

Kader 6–5 Familie-opstellingen

De Duitse psychotherapeut en voormalig priester Bert Hellinger ontwikkelde de methode van *systemische opstellingen* of *familie-opstellingen*. Daarbij gaat hij ervan uit dat veel problemen van cliënten te maken hebben met hun familie van herkomst. Het zou vooral geschikt zijn voor mensen die worstelen met vragen over relaties met een partner of familielid, of die steeds vastlopen in contacten met anderen. Zijn methode is in enkele jaren heel populair geworden, maar in het reguliere circuit nog altijd omstreden.

Eerst wordt besproken welk thema of vraag de cliënt graag wil uitwerken. Vervolgens kiest de cliënt de deelnemers ('representanten'), die de cliënt zelf of zijn (ook overleden) familieleden kunnen vertegenwoordigen. De cliënt neemt deze representanten bij de schouders en beweegt ze net zo lang door de ruimte totdat hij, naar zijn eigen gevoel, de juiste plaats voor hen heeft gevonden. Daarbij kan de moeder bijvoorbeeld verder weg in de ruimte worden neergezet dan de vader. De therapeut vraagt nu een voor een aan de representanten hoe zij zich op de hun toebedeelde plek voelen, ook in relatie tot elkaar. Met zo'n familieopstelling ontstaat volgens Hellinger een ruimtelijke weergave van de familieverhoudingen van de cliënt. Hoewel de representanten de betreffende familie niet kennen, gaan ze zich volgens hem precies zo voelen als de personen die zij vertegenwoordigen. Er zou een 'wetend veld' ontstaan waarmee de representanten in contact kunnen treden. Daardoor kunnen de relaties tussen familieleden en de verstoringen daarin aan de oppervlakte komen. In het laatste deel van een therapeutische sessie moet de cliënt meestal zelf in de opstelling gaan staan en de plaats van de representant innemen. Aan het slot wordt de familie zo mogelijk in de gewenste opstelling geplaatst.

Sommige cliënten ervaren deze werkwijze als zeer inzichtgevend, maar het werkingsmechanisme is onduidelijk. Hellingers eigen theorie wordt als uiterst speculatief betiteld. Critici denken dat een sterk placebo-effect een rol speelt en dat het resultaat tijdelijk is. De problemen worden volgens hen niet werkelijk opgelost, maar hoogstens verschoven. De techniek is ook niet nieuw, maar wordt al jaren toegepast in diverse varianten (bijvoorbeeld in multifamily therapy) om concreet de verhoudingen binnen een familie helder te maken. Gedegen onderzoek naar de effectiviteit van de familie-opstellingen en varianten ontbreekt.

6.3 Therapie

» Een goedhartige vrouw van onbesproken gedrag gaf een buurvrouw die zich beklaagde over de jaloezie van haar man, een glas water waarvan zij de inhoud in de mond moest houden, wanneer en zolang hij tekeerging. Nadat zij het een paar maal geprobeerd had, vertelde zij dat het buitengewoon geholpen had en wilde weten wat voor ingrediënten zij in het water had gedaan, waarop haar verteld werd dat het glas slechts water bevatte en dat het zwijgen alleen deze gunstige uitwerking veroorzaakt had. «
(R. Burton, The anatomy of melancholy, 1621)

Relatie- en gezinstherapie is gericht op het verdwijnen of doen verminderen van klachten of problemen door de interactiepatronen in het hier en nu te veranderen. De bedoeling is dat betrokkenen zich anders gaan gedragen ten opzichte van elkaar of anders tegen hun relaties aankijken. Gezinsleden worden er zo veel mogelijk toe gebracht de onderlinge moeilijkheden zelf te leren oplossen. Nogal eens wordt met gezinstherapie begonnen, maar blijkt het uiteindelijk te gaan om relatieproblemen tussen de ouders, die hun weerslag hebben op de kinderen en waarbij aanvankelijk de kinderen als kern van de problemen naar voren zijn geschoven. Gezinstherapie is aangewezen bij moeilijkheden tussen gezinsleden van verschillende generaties, maar blijkt ook van betekenis bij allerlei problemen en stoornissen van kinderen, zoals angsten, depressies, gedragsproblemen en drugsmisbruik. Zelfs bij specifiek individuele problematiek kan gezinstherapie nodig zijn, omdat een optimale thuissituatie deze problematiek kan verminderen of (verergering) voorkomen. Vaak komt de aanpak uiteindelijk neer op een combinatie van therapie met de individuele cliënt en een aanpak van de wijze waarop de gezinsleden met elkaar omgaan (zie ook ► kader 6-7).

Relatietherapie wordt toegepast bij interactionele problematiek – emotioneel, communicatief, seksueel – tussen partners, die ook tot uiting kan komen in individuele klachten. Een partnerrelatietherapie is allereerst bedoeld om de relatie te verbeteren. In dat geval staat de partnerkeuze niet fundamenteel ter discussie. Is dit wel het geval of zijn er onoverkomelijke hindernissen voor het verdere samenleven, dan verschuift het therapiedoel van relatieverbetering naar relatiebeslissing. Dit kan uitmonden in een scheiding, waarbij eventueel de partners nog begeleiding van de relatietherapeut vragen om dit proces op een zo constructief mogelijke wijze af te ronden. Bij het afwegen van de indicatie voor relatie- en gezinstherapie moet men rekening houden met mogelijke nadelige effecten (zie ► kader 6-9) of een 'verborgen agenda' van cliënten (► kader 8-10).

6.3.1 Eerste kennismaking

Vaak is het één persoon die zich voor therapie aanmeldt, of zijn het ouders die zich melden vanwege problemen met een kind. Het aangemelde gezinslid wordt de 'geïdentificeerde patiënt' of 'symptoomdrager' genoemd. De manier waarop men bij een systeemtherapeut terechtkomt – bijvoorbeeld verwezen na voorafgaande intake dan wel op eigen initiatief – bepaalt sterk de startfase. Doorgaans zal de therapeut toch beide partners c.q. het hele gezin voor het eerste kennismakingsgesprek uitnodigen. Op die manier wordt al in een vroeg stadium de schijn van partijdigheid vermeden. De therapeut leert bovendien iedereen kennen en kan dan beter beoordelen in welke samenstelling de behandeling wordt voortgezet. Daartoe wordt eerst aan de betrokkenen uitgelegd wat het doel is van de zittingen: een globaal beeld van ieder gezinslid afzonderlijk en de omgang met elkaar. In deze beginfase let de therapeut op verschillende aspecten van het gezinsfunctioneren: de gezinsstructuur (de kenmerkende interactiepatronen in het gezin), de flexibiliteit (de mate waarin het gezin in staat is zich aan te passen aan veranderingen in het gezin en de omgeving), de resonantie (de mate waarin gezinsleden reageren op elkaars gedragingen), de context van het gezin (stressfactoren en mogelijke sociale steun in de omgeving, de ontwikkelingsfase waarin het gezin zich bevindt) en de betekenis van de problemen van de aangemelde cliënt voor het gezinsfunctioneren.

Om hiervan een evenwichtig beeld te krijgen, maken sommige therapeuten gebruik van vragenlijsten. Zo zijn er verschillende Nederlandstalige vragenlijsten om aspecten van de interactie (zoals de wijze van communiceren, de tevredenheid over de relatie en de conflicthantering) in kaart te brengen. Maar de gezinsdiagnostiek staat wat dat betreft nog in de kinderschoenen. Een theoretisch neutraal classificatiesysteem, zoals de DSM voor individuele psychische problemen (zie ▶ par. 1.2.3), bestaat niet voor het beschrijven van gezinsproblemen. De 'gezinsdiagnose' wordt sterk bepaald door het referentiekader van de betrokken therapeut. Vaak blijft het bij globale beschrijvingen zoals kluwen- of los-zandgezin. Om de familiegeschiedenis van de ouders in kaart te brengen wordt soms gebruikgemaakt van genogrammen. Samen met de therapeut maken de ouders dan een schets van de stamboom van hun families. Ook kunnen betrokkenen de opdracht ('huiswerk') krijgen om vast te leggen hoe vaak bepaald storend gedrag voorkomt. Dikwijls blijft het registreren doorgaan tijdens de behandeling, zodat duidelijk wordt of het betreffende gedrag inderdaad verandert. Het belangrijkste instrument om inzicht te krijgen in de verhoudingen tussen gezinsleden is het observeren van de interacties van de gezinsleden tijdens de therapiezittingen. Door alle betrokkenen in dezelfde ruimte zo veel mogelijk rechtstreeks met elkaar te laten praten, krijgt de therapeut een beeld van de typerende eigenschappen van een gezin of relatie. Steeds wordt datgene wat de gezinsleden ter sprake brengen door de therapeut nauwgezet geïnventariseerd en samengevat. Oeverloze discussies tussen de gezinsleden worden vermeden. De therapeut maakt duidelijk dat het gaat om een algemeen inzicht in de verschillende probleemgebieden. Aangezien veel relatieproblemen te maken hebben met seksualiteit, zal de therapeut ook vragen naar de seksuele relatie, zo nodig in een aparte zitting zonder de kinderen.

Wanneer de therapeut voldoende informatie heeft verzameld over het functioneren van het gezin (c.q. partnerrelatie) en de individuele gezinsleden, wordt in overleg met alle betrokkenen besloten waaraan in eerste instantie wordt gewerkt. In een behandelplan worden afspraken vastgelegd over de doelstelling van de behandeling, de frequentie en duur, wie eraan deelneemt en wat er vooral aan de orde komt.

Het deelnemende cliëntsysteem kan variëren naargelang de aard van de problemen en de mogelijkheden van de gezinsleden om aan de behandeling deel te nemen. De therapie kan bestaan uit zittingen met het hele systeem (gezinstherapie) of zittingen met een subsysteem (relatietherapie). Wanneer de problematiek hoofdzakelijk met één gezinslid te maken heeft, dan wordt dat gezinslid individueel behandeld en kan gezinstherapie zich richten op het verminderen van spanningsbronnen in het gezin en het mobiliseren van de steun van de overige gezinsleden (zie ▶ kader 6-7). Zeker bij relatieproblemen dient de therapeut bedacht te zijn op schijnmotieven om in therapie te gaan (zie ▶ kader 8-10). Is er sprake van relatieproblematiek die voor een belangrijk deel voortkomt uit seksuele problemen, dan kan sekstherapie worden overwogen (zie ▶ kader 6-6). Lijkt de affectieve betrokkenheid tussen partners minimaal, en kiezen partners er niet voor de verhouding te verbeteren, dan kan beëindiging van de relatie worden overwogen. In dat geval kan de therapeut een scheiding 'op proef' voorstellen. Dat geeft de partners vaak nieuwe inzichten, waardoor een definitieve scheiding niet nodig blijkt. Pakt het onverhoopt minder positief uit en is scheiding onafwendbaar, dan is het na een proefscheiding vaak gemakkelijker om tot afspraken te komen.

Kader 6–6 Sekstherapie

Seksuele problemen spelen dikwijls een belangrijke rol bij paren die zich voor relatietherapie aanmelden. Gedurende decennia meenden psychodynamisch therapeuten dat voor deze mensen langdurige inzichtgevende therapie nodig was, omdat de psychoseksuele ontwikkelingsfasen niet goed waren doorlopen (zie ▶ par. 2.2.4). Met de opkomst van de cognitieve gedragstherapie is de behandeling van deze problematiek echter sterk gewijzigd en werd vooral vanaf de jaren zeventig van de vorige eeuw de basis gelegd voor specifieke 'sekstherapie'. Deze behandelvorm richt zich niet meer op het verleden, maar op het hier en nu, op problemen van psychologische aard die direct samenhangen met de seksuele activiteit.

Bij de intake moet eerst worden vastgesteld of de seksuele problemen, zoals pijn bij het vrijen, verminderd seksueel verlangen, opwindings- of orgasmestoornissen, niet samenhangen met andere problematiek. Buiten lichamelijke oorzaken kunnen deze problemen namelijk ook voortkomen uit seksueel misbruik in de jeugd, twijfels over de seksuele identiteit of een moeizame relatie met de partner. Dergelijke gevallen vergen een andere aanpak, zoals respectievelijk medische behandeling, individuele psychotherapie of relatietherapie. Ontbreken dergelijke oorzaken of zijn ze verwerkt of opgelost, dan is sekstherapie aangewezen. Deze behandeling door een sekstherapeut of seksuoloog is sterk geënt op de cognitief-gedragstherapeutische benadering en bestaat in de kern uit het aanpakken van misvattingen, het verbeteren van de communicatie en het oefenen met seksuele activiteiten. Omdat seksuele problemen altijd op de een of andere manier de relatie beïnvloeden, wordt in deze therapie doorgaans met beide partners gewerkt. Mensen met seksuele problemen hebben dikwijls nogal wat misvattingen die hun seksuele leven sterk negatief kunnen beïnvloeden. Bij sommigen was seksualiteit vroeger thuis bijvoorbeeld een groot taboe en werd het beschouwd als zondig, gevaarlijk of vies. Vaker hebben de misvattingen te maken met een gebrek aan kennis van het eigen lichaam en dat van de partner. Wanneer vrouwen bijvoorbeeld niet klaarkomen bij geslachtsgemeenschap, dan denken ze dat dit abnormaal is of voelen mannen zich slechte minnaars. Deze reacties zijn te voorkomen als men weet dat de meeste vrouwen geen orgasme krijgen door alleen gemeenschap. Therapeuten kunnen dit soort misvattingen bespreken met beide partners en hen voor thuis een boek of een instructievideo meegeven. Verder is er bij seksuele problemen veelvuldig sprake van gebrekkige verbale communicatie tussen beide partners. Seks is voor veel mensen nog altijd een lastig gespreksonderwerp en daardoor blijven ze de weinig bevredigende technieken stilzwijgend steeds maar weer gebruiken. De therapie probeert de communicatie te verbeteren en de partners te leren elkaar duidelijk te maken wat ze opwindt. De therapeut geeft daarbij het goede voorbeeld van communicatie door een bruikbare woordenschat aan te bieden en het praten over seksualiteit aan te moedigen. Om de communicatie op gang te brengen, kunnen de partners de opdracht krijgen thuis enkele misvattingen over seksualiteit met elkaar te bespreken.

Behalve het geven van voorlichting en het verbeteren van de communicatie, is het bij veel paren ook noodzakelijk om het seksuele gedrag weer stapsgewijs op te bouwen. De grondgedachte hiervan is gebaseerd op het onderzoek van de Amerikaanse seksuologen William Masters en Virginia Johnson. Begin jaren zeventig van de vorige eeuw stelden zij vast dat cliënten met seksuele problemen tijdens het vrijen in gedachten vaak sterk bezig zijn met wat er gaat komen en mogelijk (weer) niet zal lukken. Daardoor verschuift de aandacht van het spontaan voelen en genieten naar het gespannen afwachten hoe het vrijen zal verlopen ('toeschouwersgedrag'). Masters en Johnson ontdekten dat men deze storende verwachtingen – met dikwijls daarbij prestatiedruk en faalangst – onder controle kan houden door beperkte interactie met een beperkt doel voor te schrijven. Dat heeft geleid tot een algemeen stramien van opdrachten met drie fasen: algemene verkenning, genitale verkenning, en coïtus. In de eerste twee fasen geldt een 'verbod' op geslachtsgemeenschap. Het stel mag hiertoe pas overgaan wanneer de eerste twee fasen rustig en plezierig verlopen. Om elke prestatiedrang te voorkomen, wordt uitgelegd dat de cliënten niets 'moeten', maar dat deze opdrachten de mogelijkheid bieden om andere ervaringen op te doen. In de algemene verkenning strelen de partners elkaar om de beurt zonder de geslachtsdelen aan te raken. Ze moeten aandachtig voelen dat ze strelen en gestreeld worden. Bij de genitale verkenning strelen de partners om de beurt elkaars geslachtsdelen. In de laatste fase wordt het strelen voortgezet en wordt een poging ondernomen de penis in te brengen zonder dat de partners hoeven klaar te komen. Na iedere opdracht worden de wederzijdse ervaringen met de therapeut besproken, waarbij ook eventueel storende seksuele denkbeelden en emoties aan bod kunnen komen.

6.3.2 Structuur, communicatie en verleden

Afhankelijk van de problematiek richt de systeemtherapeut zich op de structuur, de communicatie en het verleden. Bij rigide relaties of gezinnen zal de therapeut zich richten op de structuur. Om te bereiken dat een gezin een goed georganiseerd systeem wordt met duidelijke, soepele grenzen en hiërarchieën, wordt geprobeerd er beweging in te krijgen, zodat de verstarring wordt doorbroken. De therapeut zal bepaalde subsystemen stimuleren tot nieuwe activiteiten, met de bedoeling dat dit zal doorwerken naar het gezin als totaliteit. Zo zal de therapeut in een kluwengezin de onafhankelijkheid van de individuele gezinsleden bevorderen en het subsysteem van de ouders trachten te versterken. Bij een los-zandgezin zal de therapeut proberen de interactie tussen de verschillende gezinsleden te vergroten door de starre grenzen tussen hen wat opener te maken. Gezinsleden maken duidelijke afspraken over nieuw uit te voeren gedrag en spreken daarvoor een beloning af. Het is de bedoeling dat na verloop van tijd, als het gedrag in de gewenste richting is verschoven, deze beloning niet meer nodig is en de personen in kwestie als het ware beloond worden doordat zij plezier krijgen in de nieuwe situatie.

Verbetering van de communicatie tussen gezinsleden wordt algemeen beschouwd als een essentieel onderdeel van elke relatie- en gezinstherapie. Bij veel relaties of gezinnen verloopt de communicatie namelijk niet optimaal. Dikwijls worden conflicten uitgevochten op inhoudsniveau, terwijl deze feitelijk op betrekkingsniveau liggen (zie ▶ par. 6.2.3). Er wordt eindeloos getwist over de vraag 'wie heeft er gelijk?' (inhoudsniveau), terwijl de eigenlijke vraag luidt: 'wie heeft het voor het zeggen?' of 'wie is de baas?' (betrekkingsniveau). De enige manier om dit op te lossen is een gesprek aan te gaan over de communicatie zelf; dit noemen we *metacommunicatie*. Problemen op betrekkingsniveau kunnen namelijk nooit op inhoudsniveau worden opgelost. De veronderstelling is dat wanneer gezinsleden anders met elkaar leren praten, de interactiepatronen ook veranderen. Belangrijk is dat de bedoelingen van de spreker in overeenstemming zijn met de effecten op de luisteraar. Tijdens de zittingen moeten betrokkenen regelmatig concreet oefenen met het formuleren wat ze dwars zit, maar dat moet dan wel gebeuren in termen van wensen en niet in termen van verwijten. Ze moeten dus aangeven waaraan ze behoefte hebben en wat ze veranderd willen zien. Dit kan de basis worden voor onderhandeling. Daarbij kan de therapeut met de cliënten een aantal communicatieregels afspreken. In hun meningsverschillen kunnen zij nog wel eens vroegere gebeurtenissen betrekken, 'oude koeien uit de sloot halen'. De therapeut kan de gezinsleden dan aangeven hun interacties op het hier en nu te richten. Ook andere vormen van miscommunicatie, zoals vaag praten, invullen wat de ander denkt en debatteertrucs, kunnen voor de therapeut reden zijn om er afspraken over te maken. Soms moeten gezinsleden leren wat minder impulsief te reageren (zie ▶ kader 6-8). De betrokkene krijgt dan de opdracht om niet onmiddellijk te reageren, maar het voorval op te schrijven en op een rustig moment na te gaan of het belangrijk genoeg is om er iets aan te doen en zo ja, wat.

Soms heeft de problematiek in een relatie of gezin te maken met ervaringen in het verleden. Er bestaat bijvoorbeeld nog altijd rancune bij een partner, omdat haar echtgenoot een paar jaar geleden een verhouding met haar beste vriendin heeft gehad. De therapie kan beide partners hun gevoelens en gedachten hierover laten uitspreken om zo alsnog tot verwerking te komen. De problemen in de relatie of het gezin kunnen ook te maken hebben met de jeugd en/of het gezin van herkomst. Het is van belang ook hiervoor een bevredigende oplossing te vinden, omdat de problemen anders als 'roulerende rekeningen' aan de volgende generatie worden doorgegeven (toekomstvisie van contextuele therapie; ▶ par. 6.2.4). Als er sprake is van een verstoorde balans tussen geven en nemen tussen grootouders, ouders en kinderen, dan wordt geprobeerd het evenwicht alsnog te herstellen. De therapeut probeert onzichtbare en gespleten loyaliteiten op te sporen en geeft de cliënt dan de ruimte om onverwerkt verdriet of boosheid hierover alsnog te verwerken.

Kader 6–7 Psycho-educatie

Psycho-educatie is het instrueren van cliënten en/of hun directe omgeving over de aard en behandeling van een bepaalde stoornis en hoe zij er het beste mee kunnen omgaan. Het doel is de negatieve gevolgen van de aandoening voor de patiënt en diens omgeving zo veel mogelijk te beperken, te verminderen of te voorkomen.

Deze manier van werken is ontstaan in de jaren zeventig van de vorige eeuw en richtte zich oorspronkelijk op schizofrene patiënten en hun familie. Specifiek voor deze patiënten werden de zogenoemde Liberman-modules ontwikkeld. Met dit programma van de Amerikaanse psychiater Robert P. Liberman krijgen patiënten op gestructureerde wijze informatie over schizofrenie en de behandeling daarvan, en worden zij getraind om een psychotische terugval te voorkomen of te beperken. De psycho-educatieve aanpak richt zich echter ook op de directe omgeving van de patiënten. Gebleken was namelijk dat bepaalde reacties van familieleden – en dan vooral kritiek, overbetrokkenheid en vijandigheid – schizofrenie kunnen verergeren of instandhouden (zie ▶ kader 6-1). Bovendien bleek de opvang van patiënten met schizofrenie voor familieleden een zware belasting, die bij hen soms tot burn-out leidde. Meer kennis over (de gevolgen van) schizofrenie zou dat patroon kunnen doorbreken. Familieleden worden daarom geïnformeerd over de aard van de ziekte en de noodzaak van medicatie. Duidelijk wordt gemaakt wat ze van patiënten met schizofrenie mogen verwachten en hoe ze het beste met hun soms moeilijke gedrag kunnen omgaan. In de rol van co-therapeut leren ze de eerste tekenen van een psychose bij hun familielid te herkennen, zodat verergering kan worden voorkomen.

Vaak vindt psycho-educatie plaats in groepen, zodat de deelnemers ook onderling hun ervaringen met de stoornis kunnen uitwisselen. Inmiddels wordt deze vorm van begeleiding niet meer alleen bij schizofrenie toegepast, maar onder andere ook bij bipolaire (manisch-depressieve) stoornis, depressie en beginnende dementie. Bekend zijn verder de KOPP-projecten, waarbij de psycho-educatie zich richt op kinderen van ouders met psychiatrische problemen (KOPP). Zowel in opzet als kwaliteit blijken de diverse psycho-educatiecursussen sterk te verschillen. De ene instelling biedt één informatieavond, de andere een uitgebreid programma met wel zes of meer bijeenkomsten. De meeste psycho-educatiecursussen zijn overigens beperkt van opzet en bestaan voornamelijk uit informatie over het ziektebeeld en het medicijngebruik. Het geven van voorlichting is een belangrijk onderdeel van psycho-educatie en hoort thuis bij elke behandeling. Ook al is volledige openheid niet mogelijk, goede hulpverleners geven altijd uitleg aan cliënten. Dat is wettelijk gezien niet alleen noodzakelijk om met de voorgestelde aanpak te kunnen instemmen ('informed consent', ▶ kader 1-15), maar het kan ook de therapie op verschillende manieren ten goede komen. Cliënten en hun gezinsleden moet duidelijk worden wat de psychische problematiek inhoudt en hoe deze mogelijkerwijs is ontstaan. Benadrukt wordt dat het gezin niet de oorzaak van de stoornis is, zonder overigens de invloed van het gezin te ontkennen. Daardoor zullen de gezinsleden zich minder schuldig voelen en meer bereid zijn samen met de hulpverlener de problemen aan te pakken. Vervolgens wordt uitleg gegeven over de voorgestelde behandeling en de mogelijke gevolgen daarvan. Wanneer medicijnen worden voorgeschreven gaat de behandelaar in op de effecten en bijwerkingen en de noodzaak om ze regelmatig in te nemen. Therapietrouw wordt vergroot door dit soort voorlichting. Hetzelfde geldt voor psychotherapie. Wanneer de cliënt en diens omgeving een reëel beeld hebben van de voorgestelde behandeling, vermindert dit de kans op teleurstellingen en daarmee het voortijdig beëindigen van de therapie. De uitleg stimuleert bovendien de betrokkenheid van de cliënten en familieleden.

Behalve de inhoudelijke kant is de manier waarop de voorlichting wordt gegeven van groot belang. Van tevoren geeft de therapeut aan wat de informatie voor de cliënt en eventuele familieleden kan opleveren. Dat kan motivatieverhogend werken, zodat zij met meer aandacht zullen luisteren. In de uitleg probeert de therapeut zo veel mogelijk aan te sluiten bij de kennis die mensen al over een bepaald onderwerp hebben. Dat betekent vooral dat de therapeut het woordgebruik aanpast en geen jargon gebruikt zoals indicatie, prognose en therapieresistent. De informatie is dan niet alleen begrijpelijker voor de betrokkenen, maar wordt ook beter onthouden. Bovendien moet de informatie beknopt worden gegeven en ook worden herhaald. Zeker wanneer mensen in spanning zitten, verward, angstig of verdrietig zijn, lukt het ze vaak niet om in één keer te onthouden wat de therapeut heeft gezegd. Voor thuis geven therapeuten daarom dikwijls schriftelijke informatie mee, waarin de uitleg nog eens kernachtig is samengevat. Uiteraard biedt de therapeut de cliënten en/of familieleden – ook in het verloop van de therapie – steeds gelegenheid om vragen te stellen.

6.3.3 Technieken en basishouding

Relatie- en gezinstherapeuten beschouwen als kern van hun behandeling het leren van nieuwe (constructieve) manieren van omgaan met elkaar. Zij maken daarbij vooral gebruik van *cognitief-gedragstherapeutische* technieken. Gericht doorvragen totdat in waarneembaar gedrag wordt aangegeven wat men van de ander wil, is misschien wel een van de belangrijkste hulpmiddelen. Al vanaf de eerste kennismaking stimuleert de therapeut de gezinsleden om met elkaar te praten. Dat geeft hem immers informatie over hoe zij werkelijk met elkaar omgaan, meer dan wat zij erover zeggen. Bovendien is het voor de cliënten vaak een doorbraak van het gebruikelijke patroon en biedt het een goede basis voor de manier waarop zij ook thuis met elkaar kunnen omgaan. Het stelt de therapeut in de gelegenheid om voorzichtig commentaar te leveren op de wijze waarop zij met elkaar communiceren. Bij deze 'onmiddellijke feedback' gaat het minder om het inhoudsniveau, meer om het betrekkingsniveau (▶ par. 6.2.3). In het algemeen wordt weinig aandacht geschonken aan negatief gedrag en wordt positief gedrag beloond in de vorm van opmerkingen en reacties. Om de relatie tussen cliënt en therapeut niet in gevaar te brengen, gebeurt dat vanuit een begripvolle, niet te confronterende houding. Soms wisselt de therapeut van plaats met een van de gezinsleden om voor te doen hoe het gesprek constructiever gevoerd kan worden. Vaker is de therapeut echter minder expliciet model voor zijn cliënten. Hij dient zich hiervan bewust te zijn en bijvoorbeeld afgesproken communicatieregels ook zelf toe te passen ('model-leren'; zie ▶ H. 4).

Sinds de opkomst van de cognitieve benadering richt de relatie- en gezinstherapie zich ook op onhoudbare of onbruikbare ('disfunctionele') gedachten van gezinsleden. Zij zien bijvoorbeeld vooral de negatieve kanten van iemand of verwachten al bij voorbaat dat de ander bepaald gedrag zal vertonen. Met cognitieve technieken (zie ▶ H. 5) worden deze gedachten aangepakt. De *cognitieve herstructurering* heeft tot doel de visie op de problematiek bij de cliënt(en) te veranderen. Vaak gaat het daarbij om het omschakelen van een individuele naar een relationele (interactionele) manier van kijken. Bij relatieproblemen bijvoorbeeld voelt de ene partner zich nogal eens de schuldige. De ander meent dat die 'niets misdaan heeft' en dus niets te verwijten valt. In plaats van zich hierop blind te staren, probeert de therapeut beide partners te laten kijken hoe ze met elkaar omgaan. Dat biedt immers perspectief op verandering. Daartoe kan de therapeut bijvoorbeeld de huiswerk-opdracht geven om eens nauwgezet bij te houden wanneer en hoe sterk partners zich aan elkaar ergeren. Dan kan blijken dat men alleen geïrriteerd raakt bij bepaalde voorvallen of gesprekken. Een andere manier is beide partners iets te leren over relaties. Zo zijn partners soms teleurgesteld dat de relatie niet voldoet aan het ideaalbeeld van rozengeur en mane-schijn. De therapeut probeert dit ideaalbeeld te relativeren door erop te wijzen dat het al heel wat is als men uit een relatie meer winst haalt dan verlies.

Relatie- en gezinstherapeuten maken ook gebruik van technieken uit andere bena-deringen. Een van de belangrijkste is het *positief heretiketteren:* het functioneren van de cliënt wordt zo veel mogelijk op een positieve manier geïnterpreteerd. De therapeut kan bijvoorbeeld een cliënt die meent dat 'iedereen over hem heen walst' prijzen voor diens bescheidenheid. Of jaloezie wordt geëtiketteerd als een teken van grote liefde en bezorgd-heid voor de ander. Een andere aanpak is de *paradoxale* techniek, waarbij de gezinsleden wordt voorgehouden 'ga door met wat je doet!' Hen wordt op het hart gedrukt nog niets aan de relatie te veranderen. Een stap verder gaat de therapeut het probleemgedrag niet alleen opleggen – dit staat bekend als 'het symptoom voorschrijven' – maar opdragen het zelfs te doen toenemen. De bedoeling is dat uiteindelijk het tegenovergestelde wordt bereikt.

Relatie- en gezinstherapeuten moeten dus nogal wat technieken beheersen – en deze op een soepele manier toepassen – om zowel de aangemelde patiënt als de andere leden en het gezin als geheel te kunnen begeleiden. De therapeut moet in staat zijn de aanpak af te stemmen op de aard van de problematiek van de juiste personen in de juiste fase van de behandeling. Het vergt nogal wat van de therapeut om te weten hoe en wanneer met wie een bepaalde aanpak vereist is. Algemene regels hiervoor zijn moeilijk op te stellen. Het vereist heel wat klinische ervaring. Daardoor leent de relatie- en gezinstherapie zich minder gemakkelijk voor richtlijnen en protocollen (zie ▶ par. 7.2).

De *basishouding* van de relatie- en gezinstherapeut is niet anders dan die van de in-dividuele therapeut. Bij beiden is een goede therapeutische relatie van essentieel belang voor het succes van een behandeling. In relatie- en gezinstherapie is het bewerkstelligen van een optimale therapeutische relatie wel wat ingewikkelder. De therapeut heeft immers met meer cliënten te maken en niet alle gezinsleden zullen op dezelfde manier tegenover de therapie staan. In de houding van de therapeut moet duidelijk tot uiting komen dat steun aan het ene gezinslid niet wijst op partijdigheid of op veroordeling van de ander (zie ▶ kader 6-9). Gezinsleden die als kemphanen tegenover elkaar staan, kunnen proberen om de therapeut in 'hun kamp' te trekken of hem als 'scheidsrechter' te laten optreden. Deze moet zich daardoor niet laten meeslepen. Hij kiest geen partij voor een van de cliënten, maar handelt volgens het 'principe van de veelzijdige partijdigheid': ieders verdiensten en belangen in de familiebetrekkingen worden erkend. Gezien de ongelijkwaardige, afhan-kelijke positie van kinderen laat de therapeut hun belangen wel zwaarder wegen dan die van volwassenen.

In het algemeen is de aanpak van een relatie- en gezinstherapeut een mengeling van sturend en meegaand (zie ▶ par. 1.3.2). De therapeut kan zich soms als het ware terugtrek-ken door cliënten tegen elkaar te laten praten en zelf alleen maar te luisteren naar wat zij tegen elkaar zeggen. Hij kan zich dan optimaal concentreren op wat er gebeurt en op het gepaste moment tussenbeide komen. Afhankelijk van de problematiek van de gezinsleden

◻ Tabel 6.2 Verschillen tussen de klassieke en moderne relatie- en gezinstherapie

klassieke relatie- en gezinstherapie	moderne relatie- en gezinstherapie
Het menselijk functioneren wordt bepaald door het systeem waarvan iemand onderdeel is.	Het menselijk functioneren wordt bepaald door het systeem, maar het individu oefent daar zelf ook invloed op uit.
Psychische problemen zijn een teken van ongezonde interactiepatronen.	Psychische problemen kunnen zowel oorzaak als gevolg zijn van interactiepatronen.
De therapeut richt zich uitsluitend op het systeem: de beide partners of alle gezinsleden zijn steeds aanwezig in de therapie.	Wie er wanneer in de therapie aanwezig is, hangt af van de aard van de problematiek en de fase van de behandeling.
Individuele therapie is uit den boze, omdat de problemen zich dan verplaatsen naar andere gezinsleden.	Individuele therapie kan worden gecombineerd met relatie- of gezinstherapie.
Therapeuten maken óf gebruik van de intergenerationele, óf van de communicatie-theoretische, óf de structurele benadering.	Afhankelijk van de aard van de problematiek werkt de therapeut eclectisch, met ook gebruik van andere benaderingen.

en de gang van zaken tijdens de zitting is hij de ene keer sturend en de andere keer meegaand. De mate van sturing ondergaat in het verloop van de therapie een verandering. In het begin is de therapeut sterk structurerend: herhaaldelijk samenvatten, veel onmiddellijke feedback op de communicatie en gedetailleerde huiswerkopdrachten. Naarmate de therapie vordert, zal de therapeut minder sturend optreden en meer aan de gezinsleden overlaten. Zij krijgen steeds meer zelf de verantwoordelijkheid voor wat er tijdens de zittingen en in de tussenliggende periode gebeurt, met alle moeilijkheden die dat met zich mee kan brengen. Sommige therapeuten minderen de frequentie van het aantal zittingen in het laatste stadium steeds sterker. Zo leren de cliënten om op eigen benen te staan, zonder dat zij het gevoel hebben dat zij niet meer bij de therapeut terecht kunnen (zie ◻ tabel 6.2).

Kader 6–8 Ruzie en geweld bij paren

Steeds terugkerende ruzies kunnen een ontwrichtende werking hebben op een partnerrelatie en ontaarden in familiaal huiselijk geweld. Vaak gaat het om paren waarin machtsstrijd en gebrek aan controle over agressieve impulsen de relatie overheersen. In dergelijke gevallen kan men de partners leren de negatieve interactiecirkel te stoppen door een procedure van 'time-out' (pauze, afkoeling). In plaats van toe te geven aan de impuls om de partner de mantel uit te vegen, moeten de partners leren boosheid niet direct verbaal te uiten, maar even een rustpauze te nemen, waarin ze een notitie maken over het voorval. Deze wordt dan omgezet in een brief aan de partner, die ermee akkoord gaat om deze binnen een dag te lezen. Door een dergelijke aanpak kan de relatie snel verbeteren. Bij paren die gewend zijn om hun conflicten gewelddadig op te lossen, bestaat bij de geslagen partner echter vaak enorme wrok over de ondergane vernedering, met een grote behoefte aan vergelding. Dit kan de therapeutische voortgang belemmeren en aanleiding zijn om conflicten opnieuw gewelddadig op te lossen. Therapeutische 'taakstraffen' kunnen in die gevallen goed werken als een heilzaam wraakritueel. De door bemiddeling van de therapeut overeengekomen taakstraf (bijv. bepaalde huishoudelijke taken vervullen) moet zowel een straf zijn als verbetering brengen in de relatie. Uiteraard werkt dit slechts als beide partners gemotiveerd zijn om ruzies op een andere wijze te gaan oplossen.

6.4   Beschouwing

» Gelukkig voor de gezinstherapie zijn haar beoefenaars er niet in geslaagd diagnostische categorieën voor gezinnen te ontwikkelen met behulp waarvan sommige gezinsvormen tot normaal en andere tot afwijkend kunnen worden bestempeld; als het ons meezit, zullen deze nooit ontwikkeld worden. «
(S. Minuchin en H.C. Fishman, *Gezinsstructuur en therapeutische technieken*, 1983)

Voorstanders van de systeembenadering spraken aanvankelijk van een revolutie. Met de algemene systeemtheorie zou er een nieuw model beschikbaar zijn dat therapeuten aanzienlijk beter in staat stelde om psychische problemen te begrijpen en te behandelen. De benadering zou veel meer recht doen aan de complexe werkelijkheid dan de gebruikelijke modellen met hun rechtlijnige redenering van oorzaak en gevolg. Geleidelijk werd het enthousiasme getemperd. Het uitgangspunt dat uitsluitend het gezinssysteem de oorzaak zou zijn van psychische problemen bij een individueel gezinslid, bleek niet houdbaar en moest worden afgezwakt. Wel bleef overeind dat het gezinsfunctioneren ertoe kan bijdragen dat bij kwetsbare gezinsleden symptomen ontstaan, erger worden of in stand blijven. Ten gevolge van die ontwikkelingen wordt de relatie- en gezinstherapie gecombineerd met andere benaderingen, waarin ook ruimte is voor individuele interventies. Volgens sommigen ligt juist daarin de kracht van de systeemtherapie. Niet het toepassen van rigide systeemtheoretische concepten staat voorop, maar het pragmatisch combineren van technieken uit verschillende benaderingen.

De beschrijving van deze evolutie moet niet de indruk wekken dat de invloed van de relatie- en gezinstherapie op de therapeutische hulpverlening te verwaarlozen is. De gerichtheid op en de aanpak van de betrekkingen binnen een relatie of gezin zijn een belangrijke aanvulling gebleken op de lange tijd sterk individueel gerichte therapieën. Veel therapeuten zijn door de systeembenadering gaan inzien dat het bij relationele en psychische problemen van groot belang is om de sociale context van de cliënt op enigerlei wijze in de therapie te betrekken. Op theoretisch niveau heeft dit zijn beslag gekregen in het vaak aangeprezen biopsycho*sociale* model (zie ► par. 1.2.3). Desondanks heeft de systeembenadering zeker de laatste twee decennia van de vorige eeuw de nodige kritiek gekregen en heeft zij sterk aan invloed ingeboet. We bespreken hier een paar kritiekpunten.

6.4.1   Hoe bruikbaar en toetsbaar is de systeemtheorie?

Een samenhangende relatie- en gezinstheorie ontbreekt. Met uitzondering van schizofrenie, waarover de inmiddels ontkrachte theorie van de 'dubbele binding' werd ontwikkeld (zie ▶ kader 6-1), zijn er geen specifieke systeemtheorieën die verklaren waardoor juist die ene stoornis bij juist dat ene gezinslid ontstaat. Pogingen om te komen tot gezinspatronen die typerend zijn voor bepaalde stoornissen liepen uit op een mislukking. De relatie- en gezinstherapeuten van het eerste uur baseerden hun inzichten vooral op hun ervaringen in de klinische praktijk. Ze waren meer geïnteresseerd in de ontwikkeling van methoden die 'ziekmakende' interactiepatronen konden veranderen dan in de juistheid van hun theorie.

Uitgangspunt was dat het functioneren bepaald wordt door de interactie met de omgeving in het hier en nu. Hoe een dergelijk functioneren tot stand is gekomen, blijft in hun benadering onderbelicht. De systeembenadering verduidelijkt meer hoe systemen zich handhaven dan hoe ze veranderen. Bovendien bleven de verschillende grondleggers van de systeemtherapie hun eigen accenten leggen, zonder dat duidelijk was hoe die invalshoeken zich precies tot elkaar verhouden. Het gemis van een samenhangend theoretisch kader kwam nog meer aan het licht toen een groeiend aantal relatie- en gezinstherapeuten oog kreeg voor de betekenis van individuele problematiek en gebruik ging maken van andere therapeutische benaderingen. Dit eclecticisme maakte de behoefte aan een degelijk theoretisch kader nog urgenter. Tot een fundamentele aanpassing van de theorie, waarin vanuit een helder integratief kader verschillende technieken worden toegepast (zie ▶ par. 7.2.1), is het echter nog niet gekomen. Daardoor mist de therapeut een eenduidig theoretisch fundament om te bepalen wanneer welke technieken bij welke problematiek moeten worden toegepast. Vaak wordt hiervoor een beroep gedaan op 'klinische ervaring', maar dit is een zwaktebod.

Kritiek op het nut van de systeemtheorie hangt samen met de vraag naar de toetsbaarheid ervan. Systeemtheoretici menen dat de werkelijkheid niet ontleed moet worden in kleinere onderdelen om vervolgens oorzaak en gevolg vast te stellen. Vanwege de samenhang tussen verschijnselen zou circulaire causaliteit een bruikbaarder model zijn. Critici bestrijden dit uitgangspunt. Volgens hen is het waar dat in de wereld uiteindelijk alles met alles samenhangt, maar in hun ogen is het onmogelijk om dit complexe geheel te onderzoeken. Voor vruchtbaar onderzoek moet het onderzoeksobject altijd in zekere mate beperkt worden – reductionisme is bij onderzoek onvermijdelijk – en daarbinnen kunnen wel degelijk oorzakelijke relaties worden vastgesteld. Een dergelijke werkwijze wordt in veel wetenschappen, zoals de geneeskunde, met succes toegepast; waarom zou dat niet voor sociale systemen zoals relaties en gezinnen gelden? Zo kunnen we wel allerlei verbanden vaststellen, maar blijven we opgescheept met de kwestie van interpretatie (interpunctie: ▶ par. 6.2.3) van de bevindingen. De interpretatie van de resultaten van gezinsonderzoeken stuit immers op het probleem dat de studie van gezinskenmerken plaatsvindt op het moment dat er hulp gezocht wordt voor een bestaand probleem. De vraagt rijst dan of de gevonden kenmerken nu oorzaak of gevolg van het probleem zijn, of misschien zelfs compleet los van elkaar staan.

Kader 6-9 Risico's van gezinstherapie

Psychotherapeuten zijn er in het algemeen van overtuigd dat hun interventies alleen maar gunstig kunnen werken. Als cliënten er na de behandeling slechter aan toe zijn (wat zelden wordt gerapporteerd), wordt dit bovendien toegeschreven aan omstandigheden waarop de therapie geen vat heeft. Als de laatste jaren in de literatuur al enige aandacht geschonken wordt aan de mogelijk negatieve effecten van psychotherapie, dan geldt dit vooral volwassen cliënten (zie ▶ par. 7.1.2). Over de mogelijk nadelige invloed van interventies in gezinstherapie bestaat nauwelijks literatuur. Zo trachten veel gezinstherapeuten bij de aanvang met elk gezinslid een positief contact op te bouwen. Maar dit soort empathie (ook bekend als 'joining') ten aanzien van een 'probleemkind' kan bij andere gezinsleden overkomen als goedkeuring of zelfs aanmoediging van de kant van de therapeut. In het geval van een gezin met een sterke conflictsfeer of hoge mate van negatieve kritiek kan het feit ze samen te zien in een gezinssessie nog meer 'olie op het vuur' betekenen. Sommige gezinsleden maken van deze situatie misbruik om flink tekeer te gaan in het bijzijn van een belangrijke buitenstaander. Een bekend verschijnsel bij het voorschrijven aan ouders van een nieuwe aanpak voor hun 'ongehoorzame' kind is de (tijdelijke) verergering van het probleemgedrag van het kind. Als ouders hiervoor gewaarschuwd worden (wat vaak vergeten wordt), betekent dit nog niet dat ze weten hoe hiermee om te gaan. Ook vergeet men vaak rekening te houden met de perceptie van het kind dat in therapie komt: hij/zij kan dit als een straf ervaren of als de eerste stap om uit het gezin verwijderd te worden. Volgens de regels van 'informed consent' moeten cliënten vooraf instemmen met een behandeling nadat zij over de voor- en nadelen zijn ingelicht (▶ kader 1-15). Dit geldt ook voor relatie- en gezinstherapie!

6.4.2   Wordt het systeem overbelicht?

Behalve de wetenschapstheoretische kritiek die erover is geuit, heeft het idee van circulaire causaliteit in de klinische praktijk ook een ongewenste implicatie. De aanname dat het gedrag van een gezinslid tegelijkertijd oorzaak en gevolg is van het gedrag van andere leden van het gezinssysteem kan namelijk tot dubieuze conclusies leiden. Mensen worden daardoor (mede)verantwoordelijk gehouden voor de psychische problemen van een gezinslid. In lang niet alle gevallen is dat terecht. Een kind bijvoorbeeld dat door de vader wordt mishandeld of seksueel misbruikt, is slachtoffer en draagt geen enkele verantwoordelijkheid voor de gedragingen van die vader. Relatie- en gezinstherapeuten hebben trouwens zelf de beperkingen van het circulaire model ondervonden. Steeds duidelijker onderkennen zij dat verstoorde interactiepatronen soms het gevolg kunnen zijn van individuele problematiek van één gezinslid. Daarmee werd in feite de oude oorzaak-gevolgrelatie van het bekritiseerde lineaire model weer binnengehaald.

In de loop der jaren hebben relatie- en gezinstherapeuten meer oog gekregen voor de invloed van individuele problematiek op sociale systemen zoals gezinnen. Volgens critici wordt echter nog altijd te veel vanuit deze systemen gedacht. Relatie- en gezinstherapeuten hebben te weinig oog voor de invloed van subsystemen in het gezin (bijv. rivaliteit tussen broers/zussen) en de invloed van systemen buiten het gezin, zoals normen en waarden in de maatschappij. Waar vroeger de psychodynamisch therapeuten werd verweten dat ze het individu isoleerden, zou de systeembenadering met andere woorden het relatie- of gezinssysteem te veel isoleren. Het gezin is net als alle andere systemen een subsysteem van een groter systeem, de maatschappij. Als open systeem wordt het daardoor beïnvloed. De regels in gezinnen worden gedeeltelijk bepaald door de regels en normen in de samenleving (zoals man-vrouwverschillen). Individuele gezinsleden maken niet alleen deel uit van subsystemen binnen het gezin, maar ook van subsystemen daarbuiten. Een voorbeeld hiervan zijn vrienden en vriendinnen, die het functioneren van adolescenten vaak sterker beïnvloeden dan het gezin van herkomst. In therapie zou met deze externe vormen van beïnvloeding veel te weinig rekening worden gehouden. In feite komt deze kritiek erop neer dat systeemtherapie geen recht doet aan haar eigen model, waarin voor interactie tussen systemen wel degelijk plaats is ingeruimd.

6.4.3 Systemische therapie of behandeling van het systeem?

Bij het schrijven van dit hoofdstuk werd duidelijk dat de term systeemtherapie vragen oproept (zie ▶ par. 6.1.2). Zoals bij de omschrijving van psychotherapie (zie ▶ par. 1.1) kan er verwarring bestaan: heeft het 'systeemgericht' werken betrekking op het doel of het middel van de therapie? Meestal bedoelt men met systeemtherapie de beide samen. Slaat het systeemaspect op het beoogde cliëntensysteem dat in behandeling is, dan verkiezen we de verzamelterm relatie- en gezinstherapie (ongeacht het gehanteerde theoretische referentiekader). Ligt het accent daarentegen op het referentiekader of de werkwijze, dan zou men beter spreken van *systemische* therapie: dit is een behandeling die gebruikmaakt van systeemtheoretische inzichten (structurele, communicatietheoretische en intergenerationele zienswijzen; zie ▶ par. 6.2). Critici menen echter dat een dergelijke systeemtheoretische benadering hooguit de mogelijkheid biedt om relaties tussen mensen te beschrijven. Uit de complexe theorie kunnen geen toetsbare hypothesen worden afgeleid en het effect van de systemische therapie is lastig te bepalen. Volgens de strikte systeemvisie hecht men geen aandacht aan individuele symptomen (klachten, stoornissen), zodat verandering daarin niet meteen als maat van behandeleffect gebruikt kan worden. In die zin achten orthodoxe systeemtherapeuten – vergelijkbaar met klassieke psychodynamisch therapeuten (zie ▶ par. 2.4.3) – hun werkwijze onverzoenbaar met het gangbare effectonderzoek in de *GGZ* en dus niet op werkzaamheid of nut te 'beproeven' (▶ par. 7.1.1).

Laten we het systeemtheoretisch kader vallen, dan blijft er een veelheid aan benaderingen en technieken over onder de noemer van relatie- of gezinstherapie. Ook al overheerst al enige tijd de cognitief-gedragstherapeutische invalshoek, dan blijkt dergelijke *gedragsveranderende relatie-/gezinstherapie* in de praktijk een eclectische toepassing van allerlei technieken (zie ▶ par. 6.3.3). Dit bemoeilijkt aanzienlijk het vergelijkende onderzoek. Verder ontbreekt eenstemmigheid over het te gebruiken criterium om het effect van relatie- en gezinstherapie te meten. Moet je daarvoor veranderingen in het gezin of veranderingen bij de aangemelde cliënt hanteren? En als je voor veranderingen in het gezinsfunctioneren kiest, hoe meet je die dan? Voor het meten van gezinsvariabelen zijn tal van instrumenten ontwikkeld, zoals gestructureerde interviews, observatieschema's en vragenlijsten over onderwerpen zoals opvoeding en communicatieproblemen. Aan veel onderzoeksinstrumenten kleven echter nogal wat theoretische en praktische bezwaren. Vragenlijsten brengen eerder de (subjectieve) meningen van gezinsleden in kaart dan de werkelijke verhoudingen in het gezin. Andere instrumenten (bijv. systematische ontleding van non-verbale interacties in een gezinssessie die op video is opgenomen) zijn te ingewikkeld voor de dagelijkse praktijk. Zowel de veelvormigheid van de toegepaste therapiemethoden als de

▣ Tabel 6.3	Kernpunten van de relatie- en gezinstherapie
mensbeeld	De mens is onderdeel van sociale systemen en zijn functioneren ontwikkelt zich in wisselwerking daarmee.
theorie	Het menselijk functioneren wordt vooral verklaard uit interactiepatronen binnen sociale systemen. Relatieproblemen en psychische problemen hangen nauw samen met interactiepatronen.
therapie	Therapie is vooral gericht op het veranderen van interactiepatronen in het hier en nu. Belangrijke technieken zijn onmiddellijke feedback, cognitieve herstructurering en positieve heretikettering.

diversiteit aan effectmetingen heeft ertoe geleid dat onderzoek naar de werkzaamheid van relatie- en gezinstherapie een doolhof is gebleken (zie ▣ tabel 6.3).

6.5   Samenvatting

Vormen van psychotherapie die daadwerkelijk partners en gezinnen bij de behandeling betrekken, zijn van vrij recente datum. Pas vanaf de jaren vijftig van de vorige eeuw begonnen Amerikaanse therapeuten hiermee te experimenteren. De ene groep richtte zich op de structuur van gezinnen. Gezinnen met een overmaat aan betrokkenheid (kluwengezin) of juist een tekort hieraan (los-zandgezin) zouden met name bij kinderen tot psychische problemen kunnen leiden. Deze stroming werd bekend als de *structurele* benadering. Een tweede groep richtte zich op de wijze van communiceren binnen gezinnen. Deze pioniers onderscheidden daarbij onder andere het inhouds- en betrekkingsniveau, analoge en digitale communicatie, en symmetrische en complementaire interactiepatronen. Een bijzondere ('paradoxale') vorm van communicatie zou bij een kind tot schizofrenie kunnen leiden. Deze opvattingen werden aangeduid als de *communicatietheoretische* benadering. Deze is, net als de structurele benadering, meer gericht op het functioneren van het gezin in het hier en nu dan op mogelijke oorzaken van de problemen in het verleden. Anders ligt dat bij de derde groep, de *intergenerationele* benadering. Volgens deze visie worden interacties tussen gezinsleden gedomineerd door de verhoudingen (vroegere en actuele) van de ouders met hun gezin van herkomst.

De drie genoemde benaderingen vonden in de jaren zeventig van de vorige eeuw een geschikt theoretisch kader in de algemene systeemtheorie. Hierin wordt de werkelijkheid benaderd als een systeem: een samenhangend geheel van elementen die elkaar wederzijds beïnvloeden. Door de elementen afzonderlijk te bestuderen is nooit het systeem als geheel te begrijpen. Bovendien is er sprake van circulaire causaliteit: het een is zowel oorzaak als gevolg van het ander. Rechtlijnige verbanden van oorzaak en gevolg zijn dus uit den boze. Deze systeemtheoretische uitgangspunten zouden ook gelden voor sociale systemen zoals partnerrelaties en gezinnen.

In de praktijk bleken de oorspronkelijke opvattingen van de systeemtheorie op verschillende punten aangepast te moeten worden. Tegenwoordig zien relatie- en gezinstherapeuten psychische problemen van een individu niet meer uitsluitend als aanwijzingen voor verstoorde interactiepatronen. Nu gaat men ervan uit dat dergelijke problemen aan de wijze van interactie te wijten kunnen zijn, maar dat hoeft niet. Evenzeer mogelijk is dat de stoornis van een individu het relatie- of gezinssysteem ernstig ontregelt, waardoor de stoornis op haar beurt kan verergeren. In dat geval staat het individu centraal in de behandeling, waar mogelijk in combinatie met psycho-educatie. De individuele cliënt/ patiënt en diens directe omgeving krijgen dan gerichte instructie over de wijze waarop zij het beste met de stoornis of problematiek kunnen omgaan.

Voor een eerste kennismaking nodigt de therapeut de beide partners of het hele gezin uit. Vooral door te observeren op welke wijze de betrokkenen met elkaar omgaan, probeert hij een beeld te krijgen van de achtergrond van de problemen. Afhankelijk van de aard van de problematiek stelt hij voor het hele gezin, de beide partners, en/of een gezinslid individueel te begeleiden. In de loop van de behandeling kan dit nog veranderen en wordt bijvoorbeeld overgestapt van gezins- naar relatietherapie. Wanneer seksuele problemen op de voorgrond staan en niet aan belangrijke relatieproblemen te wijten zijn, wordt sekstherapie voorgesteld. Hierbij worden eventuele misvattingen gecorrigeerd, leren partners met elkaar te communiceren en, zo nodig, thuis gestructureerd te oefenen met seksuele activiteiten.

Wanneer de problemen duidelijk te maken hebben met interacties in het gezin of tussen partners, dan kan de therapeut zich afhankelijk van de aard van de problematiek richten op de structuur, de communicatie of het verleden. Zo kan de therapeut proberen bestaande verstarring in gezinsstructuren te doorbreken door bepaalde subsystemen binnen het gezin te stimuleren tot activiteiten. Veelvuldig voorkomende communicatieproblemen tracht hij te verhelpen door betrokkenen een andere, constructievere manier van communiceren aan te leren. In geval van onopgeloste conflicten, te wijten aan negatieve ervaringen met gezinsleden (in het huidige gezin of het gezin van oorsprong), worden deze uitgesproken en verwerkt. Naast deze systeemtheoretisch geïnspireerde technieken maken therapeuten tegenwoordig ook gebruik van andere benaderingen. De moderne relatie- en gezinstherapie heeft de systeemtheorie verlaten en een sterk eclectisch-pragmatisch karakter gekregen. Behalve onmiddellijke feedback op de communicatie tussen gezinsleden tijdens de zitting gebruikt de therapeut ook technieken zoals cognitieve herstructurering en positieve heretikettering. De houding van de therapeut is vergelijkbaar met die in andere therapievormen. Ook hier is voor het welslagen van de behandeling de therapeutische relatie van essentieel belang. Problematisch blijft het feit dat de werkzaamheid van relatie- en gezinstherapie moeilijk te testen is volgens de gangbare regels van het vergelijkende therapieonderzoek.

Therapie op maat: wat meten en weten we?

» Anno 1964 staat van het kostbare gezelschapsspel dat 'psychotherapie' heet, wetenschappelijk gesproken niet vast of het enig nut bezit. «
(J. Linschoten, *Idolen van de psycholoog*, 1964)

De meeste wetenschappers gaan ervan uit dat als iets reëel is, je het ook kunt meten.
Psychologen hebben de neiging dit om te draaien: als je iets kunt meten is het ook re-
eel. Dit is echter 'pseudowetenschap' in de ogen van rationalistische, 'harde' wetenschappers. Volgens hen sleutelen vele psychotherapeuten aan denkbeeldige problemen in een
psy-wereld van creaties zoals 'zwak ego', 'cognitieve disfuncties', 'gebrek aan autonomie',
'negatief zelfbeeld', 'subassertiviteit', 'burn-out' enzovoort. Deze kritiek weerspiegelt een
oud debat tussen 'harde' en 'zachte' wetenschappers, tussen rationalisme en romantisme
(zie ► par. 1.2.2). Intussen heeft de psychotherapie weliswaar een plaats verworven in de
gezondheidszorg, maar dient ze zich steeds nadrukkelijker te verantwoorden. De wetenschappelijke argumentatie staat ten dienste van de economische legitimering. In onze
gezondheidszorg wordt gestreefd naar 'zorg op maat': op de individuele maat van de hulpvrager (vraaggestuurde hulpverlening) en op de collectieve maat van de samenleving (economisch gestuurde hulpverlening). Tegen deze maatschappelijke achtergrond is de psychotherapiewereld in de laatste decennia blootgesteld aan enkele opvallende krachtlijnen:

- een territoriale strijd tussen de grote therapierichtingen (psychodynamisch, cliëntgericht, cognitief-gedragstherapeutisch en systeemgericht);
- de steeds kritischer aandacht voor de effectiviteit van psychotherapie;
- de erkenning van gemeenschappelijke (non-specifieke) factoren bij de verschillende
  therapiemethoden;
- de sterke opkomst van kortdurende behandelingen onder druk van economische
  factoren;
- het experimenteren met combinatietherapieën (eclectisch of integratief werken).

In elk van deze tendensen klinkt de vraag door of en in welke mate psychotherapie haar
doel effectief bereikt. Hoe weten we dit? Kunnen we dit meten?

7.1   Hoe weten we of psychotherapie werkt?

» Als er op dit moment een rechtvaardiging van de psychotherapie moet worden geleverd, dan moet dit gebeuren op basis van de ervaren en waargenomen zinvolheid voor
het individu, en niet op basis van de gemeten effectiviteit.
(J. Kisch en J. Kroll, Tijdschrift voor Psychotherapie, 1982) «

De Nederlandse Vereniging voor Psychotherapie kwam in 1995 voor de dag met het rapport *Richtlijnen voor de psychotherapeutische behandeling van depressie*, waarin 'program-
matische kortdurende psychotherapie' wordt aanbevolen. Dit advies werd weloverwogen
gepresenteerd als een 'richtlijn' en niet als een 'protocol', omdat het laatste te zeer als
keurslijf zou worden ervaren. Het rapport lokte vooral afwijzende kritiek uit. Sommige
voorstanders van behandelprotocollen, vooral uit de hoek van de gedragstherapie, verwe-

zen de richtlijnen meteen naar de prullenmand wegens het gebrek aan wetenschappelijke onderbouwing. Psychodynamisch therapeuten daarentegen zagen het als een bedreiging van hun plaats in de psychotherapiemarkt. Kortom, een slecht maatpak voor de een, een verstikkend keurslijf voor de ander. Soortgelijke reacties kwamen er op een rapport van de American Psychological Association waarin achttien psychotherapeutische benaderingen het waarmerk van 'empirisch gevalideerd' kregen. Dat betekent zo veel als ondersteund door wetenschappelijk onderzoek. Het rapport gaf bovendien aanbevelingen voor opleiding, supervisie en bijscholing, alsook over voorlichting aan verzekeraars en het brede publiek. Dit alles lokte hevige beroering uit onder Amerikaanse psychologen. Wie niet werkt met een 'goedgekeurde' therapievorm vreest de beschuldiging zijn vak niet goed uit te oefenen. Onderzoekers vrezen dat er geen subsidies meer vrijkomen voor het bestuderen van niet-erkende therapievormen. Deze discussie heeft alles te maken met de groeiende aandacht in de GGZ voor 'evidence-based practice' naar het voorbeeld van de 'evidence-based medicine'.

7.1.1 Beproefde praktijk?

De Engelse term 'evidence-based' is intussen gewoon in het vakjargon overgenomen. Een gangbare Nederlandse vertaling is er nog niet, maar in navolging van een rubriek in het MGv (*Maandblad Geestelijke volksgezondheid*) zou men de term simpel kunnen vertalen als 'beproefd'. Het kan hier ook gaan om 'beproefd' op grond van systematische ervaring van meerdere behandelaars. Meestal heeft de uitdrukking 'evidence-based' echter betrekking op praktijkvoering die gebaseerd is op wetenschappelijk onderzoek naar de effectiviteit ervan. We kunnen dan spreken over *wetenschappelijk verantwoorde* praktijk.

De vraag naar de werkzaamheid van psychotherapie staat de laatste jaren sterk in de belangstelling door de toenemende nadruk op een wetenschappelijk verantwoorde praktijkvoering in de gezondheidszorg. De discussie gaat dan vaak over de mogelijkheden en grenzen van psychotherapieonderzoek. Men spreekt van wetenschappelijk ondersteunde behandeling als effectonderzoek heeft aangetoond dat de therapie 'werkt' (of 'doet wat ze belooft'). Maar de inhoud van de werkzaamheid of de betekenis van doeltreffendheid kan erg verschillend zijn. Men kan bijvoorbeeld beweren dat een therapie werkt omdat ze klachten doet afnemen of vaardigheden doet toenemen. Maar werkzaamheid kan ook slaan op het feit dat de therapie mensen helpt gedachten te veranderen, inzicht te krijgen in hun verleden of een positiever zelfbeeld te ontwikkelen. In een gemedicaliseerde gezondheidszorg wordt effectiviteit van een behandeling echter meestal benaderd vanuit één perspectief: het genezen van een stoornis of het verlichten van klachten.

Kader 7-1 Het oordeel van de Dodo

In *Alice in Wonderland* voert Lewis Carroll de uitgestorven vogel Dodo ten tonele. Als een stelletje natte dieren uitzoekt hoe ze snel droog kunnen worden, stelt de Dodo een hardloopwedstrijd voor, maar zonder duidelijke spelregels. Als de dieren een halfuurtje rondrennen en intussen zijn opgedroogd, roept de Dodo plotseling dat

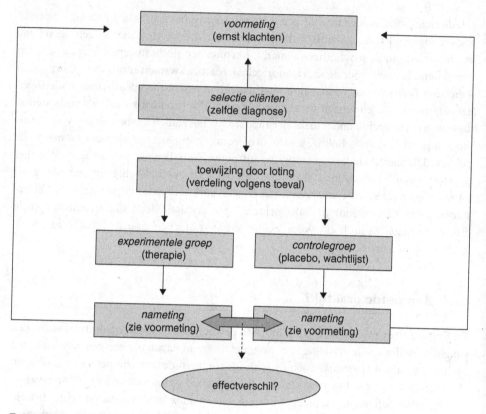

Figuur 7.1 Schema van vergelijkend onderzoek: 'randomised controlled trial'

de wedstrijd voorbij is. Maar wie heeft er dan gewonnen, vraagt iedereen zich af. Na lang en diep gepeins zegt de Dodo: *'Everybody has won, and all must have prizes'.* Deze uitspraak staat nu in de vakliteratuur bekend als het 'Dodo bird verdict', sinds Amerikaanse onderzoekers in 1976 de uitspraak van de Dodo gebruikten als conclusie van de stand van zaken in het vergelijkende onderzoek over het effect van verschillende psychotherapievormen. Maar of deze conclusie nog steeds van toepassing is, daarover bestaat geen eensgezindheid.

Naar het voorbeeld van medicijnonderzoek wordt dan van onderzoek naar de effecten van psychotherapie verwacht dat dit het ideale onderzoeksmodel van de *randomised controlled trial (RCT)* volgt: verschillende behandelingen worden met een placebo 'behandeling' (of een wachtlijstgroep) vergeleken en de deelnemende patiënten worden via het toeval aan een van de groepen toegewezen (zie ☐ figuur 7.1 en ► par. 7.1.3). Uit dit effectonderzoek worden dan therapeutische richtlijnen of behandelprotocollen afgeleid voor 'verantwoorde' of 'beproefde' (evidence-based) behandeling (zie ► par. 7.1.4). Op grond van dit onderzoek kan een ziektekostenverzekeraar vervolgens concluderen dat een bepaalde kortdurende behandeling afdoende moet zijn en dat andere of langere therapieën niet voor vergoeding in aanmerking komen. De resultaten van therapieonderzoek zijn echter

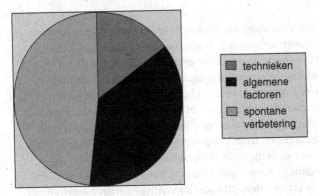

- **Figuur 7.2** Werkzame factoren van psychotherapie

techieken
- technieken
- algemene factoren
- spontane verbetering

niet zonder meer te vertalen naar de gemiddelde praktijk in de GGZ. Bij onderzoek wordt een therapie als werkzaam beschouwd als zij tot grotere afname van symptomen leidt dan een vergelijkingsgroep (placebo, wachtlijst). Maar in de praktijk streeft men naar een zo groot mogelijk herstel en kan een wetenschappelijk aangetoonde afname van symptomen nog steeds een geringe verbetering betekenen. Therapieonderzoeken moeten bovendien voldoen aan strakke voorwaarden: selectie van cliënten en therapeuten, inhoud en vorm (frequentie, duur) van de sessies. In de GGZ kan men dergelijke strenge regels niet zomaar toepassen. Effectonderzoeken kunnen wel belangrijke aanwijzingen geven over werkzame therapiefactoren, als althans de toepasbaarheid van de bevindingen in de gangbare GGZ (de klinische bruikbaarheid) is aangetoond. Dit houdt onder andere in dat de betreffende therapie niet afhankelijk mag zijn van bepaalde therapeuten en settings, en dat ze concreet haalbaar moet zijn (aanvaardbaar voor cliënten, uitvoerbaar voor therapeuten).

Kader 7-2 Is alternatieve therapie echt een alternatief?

Alternatieve therapieën worden wel omschreven als behandelvormen die niet onderwezen worden aan de universiteiten. Anderen verstaan er behandelmethoden onder die niet door de officiële wetenschap erkend worden. Ook al doordat alternatieve methoden soms 'complementair' worden toegepast door reguliere hulpverleners zoals artsen en psychotherapeuten blijft het onderscheid echter onduidelijk. Dit verklaart dat men redelijk geaccepteerde behandelvormen zoals autogene training en hypnotherapie (zie respectievelijk ▶ kader 4-4 en 2-1) ook in boeken over alternatieve geneeskunde kan vinden. Sommigen beschouwen zelfs het grootste deel van de psychotherapie als een vorm van alternatieve geneeskunde. Onder het mystificerende kopje 'spirituele en geestelijke therapieën' vindt men dan in een of andere verpakking belangrijke psychotherapievormen terug.

Alternatieve therapeuten gaan vaak uit van een *holistisch mensbeeld:* ze bezien de mens als een eenheid van lichaam en geest. Ze benadrukken, soms op basis van spirituele denkbeelden, het unieke van ieder mens en diens mogelijkheden tot groei. Veel behandelmethoden zijn gericht op het herstel van de balans in bepaalde 'energiesystemen' om zo beperkingen ('blokkades') op te heffen. Alternatieve genezers maken daarvoor gebruik van kruiden (fytotherapie), voeding (diëten) en vitaminen of doen een beroep op de vermeende effecten van geuren (aromatherapie), kleuren (kleurtherapie) en klanken (klanktherapie). Anderen richten zich meer op het lichaam en gebruiken acupunctuur, (voetreflex)massage, haptonomie of yoga. Hoewel deze behandelvormen ook bij tal van psychische problemen zoals stress, angst en depressiviteit worden toegepast, hebben ze vanwege de gerichtheid op het lichaam weinig verwantschap met de reguliere psychotherapie. Dat ligt anders bij alternatieve therapievormen zoals 'voice dialogue', die moet leiden tot bewustwording van iemands 'deelpersoonlijkheden', en neurolinguïstische programmering (NLP), die door overreding negatieve overtuigingen probeert te vervangen door positieve (zie ▶ kader 5-1). Een ander voorbeeld is de reïncarnatietherapie. Deze behandelvorm kenmerkt zich door een duidelijk spirituele dimensie: men gaat terug tot 'vorige levens' van de cliënt om onverwerkte ervaringen te achterhalen. Dit soort alternatieve behandelingen heeft kennelijk een grote aantrekkingskracht, want volgens onderzoeken zou meer dan 40% van de bevolking er ooit een beroep op hebben gedaan. Vaak maken zij er gebruik van in combinatie met een reguliere behandeling en lang niet altijd is de reguliere hulpverlener daarvan op de hoogte. Rationalistische critici bezien dit alles met afgrijzen. Zij beschouwen de alternatieve therapie als kwakzalverij, die mensen met niet-werkzame therapieën valse hoop geeft. De theorieën waarop de alternatieve therapievormen steunen, missen volgens hen iedere wetenschappelijke onderbouwing. Betrouwbaar wetenschappelijk onderzoek naar de effectiviteit van de aanpak ontbreekt. De 'bewijzen' voor de werkzaamheid bestaan in het beste geval uit gebrekkig onderzoek en in het slechtste geval uit anekdotes en mededelingen van cliënten/patiënten. Daarbij veronderstelt men dat mensen gemakkelijker successen van een alternatieve behandeling zullen bekendmaken dan mislukkingen. Volgens critici bewijzen de alternatieve therapieën bovendien de onjuistheid van het gezegde 'baat het niet, het schaadt ook niet'. Dergelijke behandelvormen baten in hun ogen niet, maar schaden wel: adequate (reguliere) aanpak blijft uit of wordt gehinderd, klachten kunnen verergeren en goedgelovigen dreigen financieel uitgebuit te worden. Dat mensen een enkele keer toch herstellen zou volgens critici te danken zijn aan spontaan herstel en het placebo-effect (zie ▶ par. 7.1.3).

Ter verdediging van de alternatieve benaderingen kan opgemerkt worden dat theorie en praktijk van reguliere psychotherapie ook lang niet allemaal goed wetenschappelijk onderzocht zijn. Zouden we echter het streven naar wetenschappelijke onderbouwing (werkt het? en hoe?) loslaten, dan ontbreekt iedere vorm van controle of *kwaliteitsbewaking*. Het zet de deur open voor elk obscuur kruidenvrouwtje of sluwe charlatan, die op grond van een particuliere theorie wonderbaarlijke genezingen claimt. In de reguliere psychotherapie moet de opleiding van therapeuten aan bepaalde voorwaarden voldoen en worden aan hun werk door overheid en beroepsverenigingen specifieke kwaliteitseisen gesteld (zie ▶ par. 8.2.3). Wie zich daar niet aan houdt kan door tuchtcolleges uit het ambt worden gezet. In de onoverzichtelijke wirwar van alternatieve therapieën is daar niet of nauwelijks sprake van. Anderzijds moet het groeiende aantal mensen (ook met psychische problemen) dat zich in het alternatieve circuit begeeft, tot nadenken stemmen. Klaarblijkelijk slaagt de reguliere hulpverlening er lang niet altijd in een bevredigend antwoord op problemen van mensen te vinden. Gedeeltelijk kan dit te wijten zijn aan de New Age-achtige, spirituele denkbeelden van een aantal cliënten, die zich slecht verhouden met het empirische karakter van veel psychotherapeutische benaderingen. Anderzijds kan de aantrekkingskracht van het alternatieve circuit impliciete kritiek inhouden op de reguliere hulpverlening. Deze laatste neigt er immers toe zich te verschansen achter een berg protocollen, richtlijnen en technieken, waardoor wordt vergeten dat achter de klachten van een cliënt/patiënt ook nog een persoon schuilgaat.

Onderzoek van psychotherapie heeft twee hoofddoelen. Het meeste onderzoek is bedoeld voor legitimering: het moet de werkzaamheid van bestaande behandelmethoden rechtvaardigen. Slechts een minderheid van het onderzoek is gericht op exploreren: het verkennen van nieuwe toepassingen ter verbetering van de werkzaamheid van een therapie. Idealiter zouden beide gecombineerd worden in vier stappen van onderzoeksvragen:

- *experimenteel stadium (exploratie):*
  1. Kan deze methode werkzaam zijn bij dit soort problemen? Het betreft hier gecontroleerd effectonderzoek (vergelijking van globale resultaten).
  2. Hoe is deze methode werkzaam? Het gaat hier om de vraag naar de veranderingsmechanismen door vergelijking van verschillende factoren en door procesonderzoek.
- *praktijkstadium (implementatie):*
  3. Is de beproefde methode werkzaam in de dagelijkse praktijk? Dit heeft betrekking op de algemene vraag naar de uitvoerbaarheid (protocollen, richtlijnen), vergeleken met een doorsneepraktijk in de GGZ ('practice as usual').
  4. Is de beproefde en toepasbare methode werkzaam bij deze cliënt? Uiteindelijk belanden we bij de concrete en liefst herhaalde evaluatie binnen elke lopende therapie.

Onderzoek naar het behandeleffect van psychotherapie zou gekoppeld moeten worden aan het meten van de belangrijkste behandelvoorwaarden (zie ▶ H. 1):
- de kwaliteit van de werkrelatie (beoordeeld door therapeut én cliënt);
- de constructieve medewerking van de cliënt (therapietrouw);
- de competentie van de therapeut (deskundigheid in methodisch werken; ook therapietrouw in de zin van opvolgen van richtlijnen of protocollen).

Bij het evalueren van de inbreng van een therapeut – hoe werd gezorgd voor een goede werkrelatie? hoe deskundig werd een bepaalde methode toegepast? bleef de therapeut 'trouw' aan de verwachte behandelovereenkomst? – moet zeker in het experimentele stadium een externe beoordelaar betrokken worden. Deze kan dan op grond van een representatieve selectie van therapiefragmenten (video-opnamen) het therapeutgedrag beoordelen. Dit soort kritische 'doorlichting' van een bepaalde therapiemethode is noodzakelijk om na te gaan of therapeuten wel doen wat ze beweren te doen (zowel wat betreft de competentie als de therapietrouw van de therapeut). Zo bleek bij een grondige analyse van therapiesessies in een grootschalig Amerikaans onderzoek dat de vergeleken therapievormen – cognitieve therapie en interpersoonlijke psychotherapie bij depressie – helemaal niet 'zuiver' waren toegepast. Om dit te beoordelen moet men natuurlijk weten welk therapeutgedrag (werkwijze) hoort bij een bepaalde methode. Bij cognitieve therapie bijvoorbeeld kan men dan op de volgende punten letten:
- essentieel en specifiek, bijvoorbeeld het systematisch ontleden van onbruikbare of onhoudbare gedachten;

- essentieel maar niet specifiek, bijvoorbeeld het sturend optreden en geven van huiswerkopdrachten;
- niet essentieel maar verenigbaar (compatibel), bijvoorbeeld het empathisch luisteren naar klachten;
- niet aanvaardbaar, bijvoorbeeld afwachtend blijven met vele stiltes.

Als we dus via goed gecontroleerd onderzoek weten dat psychotherapie werkt, komt vervolgens de vraag naar het werkingsmechanisme: wat maakt deze behandeling werkzaam of hoe komt dit effect tot stand? Bij onderzoek naar factoren die de werkzaamheid beïnvloeden maakt men onderscheid tussen twee soorten:

Moderatoren geven aan voor welke cliënten en in welke omstandigheden de behandeling werkt. Het gaat om factoren die zijn vastgesteld vóór de aanvang van de behandeling en waarvan aangetoond is dat ze invloed hebben op de sterkte van het behandeleffect. Naast individuele kenmerken van de cliënt (bijv. leeftijd, geslacht, ernst van klachten, andere problemen) betreft het ook de omstandigheden waarin de behandeling wordt uitgevoerd (bijv. ambulant versus klinisch). Op grond van deze moderatoren kan dus bepaald worden welke cliënt het meest c.q. minst kans maakt op een gunstige therapierespons (zogenoemde predictieve factoren, voorspellers). Ze helpen dus de indicatie scherper stellen.

Mediatoren verwijzen naar de mogelijke werkingsmechanismen van de behandeling. Het betreft factoren die optreden of veranderen *tijdens* de behandeling en waarvan een direct verband met het therapieresultaat aangetoond is. Het kan gaan om kenmerken van de cliënt (bijv. therapietrouw), de therapeut (bijv. betrokkenheid) of de methode (bijv. specifieke opdrachten). Met behulp van deze bevindingen kan men een therapiemethode verfijnen of nieuwe, meer effectieve behandelvormen ontwikkelen.

Kader 7-3 Routine outcome monitoring

Vanaf de jaren negentig van de vorige eeuw klinkt steeds luider de roep van de overheid, en later vooral van zorgverzekeraars, om de uitkomsten van psychotherapie transparant te maken. Daarnaast ontstond ook binnen een deel van de beroepsgroep zelf een groeiende behoefte om de kwaliteit van de zorg te verbeteren door kritisch te kijken naar de eigen opbrengsten. Dit kan gebeuren door wetenschappers met hun effectonderzoek (▶ par. 7.1.1), maar ook door professionals in de dagelijkse klinische praktijk. Hiervoor werd de methodiek van *routine outcome monitoring* (ROM) ontwikkeld: het periodiek evalueren van de therapie met behulp van betrouwbare en valide vragenlijsten om zo de kwaliteit te verhogen. Onderscheiden worden twee vormen:

- *Monitoring*: meten aan het begin en einde van de behandeling, maar ook tijdens de behandeling;
- *Resultaatmeting*: uitsluitend meten aan het begin en einde van de behandeling.

Monitoring biedt de mogelijkheid om de vinger aan de pols te houden en samen met de cliënt te bepalen of de therapie de juiste kant op gaat. Zo nodig kan de aanpak dan tussentijds bijgesteld worden. Gegevens uit resultaatmetingen daarentegen zijn vooral van belang voor beleid, onderzoek en *benchmarking*. Met het laatste wordt bedoeld het vergelijken van de resultaatmetingen tussen verschillende behandelcentra. Dat kan interessante inzichten opleveren. Zijn er bijvoorbeeld aanwijzingen dat een bepaalde instelling, afdeling of team bovengemiddeld effectief is, dan kan men van elkaar leren. Zorgaanbieders zijn verplicht om hun resultaatmetingen ter beschikking te stellen aan de Stichting Benchmark GGZ (▶ www.sbggz.nl), een instantie die zorgaanbieders en zorgverzekeraars vervolgens informeert over de bereikte behandeleffecten.

Het belang van monitoring staat voor weinigen ter discussie. Die vorm van meten kan tijdens de behandeling niet alleen behulpzaam maar zelfs noodzakelijk zijn om samen met de cliënt tot gefundeerde keuzes te komen. Meer weerstand roepen de resultaatmetingen ten behoeve van het benchmarken op. Op basis hiervan willen zorgverzekeraars namelijk gaan beslissen bij wie ze zorg gaan inkopen. Daarvoor is ROM volgens critici niet bedoeld en vooralsnog zelfs volledig ongeschikt: de uitkomsten van de resultaatmetingen zijn onderling nog niet of nauwelijks vergelijkbaar. Bovendien bestaat het risico dat instellingen zich uitsluitend gaan toespitsen op wat meetbaar is en ROM een doel op zichzelf wordt. Zorg is meer dan alleen een meetbaar product met een bepaalde kostprijs.

7.1.2 Succes of mislukking?

In de Engelstalige literatuur kom je over doeltreffendheid of werkzaamheid van een therapie drie begrippen tegen (zie ook ▶ kader 2-9). Met *efficacy* wordt meestal de werkzaamheid bedoeld zoals die aangetoond is in een vergelijkend effectonderzoek (bijv. volgens het principe van RCT; besproken in de vorige paragraaf). Het gaat met andere woorden om het behandeleffect gemeten in een specifiek onderzoek volgens een vooraf bepaalde opzet en bij een min of meer geselecteerde groep cliënten. Uiteraard moet men het eens zijn over de effectmaat, bijvoorbeeld een vooraf bepaalde graad van vermindering op een klachtenlijst. Maar de researchcontext verschilt van de doorsneepraktijk van de hulpverlening. Het daar gevonden behandeleffect is meestal kleiner. We spreken dan van *effectiveness* of doeltreffendheid, of het behandeleffect in realistische omstandigheden. Vaak worden ook de termen 'effectief' en 'efficiënt' met elkaar verward. *Efficiency* is de beoordeling van de effectiviteit in het kader van een kosten-batenanalyse (men spreekt ook van de 'kosteneffectiviteit'), rekening houdend met bijvoorbeeld het gemakkelijk uitvoeren of toedienen van behandeling, de aanvaardbaarheid, veiligheid, intensiteit en prijs. Een behandeling kan dus effectief – zowel werkzaam als doeltreffend – maar weinig efficiënt zijn (bijv. als de behandeling moeilijk toepasbaar, zeer intensief of erg duur is).

Ook over de definitie van een *mislukking* bestaan zeer uiteenlopende meningen. Er zijn verschillende vormen te onderscheiden:

— de 'weigeraars' of cliënten die niet ingaan op het voorstel van een (in principe werkzaam geachte) therapie;

— de 'drop-outs' of uitvallers die de therapie vroegtijdig, dat wil zeggen vóór de voorziene behandeltermijn, stoppen (probleem hier is dat men ook de behandeling kan beëindigen omdat men zich al voldoende verbeterd vindt);

— de 'non-responders' of cliënten die geen of onvoldoende verbetering vertonen na een juiste behandeling (geldt dit voor meerdere behandelingen, dan spreekt men van 'therapieresistentie');

— de 'terugvallers' (recidivisten) die na een tijdelijke verbetering (gehele of gedeeltelijke remissie) opnieuw de klachten of stoornissen krijgen waarvoor ze in behandeling waren gegaan.

Treden er tijdens of na de therapie onvoorziene klachten of stoornissen op, dan blijft het moeilijk uit te maken of dit een effect van de behandeling is. Het kan gaan om een directe bijwerking, om een zogenoemde *symptoomverschuiving* ('symptoomsubstitutie': een oude klacht wordt vervangen door een nieuwe omdat aan de 'grond' van het probleem niets is veranderd), om het opnieuw opduiken van een reeds langer bestaande stoornis (verborgen achter de behandelde stoornis) of om het optreden van een volledig nieuwe stoornis zonder dat deze verband houdt met de behandeling.

Als cliënten niet of onvoldoende reageren op een behandeling, worden ze als 'nonresponder' omschreven of als 'therapieresistent'. Deze conclusie impliceert dat voor een bepaalde aandoening weliswaar de beste therapie is gekozen, maar dat het verwachte effect uitbleef. Over het begrip *therapieresistentie* bestaat geen overeenstemming en de definities lopen erg uiteen. Daarbij moeten eerst de volgende vragen worden gesteld:

- *Is wel de juiste diagnose gesteld?* Nogal eens worden bepaalde diagnosen te snel gesteld vanuit een voorkeur voor een specifieke behandelvorm (bijv. men denkt te snel aan een depressie om antidepressiva te kunnen geven).
- *Is er geen sprake van comorbiditeit?* Men heeft zich dan te zeer op één diagnose geconcentreerd en andere ('comorbide') stoornissen over het hoofd gezien (bijv. stemmingsstoornis en misbruik van alcohol).
- *Is de ingestelde behandeling adequaat?* Aangezien therapieresistentie vooral ter sprake komt bij farmacotherapie moet hier worden gedacht aan keuze van medicijn, dosis, duur van inname, concentratie in het bloed.
- *Hoe is de therapietrouw?* Cliënten kunnen (al dan niet bewust) therapeutische adviezen negeren of slechts ten dele opvolgen. Dit kan kenmerkend zijn voor de cliënt (eigen aan zijn problematiek of persoonlijkheid) of wijzen op problemen in de therapeutische relatie (bijv. weinig vertrouwen in de therapie of therapeut).
- *Kan het effect van de therapie om andere redenen verstoord zijn?* Zo kan de invloed van psychotherapie ondermijnd worden door de inname van medicijnen, alcohol of drugs, maar ook door negatieve reacties van de omgeving (bijv. een partner die de psychotherapie bekritiseert).

Kader 7-4 Voorkeur voor behandeling

Een 'randomised controlled trial' geldt als de gouden standaard voor therapie-effectonderzoek: cliënten worden dan volgens het toeval toegewezen aan twee of meer behandelmogelijkheden. Wanneer cliënten een duidelijke voorkeur hebben voor een bepaalde behandeling, dan kunnen ze weigeren aan dergelijk onderzoek mee te doen. Daardoor wordt er een selectie van cliënten onderzocht die misschien niet representatief is voor de betreffende problematiek. Een andere vervorming van de onderzoeksbevindingen kan optreden als een cliënt toch de toegewezen behandeling aanvaardt, terwijl zijn voorkeur aanvankelijk uitging naar een andere therapievorm. In dat geval kan het geringere 'geloof' of 'vertrouwen' nadelig werken: minder effect van de therapie of grotere kans op drop-out. Enkele onderzoeken wijzen erop dat het effect van een behandeling voor depressie niet noodzakelijk beter is als de betreffende cliënt de voorkeurstherapie krijgt. Toch wordt ervoor gepleit om bij toekomstig vergelijkend onderzoek de wensen en verwachtingen zowel van de cliënten als de behandelaars erbij te betrekken als medebepalende factor voor het therapieresultaat (zie ▶ par. 7.2).

Pas als het uitblijven van het verwachte behandelresultaat niet te wijten is aan een van deze factoren, kan van therapieresistentie worden gesproken. In feite zou men nog beter kunnen spreken van 'non-respons'. Welke definitie men ook hanteert, er moet steeds aan een belangrijke voorwaarde worden voldaan: antwoord geven op de cruciale vraag *welke verbetering er wordt verwacht*. Er moet vooraf duidelijk worden vastgelegd wat voor verbetering (aard, graad) te voorspellen is binnen een bepaalde behandelduur. zo wordt bij onderzoek vaak eerst een minimum aan verandering bepaald om van een 'gunstig effect' te mogen spreken, bijvoorbeeld het criterium van 25% verbetering op een klachtenschaal. Maar zelfs bij een dergelijke verbetering kan de 'responder' vaak nog ernstige klachten hebben. Met andere woorden: respons betekent nog niet 'succes', zoals resistentie evenmin 'mislukking' betekent.

Als het effect (verbetering, genezing) duidelijk omschreven is, dan weten we nog niet of een resultaat tijdens of na therapie ook daadwerkelijk aan de behandeling is toe te schrijven. In onderzoek wordt vaak het resultaat van de behandeling vergeleken met een groep personen die op de wachtlijst staat voor dezelfde behandeling. Op het moment dat zij aan de beurt zijn, worden de tests van het begin van hun wachttijd nog eens overgedaan. Dikwijls stelt men dan veranderingen vast die niet toe te schrijven zijn aan een bepaalde therapie. Psychologen zijn bekend met de nadelen van dit verschijnsel van hertesting. Zo bleek bij een onderzoek met een klachtenlijst (de Symptom checklist) meer dan de helft van de hulpvragers na drie maanden minder klachten te rapporteren, terwijl er geen behandeling in de tussentijd had plaatsgevonden. Hoe moet men zo'n verbetering interpreteren? Er zijn meerdere verklaringen mogelijk, zoals:

- Antwoordpatroon: de werkelijke intensiteit of frequentie van symptomen is niet veranderd maar wel de rapportering ervan; ofwel omdat men bij de intake geneigd is de klachten wat 'in de verf te zetten' (men wil tenslotte een behandeling krijgen), ofwel omdat sommigen bij hertesting geneigd zijn zichzelf beter voor te stellen (sociale wenselijkheid).
- Testeffect: bij zelfrapportering is bekend dat de opgedragen zelfobservatie kan leiden tot (tijdelijke) vermindering van klachten; in andere gevallen heeft de aandacht die men bij de eerste test krijgt (vaak intake-interview plus vragenlijsten) misschien op zichzelf al een therapeutisch effect.
- Statistisch verschijnsel: bij herhaald testen hebben extreme scores de neiging te verschuiven naar gemiddelde waarden ('regressie naar het gemiddelde').
- Uitvallerseffect: degenen die tijdens de wachttijd ernstiger symptomen ontwikkelen gaan elders hulp zoeken.
- Aanpassingseffect: naarmate men langer bepaalde klachten heeft, is men geneigd ze meer te aanvaarden of ermee te leren leven.
- Spontane verbetering: tijdens de wachttijd heeft de betrokken persoon initiatieven genomen om zijn problemen aan te pakken (bijv. de intake heeft hem ertoe aangezet om met anderen te gaan praten); ook kunnen er zich gunstige levensgebeurtenissen of positieve veranderingen hebben voorgedaan tijdens de wachttijd.

Veranderingen tijdens een psychotherapie kunnen dus niets of zeer weinig met de behandeling zelf te maken hebben! Was de therapie dan helemaal nep?

7.1.3 Placebo of nep?

We hebben reeds de 'randomised controlled trial' vermeld als het geïdealiseerde model voor onderzoek naar behandelingseffecten. Studies met medicijnen gaan nog verder en zijn gebaseerd op het DBPCR-model: 'double-blind, placebo-controlled, randomised'. Dit betekent dat men door toeval ('randomised', bijv. een soort loting) laat beslissen of de mee-werkende patiënten een farmacologisch actieve substantie dan wel een neppil krijgen toe-gediend ('placebo-controlled'). De betrokkenen – patiënten, artsen, observatoren – weten niet wie het 'echte' medicijn krijgt ('double-blind'). In onderzoek naar medicijnen wordt een *placebo* gedefinieerd als een farmacologisch onwerkzame substantie (kortom: een 'neppil'). Letterlijk vertaald uit het Latijn betekent placebo 'ik zal behagen'. In de genees-kunde werd het vanaf de negentiende eeuw gebruikt als term voor een medicijn zonder genezende werking, dat men geeft om de patiënt te behagen. Het speelt dus in op de hoop en verwachting van de patiënt en vereist daardoor twee elementen: simulatie en suggestie. Een placebopil moet er 'echt' uitzien om de schijn te wekken dat het een reëel medicijn is, maar de werkzaamheid hangt verder af van het 'geloof' van de patiënt in de invloed van het middel. Geleidelijk is de betekenis van placebo evenwel verruimd tot elke behandeling of therapiecomponent die bewust toegepast wordt vanwege het non-specifieke psycho(fysio)-logische effect. Naar dit laatste wordt vaak verwezen met de term 'placebo-effect'. In onder-zoek van psychofarmaca is een hoge placeborespons geen uitzondering. Gunstige effecten van placebo werden genoteerd bij 10 tot 35% van behandelde depressieve patiënten. De cijfers liggen gemiddeld nog hoger bij angstklachten, bijvoorbeeld tot meer dan 50% bij de paniekstoornis. Dit stelt de farmaceutische bedrijven voor een promotieprobleem, dat ze op de volgende manieren kunnen oplossen:

- negatieve resultaten worden niet gepubliceerd;
- ongunstige rapporten worden genegeerd;
- het placebo-effect wordt in reclamefolders verdoezeld of geminimaliseerd.

Bij psychotherapiestudies bestaat nog heel wat discussie over het onderscheid tussen pla-ceboeffecten en non-specifieke effecten. Het ideale effectonderzoek zou dan minstens gebruik moeten maken van drie groepen: een experimentele groep (de onderzochte 'echte' therapie), een placebogroep ('schijntherapie') en een onbehandelde groep (wachtlijst). Deze laatste doet dan dienst als controle voor alle non-specifieke effecten, die toe te schrij-ven zijn aan het natuurlijke verloop (spontane veranderingen in de evolutie) en de invloed van allerlei buiten de therapie optredende factoren of interventies. Het verschil tussen de niet-behandelde groep en de placebogroep zou dan het 'zuivere' placebo-effect zijn. Naast de praktische problemen om zo'n type onderzoek te realiseren, roept dit ook heel wat ethische vragen op. De vuistregel is dat de betrokken patiënten/cliënten vrijwillig moeten meewerken nadat zij op de hoogte zijn gesteld van de onderzoeksopzet (regel van 'infor-med consent'; zie ▶ kader 1-15) en op voorwaarde dat zij geen extra risico lopen. De kans op het niet direct krijgen van een potentieel gunstige therapie – de placebogroep – moet even aanvaardbaar zijn als het behoren tot een wachtlijstgroep.

Farmacologisch actieve middelen hebben bijwerkingen, maar dat geldt ook voor pla-cebo's. Als behandeling met een placebo de toestand verergert of ongewenste bijwerkingen oplevert, spreekt men soms van een noceboreactie. Veelzeggend is de noceboreactie bij 6 tot 17% van 'gezonde' vrijwilligers die deelnamen aan farmacologische studies. Hoofdpijn, duizeligheid en misselijkheid werden het meest gerapporteerd. Hoewel men vaak suggereert dat de gevoeligheid voor zulke effecten te maken heeft met de persoonlijkheid van de betrokken proefpersoon of patiënt, heeft men geen eenduidige kenmerken kunnen vinden voor dergelijke 'placeboresponders'. Een factor die mogelijk de grootste rol speelt maar meestal over het hoofd wordt gezien, ook bij de analyse van andere behandelingseffecten, is de therapiegeschiedenis. Men vergeet dat (on)gunstige behandeleffecten uitgelokt worden door de verwachtingen van de patiënt, die sterk zijn gekleurd door ervaringen met eerdere (al dan niet soortgelijke) therapieën.

In relatie tot psychotherapie kan het begrip placebo-effect beter niet meer worden gehanteerd, omdat het negatief gekleurd is en vele betekenissen heeft. In plaats daarvan is de benaming non-specifiek of algemeen effect te verkiezen. Bij het ontleden van een behandelresultaat van een verondersteld specifieke behandelvorm wordt deze vergeleken met een non-specifieke benadering, de 'algemene' therapie (voorheen placebocontrole genoemd). Deze laatste moet beantwoorden aan een aantal voorwaarden:

— doel en context van de therapie zijn dezelfde als bij de specifieke therapie (zie ► par. 1.3.1 en ► par. 1.3.3), dat wil zeggen dat ze wordt uitgevoerd volgens dezelfde formele afspraken (frequentie, duur, betaling e.d.) en met vergelijkbare inzet, deskundigheid en stijl van de betrokken therapeuten (zie ► par. 1.3.2);
— de werkwijze verschilt essentieel door het niet bewust gebruikmaken van technieken om veranderingsprocessen te activeren (ervaren, begrijpen, oefenen; zie ► par. 1.3.2);
— deze aanpak moet aanvaardbaar zijn voor de cliënt, die ook op de hoogte is van deze therapiekeuze in de onderzoeksopzet ('weloverwogen beslissing'; zie ► par. 1.4).

Om ten slotte de therapie-effecten (algemene en specifieke) te onderscheiden van niet-therapiegebonden effecten worden beide behandelvormen vergeleken met een wachtlijstgroep van cliënten die ook in aanmerking komt voor de onderzochte therapie maar tijdens de wachttijd geen professionele begeleiding krijgt (wel eventueel zelfhulp; zie ► kader 8-16). Zoals eerder vermeld (► par. 7.1.2) kan namelijk een 'spontane' verbetering optreden die aan allerlei factoren behalve aan de invloed van een therapie is toe te schrijven. Op deze wijze kan de relatieve bijdrage van de verschillende factoren in de werkzaamheid van een behandeling geschat worden. De meeste studies tonen daarbij aan dat de bijdrage van de specifieke factoren – de 'methode' of 'technieken' waaraan een bepaalde therapie haar identiteit ontleent – veel kleiner is dan vaak wordt verondersteld (zie ◘ figuur 7.2).

7.1.4 Volgens het boekje?

In deze tijd van 'beproefde' geneeskunde kom je om de haverklap protocollen, richtlijnen en beslisbomen tegen (zie ► kader 7-5). Ten gevolge van deze wildgroei dreigt men door de bomen het bos niet meer te zien. Nog verwarrender wordt het als allerlei begrippen door elkaar worden gebruikt. Een protocol is het beste te vergelijken met een draaiboek ('manual') waarin wordt aangegeven op welke wijze de hulpverlener bij voorkeur optreedt bij bepaalde problemen. Hoe dwingend deze voorkeur is ('doe niet dit maar dat') hangt af van de wetenschappelijke bewijsvoering:

- Een *standaard* is een geheel van onbetwiste feiten dat als norm of referentie wordt gehanteerd. Het negeren of niet-respecteren ervan kan als een beroepsfout worden beschouwd (bijv. voor het starten van een rouwtherapie moet het suïciderisico ingeschat worden).

- Een *richtlijn* is een aanwijzing op basis van algemene praktijkregels die door voldoende onderzoek of brede consensus zijn onderbouwd. Van de therapeut wordt verwacht zich hierdoor te laten leiden bij de praktijkvoering (bijv. bij dwangstoornis is gedragstherapie met exposure te verkiezen).

- Een *aanbeveling* is een voorstel of optie waar de therapeut rekening mee moet houden bij het maken van keuzes of beslissingen (bijv. psychotherapie bij boulimia nervosa kan sneller werkzaam zijn door combinatie met antidepressiva).

Kader 7-5 Richtlijnen van het Nederlands Huisartsen Genootschap

Bij *angststoornissen* wordt huisartsen de volgende aanpak aanbevolen:

- veralgemeende angststoornis, hypochondrie, paniek- en fobische stoornissen:
  - bij lichtere vormen: voorlichting en begeleide zelfhulp door de huisarts.
  - bij zwaardere vormen: cognitieve gedragstherapie, eventueel door een psychotherapeut (en bij sommige vormen een antidepressivum).
- dwangstoornis en PTSS: voorlichting en verwijzen.

Bij *depressie* wordt aanbevolen:

- Bij lichtere vormen: voorlichting, dagstructurering en activiteitenplanning, kortdurende psychologische behandeling (begeleide zelfhulp); Bij onvoldoende effect: verwijzing voor psychotherapie of antidepressivum.
- Bij zwaardere vormen: voorlichting, dagstructurering en activiteitenplanning, verwijzing voor psychotherapie of antidepressivum.

Volgens de NHG-richtlijn zijn andere indicaties voor verwijzing o.a.:

- bipolaire stoornis of psychotische kenmerken.
- suïciderisico.
- onvoldoende herstel op psychotherapie en/of antidepressiva.

Met de stelselwijziging in 2014 is de rol van de huisarts bij psychische problematiek groter geworden. Hij wordt hierin steeds vaker ondersteund door de POH-GGZ (zie ▶ kader 8-17).

Nogal wat psychotherapeuten hebben weerstanden tegen de invoering van behandelprotocollen (zie ◘ tabel 7.1). In algemene zin kan men stellen dat protocollaire behandelingen uitgaan van drie mythen: uniformiteit, specificiteit en exclusiviteit. Men veronderstelt immers dat een zuivere vorm van therapie, uitgevoerd door therapeuten die zich aan het protocol houden, succes garandeert bij alle patiënten met een bepaalde problematiek of diagnose. Daarbij wordt dus uitgegaan van dé therapie, dé therapeut en dé patiënt (mythe van de *uniformiteit*). Verder impliceert het protocolmodel dat er voor een specifiek probleem een specifieke therapie(methode) voorhanden is, met een specifiek effect dat niet

◘ Tabel 7.1 Oordelen over gebruik van behandelrichtlijnen of therapieprotocollen

pro

- kwaliteitsbevordering van de verleende hulp:

  - implementatie van effectieve behandelingen

  - transparantie van geboden hulpverlening

- hulpmiddel en stimulans voor bijscholing van de therapeuten

- leidraad bij het informeren van cliënt/patiënt en betrokkenen

- bevordering van het wetenschappelijk onderzoek

- erkenning (geloofwaardigheid) in de gezondheidszorg

contra

- technische benadering van de hulpverlening

- routinematig werk volgens vaste recepten

- beperking van de creativiteit van de hulpverlener

- te zeer zorggestuurd in plaats van vraaggestuurd

- ver verwijderd van de gemiddelde dagelijkse praktijk

door andere therapieën wordt verkregen (mythe van de *specificiteit*). Uiteindelijk mondt dit uit in het propageren van 'de beste' therapie die bijna principieel de voorkeur moet krijgen boven andere behandelingen (mythe van de *exclusiviteit*). Naast deze kritiek op de basisgedachte van protocollen zijn er ook praktische bezwaren. Ze zouden de therapeutische relatie schaden, niet tegemoetkomen aan de ware behoeften van cliënten, de behandeling ongeloofwaardig maken, innovatie tegengaan en het plezier in het werk en de professionele identiteit van behandelaars bedreigen. Ten slotte zou een behandelprotocol niet haalbaar zijn in de dagelijkse praktijk.

Men moet deze bezwaren serieus nemen en ze gebruiken als vertrekpunt voor onderzoek naar de omstandigheden waarin protocollen bruikbaar zijn en hoe ze effectiever kunnen worden gemaakt. Met een psychodynamische bril op kan men de genoemde weerstanden typeren als 'narcistische defensies', ter bescherming van het kwetsbare gevoel van eigenwaarde van therapeuten die onder druk staan van cliënten en verzekeraars. Dergelijke kritische bedenkingen hebben vooral betrekking op protocollen die concreet aangeven welke interventies op welke wijze uitgevoerd moeten worden. Een dergelijk draaiboek bestaat niet echt in psychotherapie. De wetenschappelijke onderbouwing is te gering om bepaalde aanwijzingen tot dwingende voorschriften te maken. In de praktijk gaat het voorlopig om richtlijnen die niet als een strak keurslijf worden gepresenteerd. Betrouwbare en bruikbare richtlijnen moeten gebaseerd zijn op therapieonderzoek volgens de eerder vermelde regels, waarbij een experimentele behandelvorm ook concreet in de praktijk is uitgetest. Uiteindelijk zal een handleiding die daaruit voortvloeit, gebaseerd zijn op *soepele richtlijnen* en vergt de toepassing ervan *gestroomlijnde flexibiliteit*.

Dat cognitieve gedragstherapie in allerlei onderzoeken vaak als effectieve behandeling naar voren komt (zie ook ► H. 4 en ► H. 5), is misschien toe te schrijven aan de interne samenhang en de strengheid waarmee deze therapievorm in onderzoek wordt toegepast. Wanneer cognitieve gedragstherapie zou worden beoefend op dezelfde, veel minder strikte wijze als in de praktijk, dan zou die wel eens evenveel of -weinig effectief kunnen blijken. Misschien werkt een geprotocolleerde therapie wel omdat ze 'volgens het boekje' wordt toegepast. Is dit een soort placebo-effect met invloed op therapeut en cliënt, die beiden het gevoel hebben dat zoiets wel werkzaam moet zijn als het zo nauwkeurig is vastgelegd?! Geeft het protocol aan de therapie een 'nieuwe' status? Dergelijke vragen wijzen op de noodzaak van een vergelijking met non-specifieke therapie (bijv. steunen/structureren; zie ► H. 1) die eveneens volgens een protocol wordt toegepast.

Als maatstaf van goed professioneel handelen geldt dus de 'beproefde' praktijk, waarmee men meestal de wetenschappelijk gefundeerde praktijkvoering bedoelt. Toch moet men beseffen dat het in werkelijkheid nog steeds om een 'expert consensus' gaat: een groep deskundigen neemt de resultaten van (een bepaald soort) wetenschappelijk onderzoek als leidraad om richtlijnen voor de praktijk te formuleren. De experts kunnen zich voor dergelijke richtlijnen ook baseren op de gemeenschappelijke praktijkervaring van een beroepsgroep. In dat geval kunnen we spreken van een 'experience-based practice', een praktijkvoering gegroeid uit de ervaring van een groep hulpverleners. Beide invalshoeken – wetenschappelijk onderzoek en concrete ervaring – kunnen elkaar aanvullen, zoals kwantitatief en kwalitatief onderzoek (vergelijk de eerder vermelde combinatie van exploratie en implementatie van onderzoek).

Maar wie zijn nu de echte deskundigen? In de discussies over een verantwoorde hulpverlening lijkt de stem van de hulpvrager – om wie het toch allemaal te doen is – weinig of niet mee te tellen. Buiten het professionele circuit worden cliënten weliswaar omschreven als *ervaringsdeskundigen,* maar hun ervaring krijgt geen plaats in een debat dat gedomineerd wordt door wetenschappelijke studies. Er wordt nog weinig belang gehecht aan het verhaal van de cliënt. Met name psychotherapeuten voelen zich mede door deze tendens in de hoek gedrukt. Tegenover de 'onpersoonlijke' veralgemening van gestandaardiseerd onderzoek benadrukken zij de beleving van de cliënt, de individuele betekenis of zingeving. Áls er in de vakliteratuur al belang wordt gehecht aan een gevalsstudie, zo stellen critici, dan gaat het alleen om uitzonderlijke voorbeelden (zie ► kader 7-6). Met de opkomst van de therapieprotocollen wordt deze 'stroomlijning' bevestigd. Als het kwalitatief onderzoek gediskwalificeerd wordt en enkel het meetbare telt, dan zal er straks een generatie hulpverleners opgeleid worden die geen oog of oor meer heeft voor het persoonlijke verhaal van de cliënt.

Kader 7-6 De macht der kleine getallen

In 1990 verscheen in de Verenigde Staten een rapport over zes patiënten die behandeld werden voor depressie met fluoxetine (Prozac) en ernstige zelfmoordgedachten ontwikkelden. In korte tijd ontstond er in professionele kringen en in populaire media een controverse over het gevaar van gewelddadig gedrag verbonden aan dit medicijn. Talrijke vergelijkende studies bij grote groepen patiënten toonden evenwel aan dat, vergeleken met andere antidepressiva, dit risico geenszins groter en mogelijk zelfs geringer zou zijn. Maar al deze statistieken en een grote campagne van het betrokken farmaceutisch bedrijf konden niet verhinderen dat het middel in de ogen van velen verdacht bleef. In Nederland deed zich twintig jaar geleden iets soortgelijks voor met een slaapmiddel (Halcion), dat in hoge dosis verwardheid bij ouderen kon opwekken: na het signaleren van enkele gevallen (ook hier met opvallende belangstelling van de populaire pers) – en nog voor er enig systematisch onderzoek naar was gedaan – besloot de overheid het middel uit de markt te nemen.

Uiteraard is het belangrijk dat bijwerkingen en gevaren van medicijnen tijdig gesignaleerd worden, maar deze informatie moet in een bredere context van risicobepaling worden beoordeeld. In de praktijk blijkt echter dat vele artsen zich een bepaald beeld (positief of negatief) van een pil hebben gevormd op grond van losse gevallen of zeer eenzijdige informatie en niet van grootschalig systematisch onderzoek. Dit is trouwens een algemeen voorkomend verschijnsel: men heeft een opvatting gebaseerd op enkele gevallen (soms slechts één maar wel opvallend voorbeeld) en men houdt vervolgens geen rekening meer met nieuwe gevallen die de betreffende opvatting tegenspreken. Nu er in de gezondheidszorg steeds meer sprake is van protocollen en richtlijnen, dringt de vraag zich op hoe men de individuele hulpverlener kan overtuigen met wetenschappelijk onderbouwde informatie ('evidence-based practice') als in de praktijk hulpverleners zich laten beïnvloeden door 'de macht van de kleine getallen'. Dit geldt wellicht nog sterker voor de GGZ en vooral in de praktijk van de psychotherapie.

Met therapieonderzoek bedoelt men meestal effectstudies die uitgaan van de vraag: wat is het resultaat van een behandeling op korte en langere termijn? Daarbij wordt de therapie als één geheel beschouwd zonder elementen of onderdelen ervan te onderzoeken. Doet men dit toch, dan gaat het meestal om een vergelijking van 'technische' aspecten, zoals duur en frequentie van sessies of het al dan niet toepassen van een bepaalde procedure. We spreken dan van 'differentiërend' effectonderzoek, waarbij we van een werkzaam gebleken therapie willen nagaan welke factoren het resultaat beïnvloeden. Veel minder bekend en toegepast is het *procesonderzoek*. In dit soort studies staat het therapeutisch proces centraal, met als belangrijkste vragen: wat speelt er zich af tijdens een bepaalde psychotherapie en hoe kan de therapeut invloed uitoefenen op de cliënt? Om dit na te gaan worden behandelsessies (opgenomen op videorecorder) nauwkeurig geanalyseerd met vooral aandacht voor de interacties (verbale en non-verbale) tussen therapeut en cliënt. Men kan dan bijvoorbeeld nagaan welke interventies de therapeut doet, hoe vaak er stiltes vallen, welke momenten van de therapie als betekenisvol werden ervaren door de betrokkenen enzovoort. Door voorbeelden van sessies voor te leggen aan onafhankelijke onderzoekers kan de inhoud van een therapie ontleed worden (bijv. in hoeverre wordt er inzichtgevend c.q. steungevend gewerkt). Ook kunnen zo therapeutkenmerken bestudeerd worden (bijv. meer meegaand of meer sturend).

De ontwikkeling van psychotherapie is wellicht het meeste gebaat bij gecombineerd effect- en procesonderzoek. Dat wil zeggen: onderzoek naar wat therapeuten doen om veranderingsprocessen bij cliënten te bevorderen, en naar het verband tussen deze veranderingsprocessen en het uiteindelijke therapieresultaat. Dit soort onderzoek kan dan uitmonden in een ander dan het gangbare type therapieprotocollen: in plaats van richtlijnen voor de uitvoering van bepaalde technieken bij bepaalde problemen wordt meer de nadruk gelegd op het realiseren van de essentiële therapiefactoren en het bevorderen van de veranderingsmechanismen die voor het therapiedoel noodzakelijk worden geacht (zie ► par. 1.3).

Kader 7-7 E-mental health

Op allerlei manieren wordt de computer ingezet bij de behandeling van psychische problemen. De basis van deze *e-mental health* werd al in jaren zestig van de vorige eeuw gelegd met het computerprogramma ELIZA, dat een gesprek met een cliëntgerichte therapeut simuleerde. Geavanceerde computertechnologie, die een 'virtuele werkelijkheid' kan oproepen, maakte daarna experimenten mogelijk met een bijzondere vorm van exposuretherapie. Een soort bril waarop computerbeelden te zien zijn, geeft patiënten de indruk dat zij naar de 'echte' werkelijkheid kijken. Wanneer zij hun hoofd draaien, veranderen de computerbeelden mee. In de therapiekamer kunnen therapeuten dan mensen met bijvoorbeeld hoogtevrees blootstellen aan hoogteverschillen door ze virtueel in de dakgoot te laten lopen. Een andere ontwikkeling is *serious gamen*: software waarmee cliënten spelenderwijs kennis of vaardigheden verwerven die ook in het dagelijks leven toepasbaar zijn. Bij deze 'gametherapie' moeten spelers dikwijls een reeks opdrachten uitvoeren in een virtuele wereld. Een voorbeeld is SPARX, een interactieve 3D-game die bedoeld is voor jongeren met depressieve klachten. De opdrachten vragen probleemoplossend vermogen, een toekomstgericht perspectief en leren omgaan met negatieve gedachten.

De opkomst van internet in de jaren negentig van de vorige eeuw gaf een andere belangrijke impuls aan het computergebruik in de GGZ. Met behulp van dit medium kunnen cliënten allereerst steeds meer zelf bepalen welke hulp ze van wie nodig hebben (zie ook ► kader 8-16). Op het internet is voor cliënten veel informatie te vinden over psychische problemen en de behandeling daarvan (zie ook de lijst van websites achter in dit boek). Dit stelt hen in staat zich op vrij eenvoudige wijze te oriënteren op de aard van de klachten en de verschillende behandelmogelijkheden. Wie twijfelt over de ernst van zijn problemen, kan gebruikmaken van online screeningstests voor bijvoorbeeld depressie of burn-out. Na het invullen van een aantal vragen kan de betrokkene dikwijls direct op het scherm lezen of professionele hulp noodzakelijk is. Een nadeel is wel dat iedereen dergelijke tests op het net kan plaatsen en de betrouwbaarheid en validiteit ervan lang niet altijd gewaarborgd zijn.

Behalve als gids in therapieland biedt internet ook veel mogelijkheden voor online ondersteuning. Zo kunnen cliënten via e-mail tussen de zittingen door vragen en problemen aan de therapeut voorleggen en bijvoorbeeld nog even terugkomen op de laatste zitting. De meeste therapeuten beschouwen dit vooral als aanvulling op de 'gewone' therapie. Sommige therapeuten bieden (groepen) cliënten de mogelijkheid in afgesloten chatrooms met hen te communiceren. Wie als cliënt liever met lotgenoten van gedachten wisselt, kan op het net aansluiten bij talloze chats rond allerlei onderwerpen uit de GGZ. De feitelijke therapie verloopt echter ook steeds vaker digitaal. Voor veel psychische problemen kunnen cliënten een beroep doen op online hulpverlening. Anders dan men aanvankelijk dacht, blijken ook sommige zwaardere problemen geschikt te zijn voor deze vorm van hulpverlening. Een goed voorbeeld hiervan biedt *Interapy*, een Amsterdams bedrijf dat sinds 1999 online behandelingen aanbiedt voor diverse stoornissen, zoals boulimia, depressie, posttraumatische stress en onverwerkte rouw. Cliënt en behandelaar lopen hier samen een vast geprotocolleerd programma af. Inmiddels hebben ook andere zorgaanbieders een groot aantal soortgelijke initiatieven ontplooid. Naast de computer wordt bij de behandeling ook steeds vaker de smartphone ingezet, bijvoorbeeld met simpele pop-ups die cliënten verschillende keren per dag vragen hoe ze zich voelen. Een app leert cliënten hun negatieve gedachten te herkennen en te vervangen door reële gedachten. Ook kan een therapeut op afstand via de smartphone iemand met hoogtevrees ondersteunen bij het uitvoeren van een exposure-opdracht.

De hier geschetste digitale mogelijkheden hebben de drempel naar de hulpverlening voor een aantal mensen zeker verlaagd. Dat geldt bijvoorbeeld voor degenen die gemakkelijker – min of meer anoniem – vanuit hun vertrouwde omgeving per computer of smartphone communiceren. De angst van sommige therapeuten dat zonder direct visueel contact geen goede relatie met de cliënt kan ontstaan en zij essentiële (non)verbale informatie missen, lijkt niet gerechtvaardigd. Niet alleen kan het gebruik van een webcam dit probleem gedeeltelijk ondervangen, online therapie zonder deze mogelijkheid lijkt qua resultaten niet onder te doen voor face-to-face therapie. Verder wordt ook de kwaliteitsbewaking van de aangeprezen digitale therapieën steeds beter. Ten slotte heeft vanuit het oogpunt van kostenbesparing e-mental health bij zorgverzekeraars en overheid een streepje voor op andere therapievormen. Tegen minder kosten lijken meer mensen effectief geholpen te kunnen worden. Toch is het moeilijk voorstelbaar dat op termijn alle psychotherapie uitsluitend digitaal zal verlopen (zie ▶ kader 1-5). Behalve het feit dat niet iedere stoornis zich voor een dergelijke aanpak leent, lijkt ook de behoefte van veel cliënten en therapeuten aan 'gewoon' contact (in dezelfde fysieke ruimte) vooralsnog te groot. Wel zullen steeds vaker mengvormen van psychotherapie ontstaan, waarbij een deel klassiek face-to-face verloopt en een deel digitaal.

7.2   Therapiekeuze: menu of à la carte?

» Het gaat er alleen maar om in welke methode de therapeut telkens gelooft. Zijn geloof in de methode is doorslaggevend. «
(C.G. Jung, *Praxis der Psychotherapie,* 1958)

Het aanbod op de therapiemarkt hangt vaak af van toevallige omstandigheden. Misschien kan de hongerige cliënt alleen maar terecht in een kleine speciaalzaak (bijv. een vrij gevestigde psychotherapeut), terwijl elders ruime keuze is in de supermarkt (bijv. een GGZ-instelling). Welk menu wordt er dan aangeprezen: de vaste dagschotel of krijgt de cliënt de kans uit de spijskaart iets samen te stellen? Zoals besproken bestaat er nog lang geen overeenstemming over de vraag welke therapie bij welke problematiek (stoornis) van welke cliënt het meest effectief is. De keuze van een behandeling wordt in de praktijk veeleer bepaald door de opleiding en de voorkeur van de hulpverlener en de min of meer toevallige beschikbaarheid van therapeuten binnen een regio of instelling. Vele therapeuten starten met het geloof in één therapierichting of therapieschool, maar blijken vaak in de loop der jaren elementen uit andere therapieën over te nemen. Hun opvattingen verschuiven van orthodox naar pluralistisch, hun werkwijze van monomethodisch naar eclectisch. Leidt dit tot een 'nieuwe' aanpak, zoals de termen eclecticisme, integratie en synthese suggereren (zie ▶ kader 7-8), of blijft het bij een pragmatische combinatie?

7.2.1 Combineren of integreren?

In de vakliteratuur over psychotherapie wordt de term *eclecticisme* vaak wat neerbuigend gebruikt voor een 'verzameling van techniekjes', terwijl *integratie* naar een gewaardeerde vermenging van therapievormen zou verwijzen. Het eerste lijkt dan op een trukendoos en het tweede op een creatie. De metafoor van de kok wordt daarbij gebruikt om het onderscheid te illustreren: de eclecticist stelt een maaltijd samen uit bekende gerechten en de integrationist combineert verschillende ingrediënten om een nieuw gerecht te presenteren. Maar strikt genomen creëren beiden een nieuwigheid. Het gaat er echter niet om of het echt vernieuwend is, maar of het combineren van verschillende elementen tot een doelbewuste therapiestrategie leidt. Dit houdt in dat de combinatie niet lukraak tot stand is gekomen – geen toevallige cocktail – maar volgens een herhaalbare methodiek een samenhangend geheel is geworden.

Het combineren van therapieën kan plaatsvinden op twee niveaus:

- *theoretisch* door het in elkaar passen of vermengen van behandelconcepten (bijv. psychodynamische en cognitieve ideeën in de cognitieve analytische therapie van Ryle; zen en gedragsprincipes in de dialectische gedragstherapie van Linehan);
- *praktisch* door het gelijktijdig of achtereenvolgens toepassen van behandelmethoden of van technieken uit bekende therapievormen (bijv. psychotherapie en psychofarmaca, assertiviteitstraining en zelfhypnose).

Een therapiekeuze of eclecticisme op basis van de problematiek – klacht, stoornis – van de cliënt lijkt een statisch gegeven, alsof op elke hulpvraag wel een specifiek antwoord te geven is. Bijvoorbeeld: cognitieve therapie als voorstel tot behandeling bij depressie, dialectische gedragstherapie bij de borderline persoonlijkheidsstoornis. Hoewel dit een terechte en verantwoorde keuze kan zijn, is de toepassing of uitvoering niet louter een technische zaak. In de praktijk blijkt dat men bij zowel de keuze van een therapievorm als het bijsturen van een reeds gestarte behandeling rekening moet houden met de houding van de cliënt en dan vooral diens bereidheid tot verandering. Deze houding is zelf aan verandering onderhevig. Het is een dynamisch proces. Zodoende belanden we bij een eclecticisme volgens het *veranderingsproces*. In de verslavingszorg is het therapieproces allereerst een kwestie van motivering (zie ▶ kader 7-9). Als een verslaafde zijn problematiek ontkent, is hij ook geen hulpvrager, misschien hoogstens een 'bezoeker' in de hulpverlening (zie ▶ kader 1-2).

> **Kader 7-8 Combineren – verzamelen of vermengen?**
> Als we oorspronkelijk losstaande zaken bij elkaar brengen, kan het, volgens de grote Van Dale, gaan om een:
>
> - combinatie = samenvoeging in één verband, zonder dat een werkelijk geheel ontstaat;
> - eclecticisme = het streven om verschillende denkvormen, werkwijzen, stijlen of motieven te versmelten tot iets nieuws;
> - integratie = het maken tot een harmonisch geheel of opnemen in een geheel;
> - synthese = verbinding van afzonderlijke, vaak tegengestelde elementen tot een nieuw geheel.

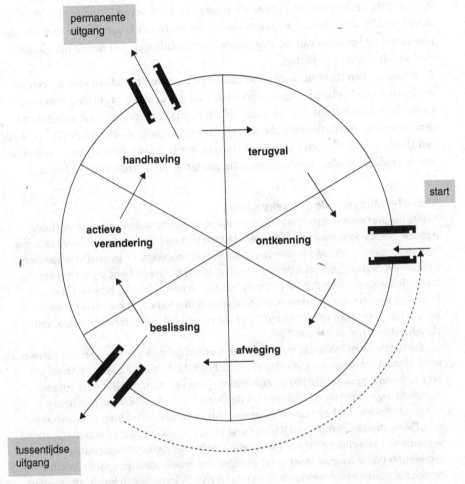

permanente
uitgang

terugval

handhaving

start

actieve
verandering

ontkenning

beslissing

afweging

tussentijdse
uitgang

🔲 **Figuur 7.3**   De veranderingscirkel

De Amerikaanse psycholoog James Prochaska ontwierp een model van fasegewijze gedragsverandering, dat hier als uitgangspunt kan dienen. Een therapie in- of uitstappen kan
dan in allerlei fasen gebeuren. 🔲 Figuur 7.3 illustreert dit voor menig cliënt met een verslaving (een ander voorbeeld is anorexia nervosa). De therapeut stuit vanaf het begin op
de probleemontkenning en moet trachten de cliënt te bewegen tot het volgende stadium
enzovoort. In dit wisselende veranderingsproces zal elke therapie fasen doormaken: soms
gaat het snel van de ene in de andere fase, dan weer loopt de behandeling vast of moet men
naar een vorige fase terugkeren. Globaal zijn in dit therapeutisch veranderingsproces drie
grote stadia te onderscheiden:

1. *Beschouwing.* De therapie bevindt zich in de exploratiefase met het accent op pro-
bleemverheldering. Doel is de cliënt te helpen een beter besef en inzicht in de eigen
problemen te bereiken om dan een afweging te maken van voor- en nadelen van een
verandering, wat dan uiteindelijk moet leiden tot een beslissing: de keuze voor een
(bepaalde vorm van) therapie.

2. *Actie*. De therapie is in de experimenteerfase om actieve verandering te bewerken. Er wordt gezocht naar probleemoplossingen via de confrontatie met (reeds verhelderde) problemen of het leren van nieuwe gedragingen/houdingen. Dit neemt het grootste deel van de therapie in beslag.

3. *Bestendiging*. Een therapie in de generaliseringsfase bereidt de cliënt voor op een verder leven zonder behandeling. De tijdens de therapie geleerde probleembeheersing wordt daarom steeds meer in de natuurlijke leefsituatie toegepast. Ook wordt de nadruk gelegd op internalisering van de bereikte vooruitgang: de cliënt schrijft het resultaat steeds meer aan eigen kunnen toe (interne attributie van verandering). Ten slotte wordt aandacht geschonken aan preventie van terugval of probleemverschuiving.

Kader 7-9 Motiverende gespreksvoering

Iedere hulpverlener worstelt met cliënten die niet lijken te willen veranderen. Hoe verleidelijk ook, behandelaars kunnen niet volstaan met de constatering dat deze cliënten 'niet gemotiveerd' zijn. Motiveren van cliënten is interactioneel van aard: therapeuten hebben invloed op de motivatie van de cliënt. Diens motivatie behoort tot het veranderingsproces zelf en dus tot het werkterrein van behandelaars. Hoe verantwoord bepaalde therapeutische interventies ook mogen zijn, het effect ervan wordt sterk bepaald door de inzet van therapeuten om te zorgen dat hun interventies kans van slagen hebben (zie ook ▶ par. 7.2.1).

De laatste jaren maken steeds meer therapeuten gebruik van *motivational interviewing* of *motiverende gespreksvoering* als op zichzelf staande behandelvorm, maar ook als voorbereiding of aanvulling op een andere vorm van therapie. Het gaat om een specifieke wijze van communiceren met de cliënt, die de Amerikaanse psychologen William Miller en Stephen Rolnick oorspronkelijk voor de verslavingszorg ontwikkelden. De methodiek combineert Rogeriaanse principes van empathie, acceptatie en vertrouwen in de cliënt en diens capaciteiten met actief gedragstherapeutische strategieën. Met deze aanpak moet er bij de cliënt een groeiende discrepantie ontstaan tussen het huidige probleemgedrag en hoe hij eigenlijk zou willen leven. Als meedenker en coach laat de therapeut de cliënt daarbij ontdekken wat zijn motieven zijn om te veranderen. De cliënt wordt vervolgens aangemoedigd realistische doelen te stellen en zelf te kiezen op welke wijze hij die doelen wil bereiken. Steeds benadrukt de therapeut de eigen verantwoordelijkheid van de cliënt. Hij vermijdt iedere vorm van discussie en respecteert de vaak voorkomende gemengde gevoelens van de cliënt over de verandering (veranderen heeft immers voor- en nadelen). De therapeut probeert onder andere met open vragen deze ambivalentie op te lossen door 'verandertaal' te ontlokken aan de cliënt: taal waarmee de cliënt aangeeft dat hij (voorzichtig) nadenkt over een andere toekomst. Hoe vaker de cliënt deze verandertaal bezigt, hoe groter immers de kans dat de verandering realiteit wordt. Weerstand beschouwt de therapeut als een signaal dat de aanpak niet optimaal aansluit op de cliënt en dus anders moet. Wanneer de cliënt zich bijvoorbeeld nog in het stadium van afwegen bevindt (zie ▶ par. 7.2.1), dan staat de therapeut langer stil bij de voor- en nadelen van de verandering.

Motiverende gespreksvoering levert een belangrijke bijdrage aan de therapietrouw van cliënten en lijkt niet alleen effectief bij verslavingen, maar ook bij andere problemen, zoals depressie, angststoornissen en opvoedingsproblemen.

Motiveren is volgens Van Dale 'van argumenten voorzien' en 'enthousiast maken'. Deze combinatie van cognitief overtuigen en emotioneel stimuleren lijkt ons bij uitstek van toepassing op het zojuist geschetste therapieproces. Zogenoemde motivatieproblemen kunnen immers wijzen op een gebrek aan motivering door de therapeut zelf. Hoe verantwoord bepaalde therapeutische interventies ook mogen zijn, het effect ervan wordt in grote mate bepaald door de inzet van de therapeut om te zorgen dat zijn interventies kans van slagen hebben (zie ► kader 7-9). Vooral in de meer directieve therapievormen wordt bijzondere aandacht geschonken aan motiveringstechnieken. De belangrijkste zijn:

- hoop en positieve verwachting creëren, zonder irrealistische overschatting van de therapiemogelijkheden;
- aansluiten bij de ervaring en denkwereld van de cliënten (klachten als reëel beschouwen, probleemdefinitie en 'taal' van cliënten respecteren, doelstellingen expliciteren);
- een duidelijk beeld geven van de therapie, van de werkwijze en verwachtingen van de therapeut (een voorlopig therapiecontract met perspectief op korte termijn).

De therapeut moet afhankelijk van de veranderingsfase aandacht schenken aan de volgende belangrijke typen van therapiegedrag bij de cliënt:

- hulp of therapie zoeken versus stoppen (drop-out);
- meewerken versus weerstand bieden;
- zich persoonlijk blootgeven versus zich afsluiten;
- zich actief inzetten bij exploreren of oefenen versus passief afwachten of vluchten.

Hieruit kan men meteen afleiden dat de toepassing van behandelprotocollen (zie ► par. 7.1.4) steeds moet worden afgestemd op de houding van de cliënt. Anders gezegd: de therapeut zal hoe dan ook gebruik moeten maken van een praktisch eclecticisme dat gestuurd wordt door het zich ontwikkelende veranderingsproces. Ook binnen een vast therapiekader (bijv. psychodynamisch of gedragstherapeutisch) zal de therapeut de werkwijze aanpassen. Globaal beschouwd kan hij dan twee richtingen uit. Een eerste mogelijkheid is *methodegericht*: men kan van therapeutische strategie veranderen en andere veranderingsprocessen trachten te activeren (ervaren, begrijpen, oefenen: zie ► par. 1.3.2). Ook kan hij binnen eenzelfde behandelstrategie de specifieke interventies aanpassen (bijv. oefenen met kleinere stapjes of zelfexploratie aanwakkeren door een schrijfopdracht). De tweede manier is *procesgericht*: men past de therapeutische stijl aan (bijv. meer of minder sturend optreden; zie ► par. 1.3.2) of men tracht de therapeutische relatie te beïnvloeden om tot een constructievere interactie te komen (bijv. de gevoelens van de cliënt tegenover de therapeut bespreken of het therapiecontract herzien; zie ► par. 1.3.3).

Kader 7-10 Kort en krachtig

We hebben melding gemaakt van een Amerikaans rapport over 'empirisch gevalideerde' psychotherapieën (zie ► par. 7.1). In de lijst van behandelingen waarvan de werkzaamheid wetenschappelijk onderbouwd zou zijn, valt op dat deze een aantal kenmerken gemeen hebben:

- ze richten zich op een specifiek probleem (klacht, stoornis);
- ze beogen vooral de ontwikkeling van vaardigheden;

- ze maken gebruik van opdrachten ('huiswerk');
- ze beoordelen regelmatig de vooruitgang van de cliënt;
- ze zijn meestal van korte duur (minder dan twintig sessies).

In de meeste gevallen blijkt het te gaan om varianten van gedragstherapie en cognitieve therapie. Geen wonder dus dat deze lijst van wetenschappelijk ondersteunde behandelingen forse kritiek kreeg van andere therapierichtingen. De critici wijzen vooral op de beperkte definitie van de gehanteerde selectiecriteria en zien hierin een weerspiegeling van een maatschappelijk verschijnsel: het accent ligt op het snel en goedkoop wegwerken van klachten (zie ook ▶ par. 1.2.1). Deze ontwikkeling heeft zich doorgezet. Zorgverzekeraars vergoeden steeds vaker alleen kortdurende therapieën waarvoor wetenschappelijke evidentie is.

7.2.2 Pillen of praten?

In de jaren zestig van de vorige eeuw verschenen in één decennium de belangrijkste stamouders van de psychofarmaca ten tonele: antipsychotische, antidepressieve en angstdempende medicijnen. Ze hebben de psychiatrische praktijk ingrijpend veranderd. Aanvankelijk had deze ontwikkeling nog weinig invloed op de bloeiende psychotherapie die zich vooral buiten de muren van psychiatrische instellingen afspeelde. Bovendien ging men er nog van uit dat medicijnen psychotherapie negatief beïnvloedden: je kon niet tegelijkertijd een emotionele ervaring chemisch onderdrukken en psychologisch blootleggen. Door medicijnen voor te schrijven veronderstelt men een chemische stoornis in de hersenen waarover de patiënt geen controle heeft (een probleem in de 'hardware'). Psychotherapie daarentegen vertrekt van het idee dat het gaat om verstoringen in emoties en gedachten waarover de cliënt controle kan verwerven (een 'software'-probleem). Kortom, het was dus een zwart-witkeuze: pillen of praten. Deze radicale tegenstelling komt ook tot uiting bij de indicatiestelling: de ernstige, biologisch bepaalde ('endogene') aandoeningen, zoals psychosen en zware depressies, kwamen in aanmerking voor farmacotherapie, terwijl de 'neurotische' levensproblemen het doelwit van de psychotherapie waren.

Intussen is een dergelijke redenering allang achterhaald. Naar schatting de helft van de cliënten in de GGZ krijgt een combinatiebehandeling. In de praktijk betekent dit vaak ook een combinatie van hulpverleners: de medicatievoorschrijver (huisarts, psychiater) en de psychotherapeut (psycholoog). Een daartoe opgeleide psychiater kan beide functies vervullen. Toch lijken steeds meer psychiaters voorrang te geven aan hun medische rol. Hun positie in een multidisciplinair team bestaat er dan ook in, de diagnostiek te bewaken – met aandacht voor lichamelijke factoren – en de indicatie voor farmacotherapie te beoordelen. Bij deze indicatiestelling spelen de laatste jaren steeds meer economische argumenten een rol: kort en krachtig is de leuze (zie ▶ kader 7-10). Geleid door het principe van de 'beproefde praktijk' (▶ par. 7.1.1) doet men een beroep op effectstudies waarin vooral naar de efficiëntie gekeken wordt (kosten-batenanalyse: ▶ par. 7.1.2). In dergelijke onderzoeken wordt farmacotherapie dan vaak vergeleken met een geprotocolleerde, korte psychotherapiemethode en een combinatie van beide. In de meeste studies komt de combinatiebehandeling als meest effectief naar voren. Is het verschil met pure farmacotherapie echter niet zo groot, dan heeft behandeling met medicijnen vaak voorrang, omdat die meestal goedkoper is. Dezelfde redenering geldt wanneer de afzonderlijke behandelingen even effectief blijken te zijn. Psychotherapie vergt doorgaans meer tijd, inzet en geld.

Deze economische redenering lijkt heel logisch, maar hangt af van de gebruikte maatstaven en doeleinden. Medicijnen kunnen in korte tijd klachten verlichten of zelfs geheel doen verdwijnen. Dit betekent nog niet automatisch dat de betrokken patiënten in staat zijn tot een oplossing of betere hantering van belangrijke problemen die met die klachten lijken samen te hangen (als oorzaak of gevolg). Anderzijds werd in een geruchtmakende Amerikaanse rechtszaak een psychotherapeutisch centrum veroordeeld omdat het een ernstig depressieve patiënt niet de kans op een sneller herstel via medicatie had geboden. Dit wordt dus als een beroepsfout beschouwd, vergelijkbaar met het onvoldoende (laten) uitvoeren van medisch onderzoek bij klachten met een mogelijk lichamelijke verklaring. In steeds meer richtlijnen voor de behandeling van allerlei psychiatrische stoornissen gaat het allereerst om het uitproberen van medicijnen. Deze voorkeur voor farmacotherapie weerspiegelt niet alleen de groeiende invloed van de biologische psychiatrie – en de farmaceutische industrie? – maar wijst ook op een algemene medicalisering van de gezondheidszorg. Onder invloed van het medische model in de GGZ (zie ▶ par. 1.2.1) is de keuze voor psychotherapie onvermijdelijk onderworpen aan een vergelijking met farmacotherapie. De keuze voor de laatste kan wetenschappelijk verantwoord zijn, maar steunt steeds meer op economische maatstaven. Door in eerste instantie medicijnen voor te schrijven verantwoordt de hulpverlener zich tegenover de zuinigheidseisen van de ziekteverzekering. Anderzijds kan de voorschrijver zich laten leiden door verlaging van het risico van mogelijke aanklachten wegens het niet verstrekken van belangrijke hulpverlening (dit probleem van beroepsaansprakelijkheid doet zich in ongebreidelde vorm voor in de Verenigde Staten). Een laatste economisch motief kan de spaarzaamheid van de hulpverlener zelf zijn: werken met medicijnen vergt minder tijd en persoonlijke inzet dan psychotherapie bedrijven!

In essentie is het aan de cliënt om een 'weloverwogen beslissing' te nemen (zie ▶ par. 1.4). Dit betekent natuurlijk dat de keuzemogelijkheden met hun voor- en nadelen worden uiteengezet. Uiteraard moet de betrokken hulpverlener hiervan dan wel voldoende op de hoogte zijn (zie ▶ H. 8). In de praktijk blijkt het vaak om combinatiebehandeling te gaan. Toch beschikken we nog over relatief beperkte kennis over de *interactie tussen psychotherapie en farmacotherapie*. We onderscheiden de volgende mogelijkheden:

1. Er kan geen enkele wisselwerking bestaan, wat betekent dat een eventueel effect van beide volledig los van elkaar optreedt. In dat geval kan een beter resultaat van een combinatiebehandeling gezien worden als een additief effect: de optelling van twee gunstige uitkomsten die afzonderlijk van elkaar zijn opgetreden. Zo kan medicatie angsten dempen en slaapklachten verbeteren terwijl door relatietherapie de communicatie met de partner verbetert.

2. Bij een negatieve interactie is sprake van een nadelige onderlinge beïnvloeding. Meestal gaat het om medicatie die de werkzaamheid van psychotherapie hindert of afzwakt. Bepaalde medicijnen kunnen de waakzaamheid, de ondernemingszin of het geheugen onderdrukken, zodat de patiënt in psychotherapie niet ten volle de eigen

vaardigheden of mogelijkheden kan gebruiken. Als het ervaren van bepaalde emoties een essentieel onderdeel is van de psychotherapie, kan dit worden tegengewerkt door bepaalde medicijnen. Een bekend voorbeeld is het nadelige effect van kalmeringsmiddelen op de ontwikkeling van een normaal rouwproces.

3. Ten slotte kan een positieve interactie (synergie) optreden waarbij de ene behandeling het effect van de andere vergroot. Als een ernstig depressieve patiënt minder neerslachtig en energieker wordt dankzij antidepressiva, dan zal dit de inzet en actieve deelname bij een cognitieve therapie ten goede komen. Als een cliënt in een cognitieve therapie leert minder fatalistisch te denken over zijn manisch-depressieve stoornis, dan zal dit de therapietrouw aan blijvende medicatie (zoals het innemen van lithium) verhogen.

Onder verwijzing naar het placebo-effect (► par. 7.1.3) wordt soms beweerd dat bij elke farmacotherapie een psychotherapeutisch effect optreedt. Omgekeerd hebben psychotherapeuten gepoogd aan te tonen dat hun behandeling aantoonbare veranderingen teweegbrengt in het centrale zenuwstelsel. Zoals vaak onder concurrenten – ook binnen de psychotherapiewereld – probeert men de aanpak van de tegenstander in diskrediet te brengen en de eigen werkwijze te legitimeren. We hebben reeds onderstreept dat het specifieke werkingsmechanisme van psychotherapie moeilijk te onderzoeken is en dat uit het effect van een therapie niet meteen conclusies afgeleid mogen worden over de verklaring van effectiviteit (► par. 7.1.2). Trouwens, vele medicijnen worden op puur *pragmatische* gronden voorgeschreven zonder dat het werkingsprincipe helemaal bekend is. Het motto van de pragmaticus luidt: waardoor het werkt weten we niet, wel weten we dat het werkt. De lichtzinnige eclecticus kan bovendien denken 'hoe meer, hoe beter'. Deze verleiding tot polytherapie wordt dan nog groter als men de leuze huldigt 'baat het niet, het schaadt ook niet'. Deze houding kan echter wijzen op onkunde, gebrek aan kennis of onvermogen om de therapeutische onmacht onder ogen te zien.

Wat men ook voorstelt, of het nu het uittesten van een reeks pillen betreft of het uitproberen van psychotherapeutische technieken, het zal de houding van de cliënt beïnvloeden. Los van de vraag of dit ethisch verantwoord is (zie ► H. 8) moet de hulpverlener zich realiseren dat de attitude van de hulpvrager – diens kijk op het probleem en verwachting van de hulpverlening – nadelig kan werken. Een arts die ondanks geringe of afwezige verbetering allerlei pillen blijft uitproberen, kan niet alleen de problematiek van de patiënt medicaliseren (somatiseren), maar ook diens gevoel van hopeloosheid versterken. Anderzijds wordt de patiënt afhankelijk gemaakt van medische zorg. Iets dergelijks ontstaat ook bij onoordeelkundig gebruik van kalmeer- en slaapmiddelen. Bovendien leert de patiënt niet de problemen aan te pakken. Sterker nog: het snel 'verlichten' van de klachten neemt ook een belangrijk motief weg om naar andere (psychotherapeutische) hulp te zoeken. Omgekeerd kan een psychotherapeut door het eenzijdig psychologiseren van klachten de cliënt weghouden van – al was het maar de verkenning van – een medische aanpak. Verder kan een dergelijke houding een al begonnen en noodzakelijke farmacotherapie saboteren. Dit zijn in beide richtingen vormen van de eerder besproken negatieve interactie: het geloof in of de therapietrouw aan de andere benadering wordt ondermijnd.

Een vruchtbare combinatie van psychotherapie en farmacotherapie hangt af van een reeks voorwaarden:

- er is aangetoond dat de effectiviteit van de afzonderlijke therapievormen te beperkt is (te gering, te traag, te kort);
- men verwacht geen negatieve interactie tussen de behandelmethoden;
- de patiënt/cliënt aanvaardt het therapievoorstel en is in staat tot voldoende inzet/therapietrouw ten aanzien van beide behandelingen;
- de betrokken hulpverleners zorgen voor een constructieve samenwerking.

Een meersporenbeleid of eclectische praktijk is vaak een noodzaak, maar ook een complexe zaak (▶ kader 7-11). Zowel voor het onderzoek als de toepassing van een gecombineerde behandeling is er behoefte aan een betere opleiding van hulpverleners, zodat deze voldoende vertrouwd geraken met andere behandelvormen dan waarin zij geschoold zijn. Dit belangrijke thema wordt besproken in het volgende hoofdstuk.

Kader 7-11 Therapiekeuze bij boulimie

Bij boulimia nervosa (eetbuien gekoppeld aan braken, laxeren of ander gedrag om gewichtsstijging te voorkomen) kunnen *antidepressiva* een soms opvallende vermindering van de drang tot eten teweegbrengen. Dit effect is echter maar tijdelijk en gaat in vele gevallen niet gepaard met een verbetering van het negatieve lichaamsbeeld dat tot uiting komt in een blijvende vermageringswens. Farmacotherapie alleen loopt daarom vaak uit op een terugval. De problematiek lijkt op een 'eetverslaving' en wordt daarom door gedragstherapeuten behandeld met behulp van *zelfcontroletechnieken*. Relaxatietraining of een vorm van zelfhypnose (bij voorbeeld met gebruik van een cd) kan nuttig zijn als hulpmiddel bij een programma van zelfcontrole.

Vaak gecombineerd met gedragstherapeutische technieken, legt *cognitieve therapie* de nadruk op het veranderen van de zogenoemde irrationele opvattingen of denkwijzen ten aanzien van lichaam, voeding en gewicht. Door voorlichting (eventueel met behulp van lectuur of video) en vooral discussie worden verkeerde redeneringen of gedachten gecorrigeerd. Veel aandacht wordt geschonken aan het negatieve zelfbeeld van patiënten. Toegepast volgens een standaardhandleiding is het een van de best onderzochte therapiemethoden: vergeleken met gedragstherapeutische methoden (waarbij vaker terugval voorkomt) blijkt cognitieve therapie effectiever op korte tot halflange termijn. In de onderzoeken naar de effectiviteit van gedragstherapie en cognitieve therapie bij eetstoornissen werd als non-specifieke controlebehandeling de *interpersoonlijke psychotherapie* toegepast (zie ▶ kader 5-8). Reeds bekend als therapievorm bij depressies gaat het hier om de aanpak van interpersoonlijke problemen in het hier en nu. Deze problemen zouden samenhangen met negatieve emoties die men op een adequate manier moet leren uiten. In een dergelijke therapie wordt dus geen aandacht geschonken aan eten en gewicht. Toch blijkt uit vergelijkende studies dat interpersoonlijke psychotherapie een gunstig effect heeft op het eetgedrag van boulimiepatiënten: aanvankelijk treedt dit trager op dan bij cognitieve therapie, maar na een jaar is er geen verschil meer in effectiviteit.

Op grond van deze bevindingen kan er vanuit pragmatisch standpunt voor worden gepleit om te starten met een *combinatiebehandeling*. De patiënt wordt erover

geïnformeerd dat antidepressiva kunnen helpen om eerst de vicieuze cirkel te doorbreken, maar dat tegelijkertijd een psychotherapie kan worden gestart die op langere
termijn gunstig zal werken, zodanig dat de patiënt in de toekomst zonder medicijnen
kan. Op basis van de voorkeuren van de cliënt kan dan worden overlegd over de therapiekeuze: zelfcontrole, cognitieve therapie of interpersoonlijke therapie.

7.3   Samenvatting

Vooral wat de effecten betreft dient psychotherapie zich de laatste jaren steeds meer te
onderwerpen aan wetenschappelijk onderzoek. Men spreekt van wetenschappelijk verantwoorde of beproefde ('evidence-based') behandeling, wanneer effectonderzoek heeft
aangetoond dat de therapie 'werkt'. Meestal wordt met dit laatste bedoeld dat de stoornis is
genezen of de klachten zijn verlicht. Dat wordt doorgaans vastgesteld in randomised controlled trials (RCT's), waarin verschillende behandelingen onderling of met een placebo
of een wachtlijstgroep worden vergeleken en de deelnemende patiënten via het toeval aan
een van de groepen worden toegewezen. Gezien de beperkingen van dit onderzoeksmodel
zou echter ten minste ook onderzocht moeten worden hoe de behandeling werkt (mo-
deratoren/mediatoren) en of deze ook in de dagelijkse praktijk en bij deze patiënt werkt.
   Wat betreft de beoordeling van het behandelnut worden drie begrippen onderscheiden: werkzaamheid (*efficacy*) of het effect van therapie gemeten in researchomstandig-
heden; doeltreffendheid (*effectiveness*) of het behandeleffect in de dagelijkse hulpverleningspraktijk; en efficiëntie (*efficiency*) of het behandelresultaat beoordeeld in het kader
van een kosten-batenanalyse. Wie onvoldoende reageert op een behandeling wordt als
'non-responder' of therapieresistent omschreven. Als de behandeling wel het gewenste effect oplevert, is het lastig te bepalen of een resultaat ook daadwerkelijk aan die behandeling
is toe te schrijven. Meer nog dan de methoden of technieken van een bepaalde therapie
zijn spontane verbetering en algemene factoren ('placebo-effect') van invloed op het effect
van therapie.
   Steeds vaker wordt de psychotherapeutische praktijk aan de hand van behandelprotocollen (standaard, richtlijn, aanbeveling) gestroomlijnd. Dat geldt voor menigeen inmiddels als maatstaf van goed professioneel handelen. Het gaat hier echter om expert-consen-
sus: de protocollen worden door een groep deskundigen op basis van wetenschappelijk
onderzoek geformuleerd. Gegeven de kritiek kan deze aanpak echter beter aangevuld
worden met de gemeenschappelijke praktijkervaringen van een beroepsgroep. Meer procesonderzoek (wat speelt er zich af in therapie en hoe oefent de therapeut invloed uit op
de cliënt?) kan dan leiden tot richtlijnen voor het realiseren van essentiële therapiefactoren
en het bevorderen van relevante veranderingsmechanismen.
   De keuze van een behandeling wordt in de praktijk veeleer bepaald door de opleiding en voorkeur van de hulpverlener en de min of meer toevallige beschikbaarheid van
therapeuten binnen een regio of instelling. Veel therapeuten combineren elementen uit
verschillende therapieën (eclecticisme, integratie en synthese). In de praktijk worden
psychotherapie en farmacotherapie dikwijls gecombineerd, alhoewel de interactie tussen

beide niet goed bekend is. Geleidelijk tekent zich een voorkeur af voor farmacotherapie. Op basis van economische argumenten kiest men voor deze vorm van therapie, omdat deze efficiënter is (minder tijd, inzet en geld kost). Een ongemotiveerd, eenzijdig accent op psychotherapie of farmacotherapie kan echter het geloof in of de therapietrouw aan de andere benadering ondermijnen.

Zowel bij de therapiekeuze als bij het bijsturen van een reeds ingezette behandeling moet men rekening houden met de houding van de cliënt en dan vooral diens bereidheid tot verandering. Een belangrijke rol is hier weggelegd voor het motiveren (cognitief overtuigen en emotioneel stimuleren) van de cliënt door de therapeut. Afhankelijk van het veranderingsproces van de cliënt kan de therapeut zijn aanpak dan op twee manieren aanpassen: methodegericht (van therapeutische strategie veranderen of andere veranderingsprocessen activeren) of procesgericht (binnen eenzelfde therapeutische strategie de interventies aanpassen).

Valkuilen en vangnetten: in goede handen?

8.1   Gevaren van psychotherapie

» Het beeld van de perfecte, psychisch gezonde, onwankelbare therapeut is decennialang een gekoesterd ideaal geweest. «
(M. van Gael, *Tijdschrift voor Psychotherapie*, 1998)

In de geneeskunde is men al jaren vertrouwd met zogenoemde 'iatrogene' aandoeningen: stoornissen teweeggebracht door de arts of de behandelaar (zie ▶ kader 8-1). Van vele somatische behandelingen, met name medicijnen en chirurgische ingrepen, is bekend dat ze heel wat ongewenste en zelfs schadelijke effecten kunnen hebben. Artsen worden verondersteld hun patiënten hierover vooraf in te lichten en op bijsluiters van medicatie moeten mogelijke bijwerkingen worden vermeld. Met betrekking tot psychotherapie lijken deze regels niet van toepassing. De discussies over (wettelijke) regulering van het uitvoeren van psychotherapie beperken zich tot formele opleidingseisen. Eenmaal erkend (en vergoed) als psychotherapeut gaat men er blijkbaar van uit dat de toegepaste methode effectief is en enkel het heil van de cliënt bevordert. Eventuele twijfels over de effectiviteit van psychotherapie worden vaak stilzwijgend weggewuifd met de optimistische gedachte: 'baat het niet, het schaadt ook niet'. In de psychiatrie is intussen veel bekend over bijwerkingen van psychofarmaca, maar in de immense literatuur over psychotherapie zijn nauwelijks behoorlijke publicaties te vinden over gevaren, fouten en bijwerkingen. Anderzijds houdt het beroep van psychotherapeut ook risico's in voor de beoefenaar. Persoonlijke problemen waardoor een psychotherapeut dreigt vast te lopen in zijn werk hebben veelal te maken met het emotionele engagement in een intensieve werkrelatie met de cliënt. De geprivilegieerde maar gekunstelde relatie kan door beide partijen worden gebruikt om aan de frustrerende realiteit te ontsnappen. Niet alleen therapeuten kunnen hun vak of hun cliënten misbruiken, de omgekeerde situatie komt ook in allerlei vormen voor. Wanneer de therapeut dergelijke misbruiken negeert, kan zijn directe omgeving (partner, gezin) hiervan indirect het slachtoffer zijn.

Kader 8-1 Iatrogenie

Reeds eeuwen geldt voor artsen de regel van 'primum non nocere': zorg er allereerst voor geen schade aan uw patiënt te berokkenen. Dit adagium gaat terug tot Hippocrates, die in zijn leerboeken herhaaldelijk waarschuwde voor mogelijk negatieve invloeden van de arts. De moderne geneeskunde weet steeds minder raad met het verschijnsel iatrogenie. De term (iatros = heler, genezer) werd pas in 1925 geïntroduceerd door de Duitse psychiater Oswald Bumke. Hij beperkte de definitie evenwel tot psychische stoornissen, veroorzaakt door negatieve psychische invloeden van de arts. Veelal wordt het begrip iatrogenie in zeer ruime betekenis gebruikt voor alle stoornissen (ook somatische) veroorzaakt door alle mogelijke medische interventies. Eigenlijk zou men beter kunnen spreken van 'iatropathie', omdat de term iatrogenie enkel verwijst naar iets 'door de genezer teweeggebracht', ongeacht of dit positief of negatief is. Het begrip is echter in zijn ruime en ongunstige betekenis ingeburgerd geraakt.

8.1.1 Vergeten schaduwzijden

De moderne psychotherapie heeft haar wortels in de hypnose en deze werd na een spectaculaire carrière op het einde van de negentiende eeuw een erg controversiële behandeling (zie ▶ kader 2-1). Het debat, dat destijds breeduit in de publieke media werd gevoerd, ging over sensationele vragen zoals 'kan men onder hypnose iemand tot immorele handelingen aanzetten?' (bedoeld werden seksuele handelingen en misdaden). Andere, minder spectaculaire bijwerkingen van hypnose kregen weinig aandacht. Toch was reeds in de voorgeschiedenis van de hypnose (mesmerisme, magnetisme) een kritische noot te vinden. Een 'magnetiseur' en volgeling van Mesmer, de Franse Markies de Puységur (1751–1825), had vastgesteld dat de toestand van een van zijn patiënten geleidelijk slechter werd naarmate hij hem vaker bij publieke demonstraties magnetiseerde. De markies besloot wijselijk op te houden met dergelijke séances. Ook Sigmund Freud zag spoedig af van het gebruik van hypnose, vermoedelijk omdat hij de techniek slecht beheerste en daarbij wat onzeker was over bepaalde effecten ervan. Op zoek naar zijn eigen methode via vrije associatie en droomduiding, onderwierp hij zichzelf aan een soort 'zelfanalyse' via een correspondentie met zijn vriend Wilhelm Fliess. Uit deze briefwisseling blijkt hoe Freud met pijn en moeite zijn eigen verleden en allerlei gebeurtenissen in zijn leven ontleedde. Herhaaldelijk vermeldt hij de spanningen die met deze 'ontdekkingen' gepaard gingen: hij spreekt van hart- en maag- en darmklachten, bij wijlen sterke rusteloosheid, buien van zwaarmoedigheid en groeiende zelftwijfel. Freud ondervond dus 'aan den lijve' de nevenwerkingen van (zelf)psychotherapie.

Sigmund Freud was zeker niet gespeend van enige ijdelheid in het presenteren van zijn psychoanalyse als een revolutionaire wending in de kennis van de mensheid. Maar als therapeut werd hij al snel geconfronteerd met de mogelijke valkuilen en gevaren van de psychoanalytische behandeling. Zijn bezorgdheid over zogenoemde 'wilde analyse' bracht hem tot een discussie over de eisen die aan de analyticus gesteld moeten worden. Centraal in de psychoanalyse als therapiemethode staat de notie 'overdracht', de projectie van allerlei (vroegkinderlijke) gevoelens van de patiënt op de therapeut (zie ▶ par. 2.3.3). Zonder dit proces zou er geen sprake zijn van werkzame psychoanalyse. Sterker nog: een patiënt zal zich slechts van zijn onbewuste conflicten kunnen bevrijden na regressie in een *overdrachtsneurose*. Het gaat hier om een door de therapie uitgelokte, maar gewenste toestand, een soort iatrogeen artefact binnen het psychoanalytisch proces. Om de therapie te kunnen afronden bestaat de belangrijke taak van de analyticus erin deze overdrachtsneurose door te werken en op te heffen. Zo niet, dan ontstaat gevaar voor een ziekelijke afhankelijkheid van de patiënt of de ontwikkeling van nieuwe neurotische klachten. Een volgende therapeut zal dan voor de opdracht staan de eerder opgewekte overdrachtsneurose op te lossen. Dit kan uiteraard leiden tot een steeds langer durende therapie of een aaneenrijging van therapieën. Een van Freuds beroemde patiënten, de 'wolvenman', is hier een tragisch voorbeeld van. Geleidelijk besefte Freud trouwens zelf dat het beëindigen van een psychoanalyse een delicate aangelegenheid is. Terwijl de door hem beschreven therapieën veelal van korte duur waren, worstelde hijzelf – met het einde van zijn eigen leven reeds in zicht – met de gedachte dat bepaalde psychoanalyses misschien wel levenslang moeten doorgaan!

Kader 8-2 Tussen kunst en wetenschap

In de eerste helft van de vorige eeuw was men zich scherper bewust van de positieve en negatieve invloeden van (hypnotische) suggestie en de problemen met neurotische overdrachtsreacties. Het wakkerde echter niet direct het besef aan om ook de nadelige effecten van psychotherapie kritisch te beoordelen. Merkwaardig is het feit dat de opkomst van het behaviorisme – de grote tegenhanger van de psychoanalyse – evenmin bijdroeg aan meer aandacht voor de mogelijk pathologische invloed van een therapeut. Toch had John Watson in 1920, in zijn beroemde conditioneerexperiment met 'de kleine Albert', aangetoond hoe fobieën uitgelokt konden worden (zie ▶ H. 4). Men zal evenwel in de behavioristische literatuur tevergeefs zoeken naar het thema 'iatrogeen conditioneren'. De opkomst van de gedragstherapie als radicaal alternatief voor de psychoanalyse heeft ontegenzeggelijk een wetenschappelijke attitude het domein van de psychotherapie binnengesmokkeld. In dit spanningsveld 'tussen kunst en wetenschap' groeide de belangstelling voor effectmetingen enerzijds en therapievariabelen anderzijds.

Tegen het einde van de jaren vijftig van de vorige eeuw, op een moment dat zowel de gedragstherapie als de cliëntgerichte therapie geleidelijk wortel schoten, verschenen de eerste rapporten over mogelijk nadelige effecten van psychotherapie. De interesse voor het thema, vooral in de Verenigde Staten, werd grotendeels gestimuleerd door onderzoek van Carl Rogers en medewerkers. Baanbrekend in dit opzicht was de 'Wisconsinstudie': de door Rogers gepropageerde therapeutische condities voor verandering – empathie, echtheid en positieve attitude van de therapeut – werden geëvalueerd in een behandeling van schizofrene patiënten (zie ook ▶ par. 3.4.4). Er werden in het algemeen betere resultaten bereikt wanneer de therapeutische condities in hoge mate aanwezig waren, terwijl uitblijven van effect en zelfs verslechtering van de toestand leken voor te komen bij therapeuten die de genoemde karakteristieken in geringe mate bezaten. De bevinding dat een deel van de patiënten verslechterde na psychotherapie kreeg echter slechts beperkte aandacht.

Tot het einde van de jaren zestig van de vorige eeuw koesterde de psychotherapie zich in een haast triomfalistische sfeer. Een geleidelijk kritischer instelling werd aangemoedigd door enerzijds de groeiende 'scholenstrijd' tussen therapievormen en anderzijds de antipsychiatrische beweging. Psychotherapie werd het mikpunt van allerlei kritieken, van wetenschappelijke tot maatschappelijke. De discussie spitste zich toe op de vraag: heeft psychotherapie wel een specifiek effect of is het gewoon een placebo? Met deze kwestie werd het tijdperk van de gecontroleerde studies ingezet. In de methodologische debatten die tot op heden nog voortduren, kwam al spoedig de stelling naar voren dat, als men kan aantonen dat psychotherapie wel degelijk effecten sorteert, men per definitie moet aannemen dat er ook negatieve effecten kunnen optreden. Lange tijd werd de discussie overschaduwd door een felle 'scholenstrijd': gedragstherapeuten beschouwden psychoanalyse als een luxe tijdverdrijf, terwijl voor de psychoanalytici de tegenpartij alleen maar een 'symptoomverschuiving' bewerkstelligde. Intussen waren echter steeds meer concurrenten op het toneel verschenen: naast de systeemtherapeuten kende het 'flower power'-tijdperk een wildgroei aan 'nieuwe' therapieën. In een sfeer van sekten en communes verscheen een bonte mengeling van goeroes en geluksprofeten.

De populariteit van 'sensitivitygroepen' kreeg een flinke knauw toen uit een studie bleek dat de psychische toestand van een niet gering aantal deelnemers aan dergelijke groepssessies – vaak 'marathons' of 'weekends' – ernstig werd ontregeld. De negatieve publiciteit rond deze 'ervaringsgroepen', de gelijkenis met dubieuze religieuze sekten en wellicht ook het verslechterend economisch klimaat leidden ertoe dat men erg kritisch werd tegenover deze 'groei- en knoeigroepen'. Lange tijd echter bleef zowel het grote publiek als de professionele wereld nogal onverschillig ten aanzien van deze thematiek. Slechts de sensationelere aspecten van machtsmisbruik in psychotherapie maakten de tongen los. Het feminisme van de jaren tachtig van de vorige eeuw plaatste fysiek geweld, met name verkrachting en incest, in de publieke aandacht. De thematiek van seks en agressie in het kader van therapiemisbruik kwam nu op de voorgrond te staan. Rond seksueel contact tussen therapeuten en patiënten heeft lange tijd een 'samenzwering van het stilzwijgen' bestaan, die inmiddels slechts schoorvoetend en met veel weerstand door de vakgenoten is doorbroken (zie ▶ kader 8-9). De omvang van het probleem is moeilijk te schatten, maar cijfers in de Verenigde Staten en ook Nederland veroorzaakten een schokgolf in professionele verenigingen van psychotherapeuten. Hoe terecht de aanklachten tegen deze 'uitwassen' van de therapiecultuur ook zijn, door het vaak sensationele karakter van dergelijke misbruiken dreigt de aandacht te verschuiven naar de extreme schadevormen. Zoals seksueel misbruik veel meer omvat dan verkrachting of incest, zo blijft er een hele ijsberg van iatrogene problemen verstopt in het troebele water van diverse psychotherapievormen.

8.1.2 Nadelige effecten

Hoe vaak negatieve effecten bij psychotherapie voorkomen is moeilijk te schatten. In de weinige onderzoeken worden cijfers genoemd van drie tot zes procent van de cliënten die tijdens psychotherapie verslechterd waren. Een interessant gegeven komt uit een enquête bij psychotherapeuten over hun ervaring met hun eigen (leer)therapie: een vijfde vermeldde negatieve of ongewenste effecten! Het is duidelijk dat een schatting van de omvang van het probleem sterk wordt bepaald door de definitie van 'negatieve effecten'. In ruime zin wordt hieronder vaak ook de afwezigheid van enig gunstig effect of het voortijdig afbreken van therapie (drop-out) verstaan. Dit is natuurlijk erg misleidend en roept de vraag op of het gebruik van zo'n ambigue term het probleem niet eerder verdoezelt dan verheldert: een omschrijving zoals 'negatieve effecten' lijkt dan meer op een eufemisme ter vermijding van treffender begrippen zoals 'nadelige' of 'schadelijke' effecten (▶ kader 8-3).

> **Kader 8-3 Verslechtering door therapie**
> Een gangbare definitie van schadelijke effecten door psychotherapie verwijst naar elke vorm van blijvende verslechtering die direct is toe te schrijven aan de therapie. Deze definiëring omvat drie belangrijke componenten die elk afzonderlijk bijzondere vragen oproepen bij de beoordeling.
> 1. Het gaat om een *verslechtering*: wie bepaalt dit en betreft het alleen de toestand van cliënt? Het moge duidelijk zijn dat de betrokken partijen hierover van mening kunnen verschillen. Zo kan de cliënt lijden onder een gevoel van zelftwijfel na de

therapie, terwijl de therapeut het ziet als een uiting van door de therapie verworven zelfkritiek. Anderzijds kunnen cliënt en therapeut het er bijvoorbeeld over eens zijn dat een directere uiting van frustratiegevoelens een teken van verbeterde assertiviteit is, terwijl de partner van de cliënt het ervaart als een storende toename van agressiviteit. Ten slotte kan een andere therapeut menen dat de inzichten die een cliënt in een vorige therapie verwierf, slechts hebben geleid tot een sterkere rationalisatie waardoor het gevoelsleven van de cliënt nog minder toegankelijk is geworden.

2. Het gaat om een *blijvende* verslechtering: hier wordt dus niet bedoeld een tijdelijke verslechtering die deel uitmaakt van het therapeutisch proces. In zowat elke psychotherapiemethode zit een aspect van confrontatie (met zichzelf, de omgeving, het verleden), dat zonder twijfel onaangename emoties kan oproepen (angst, spanning, neerslachtigheid, woede). Maar hoe kan de therapeut weten dat dit een onvermijdelijk, deels zelfs 'gewenst' bijeffect van de therapie is? Wie garandeert dat deze fase van emotionele verwarring tijdelijk zal zijn en het uiteindelijke verloop van de therapie ten gunste komt? En zelfs als dit het geval is, dan sluit het nog niet uit dat zo'n noodzakelijk maar voorbijgaand effect op zijn beurt tot negatieve gevolgen van blijvende aard kan leiden: bijvoorbeeld als een cliënt na een emotionele sessie een ongeval veroorzaakt of in een neerslachtige bui zijn werk opzegt.

3. Het gaat om een verslechtering die *aan de therapie* is toe te schrijven: zoals bij positieve veranderingen tijdens of na therapie is het ook hier buitengewoon moeilijk om onweerlegbaar te bewijzen dat het schadelijke effect is veroorzaakt door de psychotherapie. Uiteraard kunnen positieve of negatieve veranderingen louter toevallig in de tijd samenvallen met de therapie en te wijten zijn aan heel andere invloeden of gebeurtenissen in het leven van de cliënt. Zouden therapeuten niet geneigd zijn om eerder positieve dan negatieve effecten aan hun interventies toe te schrijven?

We hebben elders uitgeweid over de complexiteit van effectmeting in psychotherapie (zie ▶ par. 7.1). Maar hoe men ook denkt over de aantoonbaarheid van therapie-effecten, aan één stelling valt niet te ontkomen: als therapeuten beweren dat ze gunstige veranderingen bij hun cliënten kunnen bewerkstelligen, dan moeten ze aanvaarden dat hun optreden evenzeer ongewenste of schadelijke gevolgen kan hebben. Uit het voorgaande blijkt evenwel dat het een schier onmogelijke taak is om een objectief of genuanceerd overzicht te bieden van de potentiële risico's van psychotherapie. Als gevolg van de hierna vermelde ongewenste effecten, maar ook door allerlei doelbewust teweeggebrachte veranderingen, kunnen zowel individuele als relatie- en gezinstherapieën ook een nadelige invloed uitoefenen op de *sociale context* van de cliënten: partners, familieleden, vrienden en werkmilieu kunnen hiervan de gevolgen ondervinden. Dit kan dan op zijn beurt weer bepaalde problemen bij de cliënten uitlokken of versterken.

Voor de cliënt zelf heeft het in-therapie-(geweest-)zijn enkele *algemene* gevaren of nadelen. Bepaalde cliënten kunnen zo afhankelijk worden dat ze een therapieverslaving ontwikkelen waarbij de therapie een vervanging van intermenselijk contact moet bieden, de leegte van het dagelijks bestaan moet opvullen of een onuitputtelijke bron of spiegel van zelfvoldaanheid moet aanreiken. Anderen vluchten voor allerlei verantwoordelijkheden en misbruiken therapieën als dekmantel of excuus tegenover sociale of maatschappelijke consequenties van hun gedrag. Cliënten die een zeer negatieve of traumatische ervaring in psychotherapie hebben gehad, kunnen een zodanig wantrouwen tegenover psychosociale hulpverleners ontwikkelen dat daardoor nieuwe mogelijkheden van gepaste hulpverlening ernstig worden bemoeilijkt of bij voorbaat uitgesloten. Vooral het langdurig in therapie zijn kan een negatieve etikettering (sociale labeling) met zich meebrengen: men wordt verondersteld 'zwak', 'ziek' of 'gestoord' te zijn. Therapieën bewerken een vaak ongemerkte, maar niet onbelangrijke verschuiving in allerlei normen en waarden (levensbeschouwelijke, maatschappelijke en morele opvattingen) van cliënten in de richting van wat therapeuten veelal impliciet en indirect als mening 'over goed en kwaad' laten blijken. Ten slotte kunnen therapieën in bepaalde gevallen ook aanzienlijke financiële offers van cliënten vergen.

De lijst van *specifieke* schadelijke effecten, in de zin van storende gedragsveranderingen bij cliënten, is haast onbeperkt. Het kan dan gaan om een verergering van het bestaande probleem, het weer opflakkeren van een 'oud' probleem (symptoomsubstitutie?), of het optreden van compleet nieuwe klachten of conflicten. We vermelden de belangrijkste nadelige repercussies die in de literatuur doorgaans worden gesignaleerd.

- Een eerste cluster omvat de triade depressie-regressie-agressie: het optreden van depressieve klachten; de neiging alcohol, medicatie of andere genotmiddelen te misbruiken; een verlies van impulscontrole met destructieve gevolgen voor zichzelf (suïcide) of voor anderen (antisociaal gedrag).
- Bij een tweede groep gaat het vooral om toegenomen angst en spanning die zich in allerlei vormen kan uiten: obsessie of fobie; posttraumatische stress-stoornis (na fysiek of seksueel misbruik); psychosomatische of psychoseksuele klachten.
- Een derde soort nadelige repercussies betreft vooral het zelfbeeld: verminderd eigenwaardegevoel, verhoogd schuldgevoel, neiging tot introversie en contactschuwheid.
- Ten slotte kunnen sommige patiënten tijdens of na psychotherapie psychotisch worden; de therapie heeft hen in verwarring gebracht of emotioneel ontredderd, waardoor de grens van de realiteitsbeleving wordt overschreden.

Bij al deze nadelige effecten wordt een min of meer rechtstreekse invloed van de psychotherapie verondersteld. Eerder *indirect* van aard is de mogelijke schade door een therapie die niet de normaal te verwachten verbetering geeft. Dit onnodig laten lijden van de cliënt kan te maken hebben met een indicatiefout: een andere psychotherapievorm of zelfs een totaal andere aanpak van de behandeling (bijv. farmacotherapie) ware aangewezen. Het kan ook een verkeerde diagnose betreffen waarbij een somatisch probleem werd veronachtzaamd. Zelfs bij een goede indicatie kan zich tijdens de psychotherapie een klacht voordoen die ten onrechte psychologisch wordt geïnterpreteerd, zodat een tijdige somatische interventie uitblijft. In deze en eerdergenoemde voorbeelden gaat het bijna steeds om een fout of tekortkoming bij de indicatiestelling en/of een onoordeelkundig uitvoeren van de therapie zelf. Dit laatste kan dan zowel aan de persoon van de therapeut als aan de toegepaste methode (techniek, strategie) liggen.

8.1.3 Macht en onmacht

Onvermijdelijk in de professionele hulpverlening staat de deskundige tegenover de hulp-vrager in een ongelijke machtsverhouding. Extreem gesteld gaat het om een relatie van sterke tegenover zwakke, redder tegenover hulpeloze, gezonde tegenover zieke. Psycho-therapeuten zijn bovendien gemachtigd toegang te verkrijgen tot de privésfeer, het in-tieme, het heel persoonlijke gevoelsleven van anderen. Gedurende de hele carrière van de therapeut duikt steeds weer het machtsgevoel op vanuit het idee, het besef of de wens een belangrijk iemand te zijn voor anderen: een steun, een toeverlaat, een trooster, een raad-gever wiens advies erg belangrijk geacht wordt, kortom: iemand die men nodig heeft, die gewaardeerd, bewonderd of geliefd wordt. Wellicht is therapie als vak niet vol te houden zonder enige bekrachtiging in dit opzicht: in elke hulpverlening zit een zekere zelfvoldoe-ning. Elke therapeutische relatie start dus per definitie vanuit een asymmetrische machts-verhouding. Dit impliceert meteen de volgende stellingnamen:

1. Er is geen therapie denkbaar zonder dat de therapeut enige invloed uitoefent op de cliënt.
2. Er is geen therapeutische invloed mogelijk zonder macht van de therapeut.
3. Er is geen sprake (meer) van een therapeutische relatie wanneer de therapeut con-trole mist (verliest) over het therapieproces.

> **Kader 8-4 Geen therapie als eerste keuze**
>
> Hoewel menig therapeut de mogelijke bijwerkingen en problemen moet herkennen, blijkt men slechts zelden bij een intake in overweging te nemen dat cliënten er beter aan toe kunnen zijn zonder psychotherapie in welke vorm dan ook. Bij de indicatiestel-ling wordt deze optie zelden grondig afgewogen en blijft het bij een inschatten of de cliënt voor een of andere therapiemethode geschikt zou zijn.
>
> Maar hoeveel cliënten krijgen te horen dat psychotherapie voor hen niet nodig of misschien zelfs nadelig is? Bij hoeveel cliënten blijft het bij 'watchful waiting', waarbij de therapeut uitsluitend in de gaten houdt hoe de problematiek zich ontwikkelt? Zoals bij het voorschrijven van medicijnen zou de hulpverlener evenzeer rekening moeten houden met mogelijk misbruik of negatieve bijwerkingen van psychotherapie. Het advies 'geen therapie aangewezen' kan trouwens in vele gevallen niet alleen heilzaam zijn voor de cliënt, maar ook voor de betrokken therapeut, zoals uit de volgende para-grafen zal blijken.

Invloed, macht en controle vormen een begrippentrio dat elkaar aanvult en overlapt. Ze zijn weliswaar niet de enige pijlers, maar toch essentiële ingrediënten in elke therapie-vorm, hoe expliciet of verborgen ze ook mogen zijn. Het gaat hier evenzeer om de controle van de therapieduur of de invloed van een hoofdknik als om de macht van het stilzwijgen of de impact van een suggestief advies. Een therapeut die deze elementen in zijn werk ont-kent kan er maar beter mee ophouden therapie te bedrijven: hij speelt een spel waarvan hij de regels negeert en kan een potentieel gevaarlijke manipulator zijn of worden. Dit brengt ons bij een ander cruciaal begrip: manipulatie (Van Dale: 'stuwing in een bepaalde, door de betrokkene eigenlijk niet gewenste richting'). De zogenoemde humanistisch therapeuten wijzen elke vorm van directe beïnvloeding af als een vorm van manipulatie (zie ► H. 3).

Sociaal psychologen en empirisch georiënteerde therapeuten daarentegen zien invloed als een fundamenteel aspect van therapie, zij het dat dan wel een constructieve invloed bedoeld wordt, dat wil zeggen: een positief gerichte invloed in het kader van een coöperatieve probleemoplossing in het belang van de cliënt. Daartegenover staat manipulatie als een invloed die uiteindelijk op het eigen voordeel (winst, overwinning) van de therapeut gericht is en negatieve consequenties heeft voor de cliënt, die zich – en dit is typerend voor manipulatie – 'slachtoffer' voelt van een beïnvloedingsproces dat hij/zij niet helemaal kan doorzien of begrijpen: men voelt zich (meestal achteraf) ergens 'genomen', 'gebruikt' of 'misleid'. Manipulatie in deze zin is dan ook destructief voor de therapeutische relatie, die uiteindelijk het welzijn van de cliënt moet beogen. Anders gezegd: als de therapeut via manipulatie 'wint', dan betekent zulks dat de cliënt altijd 'verliest' en dit is antitherapeutisch. We komen hier dichtbij het klassieke ethische probleem dat bij tal van interventies in de hulpverlenings- en welzijnssector opduikt, namelijk de vraag of het doel wel de middelen wettigt.

De mogelijkheid van een therapeut om een cliënt te beïnvloeden (en vice versa) is allereerst een aspect van de onderlinge relatie en niet een specifieke eigenschap van de betrokken personen. Met andere woorden: de therapeut 'bezit' niet de macht van de beïnvloeding, hij 'krijgt' deze binnen de relationele context van het therapiecontact. Vanuit de eerder genoemde asymmetrie van de relatie beschikken psychotherapeuten over een soms uitzonderlijke machtspositie, ook al valt dit niet direct op. Het blijkt reeds uit het feit dat zij de regie voeren over de setting waarin de ontmoeting plaatsvindt: ze kunnen een bepaalde cliënt aannemen of weigeren (doorverwijzen); ze bepalen de methode en tal van formele aspecten van de therapie (bijv. plaats, tijdstip, duur, frequentie, honorarium). Psychotherapeuten beschikken, gewild of niet, over een officiële macht (bijv. erkenning door zorgverzekeraars), worden verondersteld bijzonder kundig in iets te zijn en zijn hoe dan ook een modelfiguur aan wiens mening belang wordt gehecht, hetgeen impliciet betekent dat zij cliënten bekrachtigen of bekritiseren (afwijzen) naarmate hun mening, houding of gedrag overeenstemt of afwijkt van de hunne. Hoezeer therapeuten ook bewust hun best zouden doen om aan deze machtsvormen te ontsnappen, de macht daartoe ontglipt hen omdat ze inherent is aan de hulpverleningsrelatie. Willen zij eraan ontkomen, dan moeten zij gewoon ophouden met dit vak.

Therapie betekent dus macht of invloed uitoefenen, maar er is minstens evenveel *onmacht* mee gemoeid. Een therapeutische relatie is een functionele relatie met een dubbel kenmerk wat betreft de therapeut: ten eerste het relationele aspect. Dit zijn de eigen kenmerken van de therapeut als persoon, de individuele karakteristieken die zich ook buiten de therapiesituatie (in elk ander contact) doen gelden. Dit aspect staat in wisselwerking met het tweede, het functionele of 'ambachtelijke' aspect van therapie, dat wil zeggen: de kennis en kunde waardoor een doelgerichte hulpactie zich onderscheidt als professionele hulpverlening. De onmacht van de therapeut schuilt in beide aspecten. In het eerste geval gaat het om zijn eigen beperkingen als mens, de eigen persoonlijkheidskenmerken, de eigen blinde vlekken vanuit de individuele leer- en ontwikkelingsgeschiedenis, alsook vanuit de eigen concrete leefsituatie in het hier en nu (vgl. overdracht en tegenoverdracht, ▶ kader 8-6). Eigenlijk moet de therapeut er steeds voor anderen zijn, al wordt hij door die anderen bevestigd in zijn eigenwaardegevoel. Ook therapeuten kunnen zich gebruikt voelen, 'uitgezogen', waardoor er geen energie meer is voor het eigen privéleven. Men kan zich zodanig in de rol van therapeut inleven dat men niet meer in staat is om buiten de therapieruimte gewone, spontane contacten te leggen. Therapeuten kunnen zich machteloos 'meegezogen' voelen in de probleemwereld van de patiënt; ergens loert steeds het gevaar van 'infectie' met andermans problemen (zie ▶ par. 8.1.5). Naast deze vormen van onmacht in de persoonlijke relationele sfeer van de therapie, zijn er ook de meer functionele vormen van onmacht, de vaktechnische onmacht eigen aan het ambacht van psychotherapie. Daar is allereerst het onvermogen tegenover macrosociale invloeden: socio-economische situaties of sociaal-culturele patronen oefenen meer invloed uit dan het veranderingspotentieel van de therapie – de therapeut heeft het gevoel te 'dweilen met de kraan open'. Vele categorieën problemen of cliënten kunnen de therapeut machteloos maken (bijv. borderliners, psychopaten, verslaafden). En wat beginnen we met een elitair vakmanschap bij personen uit de laagste sociale klassen of marginale sectoren van de maatschappij?

Kader 8-5 Bronnen van macht

Therapeuten beschikken over een combinatie van machtsvormen waarvan de mate en het belang wisselen volgens de therapeutische relatie en de therapiesituatie (therapievorm, houding van cliënt, tijdsduur in het therapieproces, enz.). Daarbij kunnen vijf bronnen van macht onderscheiden worden:

1. beloningsmacht: de mogelijkheid beloningen te geven of positief te bekrachtigen;
2. macht door dwang: de mogelijkheid sancties op te leggen of te straffen;
3. macht van het model (norm): de macht die berust op de identificatiewens of de neiging zich te vergelijken met een bepaalde norm, standaard of model;
4. macht van de kennis (kunde): de macht die steunt op een (reële of veronderstelde) bijzondere kennis of vaardigheid;
5. officiële macht: een door de gemeenschap toegewezen macht aan een bepaalde sociale rol (vgl. titel, diploma).

Kader 8-6 Tegenoverdracht

In de context van de psychoanalyse (zie ▶ par. 2.3.3) verwijst tegenoverdracht – in strikte zin – naar de reactie van de therapeut op de emotionele 'overdracht' van de cliënt. Intussen heeft het begrip een veel ruimere betekenis gekregen, ook buiten de psychoanalytische therapieën, en doelt het op de globale emotionele reactie die het werken met een cliënt teweegbrengt bij de therapeut. Hierbij spelen de volgende factoren een rol.

— De levensgeschiedenis van de therapeut: in verhouding tot (bepaalde) cliënten kan zich een herhalingspatroon weerspiegelen van relaties met belangrijke personen uit het verleden van de therapeut (dit komt overeen met de beperkte psychodynamische definitie van tegenoverdracht).

— De persoonlijkheid van de therapeut: de 'typische' zijnswijze of levensstijl die tot uiting komt in alle interpersoonlijke relaties en op meerdere terreinen, ook buiten de therapie.

- Concrete invloeden in het hier en nu: plaats en tijdstip van de interactie, voorafgaande gebeurtenissen, algemene context van het huidige professionele en relationele leven.
- Kenmerken van de cliënt: de therapeut kan niet alleen een eigen reactie vertonen op de problematiek (aard van de hulpvraag) van de cliënt, maar ook op diens algemene kenmerken zoals leeftijd, sekse, aantrekkelijkheid, achtergrond en dergelijke; dit speelt een rol in spontane reacties van sympathie of antipathie ten aanzien van de cliënt.

Tegenover deze vormen van macht en onmacht kan de therapeut vele richtingen uit. Wanneer men zich onvoldoende rekenschap geeft van deze elementen of deze aspecten onvoldoende weet te integreren in het persoonlijke en professionele leven, dan dreigen allerlei reacties uit onmacht:

- vanuit een neiging tot autoritair optreden (dominantie, paternalisme) houdt men anderen voor hoe ze moeten leven;
- door overselectie van cliënten wordt men een soort superspecialist in een ivoren toren;
- door gebrek aan selectie bedrijft men supermarkttherapie met de reddersfantasie iedereen te kunnen helpen;
- men schrijft het eigen falen toe aan de cliënt (onwil, weerstand, gebrekkige motivatie, enz.);
- het eigen falen wordt versluierd achter kritiek op collega's en andere therapiemethoden, des te meer naarmate deze meer succes lijken te hebben;
- men raakt 'burnt out' ('opgebrand' of 'uitgeblust'), werkt nog enkel routinematig met interventievormen die zo min mogelijk persoonlijk engagement vragen.

Aan dit lijstje kan men nog een reeks toevoegen die betrekking heeft op reacties buiten de therapiesituatie: persoonlijke problemen, conflicten met eigen levenspartner, gezin, omgeving en dergelijke (zie ▶ par. 8.1.5). De vraag hoe dit alles te voorkomen of te verhelpen is, wordt gewoonlijk beantwoord door van de aspiranttherapeut allerlei vaardigheden en kwalificaties te eisen. Bijna steeds mondt de discussie uit in een controverse over de wenselijkheid van een persoonlijke *leertherapie*: voor de een is dit een onvermijdelijk vereiste, voor de ander een ongefundeerde pseudo-oplossing. Men moet dit eigenlijk kaderen in de totale context van de psychotherapeutische opleiding (zie ▶ par. 8.2).

8.1.4 Misbruik van therapie

Tekorten in het 'ambachtelijke' aspect van psychotherapie, de systematische toepassing van een bepaalde methodiek, kunnen zeker tal van fouten en mislukkingen verklaren. De achilleshiel zit echter veelal in de non-specifieke en persoonlijke component, de emotionele betrokkenheid van de psychotherapeut in een intensieve werkrelatie met de cliënt. De persoon van de therapeut kan op velerlei wijzen een hindernis zijn in het behandelingsproces. Het gaat dan niet alleen om de extreme situaties van een therapeut die zelf ernstig psychisch gestoord is of de therapiesituatie misbruikt om eigen seksuele behoeften uit te leven. De beroepsethische aspecten zijn erg divers en hebben vaak te maken met het spanningsveld tussen nabijheid en afstand in de hulpverlening (▶ kader 8-7).

Midden vorige eeuw heeft Carl Rogers de volgens hem noodzakelijke en voldoende condities voor therapeutische persoonlijkheidsverandering tot ideaalbeeld van de cliëntgerichte therapeut geproclameerd (zie ▶ H. 3). Deze blauwdruk van de helpende relatie bleef geen patent van één therapieschool, maar werd de hartenkreet van elke professie die een humanistische grondhouding in haar blazoen voert. Het credo van dergelijke hulpverleners is samen te vatten in de triade: empathie, acceptatie en echtheid. Dit drieluik blijft nog steeds een heilig schrijn in de therapiewereld, al werden vorm en inhoud ervan het voorwerp van onophoudelijke reflectie en discussie. In Rogers' visie had psychotherapie niets met 'behandelen' van doen. De kunst van de therapeut bestaat voor hem in het creëren van een unieke 'ontmoeting': een tegemoettreden en ontdekken van de ander waardoor deze weer zichzelf kan worden. Maar is dit niet wat elk intiem contact beoogt? En is het niet juist van een vriend dat men warmte, empathie en echtheid verwacht? In het mistige *grensgebied tussen vriendschap en psychotherapie* verdwalen tal van cliënten en therapeuten. Waarschijnlijk zou veel oneigenlijk gebruik van psychotherapie vermeden kunnen worden, wanneer de therapeut reeds bij de eerste contacten de verwachtingen van de cliënt peilt: zoekt deze een therapeut of een vriend? Goede therapie vindt weliswaar onvermijdelijk plaats in een sfeer van vriendschappelijkheid en kan lijken op vriendschap, maar kan of mag er niet gelijk aan worden (zie ▶ par. 1.1). Een vriend en een therapeut onderscheiden zich op essentiële punten. Op momenten van crisis heb je directe steun van een vriend nodig, onvoorwaardelijk en zonder verplichtingen. Dat soort steun kan of wil een therapeut niet echt bieden, omdat therapie méér wil zijn. Een goede vriend is er voor altijd, een therapeut moet zichzelf overbodig maken want therapie is eindig. Anderzijds biedt de therapeut een gestructureerde situatie van positieve en complete aandacht voor de cliënt, die zich steeds in de positie van vragende partij bevindt. Vriendschap daarentegen kan niet in een dergelijk rollenpatroon worden gestructureerd; daarmee zou ze immers haar fundamenten ondergraven: spontaniteit en wederkerigheid.

> ### Kader 8-7 Maximale nadering met behoud van distantie
> Als omschrijving van het kernprobleem van de therapeutische relatie gebruikte de Utrechtse hoogleraar psychiatrie H.C. Rümke de slagzin: 'maximale nadering met behoud van distantie'. Wanneer hij zich afvraagt aan welke eisen een arts moet beantwoorden om een goede psychotherapeut te zijn, schrijft hij in 1948: 'Zeer veel hangt van de persoonlijkheid af, maar niet minder belangrijk is de omvang en precisie van zijn kennis. Ook iemand met voortreffelijke aanleg kan de psychotherapie alleen beoefenen wanneer hij zijn werk verstaat. Maar met kennis alleen is hij nog geen goed psychotherapeut. Zijn persoonlijkheid speelt inderdaad een grote rol.' Van realiteitszin getuigt Rümkes bespreking van *de gevaren van het beroep*, want de psychiater staat voortdurend 'in de spanningsvelden van het gestoorde psychische leven'. 'Is het dan een wonder dat een psychiater-psychotherapeut zijn eenvoudig levensgevoel verliest,

dat hij relativist wordt, dat zijn hart verkilt, zijn ethiek verslapt, dat hij zijn krachten overschat of dat hij in minderwaardigheidsgevoel verstrikt raakt, dat hij het oog van de algemeen geldende normen van het gewone behoorlijke leven verliest?' Als maatregel en bescherming hiertegen acht Rümke voor de psychiater zeer belangrijk dat hij een normaal gezinsleven heeft en, meer nog, 'dat hij contact houdt met mensen die geheel buiten zijn arbeidsveld leven, dat hij contact houdt met de medische wetenschap en praktijk als geheel, dat hij zich voor alles niet isoleert, ook niet in een kring van gelijkgestemde psychotherapeuten'. Enigszins verrassend voegt hij aan dit lijstje toe: 'dat hij dikwijls vakantie neemt'!

Vergelijkbaar met genotmiddelen of pijnstillers schuilt een belangrijk risico van psychotherapie in haar directe en kortstondige bijwerking op het moment van 'gebruik': de piekervaring of roes van het intieme contact. En dit geldt voor beide 'verbruikers', cliënt én therapeut. Tijdelijk afgezonderd van het routinebestaan, in een geïsoleerde kamer, als in een ruimtecapsule onttrokken aan de zwaartekracht van het dagelijks leven, hebben zij slechts oog en oor voor elkaar. Het gevaar voor verslaving bij cliënten is vrij bekend en tal van charlatans in de 'groei-en-bloei'-business weten dit handig uit te baten/buiten. Weinig aandacht evenwel wordt er geschonken aan mogelijke therapieverslaving bij therapeuten zelf. Het lijkt een nog beter verdoezeld gegeven dan dat van de vele artsen die persoonlijk misbruik maken van de pillen of spuiten die ze hun patiënten voorschrijven. Men kan er natuurlijk tegen opwerpen dat psychotherapie een veeleisend vak is waarvan een intensieve beoefening snel tot verzadiging leidt, zodat overconsumptie door de therapeut een denkbeeldig gevaar lijkt. Als extra argument hiervoor kan men verwijzen naar de wijd verspreide beroepsziekte onder hulpverleners: burn-out (zie ▶ par. 8.1.5). Daartegenover kunnen sommige psychotherapeuten snel 'opbranden' bij te lange blootstelling aan het gewone dagelijkse leven buiten de therapiekamer!

Wellicht speelt hier opnieuw de grensoverschrijding tussen therapie en vriendschap een invloedrijke rol, maar nu ten nadele van de therapeut. In hun directe omgeving blijken sommige psychotherapeuten niet langer tot 'gewoon' vriendschappelijk contact in staat te zijn of geacht te worden. Hun maatschappelijke positie en bijzondere prestige (al dan niet door hen zelf aangewakkerd) vormt een hinderlijke belemmering in niet-professionele omgang: of ze worden louter in de rol van deskundige raadgever benaderd of er wordt een te persoonlijk contact met hen vermeden. Dit laatste kan berusten op de angst in elk gesprek door de therapeut 'geanalyseerd' te worden (de fantasie van de therapeut als 'helderziende') of ook de vrees aan het verkeerde adres te zijn ('een therapeut is al hele dagen bezig met de problemen van mensen, laat ik hem/haar maar niet lastig vallen met mijn vragen of probleempjes'). Zowel therapeut als omgeving kunnen de mogelijkheid tot vriendschappelijk contact verhinderen. Maar als een therapeut buiten zijn vak geen goede vriend kan zijn, houdt hij al spoedig op een goede therapeut te zijn. Psychotherapie kan slechts heilzaam zijn en aan misbruik ontsnappen, wanneer zowel voor therapeut als cliënt het onderlinge contact een schakel is (wordt) in een ruimer communicatienetwerk. Wordt het therapeutisch contact niet meer van buitenaf gevoed, dan zal het uitdrogen tot een ijl schimmenspel of ontaarden in een kwalijk broeinest. Sommige therapeuten weten zich overeind te houden dankzij hun werk. Enerzijds heeft dit natuurlijk te maken met de bijzondere voldoening van het psychotherapeutisch bezig zijn. Anderzijds kan de therapeut verstrikt raken in een vicieuze cirkel van vervreemding tegenover zijn directe omgeving: psychotherapie kan zowel het wereldbeeld als het concrete contacten aangaan van een therapeut zo vervormen, dat hij 'wereldvreemd' wordt en slechts soelaas meent te vinden in de therapeutische arbeid.

Psychotherapie is een cultuurgoed geworden in een gepsychologiseerde samenleving (zie ▶ par. 1.2). Een groot gevaar schuilt in de cultivering van de psychotherapeutische relatie als ideaal prototype van tussenmenselijke omgang in een geanonimiseerde maatschappij. In deze context dreigt psychotherapie een bijzondere microsamenleving te worden, waarin de betrokkenen leren 'samenleven' met zichzelf. Zowel cliënt als therapeut neigen dan tot idealisering van hun geprivilegieerde maar gekunstelde contact met elkaar. Van een ervaren therapeut wordt verwacht dat hij de subtiele balans tussen bevrediging en frustratie in het psychotherapeutische werk weet te hanteren. Naarmate therapeuten zelf in hun 'gewone' leven gefrustreerd worden, bestaat echter het gevaar dat ook zij (en niet alleen de cliënten) in het psychotherapeutisch bezig zijn vooral op zoek gaan naar de compenserende bevrediging. Psychotherapie wordt dan een idyllisch eiland voor een stel schipbreukelingen. In een soort fugue à deux merkt de therapeut dan niet dat de paradijselijke oase van de psychotherapie een groteske fata morgana is.

> **Kader 8-8 Therapeut en cliënt: een paar apart**
>
> Wanneer therapeut en cliënt een bijzondere microkosmos opbouwen, kan de aard van hun relatie vergeleken worden met de 'neurotische' relatiepatronen van echtparen of gezinnen:
>
> de *angstneurotische* therapierelatie is te vergelijken met een sanatorium dat zijn bewoners immuun afschermt van de angstkiemen uit de buitenwereld. Het gevoel de sterke leidende figuur te zijn dient hier als camouflage voor de overigens onzekere therapeut. In dit geval is het belangrijk dat de cliënt afhankelijk en steunzoekend blijft, want de therapeut is een reddersfiguur die 'leeft' van de hulpverlening.
>
> Het *paranoïde* cliënt-therapeut-paar heeft zich verschanst in een vesting die niet in te nemen is door de agressieve buitenwereld. Deze therapeut acht zich 'onbegrepen' ('verlaten' of 'verworpen') en kan de eigen onmacht kanaliseren via identificatie met de 'machteloze' of 'rebellerende' cliënt. Deze laatste kan dan aangemoedigd worden tot acting out van agressie die bij de therapeut zelf leeft (bijv. aanzetten tot echtscheiding).
>
> De *hysterische* therapiesituatie lijkt op een *toneel* waarin de spelers de illusie van intimiteit koesteren. In de rol van 'geliefde' of 'voyeur' weet de therapeut te ontsnappen uit de depressieve leegte van het dagelijkse bestaan. Hier moet de cliënt 'geïmponeerd' worden of ensceneert de therapeut een geritualiseerde flirt (met gevaar voor seksueel misbruik).

De keuze van het beroep psychotherapeut kan berusten op dubieuze motieven (zie ▶ par. 8.2.1). Maar al dan niet bepaald door zijn persoonlijke voorgeschiedenis kan een therapeut zijn werk in allerlei opzichten misbruiken ten nadele van de cliënten. De hierboven genoemde scenario's zijn daar voorbeelden van, waarbij de cliënt in een door de therapeut geregisseerde positie (complementaire rolverdeling) terechtkomt. Ook los van de 'zwakke' plekken van de cliënt kan de therapeut oneigenlijke doelen nastreven:

- Zelfoverschatting met reddersfantasieën: de behoefte anderen te helpen is ontspoord in een 'roeping' met kenmerken van ingebeelde almacht of grootheid.
- Bevrediging van narcistische verlangens: vanuit de behoefte aan zelfbevestiging wil de therapeut bewonderd en geliefd worden door cliënten.
- Voyeuristische behoeften: geprikkeld door ongezonde nieuwsgierigheid wordt de therapie een bespieden van het privéleven van anderen.
- Zelfbescherming: eigen problemen van de therapeut worden ontweken of afgeweerd doordat hij zich concentreert op problemen van anderen.
- Verwerking van eigen problemen: reacties naar de cliënt toe (commentaren, interpretaties, opdrachten) zijn gevoed vanuit de eigen problemen van de therapeut.

Kader 8-9 Seksueel misbruik door therapeuten

Tegenwoordig hebben alle verenigingen voor psychotherapeuten een expliciete beroepscode die seksueel contact met cliënten verbiedt (zie ▶ kader 8-18). De aandacht voor seksueel misbruik in het algemeen heeft ertoe geleid dat deze thematiek in het kader van een hulpverleningsrelatie meer in het openbaar is gebracht. Het kan gaan om een vorm van grensoverschrijdend gedrag waarbij de therapeutische relatie zogenaamd vriendschappelijk wordt. In andere gevallen betreft het puur machtsmisbruik. De bijzondere vertrouwelijkheid binnen psychotherapie, gekoppeld aan de soms intense emotionele band met tijdelijke afhankelijkheid (machtsongelijkheid) ten opzichte van de therapeut, maakt een cliënt erg kwetsbaar. Maar een cliënt die zich psychisch 'blootgeeft' of een troostende knuffel wil, drukt daarmee nog geen seksueel verlangen uit! Zelfs al zou een cliënt op een of andere wijze zich hiertoe laten 'verleiden', dan nog betekent dit geen vrijgeleide voor de therapeut. Deze moet in alle omstandigheden de grenzen van de therapierelatie bewaken.

Hoe vaak grensoverschrijdingen in een therapierelatie voorkomen is moeilijk te schatten. Opvallend genoeg is er zeer weinig onderzoek naar gedaan bij cliënten! De meeste onderzoeken betreffen anonieme enquêtes onder therapeuten, maar deze gegevens hebben een twijfelachtige betrouwbaarheid. Wel blijkt uit diverse studies dat het risico van misbruik niet verschilt met de basisopleiding van de hulpverlener: psychiater, psycholoog of maatschappelijk werkende. Wel gaat het in de overgrote meerderheid van gesignaleerde gevallen om heteroseksuele contacten door mannelijke therapeuten. Bij vrouwelijke therapeuten komen er relatief meer homoseksuele contacten met cliënten voor. De risicocliënt is afhankelijk ingesteld, sociaal geïsoleerd of relationeel gefrustreerd; vaak gaat het om emotioneel kwetsbare of labiele personen (bijv. incestslachtoffers en cliënten met een borderline persoonlijkheidsstoornis).

Typische signalen van een (mogelijk) misbruikscenario zijn gedragingen van de therapeut die afwijken van de gewone therapierelatie: extra tijd voor cliënten, contact buiten de therapie-uren of spreekkamer, meer fysiek contact, persoonlijke ontboezemingen ('zelfonthulling'), familiariteit of zogenaamd vriendschappelijk optreden. Bij sommige therapeuten blijft het bij een eenmalig 'slippertje', een uit de hand gelopen verliefdheid van een eenzame of gefrustreerde therapeut, die kampt met professionele of relationele burn-out. Bij anderen wordt het evenwel een patroon van herhaald misbruik, waarvoor verschillende scenario's mogelijk zijn:

- de therapeut keert de rollen om door over zijn persoonlijke frustraties te praten en de cliënt de positie te geven van de enige steunende en begrijpende figuur in zijn leven;

- de therapeut weet cliënten met seksuele problemen ertoe te brengen een soort 'sekstherapie' met hem te bedrijven;
- de therapeut gaat zogenaamd in op alle wensen van de cliënt en 'corrigeert' het affectietekort (het redderstype);
- de therapeut maakt cliënten afhankelijk door vleien of verleiden (het narcistische type van de vrouwenversierder);
- de therapeut toont een patroon van machtsmisbruik tot en met verkrachting (het antisociale type van de manipulator).

Welke maatregelen kunnen er nu getroffen geworden bij seksueel misbruik door therapeuten? Uiteraard moeten cliënten bereid zijn dit te onthullen en een klacht neer te leggen bij de beroepsvereniging of de rechtbank. Vele cliënten voelen zich echter mede schuldig of getraumatiseerd – vergelijkbaar met incestslachtoffers: we kunnen spreken van 'therapeutische incest' – zodat zij hier moeilijk toe in staat zijn. Zij moeten dit zelf nog verwerken en hebben hiervoor nieuwe therapeutische begeleiding nodig, terwijl zij – heel begrijpelijk – hulpverleners zullen wantrouwen. Vooral bij de genoemde risicocliënten moeten hulpverleners steeds alert zijn op een geschiedenis van (herhaald) misbruik, die verborgen wordt gehouden. Ten aanzien van de betrokken therapeuten kunnen er repressieve maatregelen worden getroffen, zoals sancties van de beroepsvereniging of straffen van een rechtbank. Als zij hiervoor openstaan, kunnen therapeuten zelf in behandeling gaan voor hun persoonlijke problemen. Belangrijk zijn ook preventieve maatregelen: meer aandacht voor de problematiek tijdens de opleiding van de therapeut, meer supervisie en intervisie, snellere melding van 'verdachte' contacten (eventueel via een vertrouwenspersoon). Beroepsverenigingen zijn het niet eens over principiële uitspraken over de toelaatbaarheid van persoonlijke relaties met ex-cliënten: voor sommigen moet dit mogelijk blijven, anderen bepleiten een tijdelijke abstinentieregel (bijv. gedurende twee jaar na het einde van de therapie geen persoonlijke relatie met een ex-cliënt), maar psychoanalytici verdedigen een levenslang verbod omdat in hun ogen de therapeutische overdrachtsrelatie steeds blijft bestaan.

Machtsmisbruik door therapeuten kan niet geloochend en mag zeker niet vergoelijkt worden. Maar het omgekeerde fenomeen, *misbruik van de therapie door de cliënt*, mag evenmin veronachtzaamd worden. De cliënt als 'vragende' partij lijkt reeds a priori verontschuldigd en de therapeut moet de situatie maar weten te hanteren (vgl. overdracht). Maar hoeveel therapeuten beseffen dat zij zichzelf laten misbruiken door hun cliënten? Velen stellen dit niet ter discussie of lijken het te accepteren als een deel van de job. Zou het niet kunnen dat anderen hiervoor de prijs betalen, dat bijvoorbeeld de directe omgeving van de therapeut (partner, gezin) hiervan indirect slachtoffer wordt? Voorbeelden van verkeerd gebruik of misbruik van psychotherapie door cliënten zijn:

- het rationaliseren van gevoelens van vijandigheid tegenover figuren uit de directe omgeving;
- het ontwikkelen van een superioriteitsgevoel tegenover anderen, die niet in psychotherapie (geweest) zijn;
- het koesteren van een zelfvoldaanheid in een onverzadigbare fascinatie voor de eigen psyche;

- het gebruik van therapie als substituut of alibi voor daadwerkelijke verandering;
- het cultiveren van een 'warm' gevoelsklimaat ter vermijding van de 'harde' confrontatie met de dagelijkse realiteit;
- het onderhouden van een afhankelijkheid ten aanzien van therapie of therapeut.

Al kan de ervaren therapeut deze valkuilen vrij snel ontdekken, toch kan het bij gewiekste cliënten heel wat tijd en achteraf des te grotere frustratie kosten eer de therapeut het door heeft. Dit geldt ook voor het misbruik van therapie om bepaalde voordelen te verwerven, zoals erkenning (financiële vergoeding) van arbeidsongeschiktheid of ontsnapping aan bepaalde te verwachten sancties (bijv. juridische vervolging). Vele, zo niet alle therapeuten tonen aanvankelijk een *naïef geloof* in het verhaal van cliënten – Rogers' mythe van de 'positieve aanvaarding' speelt hier een belangrijke rol. Zal men cliënten hoogstens enige dramatisering of 'neurotische' vervorming van hun informatie toeschrijven, uiterst zelden zal men de hulpvrager verdenken van leugens of verzinsels. Dat er ook zoiets als 'nagebootste' problematiek kan bestaan – het psychotherapeutische Munchausensyndroom – wordt zelden als mogelijkheid overwogen. Therapeuten vertrekken bijna vanzelfsprekend van het idee dat een hulpvraag wel degelijk een vraag om hulp is, dat wil zeggen dat men begeleiding of behandeling zoekt om een persoonlijk probleem te verbeteren of op te lossen (zie ▶ kader 1-14).

De stap naar de hulpverlener kan echter heel andere intenties hebben: de valse motieven, verdoezelde bedoelingen of geheime agenda van de cliënt (zie ▶ kader 8-10). Deze verdoezelde bedoelingen en andere dubieuze motieven komen ongetwijfeld vaak voor in therapieën als tijdelijk verschijnsel, secundair fenomeen of deelaspect van de behandeling. Het wordt evenwel problematisch wanneer een dergelijk motief de primaire doelstelling is die als zodanig niet (tijdig) door de therapeut herkend en ontmaskerd wordt. In de genoemde voorbeelden gaat het om misbruik van de therapie als doel op zich óf misbruik van de therapie voor andere doeleinden dan constructieve veranderingen in de eigen leefwereld. Therapie levert dan belangrijke secundaire winst op, omdat zij dienst doet als middel tot intellectuele zelfbevrediging en vermijding van verantwoordelijkheid of concrete betrokkenheid in de reële leefsituatie.

Kader 8-10 De geheime agenda in relatietherapie

Vooral in problematische partnerrelaties moet men bijzonder alert blijven op allerlei vormen van misbruik door cliënten. Enkele typische voorbeelden van dergelijke onuitgesproken schijnmotieven zijn de volgende:

- 'Alles is geprobeerd, nu kunnen we scheiden', dat wil zeggen dat een cliënt (of het paar) eigenlijk de relatie al afgeschreven heeft, maar omwille van mogelijke schuldgevoelens of reacties van de omgeving nog een laatste schijnpoging doet om de relatie te redden.
- 'Ik krijg je wel klein' is de situatie waarin een cliënt van de therapie gebruik (in feite misbruik) maakt om de veelal voor de buitenwereld succesrijke of geliefde partner de grond in te boren, terwijl van de therapeut verwacht wordt dat hij als een stille maar 'officiële' getuige dienst zal doen.

- 'Zorg jij maar voor hem (haar)' is de uitkomst die een cliënt in de therapie zoekt om aan de emotionele druk van de partner te kunnen ontsnappen en zich affectief ontlast te voelen.
- 'We kunnen niet zonder therapeut' verwijst naar paren die van therapie een soort carrière maken, waarbij ze hun onderlinge conflicten vermijden en de wankele relatie instandhouden door de ene na de andere therapeut te 'verslijten'.
- 'Geef toe dat ik gelijk heb' is het spel dat een cliënt (of het paar) opvoert met de enige bedoeling om door de therapeut als 'rechter' het eigen gelijk (onschuld) bevestigd te krijgen.

Een mogelijk foutieve indicatie schuilt in een therapiekeuze die geen echte keuze is voor de betrokken therapeut. Op verzoek van een derde neemt men iemand in behandeling voor wie de therapeut in andere omstandigheden zichzelf of de eigen werkwijze niet geschikt zou achten. Het gaat hier om 'derden' die misbruik maken van de therapeut, die onder druk van buitenaf een verkeerde indicatie stelt. Bekend is het in behandeling nemen van familieleden, vrienden of kennissen; meestal zullen therapeuten dit strikt vermijden, maar niet zelden capituleren ze toch voor sterke of aanhoudende psychologische pressie, waarbij meestal geappelleerd wordt aan de verschuldigde loyaliteit van de betrokken therapeut. De druk om iemand in therapie te nemen kan evenwel ook betrekking hebben op een categorie cliënten met wie men geen bijzondere of mogelijk storende relatie buiten de therapie heeft. Men aanvaardt dan een cliënt voor therapie uit 'verplichting' tegenover invloedrijke officiële instanties, belangrijke collega's, bijzondere andere cliënten, de eigen familie of kennissenkring. Wanneer men zich in zo'n context tot het aangaan van een therapie laat verleiden, gaat deze van start met de potentieel ongunstige hypotheek van een soort 'gedwongen huwelijk'. Dit zal de therapeut vroeg of laat opbreken, zodat de cliënt vermoedelijk geen dienst bewezen wordt met een dergelijk therapieaanbod.

8.1.5 Beroepsziekten

Terwijl patiënten in het algemeen van artsen een onverstoorbare gezondheid verwachten (de mythe van de medische immuniteit), wordt bij psychiaters daarentegen een kwetsbare of labiele psychische toestand verondersteld (de mythe van de psychopathologische infectie). Of de geestelijke gezondheid van psy-professionelen (psychiaters, psychologen, psychotherapeuten) echt zorgwekkender is dan die van andere hulp- of dienstverlenende beroepsgroepen laten we in het midden. Feit is dat hun psyche bij leken een bijzondere bron vormt van verbeelding en ironie. Anderzijds moet elke ervaren psychotherapeut bekennen dat zijn beroep even stresserend als boeiend kan zijn. Wanneer therapeuten in de problemen raken, is het niet eenvoudig hen hulp te bieden, wat dus een extra handicap voor de beroepsgroep betekent. Daarom moet veel meer belang worden gehecht aan preventie. Groeiend besef van de specifieke problemen van psychotherapeuten blijkt uit een toenemende interesse in de vakliteratuur voor de impact van het gezinsleven op het psychotherapeutisch werk en vice versa. We beperken ons hier tot enkele beschouwingen over de mogelijk negatieve gevolgen van het beroep van psychotherapeut voor diens directe omgeving (partner, gezin) en sociaal leven. De besproken risico's en problemen zijn bij uitstek van toepassing op de solopraktijk van zelfstandig gevestigde therapeuten.

Elk veeleisend of fascinerend beroep kan ertoe leiden dat er weinig energie beschikbaar blijft buiten het werk. In het geval van psychotherapie betreft het een bijzondere *emotionele investering* in het omgaan met cliënten, mogelijk ten koste van persoonlijke relaties buiten het werk. Als remedie tegen burn-out heeft de therapeut behoefte aan een bepaald terrein in zijn leven waarop hij voor zichzelf leeft en waarbij meer zelfexpressie dan zelfverloochening wordt gevraagd. Maar partner of gezin moeten dan bereid en/of in staat zijn de mogelijkheid en 'ruimte' daartoe beschikbaar te stellen. En wat doet de therapeut dan met de behoefte aan zelfexpressie van de partner of andere gezinsleden? Communicatief kunnen allerlei elementen storend werken. Zo is er het beroepsgeheim: dat legt aanzienlijke beperkingen op aan het praten met naasten over werkervaringen of problemen in de werksituatie. Anderzijds kan de communicatie met verwanten of vrienden vertroebeld worden door de beroepsmisvorming die kan optreden en de wereld buiten de therapie door de specifieke *professionele bril* doet bekijken. Er bestaat dan het gevaar van therapeutische kortzichtigheid of psychopathologische bijziendheid. Het gewone dagelijkse leven krijgt slechts betekenis vanuit de selectieve aandacht voor wie of wat psychosociaal verstoord is en daarom 'therapie' nodig heeft, of niet meer vatbaar voor verandering zou zijn.

Naast de valkuil van psychiatrisering of therapeutisering – doordat men niet uit zijn professionele rol kan stappen – kan ook het tegenovergestelde voorkomen: de miskenning of ontkenning van problemen in de eigen partner- of gezinsrelaties. Dit kan verschillende verklaringen hebben. Het kan wijzen op het onvermogen van de therapeut om van rol te veranderen: van therapeut tot echtgenoot of ouder. Het privéleven dwingt onvermijdelijk tot rolaanpassing in een verschillend script: de primadonna-rol en de 'gecontroleerde intimiteit' vervallen thuis. Bovendien kan het dagelijkse leven saai of 'gewoon' lijken en de ontboezemingen of klachten van gezinsleden zo 'triviaal', vergeleken met de intense dramatiek die in de therapiekamer beleefd wordt. De bijzondere intimiteitservaring (met soms sterke aantrekking, neigend tot verliefdheid) in psychotherapie kan bedreigend zijn voor de partners van zowel cliënt als therapeut. Voor deze laatste kan het werk dan zo'n ego-trip worden, dat niemand als volwaardig 'alter ego' geaccepteerd wordt. Een psychotherapeut wordt voortdurend, binnen en buiten zijn werk, geconfronteerd met de kunst om te leren leven met allerlei onvolmaaktheden: van cliënten, van geliefden en niet in het minst van zichzelf. Neemt men deze essentie van psychotherapie ter harte, dan weeft men het beste vangnet over de eigen valkuilen.

Kader 8-11 Burn-out en compassiemoeheid

De term *burn-out* (letterlijk 'opgebrand-zijn') verwijst naar een toestand van emotionele uitputting die vooral optreedt bij mensen in contactuele beroepen, zoals het onderwijs of de gezondheidszorg. De term wordt inmiddels al lang gebruikt voor mensen uit andere beroepen die hun werk zo goed mogelijk proberen te doen maar erin vastlopen. Het gaat in principe om gezonde mensen die lange tijd goed gefunctioneerd hebben, maar geleidelijk in de problemen komen. Een jarenlange voorgeschiedenis van overbelasting is kenmerkend. Als gevolg hiervan raken mensen lichamelijk en geestelijk uitgeput, 'opgebrand'. Ze hebben het gevoel niet goed meer te functioneren en raken ontgoocheld in het werk, met een gevoel van vervreemding en cynisme. Risicopersonen voor burn-out hebben een groot verantwoordelijkheidsgevoel en een perfectionistische instelling. Als deze eigenschappen bovendien gepaard gaan met moeite om grenzen te stellen (subassertiviteit: niet nee kunnen zeggen) dan is er een grote kans op uitval. Niet zozeer de inhoud van het werk als wel de werkomstandigheden en de wijze waarop iemand met de werkgerelateerde stress omgaat, vergroten de kans op burn-out. De gevolgen van de chronische stress staan centraal, zowel in het klachtenbeeld als in de behandeling. Een langdurige rustperiode, weg van de werkplek, verbetering van de arbeidsomstandigheden en training in stresshantering doen de klachten van burn-out doorgaans verdwijnen.

In andere gevallen houdt juist de inhoud van het werk – en niet zozeer de werkomstandigheden – een risico in. Hulpverleners die langdurig of intensief contact hebben met ernstig getraumatiseerde mensen kunnen last krijgen van negatieve effecten van dit werk. Via het contact met de behandelde patiënten of cliënten zijn zij als het ware medegetuige van trauma's. Daarom wordt dit verschijnsel *secundaire traumatisering* of *compassiemoeheid* genoemd. De gevolgen kunnen dermate ernstig zijn dat het verrichten van arbeid erdoor bemoeilijkt wordt. Ook buiten het werk manifesteren zich de gevolgen. De klachten lijken op de symptomen van een posttraumatische stress-stoornis, waarin de gevolgen van overweldiging door het trauma (herinneringen, beelden, nachtmerries) en het vermijden of verdoven ervan centraal staan. Daarnaast treden ook tekenen van een chronisch stresssyndroom (lichamelijke klachten, verhoogd spanningsniveau, concentratie- en geheugenproblemen) op, waardoor het gelijkenissen vertoont met burn-out. Andere verschijnselen van secundaire traumatisering zijn angst voor geweld en een versomberd wereldbeeld. We kunnen hier spreken van een vorm van 'psychische besmetting' die bekend is bij de behandeling van depressieve mensen: men wordt meegesleept door de problemen van cliënten en gaat de wereld door hun bril bekijken.

8.2   Kwaliteitsbewaking

» Naast kennis van psychopathologie en van toepasselijke therapietechnieken lijken intelligentie en creativiteit alsmede een subtiel vermogen tot inleving bepaald geen handicap voor de psychotherapeut. «
(A. Lange, *Directieve therapie en hypnose*, 1992)

De impliciete boodschap van de bovenvermelde gevaren is één grote roep om meer zelf-kritiek in het wereldje van de psychotherapie. Hiervan zijn wel enkele tekenen te merken in de literatuur over therapiemislukkingen. Toch verzinken deze kritische noten in de aanhoudende triomfzangen van ontelbare 'succesvolle' therapieën. We kunnen echter niet ontsnappen aan een hele reeks kritische vragen. Wie of wat, bijvoorbeeld, houdt het spel van vraag en aanbod op de therapiemarkt in stand? Welke sociaal-culturele invloeden zorgen ervoor dat een belangrijk deel van onze samenleving wordt gepsychotherapeutiseerd van de wieg tot het graf? Hoelang nog zullen zorgverzekeraars of andere 'derde betalers' bereid zijn behandelingen te vergoeden waarvan de effectiviteit dubieus is? Wordt bij een intake overwogen dat 'geen therapie' misschien het beste advies is? Hoeveel therapeuten bedenken bij de indicatiestelling dat de voorgestelde psychotherapievorm ook nadelige effecten kan hebben? En hoe vaak wordt dit vooraf met de patiënt besproken? Ten slotte: in welke opleiding komt dit alles serieus ter sprake, wordt er terdege aandacht geschonken aan een kritische kosten-batenanalyse van psychotherapie?

In het voorafgaande zagen we dat psychotherapie veel kan vergen van de persoon van de therapeut en een sterke impact kan hebben op diens leven. Maar naast de belasting kan de therapeut ook veel genoegen en voldoening ervaren bij dit soort werk. Deze psychologische voldoening (werksatisfactie) is essentieel! Een therapeut die zijn werk te veel nodig heeft voor eigen noden zal cliënten afhankelijk maken en exploiteren. De therapeut die zijn werk te weinig nodig heeft zal te weinig investeren en slechts een afstandelijk engagement bieden. De kwaliteit van het psychotherapeutisch werk wordt telkens bepaald door een persoonlijke mengeling van kunde en kunst. Maar cliënten weten vaak niet bij wie ze terechtkomen. Hoe worden zij beschermd tegen beunhazerij? Staat een erkende psychotherapeut garant voor kwaliteitswerk? We pogen de belangrijkste vragen te beantwoorden in de volgende beschouwingen over keuze, vorming en bescherming van het beroep psychotherapeut. Aangezien we psychotherapie gesitueerd hebben binnen de gezondheidszorg hoort de hier gevoerde discussie thuis in een breder kader: wie zorgt er voor de kwaliteit van de geestelijke gezondheidszorg?

8.2.1 Beroepskeuze

Kwaliteitsbewaking van een beroep begint bij de selectie van aspirant-beoefenaren, de 'opleidelingen'. Eerst moeten we de vraag beantwoorden: waarom wil iemand psychotherapeut worden? Hier is slechts vrij beperkt onderzoek naar gedaan. Centraal staat meestal de beroepskeuze vanuit 'negatieve' motieven. Therapeuten blijken vaak te komen uit families met opvallend veel emotionele stress of moeilijke levensomstandigheden. Velen speelden in hun gezin de rol van verzorger of van verzoener. Hierdoor kunnen ze te zeer afgestemd zijn op problemen van anderen ('reddersbehoeften'), maar onvoldoende aandacht schenken aan eigen noden of zich te weinig beschermen tegen het 'leeggezogen' worden. Sommigen lossen schuld in tegenover geliefden die ze schade toebrachten door zich nu voor anderen op te offeren. Anderen kiezen voor de zorg van psychisch 'zwakken' om de eigen 'sterkte' te accentueren (angst voor stoornis; eventuele pathologie in eigen familie).

Daartegenover staat de beroepskeuze vanuit 'positieve' motieven. Therapeuten zoeken de verwezenlijking van een ambitie of het verkrijgen van gratificatie eigen aan een beroep:

— de maatschappelijke status van het beroep;
— de vele menselijke contacten (cliënten, collega's) die men via het beroep heeft;
— de genoegdoening door het gevoel nuttig werk te doen, onmisbaar te zijn, problemen te doorzien en op te lossen, de ontplooiing van mensen te zien;
— het persoonlijk sterker worden en het bevorderen van de eigen ontplooiing via het psychotherapeutisch werk.

Volgens onderzoeken is de sterkste bepalende factor bij de beroepskeuze de (onbewuste) wens om eigen emotionele problemen op te lossen. Mits de therapeut leert hier voldoende bewust mee om te gaan, hoeft dit niet noodzakelijk een hinderlijke factor te zijn. Dit heeft te maken met de opleiding en verdere vorming van psychotherapeuten (zie ▶ par. 8.2.2).

Kader 8-12 Persoonlijkheid en visie van psychotherapeuten

Volgens een Brits onderzoek verschillen psychoanalytische (PA) therapeuten in persoonlijkheid en opvattingen van hun collega's met een cognitief-gedragstherapeutische (CG) oriëntering. PA-therapeuten zijn er vooral op uit om dreiging, pijn en onnodig risico te vermijden. Zij varen vooral op hun intuïtie en verbeelding en maken gebruik van empathie om meer inzicht te verwerven. Vergeleken met CG-therapeuten maken zij meer gebruik van symbolische en metafore denkprocessen en hebben zij meer aandacht voor een functionerend geheel dan voor de verschillende delen ervan. Zij zijn ook meer geneigd binnen hun eigen denkmodel te blijven. CG-therapeuten willen niet zozeer pijn en ongemak vermijden, maar zoeken vooral naar het uitbouwen en verrijken van het leven. Zij hebben de neiging minder angst en depressiviteit te ervaren, vertonen meer emotionele stabiliteit en hanteren stress beter. CG-therapeuten verkiezen kwantitatieve boven kwalitatieve informatie, gebruiken meer observatie dan intuïtie en benadrukken het belang van rede en logisch denken. Daarbij zoeken ze in een situatie vooral naar de samenstellende delen die ze empirisch willen ontleden. Vergeleken met PA-therapeuten hebben ze de neiging meer controlerend op te treden in interpersoonlijke relaties. De onderzoeker benadrukt dat al deze kenmerken niet noodzakelijk tot uiting hoeven te komen in het therapiegedrag van de betrokkenen!

Een opleideling kiest niet alleen voor het beroep van psychotherapeut, maar meteen ook voor een bepaalde hoofdrichting. Waarom is de ene gefascineerd door psychoanalyse en loopt de andere warm voor cliëntgerichte therapie? In het eerste hoofdstuk zagen we hoe bont het wereldje van psychotherapieën kan zijn, ook al zijn het vaak variaties op algemene thema's. Wie psychotherapeut wil worden start een zoektocht in een doolhof dat voortdurend van vorm verandert naargelang er 'nieuwe' richtingen – modetrends? – bijkomen. Welke weg zal men inslaan, op wiens geleide en waarom? We noemen enkele mogelijkheden waardoor de keuze bepaald kan worden.

- *Subjectiviteit.* Van de ontwerpers van grote persoonlijkheidstheorieën wordt beweerd dat elementen of ervaringen uit hun eigen leven in belangrijke mate het ontwerp van de theorie mede bepaald hebben. Hetzelfde wordt verondersteld van coryfeeën in de psychotherapie die zich gingen vereenzelvigen met een bepaalde behandelmethode. Wellicht heeft de aantrekkelijkheid van een bepaalde psychotherapierichting met dezelfde subjectieve factoren te maken als de motieven om voor een bepaald beroep (psycholoog of psychiater) te kiezen. De keuze voor een bepaalde therapieschool kan dan mede gemotiveerd zijn door bewuste of onbewuste wensen tot het oplossen of vermijden van persoonlijke conflicten.
- *Onwetendheid.* Veel beginnelingen komen louter toevallig in een bepaalde opleiding of instelling terecht. Daar kan van hen verwacht worden als een leergierige discipel alles te absorberen wat de leermeester als waar en goed beschouwt. Wanneer in dit land der blinden een éénoog koning is, kan de indoctrinatie van de opleiding een

blijvend stempel drukken op de verdere carrière van de therapeut. Als deze dan het instituut verlaat – de adolescentiefase in de opleiding – kan een afhankelijkheids-/autonomieconflict in zwart-witstellingen 'opgelost' worden: men blijft een trouwe kopie van het voorgehouden model of men wordt een ketter die het oude geloof volledig afzweert.

– *Onzekerheid.* Bij elke opleideling is er aanvankelijk een sterke behoefte aan structuur waarin het eigen (professioneel) functioneren een identiteit en zekerheid verwerft. Beginnende therapeuten zijn vooral begaan met de wens gewaardeerd te worden door hun cliënten; ze willen ook meestal een zekere indruk maken en een bevestiging krijgen van hun competentie. Deze behoefte wordt voor de één geconcretiseerd in het enthousiasme voor een allesomvattende theorie en voor de ander in de voorkeur voor kant-en-klare kookboeken vol psychotherapeutische recepten.

Hierbij aansluitend kan men bij beginnende therapeuten of opleidelingen enkele ideaalbeelden van het beroep herkennen, die ook in wisselende gedaanten bij elke 'gevestigde' therapeut kunnen opduiken. Eigenlijk gaat het om drie vormen van almachtswensen of omnipotentieverlangens (zie ook ▶ par. 8.1.3):

1. *Alles weten.* Men wil zo veel mogelijk psychotherapietechnieken leren kennen via lectuur, diverse opleidingen of navolging van senioren. Psychotherapie wordt gezien als een subtiel schaakspel waarin de therapeut een meesterschaker moet zijn die alle zetten en combinaties moet kennen.

2. *Alles voelen.* Men wil alle subtiliteiten van het therapieproces aanvoelen en het eigen gevoelsleven minutieus ontleden. Men neigt tot eindeloze analyses van eigen (tegen)-overdrachtsverschijnselen. Freud staat hier model als de psychoanalyticus die zijn hele leven lang in (zelf)analyse blijft onder het motto 'ken uzelf door-en-door-en-door …'.

3. *Alles bewerken.* Men wil (liefst snel) zichtbare, concrete veranderingen teweegbrengen en dit bij voorkeur op alle fronten, niet alleen in het persoonlijke gedrag van de cliënt, maar ook op het sociale vlak (gezin, werk, maatschappij). De therapeut is een soort 'operator' die aan het schakelbord van de maatschappij zit, een wereldverbeteraar die heldhaftig tegen de stroom op roeit.

Sommige therapeuten kiezen één van deze vormen om hun almachtsverlangen te verwezenlijken, anderen combineren facetten uit de verschillende vormen of wisselen regelmatig van model (eclecticisme; zie ▶ par. 7.2.1).

Kader 8-13 Meestertherapeuten

Welke kenmerken en vaardigheden maken iemand tot een goede psychotherapeut? Uit een grootscheeps Amerikaans onderzoek naar de behandeling van depressie bleken succesvolle therapeuten – in vergelijking met minder effectieve collega's – een sterk geloof te hebben in hun psychotherapie. Het psychotherapeutisch werk nam verhoudingsgewijze een groter deel van hun beroepsbezigheden in beslag en zij stonden eerder sceptisch tegenover het gebruik van medicijnen. Mogelijk is het vertrouwen in eigen kunnen een belangrijk kenmerk van effectieve therapeuten. Uit ander onderzoek blijken 'meestertherapeuten', ongeacht hun voorkeursmethode of -model, vooral op te vallen door hun sterke betrokkenheid bij de ervaringen van de cliënt en door hun relationele vaardigheden. Daarbij zijn zij eerder pragmatisch in hun aanpak en helpen zij de cliënten hun problemen in een bredere context te plaatsen. Globaal komt het erop neer dat meestertherapeuten een sterk vertrouwen uitstralen en de therapeutische relatie als fundament van de behandeling zien, ongeacht de methodische oriëntatie (de studies vergeleken vooral cognitief-gedragstherapeutische en psychodynamisch-interpersoonlijke therapieën).

Kader 8-14 Psychotherapeut in België

Lange tijd was de praktijk van niet-medisch geschoolde psychotherapeuten in België een vorm van onwettige uitoefening van de geneeskunde. In werkelijkheid kan nog steeds iedereen ongestraft de titel psychotherapeut gebruiken. Dit gold trouwens lange tijd ook voor de titel psycholoog. Die is inmiddels beschermd, maar al een paar decennia wordt er politiek geredetwist over de voorwaarden om aan psychotherapie te mogen doen. Struikelblok in de discussie betreft de vraag of een universitaire vooropleiding vereist wordt of niet. Een Raad voor Psychotherapie zal de erkenningscriteria moeten uitwerken. In die raad zetelen meer dan dertig vertegenwoordigers uit de verschillende beroepsverenigingen en zij moeten het nu met elkaar eens zien te worden. Ook wordt het debat gekruid door verschillende visies in het noorden en het zuiden van het land. Kortom: het is zoeken naar een 'Belgische oplossing' en deze zal vermoedelijk nog een hele tijd op zich laten wachten.

8.2.2 Beroepsvorming

De *Wet op de Beroepen in de Individuele Gezondheidszorg*, de Wet BIG, regelt in Nederland de zorgverlening door beroepsbeoefenaren. De wet heeft als doelstelling de kwaliteit van de beroepsuitoefening te bevorderen en te bewaken, en de cliënten/patiënten te beschermen tegen ondeskundig en onzorgvuldig handelen door beroepsbeoefenaren. Daarom staan er in de wet bepalingen over titelbescherming, registratie, voorbehouden handelingen en tuchtrecht. Alleen degenen die in het BIG-register zijn ingeschreven, mogen de door de wet beschermde titel voeren. De deskundigheid van de geregistreerde beroepsbeoefenaren is hiermee voor iedereen herkenbaar. Wie zich als psychotherapeut wil inschrijven in het overheidsregister moet voldoen aan een aantal voorwaarden. Zo moet men met goed gevolg een opleiding tot psychotherapeut hebben afgerond aan een van overheidswege erkend opleidingsinstituut. De opleiding tot psychotherapeut duurt vier tot vijf jaar en bestaat uit theorie, praktijkstages en supervisie (begeleiding) door een ervaren therapeut. Na de basisopleiding zijn verschillende specialisaties mogelijk. Iedereen kan navraag doen bij het register of iemand bevoegd is het vak uit te oefenen.

Nederland telt zo'n 6000 psychotherapeuten, van wie het grootste deel ook geregistreerd is voor een ander BIG-beroep, zoals GZ-psycholoog, klinisch psycholoog of psychiater. Een aantal is lid van de Nederlandse Vereniging voor Psychotherapie (NVP). Psychotherapeuten in dienstverband werken vaak bij een GGz-instelling, een psychiatrisch ziekenhuis of in een centrum voor geestelijke gezondheidszorg. Zelfstandig werkzame of vrijgevestigde psychotherapeuten hebben een eigen praktijk. Hun belangen worden behartigd door de Nederlandse Vereniging van Vrijgevestigde Psychologen en Psychotherapeuten (NVVP). De algemene opleidingseisen zijn door de overheid bepaald – de Wet BIG – om in aanmerking te kunnen komen voor erkenning (registratie) als psychotherapeut. De opleiding tot psychotherapeut is in handen van een beperkt aantal opleidingsinstellingen die daartoe door de minister zijn aangewezen. Van elke opleideling wordt verwacht dat hij/zij zich verdiept in enkele belangrijke psychotherapeutische hoofdstromen. Een van deze wordt dan zijn/haar hoofdrichting die de verdere opleiding zal domineren. Het eerste gedeelte van de opleiding omvat de technisch-theoretische kennis en het tweede betreft een intensieve praktijkervaring onder begeleiding en supervisie. Over het derde gedeelte, de leertherapie, bestaat enige controverse.

Kader 8-15 Verenigingen voor psychotherapeuten

De *Nederlandse Vereniging voor Psychotherapie* (NVP) behartigt de belangen van het vakgebied psychotherapie en de beroepsgroep psychotherapeuten. Voor de belangenbehartiging van de vrijgevestigde behandelaars in de GGZ zijn er de NVVP (Nederlandse Vereniging van psychologen en psychotherapeuten) en de LVE (Landelijke Vereniging van Eerstelijnspsychologen), die beide een fusie overwegen. Verder zijn er verschillende specialistische psychotherapieverenigingen, zoals:

- Nederlandse Vereniging voor Psychoanalyse (NPVA)
- Nederlands Psychoanalytisch Genootschap (NPG)
- Nederlandse Vereniging voor Interpersoonlijke Psychotherapie (NVIPT)
- Nederlandse Vereniging voor Psychoanalytische Psychotherapie (NVPP)
- Nederlandse Vereniging voor Groepsdynamica en Groepspsychotherapie (NVGP)
- Vereniging voor Cliëntgerichte Psychotherapie (VCGP)
- Vereniging voor Gedragstherapie en Cognitieve Therapie (VGCT)
- Vereniging voor Kinder- en Jeugdpsychotherapie (VKJP)
- Nederlandse Vereniging voor Relatie- en Gezinstherapie (NVRG).

Elk lid onderwerpt zich aan de beroepscode, het klacht- en tuchtrecht van de vereniging (zie ook ▶ kader 8-18).

Tot de *opleiding tot psychotherapeut* kunnen worden toegelaten afgestudeerden in de psychologie, geneeskunde, pedagogiek en geestelijke gezondheidskunde. Aan de toelating is een selectieprocedure verbonden waarin kandidaten getoetst worden op hun geschiktheid voor het beroep. De opleiding duurt vier jaar en omvat een aantal onderdelen:

- cursorisch gedeelte van 600 uren technischtheoretisch onderwijs verdeeld over vier jaar;
- werkervaring op het gebied van de psychotherapie in een daartoe erkende praktijkinstelling gedurende vier jaar, variërend van 20 tot 32 uur per week;
- leertherapie van 50 sessies;
- supervisie met een omvang van 150 sessies.

◘ **Tabel 8.1**   Positieve en negatieve therapeutkenmerken

werkzame therapeut	hinderlijke therapeut
warm en ondersteunend	koel en afstandelijk
niet-veroordelend	vooringenomen
vertrouwenwekkend	indruk van onbekwaam
flexibel en zelfkritisch	rigide en dogmatisch
vlot in omgaan met emoties	moeite met emoties
psychisch gezond	psychisch labiel

Uit onderzoek weten we dat de kwaliteit van de therapeutische relatie een belangrijke bijdrage levert aan de effectiviteit van psychotherapie (zie ► par. 1.3.3 en ► par. 7.1). Nauwelijks is echter bekend welke persoonlijkheidseigenschappen van de therapeut hierbij een rol spelen. Onderzoek bij therapeuten die worden beschouwd als de 'besten onder de besten' leverde het volgende resultaat op (zie ook ► kader 8-13).

-   Op *cognitief* gebied blijken meestertherapeuten:
    -   enorm leergierig te zijn;
    -   hun ervaring als een belangrijk hulpmiddel te gebruiken;
    -   de complexiteit van mensen te waarderen.
-   Op *emotioneel* gebied blijken meestertherapeuten:
    -   zeer ontvankelijk te zijn, dat wil zeggen zelfbewust, reflectief, niet-defensief en open voor feedback;
    -   geestelijk gezond en volwassen te zijn, met aandacht voor hun eigen emotionele welzijn;
    -   te weten hoe hun eigen emotionele gezondheid de kwaliteit van hun werk beïnvloedt.
-   Op *relationeel* gebied blijken meestertherapeuten:
    -   te beschikken over sterke relationele vaardigheden;
    -   te geloven dat een goede werkrelatie de basis is voor een therapeutische verandering;
    -   experts te zijn in het toepassen van hun relationele vaardigheden in de therapie.

Veel van de geconstateerde eigenschappen van meestertherapeuten zouden net zo goed kunnen gelden voor personen die niet als therapeut werkzaam zijn, maar een grote invloed op mensen kunnen uitoefenen. In plaats van naar ideaalbeelden te kijken, kunnen we bij de selectie en opleiding rekening houden met wat er bekend is over de invloed van therapeutfactoren, zoals samengevat in ◘ tabel 8.1.

Als een therapie onvoldoende of zelfs een negatief effect heeft, dan kan dit liggen aan een verkeerde indicatie of het niet oordeelkundig toepassen van een bepaalde methode. Maar vele nadelige effecten en misbruiken zijn te wijten aan de persoon van de therapeut of diens bejegening van de cliënt (zie ► par. 8.1). Dit kan verband houden met de voorgeschiedenis van de therapeut en mogelijk negatieve motieven voor zijn beroepskeuze (zie ► par. 8.2.1). Stel dat we weten welke kenmerken iemand 'ongeschikt' maken voor therapeut, dan kan men hier bij de selectie rekening mee houden. Blijft dan nog de vraag of en in hoeverre deze kenmerken te veranderen zijn. In dat geval zou men als voorwaarde een bepaalde training of therapie kunnen opleggen aan de aspirant-therapeut. Maar zelfs met de beste selectie – over vorm en inhoud hiervan bestaat geen eensgezindheid – is te verwachten dat tijdens de opleiding of de latere praktijkvoering naar voren komt dat de leerling-therapeut in persoonlijk en relationeel functioneren tekortschiet of kenmerken vertoont die de kwaliteit van een behandeling kunnen ondermijnen of hinderen. Deze overwegingen liggen ten grondslag aan het verplicht stellen van het derde gedeelte van de opleiding tot psychotherapeut: de *leertherapie*.

Het idee van verplichte leertherapie stoelt vooral op opvattingen in de psychoanalyse, waar een leeranalyse voorwaarde is om psychoanalyticus te worden (zie ▶ H. 2). Bedoeling is het doorwerken van eigen problemen van de (aspirant-)therapeut, die belemmerend kunnen zijn voor het goede begrip van cliënten en voor het analyseren van hun problemen. De therapeut zou zich immers kunnen laten (mis)leiden door eigen blinde vlekken, onbewuste motieven, onopgeloste conflicten en dergelijke. De inhoud van zo'n leertherapie lijkt vooral op 'werken aan persoonlijke groei'. Men kan hierbij de bedenking uiten dat de term leertherapie niet terecht of op z'n minst paradoxaal is. Het gaat immers niet om een persoonlijke therapie die uitgaat van een hulpvraag, en bovendien wordt de 'therapie' opgelegd aan de opleideling en moet uitgevoerd worden door een 'leertherapeut' die in die functie erkend is. De opleideling weet daarbij dat hij/zij 'beoordeeld' wordt in het kader van mogelijke toelating tot de beroepsuitoefening van psychotherapeut (de leertherapeut rapporteert over de voortgang aan de opleidingsverantwoordelijken). Dit alles creëert dus een zeer gekunstelde situatie, met het gevaar van een 'schijntherapie'. De bedoeling is goed: de aspirant-therapeut de nodige zelfkennis bijbrengen. Maar misschien zijn zij die het meest gemotiveerd zijn voor een leertherapie degenen die zoiets juist het minste nodig hebben, omdat zij reeds beschikken over een essentiële zelfkritische houding!

Een leertherapie biedt geen garanties voor toekomstig kwaliteitswerk van de betrokken therapeut. Dit geldt overigens voor de gehele opleiding: zelfs de best opgeleide therapeut kan later op een of ander moment ontsporen. Men kan de technische kanten van het vak leren als 'handlanger' van een erkend psychotherapeut. De waarde van een dergelijk co-therapeutschap zal sterk afhangen van de kwaliteit van de relatie 'meester-leerling'. Dit geldt ook voor de verplichte supervisie, het werken onder nauw toezicht van een erkende supervisor. In welke mate zal de opleideling, de supervisant, bereid zijn het eigen functioneren ter discussie te stellen en 'zwakke' plekken bloot te geven? Het psychotherapeutisch werk houdt de therapeut onvermijdelijk een spiegel voor. Idealiter scherpt dit de zelfkritiek aan en zoekt men zelf tijdig hulp voor persoonlijke problemen. In andere gevallen kan dit tijdens een supervisie aan bod komen. Een verplichte leertherapie lijkt ons geen oplossing; men kan hoogstens een 'echte', persoonlijke therapie aanbevelen. Zo'n persoonlijke therapie kan ook nuttig zijn om de therapeut meer weerbaar te maken tegen stress en problematiek die eigen zijn aan het beroep. Het kan ook waardevol zijn om met bepaalde doelgroepen beter te leren omgaan, bijvoorbeeld wanneer men als 'ervaringsdeskundige' wil werken met cliënten die een soortgelijke problematiek vertonen als men zelf heeft meegemaakt (zie ▶ kader 8-16). Uiteindelijk zou men tijdens een opleiding ook aandacht moeten schenken aan niet-professionele 'remedies', om ervoor te zorgen dat men psychisch gezond blijft: een goede zelfzorg in een bevredigend relationeel netwerk. Dit betekent dat men ook voldoende moet investeren in andere dan professionele aspecten van het dagelijkse leven!

Kader 8-16 Zonder therapeut: zelfhulp

Lang niet iedereen met psychische problemen zoekt hulp. Een aantal mensen onderkent de problemen niet, voor anderen is de drempel naar de GGZ nog altijd te hoog of zij hebben de hulpverlening teleurgesteld de rug toegekeerd. Velen van deze mensen proberen er het beste van te maken of op eigen houtje de problemen op te lossen. De laatste jaren zijn er voor deze groep 'doe-het-zelvers' buiten de GGZ verschillende alternatieven beschikbaar. Allereerst de *zelfhulpgroepen*: groepen met lotgenoten die zonder tussenkomst van een deskundige hun individuele problemen proberen op te lossen. Sommige groepen streven naar gedragsverandering zoals vermindering van drankgebruik (Anonieme Alcoholisten) of eetproblemen (Anonieme Övereters). Andere groepen richten zich op verwerking van emoties; bijvoorbeeld ouders van wie een kind is gestorven treffen lotgenoten die soms al wat verder zijn met de verwerking van dit verdriet en hen daardoor tot steun kunnen zijn. Omgekeerd merken deze ouders dat hun ervaringen anderen weer houvast geven.

Degenen die een anonieme en wat meer vrijblijvende aanpak verkiezen, kunnen een beroep doen op vormen van telefonische hulpverlening. Vrijwilligers bieden hen een gesprek van mens tot mens, maar geen therapie. Wie toch enige deskundige begeleiding wil zonder het toeziend oog en luisterend oor van een therapeut, kan terecht bij stapels *zelfhulpboeken*. Titels zoals 'Heel jezelf', 'Volg je eigen weg' en 'Ik ben mijn eigen oorzaak' spreken in dat opzicht voor zichzelf. Een deel van dit soort zelfhulpboeken is van dubieuze kwaliteit en wil de lezer doen geloven dat een onvoorwaardelijk positieve instelling, 'genezende stenen' of bepaalde kruiden ook ernstige problematiek doen verdwijnen. Er is echter ook een grote hoeveelheid betrouwbare, informatieve literatuur voor een breed publiek beschikbaar. Deze kan behalve voor cliënten eveneens voor hun directe omgeving nuttig zijn. Verder is er serieuze literatuur op de markt voor 'therapie op papier' of *bibliotherapie*. Het betreft meestal 'werkboekjes' waarmee men zelf aan de slag moet. Veelal wordt eerst de aard van de problemen in kaart gebracht (zelfonderzoek), daarna worden concrete adviezen of opdrachten gegeven. Ten slotte staan de *computer* en het internet de fervente doe-het-zelver ten dienste (zie ► kader 7-7).

Verschillende van de genoemde zelfhulpmethoden worden inmiddels door therapeuten ter informatie of ondersteuning van de behandeling gebruikt. Over de effecten is niet veel bekend. Ze lijken vooral bij minder ernstige psychische problemen bruikbaar. Toch wordt hun effect vaak onderschat door professionele therapeuten. De beroepsmatige hulpverlening opereert al te vaak geïsoleerd. Mensen leggen hun problemen ook voor aan anderen dan de professionele hulpverlener. Dan is het van groot belang dat therapeuten goed op de hoogte zijn van de aard van de hulp die cliënten buiten de spreekkamer krijgen aangereikt. Zij moeten zich er ook van vergewissen dat die hulp op zijn minst niet strijdig is met hun eigen werkzaamheden en waar mogelijk doelbewust in de therapie wordt ingepast (een dergelijke combinatievorm staat bekend als 'begeleide zelfhulp'). Hulpverleners kunnen gerust zijn: hun baan wordt (voorlopig nog) niet in gevaar gebracht door de zelfhulpmarkt.

8.2.3 Beroepsbescherming

Verwijzend naar het kader over zelfhulp (8–16) zou de term 'beroepsbescherming' de suggestie van protectionisme kunnen wekken, het beschermen van (economische) rechten in de markt van de welzijns- en gezondheidszorg. De genoemde verenigingen lijken inderdaad op middeleeuwse gilden, met regels voor de toetreding tot de broeder-/zuster-schap van vakgenoten. Zij ijveren uiteraard voor de beroepsbelangen van hun leden en allereerst betekent dit natuurlijk de bescherming van de rechten verbonden aan de titel van psychotherapeut (zie ► kader 8-17). De professionalisering van de psychotherapie (zie ► par. 1.2.2) is een antwoord op de maatschappelijke eis van rechtvaardiging van het vak, met name economisch. Lange tijd leek het nog 'ver van ons bed', maar Big Brother – vadertje staat – kijkt al een poos mee in de keuken van therapeuten. Hij wil weten wat ze bij deze cliënt-patiënt doen, waarom en voor hoe lang nog. Ontworpen onder de vlag van kwaliteitsbewaking staat het geheel van voorschriften en protocollen, codes en sancties steeds meer ten dienste van een kostenbewaking. De gezondheidszorg moet meespelen met de regels van de geleide markteconomie die de overheid opdringt aan de welzijnssec-tor. Therapeuten moeten zich niet alleen verantwoorden tegenover de cliënt-consument, maar vooral tegenover de financier, i.c. de overheid en de verzekeraars.

Kader 8-17 De stelselwijziging in 2014 en het beroep van psychotherapeut

Al geruime tijd wordt geconstateerd dat de beroepenstructuur in de GGZ – ook naar het oordeel van het veld zelf – onoverzichtelijk, ondoelmatig en niet-transparant is. Vooral tussen de beroepen psychiater, klinisch psycholoog, psychotherapeut en GZ-psycho-loog bestaat een onduidelijke afbakening van deskundigheden en competenties. Alle vier bieden ze vormen van psychotherapie en een groot aantal klinisch en GZ-psycho-logen staat ook geregistreerd als psychotherapeut. In de praktijk bestaat de meeste overlap tussen de basisberoepen GZ-psycholoog en psychotherapeut. De groeiende groep van GZ-psychologen lijkt zich vooral te richten op diagnostiek, indicatiestelling en korterdurende behandeling van enkelvoudige problematiek. De psychotherapeut beperkt zich vaker tot het indiceren en uitvoeren van langerdurende behandeling van complexere problematiek. De lastige afbakening leidt tot onduidelijkheid en verwar-ring bij burgers die hulp zoeken en bij verwijzers die daardoor ondoelmatig verwijzen.

Een stelselwijziging moest dit gaan oplossen, waarbij aanvankelijk in de plannen het beroep van psychotherapeut een stille dood zou sterven. Psychotherapie kon wel door de klinisch psycholoog en de psychiater worden overgenomen, zo meenden beleidsmakers. Dat is bij de stelselwijziging in 2014 uiteindelijk niet gebeurd. Met deze ingreep heeft vooral de huisarts een cruciale rol gekregen. Met extra geld kan hij cli-enten met lichte psychische problemen ('klachten') samen met andere hulpverleners begeleiden. In deze *basiszorg* werkt hij bijvoorbeeld samen met een gespecialiseerde praktijkondersteuner (POH-GGZ), een psychotherapeut of een GZ-psycholoog die advi-seert. De huisarts blijft wel inhoudelijk verantwoordelijk voor de behandeling.

In geval van ernstigere problematiek en een stoornis volgens de DSM kan de huis-arts de cliënt verwijzen naar de *Generalistische Basis GGZ* (voorheen de eerstelijns psychologische zorg). Een behandeling in deze sector kan bestaan uit begeleiding door een klinisch of GZ-psycholoog, psychotherapeut of psychiater en/of een vorm van e-mental health (zie ► kader 7-7). De huisarts kan cliënten ook meteen verwijzen naar de *Gespecialiseerde GGZ* (voorheen de tweedelijns GGZ), die is bedoeld voor cliënten met nog zwaardere, complexe of acute psychische stoornissen. Ook in deze sector kan de psychotherapeut werkzaam zijn naast de psychiater, de klinisch en GZ-psycholoog. Daarbij heeft ambulante begeleiding de voorkeur. Mensen kunnen dan gemakkelijker de regie over hun leven blijven voeren en deze zorg is veel goedkoper dan opname in een GGZ-instelling.

Het doel van deze stelselwijziging is dat de groei van de GGZ afneemt en meer cliënten uit de (duurdere) Gespecialiseerde GGZ begeleid worden door de Generalistische Basis GGZ. De stelselwijziging leidde tot een hevige belangenstrijd, maar de psychotherapeut heeft zijn positie in beide sectoren van de GGZ uiteindelijk weten te handhaven.

De beroepsbescherming van de psychotherapeut (volgens de Wet BIG) impliceert ook de onderwerping aan een eigen *tuchtrecht*. In verband met dit laatste kan een toenemende angst voor aanklachten wegens 'beroepsfouten' ('malpractice') leiden tot een conservatieve en defensieve praktijkvoering, die in de geneeskunde steeds meer opgang maakt. Men wil geen risico's nemen en 'politiek correct' optreden. Behoedzaamheid in een dergelijke defensieve psychotherapie dient dan allereerst om de therapeut te beschermen! Wie behoedt ons voor Amerikaanse toestanden van 'professionele paranoia', waarbij therapeuten zich verschansen achter een bureaucratische muur van schijndossiers en inhoudsloze notities omdat ze zich elk moment belaagd voelen door een horde advocaten? Zowel algemeen ethische als specifiek beroepsethische aspecten van psychotherapie staan de laatste jaren in toenemende mate in de belangstelling. De veelal Amerikaanse literatuur geeft daarbij steeds nadrukkelijker aandacht aan beroepsfouten en de juridische consequenties ervan. Dit is natuurlijk te verklaren uit de afwijkende rechtstraditie in de Verenigde Staten, waar een leger van advocaten teert op de percenten van vaak absurde eisen tot schadevergoeding van patiënten tegenover artsen en klinieken. In Nederland en België daarentegen lijkt men zich in beroepskringen van psychotherapeuten nog niet veel zorgen te (hoeven) maken over dergelijke zaken. Toch kan men beter niet afwachten tot justitie de hulpverleners wakker schudt, zo mondige cliëntengroeperingen dat al niet eerder doen.

Kader 8-18 Beroepscode van de Nederlandse Vereniging voor Psychotherapie
Enkele artikelen uit de beroepscode van de NVP:

- De psychotherapeut laat na, in de uitoefening van zijn beroep, misbruik te maken van uit deskundigheidsverhoudingen en/of positie voortvloeiend overwicht.
- De psychotherapeut zal gedurende de behandeling geen andere relatie dan een behandelingsrelatie met de cliënt hebben of de wens daartoe uitspreken, tenzij hij ingevolge wettelijke bepalingen daartoe verplicht is.
- Het genoemde verbod om een andere relatie met de cliënt te hebben dan een behandelingsrelatie houdt onder meer het verbod in de cliënt op een zodanige wijze aan te raken dat, naar redelijke verwachting, de cliënt en/of de psychotherapeut dit als seksueel van aard zal ervaren, zoals het aanraken van de genitalia of andere lichaamsdelen die normaliter met seksualiteit geassocieerd worden.
- Het is de psychotherapeut bovendien verboden om te stimuleren of toe te laten dat in zijn aanwezigheid deze handelingen plaatsvinden tussen de cliënt en anderen.
- Het hierboven genoemde verbod laat onverlet om, als dat in het kader van de behandeling is geïndiceerd, psychotherapeutische procedures toe te passen waarin aanraking een plaats kan hebben.

Bij de kwaliteitsbewaking horen beroepscodes die de rechten van de cliënt en de plichten van de therapeut aangeven. Naast algemene wettelijke verplichtingen voor beroepen in de gezondheidszorg (WGBO: zie ▶ kader 1-10; Wet BIG: zie ▶ par. 8.2.2), zijn er beroepscodes volgens de basisdiscipline waartoe men behoort (psychiater, psycholoog, maatschappelijk werkende). Ten slotte zijn er de ethische codes van de specialistische verenigingen voor psychotherapie waarbij men aangesloten is. De bestaande regelgeving legt vooral het accent op geboden en verboden. Beroepsethiek is echter ruimer dan een plichtenleer (deontologie), zoals verantwoordelijkheid meer betekent dan aansprakelijkheid. Elke therapeut zal in zijn vak geconfronteerd worden met situaties waarin men zelf ethische principes tegen elkaar moet afwegen omdat die niet in algemeen geldende voorschriften of gedragsregels te vertalen zijn. We vermelden de belangrijkste beroepsethische principes en daaraan gekoppelde gedragsregels:

— *Respect voor autonomie en vrijheid van de cliënt.* De therapeut heeft een informatieplicht ten aanzien van zijn behandelplan, zodat de cliënt tot een weloverwogen beslissing kan komen (informed consent; zie ▶ kader 1-15). Tijdens en na de behandeling heeft de cliënt het recht op inzage in het op hem/haar betrekking hebbende dossier. Therapeuten zijn steeds gebonden door het beroepsgeheim (recht op privacy van de cliënt) tenzij de cliënt of een wettelijke verplichting hen daarvan expliciet ontslaat. Dit laatste geldt ook ten aanzien van het zelfbeschikkingsrecht van de cliënt: de therapeut dient dit te respecteren tenzij geoordeeld wordt dat de cliënt niet meer keuzebekwaam is en/of zichzelf of anderen ernstig in gevaar brengt.

— *Integriteit en deskundigheid.* Het gedrag van de therapeut moet verenigbaar zijn met een verantwoorde beroepsuitoefening die de belangen van de cliënt maximaal vrijwaart. De therapeut moet in de bejegening van de cliënt de grenzen van de professionele relatie respecteren en bewaken (het 'contractueel contact' van de werkrelatie: zie ▶ par. 1.3.3). Dit slaat op allerlei vormen van grensoverschrijdend gedrag en misbruik door therapeuten die zich laten leiden door eigenbelang of persoonlijke motieven, die in strijd zijn met de zorg voor het welzijn van anderen (zie ▶ par. 8.1.4). De therapeut moet behalve 'geen schade aanrichten' juist zorgen voor een kwalitatief verantwoorde dienstverlening. Dit vereist een voortdurend op peil houden van de eigen deskundigheid op vaktechnisch, emotioneel en moreel gebied.

Kader 8-19 Therapeut, blijf bij je leest!

In principe mag een therapeut de tijdens een behandeling verkregen informatie alleen in de context van de therapie gebruiken. Toch kan deze informatie consequenties hebben buiten de therapiesessies, bijvoorbeeld als men op de hoogte wordt gesteld van seksueel misbruik. Acht de therapeut het nodig de cliënt of anderen te beschermen, dan kan hij dit beter overlaten aan een collega met wie hij, in overleg met de cliënt, samenwerkt. Als therapeut werkt men immers in een specifieke context van hulpverlening met eigen regels en beperkingen. De informatie aangaande de cliënt wordt verkregen binnen een therapeutische relatie. Door deze emotioneel gekleurde band is de therapeut niet in staat om een uitspraak te doen over de 'objectieve' waarde van de in therapie verkregen informatie. Een dergelijke beoordeling moet worden overgelaten – na overleg met de cliënt – aan een deskundige derde (bijv. een collega-hulpverlener, een advocaat, een vertrouwensarts). De therapeut moet binnen de rol van hulpverlener blijven, ook tijdens en na eventuele juridische stappen door de cliënt. Dit houdt in dat men de cliënt blijft steunen en begeleiden, zonder evenwel direct te interveniëren via acties buiten de therapiesetting (bijv. geen getuigenis afleggen). Het is daarbij ook een belangrijke taak om tijdig met de cliënt de betekenis en gevolgen te bespreken van bepaalde acties (bijv. klacht neerleggen bij de politie, openlijk beschuldigingen uiten).

Deze positie, gekoppeld aan het beroepsgeheim, brengt met zich mee dat een therapeut in principe nooit voor of over zijn cliënt als getuige of deskundige in een rechtszaak optreedt.

Ondanks – of dankzij? – de vele kritische geluiden behoort het merendeel van de psychotherapeuten tot de meest zelfkritische beroepsgroep van hulpverleners. De zorg voor professionaliteit van de beroepsuitoefening biedt de beste garantie voor de bescherming van het beroep in maatschappelijk opzicht. Als we spreken over *professionalisme* van psychotherapie is het wellicht veelbetekenend dat het begrip professie zowel verwijst naar beroep als geloofsbelijdenis! Moet de psychotherapeut zich inpassen in de tredmolen van het bestaande maatschappelijke bestel? Is het ook niet de taak van de psychotherapie de spreekbuis te zijn van kritische geluiden ten aanzien van heersende normen, waarden, tradities, gewoonten en zelfs wetten? In de verhouding tussen psychotherapie en maatschappij gaat het om een principieel dilemma – adaptatie of emancipatie: help ik mijn cliënt zich aan te passen of zich te bevrijden? De tijd van de therapeut als rebel of dwarsligger op de barricaden van de maatschappijkritiek ligt ver achter ons. Nu geldt de efficiëntieregel: 'wie kakelen wil, moet eieren leggen'. En in de huidige economische conjunctuur lijkt het er sterk op dat therapeuten allereerst 'eieren voor hun geld kiezen' ... Maar deze defensieve houding kan hen juist monddood maken. Een belangrijke spreekbuis verstomt dan, want ook op kleinere schaal – juist binnen de gezondheidszorg die steeds technischer wordt – kan de psychotherapeut een belangrijk alternatief geluid laten horen.

Dit sluit aan bij de fundamentele vraag of psychotherapie beschouwd moet worden *als een vak of als een visie*. In het laatste geval verdedigt zij een belangrijke invalshoek die bijvoorbeeld thuishoort – minstens als basiskennis – in het opleidingspakket van huisartsen en psychiaters. Daardoor zal de biologisch georiënteerde arts niet alleen leren 'verder' te kijken dan het eigen referentiekader, maar ook leren praktisch gebruik te maken van kennis en vaardigheden om bijvoorbeeld therapietrouw te verhogen bij farmacotherapie. Met een dergelijk pragmatisch argument verdedigt de psychotherapie niet haar bestaan in een apart professioneel vakje, maar haar meerwaarde in de gezondheidszorg. Beroepsbescherming betekent meer dan rechtvaardiging van het eigen vak. Kwaliteitsbewaking is meer dan de verzekering van een positieve kosten-batenbalans. We begonnen dit boek met psychotherapie te typeren als een wisselende melodie en een onvoltooide symfonie. Om deze te kunnen spelen volstaat niet slechts kennis van notenleer, maar is ook enige muzikale begaafdheid nodig. Bij het slotakkoord van dit boek ronden we onze muziekmetafoor af. We hopen dat de lezer oor heeft gekregen voor de vele echo's die in de huidige psychotherapie doorklinken: klankbord van de samenleving en spreekbuis van het individu.

Kader 8-20 Hoe vind ik een goede psychotherapeut?

Op de website van de Nederlandse Vereniging voor Psychotherapie werd deze vraag als volgt beantwoord:

Bij de keuze voor een psychotherapeut kunnen verschillende overwegingen een rol spelen: de specialisatie van de therapeut, geslacht, ervaring en dergelijke zaken meer. Misschien is de therapeut u door iemand aangeraden. Belangrijk is in ieder geval dat het 'klikt'. In een psychotherapie bespreekt u zeer persoonlijke zaken met uw therapeut. Daarvoor is een basis van vertrouwen nodig. Tijdens het eerste gesprek kunt u zich een beeld vormen van de persoon en de werkwijze van de psychotherapeut en informatie verzamelen. De volgende vragen kunnen daarbij een leidraad vormen:

Wat kan de psychotherapeut mij bieden?

Hoe denkt hij/zij over mijn problemen?

Welke werkwijze hanteert de therapeut?

Wat kost de therapie mij aan tijd, geld en energie?

Wanneer kan ik beginnen?

Is er een wachtlijst?

Hoe lang kan de therapie duren?

Wat verwacht de psychotherapeut van mij?

Hoe vaak kan ik terecht en hoe lang duren de gesprekken?

Is de psychotherapeut ook tussen de afspraken door bereikbaar?

Als u op basis van het eerste gesprek een positieve indruk heeft, kunt u besluiten om met hem of haar in zee te gaan. Als u twijfels heeft over de psychotherapeut of over de voorgestelde therapie, is het vaak beter om eerst een gesprek te hebben met een andere psychotherapeut. In een GGZ-instelling, psychiatrisch ziekenhuis of centrum voor geestelijke gezondheidszorg werken meerdere psychotherapeuten. Het team dat de aanvraag beoordeelt, probeert een psychotherapeut te kiezen die zo goed mogelijk bij u past. Op basis daarvan zal men u een bepaalde psychotherapeut voorstellen. Meestal is het mogelijk om uw voorkeur voor een vrouwelijke of juist een mannelijke therapeut uit te spreken. Als u het gevoel heeft dat het niet klikt, kunt u het beste zo snel mogelijk om een andere psychotherapeut vragen.

8.3   Samenvatting

Eventuele twijfels over de effectiviteit van psychotherapie worden vaak stilzwijgend weggewuifd met de optimistische gedachte 'baat het niet, het schaadt ook niet'. Als therapeuten echter gunstige veranderingen bij hun cliënten kunnen bewerkstelligen, dan kan hun aanpak ook ongewenste of schadelijke gevolgen hebben. Cliënten staan bloot aan algemene gevaren of nadelen (zoals therapieverslaving, therapie als excuus, negatieve etikettering, enz.), specifieke schade (zoals verergering, terugkeer van een 'oud' probleem of het optreden van compleet nieuwe klachten) en indirecte schade door een verkeerde aanpak. Vaak gaat het om een fout in de indicatiestelling en/of onjuist uitvoeren van de therapie.

Elke therapie is gebaseerd op een asymmetrische verhouding. Therapie betekent macht of invloed uitoefenen. De macht van de therapeut wordt hem gegeven binnen de relationele context van het therapiecontact. Tegelijkertijd is er sprake van de nodige onmacht, zowel in de persoonlijke relationele sfeer (beperkingen als mens, zich uitgezogen voelen) als in meer functionele vorm (gevoelens van machteloosheid). Dit kan leiden tot allerlei reacties, van autoritair optreden tot burn-out. De emotionele investering die het omgaan met cliënten van de therapeut vraagt, kan op verschillende manieren haar tol eisen. Er kan 'psychiatrisering' of 'therapeutisering' optreden of juist het tegenovergestelde: de miskenning of ontkenning van problemen in de eigen partner- of gezinsrelaties. Zowel cliënt als therapeut kunnen verslaafd raken aan de therapie en er kan een soort microsamenleving ontstaan. Van essentieel belang is dat beiden onderdeel blijven van een breder communicatief netwerk, zodat het therapeutisch contact van buitenaf gevoed wordt. Beiden kunnen ook de therapie misbruiken. De therapeut kan oneigenlijke doelen nastreven (reddersfantasieën, voyeuristische behoeften, zelfbescherming en verwerking van eigen problemen). Doordat nogal wat therapeuten bij aanvang van de therapie de cliënt op zijn woord geloven, krijgen ook cliënten de ruimte om de therapie te misbruiken. Valse motieven, verborgen bedoelingen of geheime agenda's blijven daardoor vaak lange tijd niet onderkend.

Bij de beroepskeuze om therapeut te worden speelt vooral de wens om eigen emotionele problemen op te lossen. Bij de keuze voor een bepaalde hoofdrichting spelen subjectiviteit, onwetendheid en onzekerheid een rol. Daarnaast zijn bepaalde vormen van almachtswensen (alles weten, alles voelen en alles bewerken) bij (beginnende) therapeuten te herkennen. De Wet op de Beroepen in de Individuele Gezondheidszorg, de Wet BIG, regelt in Nederland de zorgverlening voor beroepsbeoefenaren. Wie in het BIG-register wordt ingeschreven, voldoet aan bepaalde (opleidings-)eisen. De deskundigheid van de therapeut is hiermee voor iedereen herkenbaar. Uit onderzoek blijkt een werkzame therapeut warm en ondersteunend, niet-veroordelend, vertrouwenwekkend, flexibel en zelfkritisch, vlot in het omgaan met emoties en psychisch gezond. Opleiding, leertherapie of supervisie bieden geen garanties voor de kwaliteit van therapeuten. Idealiter scherpt het therapeutisch werk de zelfkritiek aan bij de therapeut en zoekt deze zelf tijdig hulp voor persoonlijke problemen.

Allerlei beroepsverenigingen komen op voor de rechten van psychotherapeuten en stellen specifieke kwaliteitseisen aan zijn werk. De beroepsbescherming van psychotherapeut (volgens de Wet BIG) impliceert ook de onderwerping aan een eigen tuchtrecht en een beroepscode met de rechten van de cliënt en de plichten van de therapeut. Belangrijke beroeps-ethische principes zijn: respect voor de autonomie en vrijheid van de cliënt, integriteit en deskundigheid. Daarbij moeten therapeuten steeds meer rekening houden met de eisen van de cliënt/consument en de financiers (overheid en verzekeraars), die behalve kwaliteitsbewaking ook kostenbewaking als oogmerk hebben. Wanneer men psychotherapie niet beschouwt als een vak, maar als een visie, verdedigt men niet haar bestaan als een apart professioneel blokje, maar haar meerwaarde in de gezondheidszorg.

Bijlagen

Begrippen en afkortingen

In dit gedeelte vindt u een beknopte beschrijving van veelgebruikte begrippen en afkortingen. Cursief gedrukte woorden worden elders in de lijst omschreven. Uitvoeriger beschrijvingen staan in de basistekst. Gebruik daarvoor het register. Doe dat ook voor termen die niet in de lijst zijn opgenomen. Voor andere termen en afkortingen die vaak gebruikt worden in de psychiatrie en geestelijke gezondheidszorg verwijzen we vooral naar mijn boek *Psychiatrie: van diagnose tot behandeling*, en verder ook naar *In therapie of niet? Een praktische gids over psychotherapie* en *Wegwijzer psychische problemen* (Houten: Bohn Stafleu van Loghum).

Acceptatie niet-veroordelende en niet-beoordelende houding van de therapeut ten opzichte van de cliënt. Volgens de *cliëntgerichte benadering* behoort deze houding tot de drie *therapeutische voorwaarden*.

ACT Acceptance and Commitment Therapy is een vorm van *cognitieve gedragstherapie,* waarbij cliënten leren accepteren wat ze zelf niet kunnen beïnvloeden of beheersen in hun leven, terwijl ze daarnaast hun handelen richten op verbetering van de kwaliteit van hun bestaan. Hierbij wordt onder andere gebruikgemaakt van *Mindfulness*.

Afweermechanismen onbewuste processen waardoor mensen zich volgens de *psychodynamische benadering* beschermen tegen onaanvaardbare impulsen uit het *onbewuste*. Belangrijke afweermechanismen zijn: *verdringing, ontkenning, projectie, rationalisatie, verschuiving, regressie* en *weerstand*.

Alternatieve therapie vorm van behandeling, die niet wordt onderwezen aan universiteiten en/of niet door de officiële wetenschap is erkend.

Anale fase ontwikkelingsfase waarin het kind (1 tot 3 jaar) volgens de *psychodynamische benadering* gericht is op de omgeving van de anus. Andere *psychoseksuele ontwikkelingsfasen* zijn: *orale, fallische, genitale fase* en *latentieperiode*.

Antidepressiva groep medicijnen *(psychofarmaca)* tegen depressie.

Antipsychotica groep medicijnen *(psychofarmaca)* tegen psychosen.

Assertiviteitstraining aantal groepsbijeenkomsten waarin onzekere mensen vooral door middel van *rollenspelen* leren beter voor zichzelf op te komen en op duidelijke wijze hun meningen en gevoelens te verwoorden.

Autogene training een vorm van *relaxatietraining,* die ook wel methode van Schultz wordt genoemd.

De cliënt moet zich concentreren op een zwaarte- en warmtegevoel in (delen van) het lichaam en dat steeds gemakkelijker kunnen oproepen.

Automatische gedachten vluchtige oordelen over gebeurtenissen of ervaringen, die volgens de *cognitieve benadering* als vanzelf bij mensen naar boven komen. Ze zouden gestuurd worden door dieperliggende *cognitieve schema's*.

Behandelovereenkomst plan met inhoudelijke aspecten van doel en werkwijze van de *psychotherapie* en formele afspraken over behandelorganisatie (setting, intensiteit, vergoeding e.d.).

Behaviorisme wetenschapsopvatting die in het begin van de vorige eeuw werd ontwikkeld door J.B. Watson. De kern is dat de psychologie zich niet op het bewustzijn, maar op voor iedereen waarneembare - en dus meetbare - gedragingen moet richten. Deze opvatting stond aan de basis van de *gedragstherapie*. Een variant is het *neo-behaviorisme*.

Bekrachtiging versterken van een aangeleerde respons of een koppeling tussen een stimulus en een respons door deze te laten volgen door een beloning (positieve bekrachtiging) of door het verminderen of uitblijven van een onaangenaam gevolg (negatieve bekrachtiging). Bekrachtiging speelt een belangrijke rol bij *operante conditionering*. Engelse term: reinforcement.

Beroepscode afspraken en regels over wat redelijkerwijs van een bepaalde beroepsbeoefenaar verwacht mag worden.

Beroepsfout handeling die in strijd is met de *beroepscode*.

Bewuste niveau van bewustzijn met alle gedachten, herinneringen, waarnemingen en gevoelens, die voor mensen direct toegankelijk zijn. Het onderscheid bewuste, *voorbewuste* en *onbewuste* speelt vooral een rol in de *psychodynamische benadering*.

Bibliotherapie vorm van therapie waarbij de cliënt aan de hand van zelfhulpliteratuur zijn problemen aanpakt. Zie *zelfhulp*.

Blootstelling *exposure*.

catastrofaal denken *selectieve interpretatie* of denkfout waarbij mensen een negatieve toekomst verwachten zonder andere en vaak waarschijnlijkere mogelijkheden in ogenschouw te nemen. Synoniem: rampdenken.

Catharsis het zich ontdoen ('zuiveren') van spanningen en angsten, dat volgens de vroege *psychoanalyse* plaatsvindt als de cliënt zich bewust is geworden van verdrongen gedachten en gevoelens.

cgg Centrum Geestelijke Gezondheidszorg (België), vergelijkbaar met een Nederlandse ggz-instelling.

Cliëntgerichte benadering een mensvisie die sterk geënt is op de *humanistische psychologie* en werd ontwikkeld door C. Rogers. Mensen zouden problemen krijgen doordat zij in het proces van *zelfverwerkelijking* worden belemmerd en er *incongruentie* ontstaat. Dit gedachtegoed vormde de basis voor de *cliëntgerichte therapie*.

Cliëntgerichte therapie vorm van *psychotherapie* die gebaseerd is op de *cliëntgerichte benadering* en waarbij de therapeut drie *therapeutische voorwaarden* realiseert, zodat de cliënt weer in contact komt met zijn werkelijke *zelf*. Synoniemen zijn: non-directieve, persoonsgerichte, Rogeriaanse, gespreks- en procestherapie. Een afgeleide vorm is de *experiëntiële therapie*.

Cognitie een verzamelbegrip voor alles wat met 'kennen' en 'weten' te maken heeft. Speelt een belangrijke rol in de *cognitieve benadering*.

Cognitieve analytische therapie vorm van *psychotherapie* waarin *cognitieve therapie* wordt gecombineerd met *psychodynamische therapie*.

Cognitieve benadering verzameling van theorieën met als uitgangspunt dat het functioneren van mensen wordt bepaald door de wijze van *informatieverwerking*. In de bestudering van de mens staan dan ook *cognities* zoals *automatische gedachten* en *cognitieve schema's* centraal. Dit gedachtegoed vormde de basis voor de *cognitieve therapie*.

Cognitieve gedragstherapie vorm van *psychotherapie* waarin *cognitieve therapie* en *gedragstherapie* worden gecombineerd.

Cognitieve schema's fundamentele overtuigingen of kerngedachten van mensen over zichzelf, anderen en de omgeving, die volgens de *cognitieve benadering* uiteindelijk bepalend zijn voor hun wijze van *informatieverwerking* en daarmee hun functioneren.

Cognitieve therapie vorm van *psychotherapie*, die vooral door A. Beck ontwikkeld werd op basis van de *cognitieve benadering* en zich richt op systematische verandering van onhoudbare of onbruikbare ('disfunctionele') *automatische gedachten* en de onderliggende *cognitieve schema's*. Cognitieve technieken zijn: *Socratische dialoog, uitdagen, kansberekening, kosten-batenanalyse* en *gedragsexperimenten*. Varianten van de cognitieve therapie zijn: *schemagerichte therapie, rationeel-emotieve therapie*.

Communicatietheoretische benadering vorm van *systeembenadering* ontwikkeld door de Palo-Altogroep, die ervan uitgaat dat psychische problemen te verklaren zijn uit specifieke communicatieprocessen binnen een *systeem*, zoals een gezin of een partnerrelatie.

Compassiemoeheid *secundaire traumatisering*.

Compliance: *therapietrouw*.

Conditionering leerproces waarbij gedragingen of reacties optreden nadat ze aan bepaalde voorwaarden (condities) zijn gekoppeld. Onderscheiden worden *klassieke* en *operante conditionering*.

Congruentie hiervan is volgens de *cliëntgerichte benadering* sprake wanneer de diepgevoelde ervaring en het *zelf* goed bij elkaar passen: 'men is zichzelf'. Het tegenovergestelde is *incongruentie*.

Contextuele benadering *intergenerationele benadering*.

Contingentie logische samenhang tussen twee stimuli na *conditionering*.

Contingentie-management gedragstherapeutische methode van *bekrachtiging* waarbij op systematische wijze gewenst gedrag zo snel mogelijk wordt beloond. Hierbij kan gebruik worden gemaakt van *token economy*.

Coping vermogen om met problemen of belastende omstandigheden om te gaan.

Counseling een vorm van ondersteunende begeleiding met een beperktere reikwijdte dan *psychotherapie*. Het begrip werd door C. Rogers naar voren gebracht als alternatief voor zijn *cliëntgerichte thera-pie*. Doorgaans richten counselors zich op de minder ernstige psychosociale problematiek.

Denkfout *selectieve interpretatie*.

Dialectische gedragstherapie vorm van *gedrags-therapie,* die door M. Linehan werd ontwikkeld voor de behandeling van de borderline persoonlijkheids-stoornis en bestaat uit een combinatie van Zen en gedragsprincipes.

Doorwerken proces in de *psychodynamische therapie* waardoor de cliënt geleidelijk meer zicht krijgt op onbewuste conflicten en deze emotioneel verwerkt.

Driften aangeboren drijfveren die volgens de *psychodynamische benadering* tot het *Id* behoren en het menselijk functioneren sterk bepalen. Het bekendst is de *seksuele drift*.

Droog-bed-training methode om kinderen te leren 's nachts hun bed droog te houden. Het bestaat uit een wekschema, blaastraining en verschoningsoefe-ningen. Wordt dikwijls toegepast in combinatie met de *plaswekker*.

Droomanalyse interpretatie van de betekenis van dromen, die vooral in de *psychodynamische therapie* wordt toegepast.

Drop-out voortijdig afbreken van een therapie. Synoniem: uitvaller.

DSM afkorting van Diagnostic and Statistical Manual of Mental Disorders. Classificatiesysteem om psychi-atrische stoornissen naar *medisch model* in kaart te brengen.

Duiding interpretatie van de onbewuste conflicten van de cliënt door de therapeut, die volgens de *psychodynamische benadering* het functioneren van de cliënt verklaren.

Echtheid authentieke houding van de therapeut ten opzichte van de cliënt: hij is volledig zichzelf en in contact met zijn gevoelsleven. In de *cliëntgerichte the-rapie* behoort deze houding tot de drie *therapeutische voorwaarden*.

Eclecticisme het combineren van verschillende ele-menten tot een samenhangende doelbewuste thera-piestrategie. Dit combineren kan op twee niveaus:
- theoretisch: door het in elkaar passen of vermen-gen van behandelconcepten (bijv. *dialectische ge-dragstherapie*);
- praktisch: door het gelijktijdig of achtereenvolgens toepassen van behandelmethoden of van technie-ken van andere therapievormen.

Effectiviteit mate waarin een therapievorm 'werkt', doet wat ze belooft. Vaak vertaald in de mate waarin een therapievorm een stoornis geneest of klachten verlicht. Onderscheiden worden:
- efficacy of werkzaamheid: het effect van een therapie gemeten in selectieve omstandigheden van een onderzoeksprotocol;
- effectiveness of doeltreffendheid: het effect van een therapie gemeten in de dagelijkse praktijk van de hulpverlening;
- efficiency of efficiëntie: het effect van een thera-pie beoordeeld op basis van een kosten- baten-analyse (bijvoorbeeld resultaat tegenover duur en prijs van de behandeling).

Effectonderzoek onderzoek naar de *effectiviteit* van therapie. Zie ook *procesonderzoek*.

Ego volgens de *psychodynamische benadering* is dit het deels *onbewuste, voorbewuste* en *bewuste* deel van de persoonlijkheid, dat moet bemiddelen tussen het *Id*, het *Superego* en het *realiteitsprincipe*. Kreeg bijzondere aandacht in de *ego-psychologie*. Syno-niem: het Ik, Ich.

Ego-positie *ik-toestand*.

Ego-psychologie een variant van de *psychodynami-sche benadering,* waarin veel nadruk wordt gelegd op het *Ego* en de rol daarvan op de persoonlijkheidsont-wikkeling.

EMDR *Eye Movement Desensitization and Reproces-sing*.

Emotiegerichte therapie (EFT) Vorm van *cliëntge-richte psychotherapie*, gericht op het bewust ervaren, accepteren en omvormen van emoties.

Emotioneel redeneren *selectieve interpretatie* of denkfout waarbij een interpretatie voor waar wordt gehouden, omdat iemand dat zo sterk 'voelt'.

Empathie het vermogen van een therapeut om zich in te leven in de gedachten en gevoelens van de cliënt. In de *cliëntgerichte therapie* behoort deze houding tot de drie *therapeutische voorwaarden*.

Es *Id*.

Evidence-based practice praktijkvoering die geba-seerd is op wetenschappelijk onderzoek. Toegepast op de geneeskunde spreekt men van evidence-based medicine. Zie ook *experience- based practice.*

Eye Movement Desensitization and Reprocessing (EMDR) een specifieke vorm van behandeling van de posttraumatische stress-stoornis, die werd ontwikkeld door F. Shapiro. De herinnering aan het trauma zou geleidelijk aan kracht en emotionele lading verliezen door met de ogen de hand van de therapeut te volgen.

Existentiële analyse een methode die in de *logotherapie* wordt gebruikt om mensen te helpen hun eigen specifieke (unieke) bestaanszin te vinden.

Experience-based practice praktijkvoering die gebaseerd is op de gemeenschappelijke praktijkervaring van een beroepsgroep. Zie ook *evidence-based practice.*

Experiëntiële therapie afgeleide vorm van *cliëntgerichte therapie,* waarbij het accent ligt op het lichamelijk ervaren ('experiencing'). Een voorbeeld is *focusing.*

Exposure gedragstherapeutische techniek waarbij de cliënt wordt blootgesteld aan de gevreesde situaties of onaangename gevoelens van angst en spanning. Doel is het doorbreken van het vermijdingsgedrag en het verminderen van de angst. Exposure kan gebeuren in de verbeelding (imaginaire exposure of exposure in vitro) of in werkelijkheid (exposure in vivo). Vormen van exposure zijn: *systematische desensitisatie, flooding* en *exposure met responspreventie.*

Exposure met responspreventie gedragstherapeutische techniek waarbij de cliënt wordt blootgesteld aan de gevreesde situatie en wordt voorkomen dat deze hieraan kan ontkomen.

Extinctie *uitdoving.*

Fallische fase ontwikkelingsfase waarin het kind (3 tot 6 jaar) volgens de *psychodynamische benadering* sterk gericht is op de geslachtsdelen. In deze periode staat het *Oedipuscomplex* centraal. Andere *psychoseksuele ontwikkelingsfasen* zijn: *orale, anale, genitale fase* en *latentieperiode.*

Familie-opstellingen therapeutische methode waarbij de cliënt familieverhoudingen concretiseert door personen die zijn familieleden vertegenwoordigen met meer of minder afstand van elkaar in de ruimte te plaatsen (een 'opstelling').

Farmacotherapie behandeling van stoornissen met geneesmiddelen (*psychofarmaca*) die het functioneren van de hersenen corrigeren.

Filteren *selectieve interpretatie* of denkfout waarbij alle aandacht wordt gericht op één detail, terwijl andere belangrijke kenmerken worden genegeerd.

Fixatie hiervan is volgens de *psychodynamische benadering* sprake wanneer conflicten in een bepaalde ontwikkelingsfase niet zijn opgelost en men blijft verlangen naar wat men gemist heeft.

Flooding gedragstherapeutische techniek waarmee de cliënt direct wordt blootgesteld aan ('overspoeld'-door) de meest gevreesde situatie totdat de angst verdwenen is. Is een vorm van *exposure.*

Focusing variant van de *cliëntgerichte therapie* waarmee mensen leren hun aandacht naar binnen te richten (te 'focussen') op een onbestemd lichamelijk gevoel, waarvoor geleidelijk de juiste woorden of beelden worden gevonden. Zie ook *Mindfulness.*

Functieanalyse ontleding van de problematiek in de *gedragstherapie,* zodat duidelijk wordt welke factoren op welke wijze een rol spelen bij het ontstaan en instandhouden van de problematiek.

Gedachtelezen *selectieve interpretatie* of denkfout waarbij wordt verondersteld dat men weet wat anderen denken en voelen.

Gedragsexperiment techniek uit de *cognitieve therapie,* waarbij de cliënt van bepaalde gedachten in de praktijk moet uitproberen (toetsen, testen) of ze houdbaar of bruikbaar zijn.

Gedragstherapie een vorm van *psychotherapie* gebaseerd op de *leertheorie,* die streeft naar wetenschappelijke onderbouwing en gericht is op het veranderen van het probleemgedrag van de cliënt. Belangrijke technieken zijn: *exposure, flooding* en vaardigheidstrainingen, zoals *sociale-vaardigheidstraining.*

Genitale fase ontwikkelingsfase waarin het kind (na het twaalfde jaar) volgens de *psychodynamische benadering* bevrediging van het *libido* krijgt door heteroseksuele geslachtsgemeenschap. Andere *psychoseksuele ontwikkelings*fasen zijn: *orale, anale, fallische fase* en *latentieperiode.*

Gestalttherapie vorm van *psychotherapie* die werd ontwikkeld door F. Perls en erop gericht is cliënten in contact te brengen met de actuele ervaringen van hun hele persoon. Naarmate zij meer greep krijgen op dit 'gewaarzijn', krijgen zij meer inzicht in hun functioneren.

Gewoonte-omkering gedragstherapeutische zelf-controletechniek *(zelfcontroletraining)* waarbij de cliënt de opdracht krijgt een handeling ('concurrerende respons') uit te voeren die onverenigbaar is met het probleemgedrag. Engelse term: habit reversal.

Gezinstherapie vorm van *systeemtherapie* die zich richt op het verbeteren van de relatie tussen twee levenspartners en hun kinderen, en soms ook die met overige familieleden.

GGZ geestelijke gezondheidszorg.

Groepstherapie vorm van *psychotherapie* in groeps-verband, waarin niet alleen de cliënt en de therapeut maar alle groepsleden een rol spelen. Onderscheiden worden structurerende en inzichtgevende vormen.

Habituatie gewenning.

Humanistische psychologie stroming in de psychologie die het accent legt op het unieke van ieder mens, diens keuzevrijheid en mogelijkheden tot groei en zelfontplooiing. Dit gedachtegoed vormde een belangrijke bron van inspiratie voor de *Gestalttherapie* en de *cliëntgerichte benadering*.

Hypnose een bijzondere bewustzijnstoestand met een sterk verhoogde selectieve aandacht en vatbaar-heid voor suggesties van anderen.

Hypnotherapie vorm van *psychotherapie* waarbij *hypnose* wordt gebruikt. Ligt historisch aan de basis van de moderne *psychotherapie*.

Id volgens de *psychodynamische benadering* is dit het *onbewuste* deel van de persoonlijkheid, dat alle fundamentele, biologische *driften* bevat en wordt beheerst door het *lustprincipe*. Andere delen zijn het *Superego* en het *Ego*. Synoniem: het Es.

Ik-toestand de *transactionele analyse* verstaat hieronder een samenhangend geheel van gedragingen, gedachten en gevoelens, dat is ontstaan op basis van vroegere ervaringen. Mensen zouden altijd communiceren vanuit één van de drie ik-toestanden: die van ouder, kind of volwassene.

Incongruentie volgens de *cliëntgerichte benadering* is dit een kloof tussen de diepgevoelde ervaring en het *zelf* ('men is zichzelf niet'). Het tegenovergestelde is *congruentie*.

Indicatiestelling het proces van besluitvorming over de vragen of een bepaalde behandeling voor een bepaalde cliënt aangewezen is en welke therapeutische methode de meeste kans van slagen heeft.

Informed consent toestemming van de cliënt voor toepassing van een bepaalde behandeling, nadat de therapeut hierover zo getrouw mogelijk informatie heeft verschaft.

Informatieverwerking wijze waarop de binnen-komende zintuiglijke informatie door selectieve processen in de hersenen wordt vervormd. Volgens de *cognitieve benadering* spelen hierbij de *cognitieve schema's* en *automatische gedachten* een belangrijke rol.

Instrumentele conditionering *operante conditione-ring*.

Intake procedure waarmee een interviewer ('inta-ker') probeert uit te maken of de hulpvrager wel aan het goede adres is.

Intergenerationele benadering vorm van *sys-teembenadering* met vooral I. Boszormenyi-Nagy als vertegenwoordiger, die zich met name richt op de loyaliteiten tussen drie generaties in een familie. Synoniem: contextuele benadering.

Interpersoonlijke psychotherapie (IPT) vorm van *psychotherapie* die gericht is op verwerking van verlies-ervaringen, het oplossen van interpersoonlijke con-flicten en het uitbreiden of verbeteren van het sociaal netwerk van de cliënt.

Intervisie vorm van overleg waarbij een psychothe-rapeut zijn werkwijze bespreekt met een collega. Zie ook *supervisie*.

Introspectie methode van 'innerlijke zelfwaarne-ming' waarbij mensen nagaan en rapporteren wat er in ze omgaat.

Inzicht manier van kijken naar de wereld en zichzelf; een min of meer verfijnd vermoeden over hoe het al-lemaal in elkaar zit. Onderscheiden worden: rationeel of verstandelijk inzicht: kennis en begrip; praktisch en oordeelkundig inzicht: doorzien met het oog op pro-bleemoplossing; psychologisch of doorleefd inzicht: aanvoelen en bewustworden.

IPT *interpersoonlijke psychotherapie.*

Kansberekening techniek uit de *cognitieve therapie,* waarbij cliënten uitrekenen hoe groot de kans is dat een bepaalde *automatische gedachte* van hen daadwerkelijk zal optreden.

Klachtgerichte benadering aanpak die zich richt op het verhelpen van klachten, symptomen of stoornissen. Voorbeelden zijn de *cognitieve therapie* en *gedragstherapie.* Wordt wel geplaatst tegenover de *persoonsgerichte benadering.*

Klassieke conditionering leerprincipe dat werd ontdekt door I. Pavlov en inhoudt dat als twee gebeurtenissen of situaties tegelijkertijd optreden, ze aan elkaar worden gekoppeld en vervolgens dezelfde reacties oproepen.

Kosten-batenanalyse techniek uit de *cognitieve therapie,* waarbij cliënten nagaan wat de kosten/baten, nadelen/kosten van een bepaalde *automatische gedachte* zijn.

Latentieperiode ontwikkelingsfase waarin het kind (6 tot 12 jaar) volgens de *psychodynamische benadering* seksualiteit volledig heeft verdrongen. Andere *psychoseksuele ontwikkelingsfasen* zijn: *orale, anale, fallische en genitale fase.*

Leertheorie theoretische basis van de *gedragstherapie.* Een theorie die gebaseerd is op de experimentele psychologie en vooral tot uiting kwam in het *behaviorisme.* Uitgangspunt is dat allerlei gedragingen (zowel normale als abnormale) aangeleerd zijn en in principe ook weer afgeleerd kunnen worden. Zie ook *conditionering* en *modelleren.*

Leertherapie vorm van begeleiding met het doel (aspirant-)therapeuten een bepaalde zelfkennis bij te brengen, zodat ze beter in staat (zullen) zijn hun beroep uit te oefenen.

Levensscript levensverhaal dat ieder mens volgens de *transactionele analyse* voor zichzelf schrijft en dat soms in therapie moet worden herzien.

Libido oorspronkelijk door Freud beschreven als *seksuele drift.* Later benadrukte hij de seksuele component minder en kreeg het meer de betekenis van levensenergie (levensdrift).

Logotherapie vorm van *psychotherapie,* die werd ontwikkeld door V.E. Frankl en die de cliënt probeert te helpen bij het herontdekken van de zin van diens leven.

Lustprincipe gerichtheid van het *Id* op onmiddellijke bevrediging van de behoeften.

Matching het bij elkaar passen van cliënt en therapeut.

Mediatietherapie vorm van *oudertraining,* meestal volgens principes van de *gedragstherapie,* waarbij het gedrag van het kind in de gewenste richting wordt beïnvloed door thuisopdrachten aan de ouders.

Medisch model probleembenadering zoals in de geneeskunde, waarbij een diagnose wordt gesteld, oorzaken worden nagegaan en een aangepaste behandeling wordt uitgevoerd.

Mentaliseren bevorderende therapie behandeling gericht op het leren begrijpen van menselijk gedrag in termen van mentale toestanden, zoals gedachten, motieven, wensen en gevoelens.

Mindfulness specifieke vorm van meditatie, waarbij gevoelens en gedachten zonder veroordeling in het bewustzijn worden toegelaten om zo meer innerlijke rust te krijgen. Zie ook *focusing.*

Modelleren (modeling) vorm van sociaal leren, die werd ontwikkeld door A. Bandura en die bestaat uit het observeren en imiteren van het gedrag van anderen (modellen). Hiervan wordt onder andere gebruikgemaakt bij *sociale-vaardigheidstraining.*

Motiverende gespreksvoering vorm van communicatie met het doel de cliënt te bewegen tot gedragsverandering door het vergroten van de discrepantie bij de cliënt tussen zijn huidige probleemgedrag en hoe hij eigenlijk zou willen leven.

Narratieve therapie vorm van *psychotherapie* met als uitgangspunt dat het functioneren van mensen wordt bepaald door hun 'verhaal' over zichzelf, over hun relaties en problemen.

Neo-behaviorisme variant van het *behaviorisme,* waarin echter ook aandacht wordt geschonken aan wat zich binnen in de mens voordoet, zoals *cognities,* emotie en motivatie.

Non-directieve therapie vorm van *psychotherapie,* waarbij de therapeut probeert de cliënt niet te 'sturen'. Ook gebruikt als synoniem voor *cliëntgerichte therapie.*

Non-specifiek effect, non-specifieke factor niet toe te schrijven aan een bepaalde interventie maar gebaseerd op algemene invloeden, suggestie of *placebo.* Zie ook *specifieke factoren.*

Neurolinguïstische programmering (NLP) een verzameling technieken die op basis van overreding worden toegepast om negatieve overtuigingen te vervangen door positieve.

NPG Nederlands Psychoanalytisch Genootschap.

NVGP Nederlandse Vereniging voor Groepsdynamica en Groepspsychotherapie.

NVIPT Nederlandse Vereniging voor Interpersoonlijke Psychotherapie.

NVP Nederlandse Vereniging voor Psychotherapie.

NVPA Nederlandse Vereniging voor Psychoanalyse.

NVPP Nederlandse Vereniging van Psychoanalytische Psychotherapie.

NVRG Nederlandse Vereniging voor Relatie- en Gezinstherapie.

NVVP Nederlandse Vereniging van Vrijgevestigde Psychologen en Psychotherapeuten.

Objectrelatietheorie variant van de *psychodynamische benadering,* waarin het accent gelegd wordt op de ik-ontwikkeling en de relatie tot 'objecten' (andere mensen) in de buitenwereld.

Oedipuscomplex volgens de *psychodynamische benadering* is het kind in de *fallische fase* jaloers op zijn vader en wil het diens plaats innemen naast zijn moeder.

Onbewuste niveau van bewustzijn met alle gevoelens, motieven, neigingen en ervaringen uit het verleden die niet direct tot het bewustzijn doordringen, maar wel het functioneren van mensen beïnvloeden. Samen met het *bewuste* en *voorbewuste* speelt dit vooral een rol in de *psychodynamische benadering.*

Ontkenning volgens de *psychodynamische benadering* is dit een *afweermechanisme* waarbij sprake is van het ontkennen van de werkelijkheid door het vervormen van gedachten, gevoelens en waarnemingen.

Onvoorwaardelijke positieve aanvaarding *acceptatie.*

Operante conditionering leerprincipe dat werd ontdekt door B.F. Skinner en inhoudt dat, als op bepaald

gedrag een beloning (positieve *bekrachtiging)* volgt, de kans op herhaling van dat gedrag toeneemt; als er een straf volgt, dat gedrag dan in frequentie afneemt.

Oplossingsgerichte therapie vorm van *psychotherapie* die erop gericht is het probleemoplossend vermogen van cliënten te activeren, zodat deze hun eigen oplossingen kunnen creëren.

Orale fase ontwikkelingsfase waarin het kind (0 tot 1 jaar) volgens de *psychodynamische benadering* bevrediging van het *libido* oraal - via de voeding - verkrijgt. Andere *psychoseksuele ontwikkelingsfasen* zijn: *anale, fallische, genitale fase* en *latentieperiode.*

Oudertraining cursus voor ouders om hen door instructie, bespreking of *rollenspel* vaardiger te leren omgaan met problemen van hun kinderen. Een variant die geïnspireerd is op de *cliëntgerichte benadering* is de Gordon-training. Zie ook *mediatietherapie.*

Overdracht proces waarbij de cliënt zich gedraagt tegenover de therapeut als tegenover een belangrijke emotioneel beladen figuur in zijn eigen ontwikkelingsgeschiedenis. Er worden twee vormen onderscheiden: positieve en negatieve overdracht. De eerste vorm gaat gepaard met liefde, waardering, toewijding enzovoort; de tweede met haat, agressie enzovoort. In ruimere zin wordt de term overdracht vaak gebruikt voor het geheel van emotionele reacties van een cliënt op de therapeut. Zie ook *tegenoverdracht.*

Overgeneralisatie *selectieve interpretatie* of denkfout waarbij op grond van één enkele gebeurtenis een algemene conclusie wordt getrokken.

Overschatting en onderwaardering *selectieve interpretatie* of denkfout waarbij onplezierige ervaringen worden overgewaardeerd en plezierige ervaringen ondergewaardeerd.

Paradoxale techniek het opleggen van het probleemgedrag door de therapeut aan de cliënt met het doel het tegenovergestelde te bereiken. Een stap verder gaat het *symptoom voorschrijven.*

Partnerrelatietherapie *relatietherapie.*

Penisnijd een gevoel van minderwaardigheid, dat zich volgens de *psychodynamische benadering* bij meisjes ontwikkelt door het ontbreken van een penis, en waarvoor ze hun moeder verantwoordelijk houden.

Personalisatie *selectieve interpretatie* of denkfout waarbij externe gebeurtenissen zonder aanleiding op zichzelf worden betrokken.

Persoonsgerichte benadering aanpak die zich richt op het veranderen van de levenswijze, vaste denk- en gedragspatronen of de persoonlijkheid. Voorbeelden zijn de *psychodynamische* en *cliëntgerichte therapie*. Wordt wel geplaatst tegenover de *klachtgerichte benadering*.

Persoonsgerichte therapie *cliëntgerichte therapie*.

Placebo een behandeling (in de geneeskunde een neppil of medicijn dat scheikundig onwerkzaam is) waarvan het effect is gebaseerd op suggestie of geloof. Het begrip wordt vaak gebruikt voor elke behandeling of therapiecomponent die bewust wordt toegepast vanwege het *non-specifieke effect*.

Plaswekker wekapparaat dat is ontworpen om kinderen te leren 's nachts hun bed droog te houden. De werking is zowel gebaseerd op *klassieke* als op *operante conditionering* en vormde de basis voor de *Droog-Bed-Training*.

Positief heretiketteren techniek waarbij de therapeut het functioneren van de cliënt zo veel mogelijk op een positieve manier interpreteert.

Posthypnotische suggestie bepaalde opdracht die aan een gehypnotiseerde persoon wordt gegeven en die na de *hypnose* moet worden uitgevoerd.

Procesonderzoek onderzoek van het therapeutisch proces, met name wat zich afspeelt tijdens een *psychotherapie* en hoe de therapeut invloed kan uitoefenen op de cliënt. Zie onderscheid met *effectonderzoek*.

Procestherapie *cliëntgerichte therapie*.

Progressieve relaxatie een vorm van *relaxatietraining*, die ook wel methode van Jacobson wordt genoemd. De cliënt spant de ene na de andere spiergroep ('progressief') even aan om deze direct daarna te ontspannen. Zo leert de cliënt het verschil tussen gespannen en ontspannen spieren.

Projectie volgens de *psychodynamische benadering* is dit een *afweermechanisme* waarbij eigen onaanvaardbare gevoelens aan anderen worden toegeschreven.

Protocol een soort draaiboek waarin wordt aangegeven op welke wijze de hulpverlener bij voorkeur optreedt bij bepaalde problemen.

Psychoanalyse persoonlijkheidstheorie en behandelingsmethode, zoals die door Sigmund Freud werd ontwikkeld. Latere varianten worden samengevat onder de term *psychodynamische benadering*.

Psychodrama het uitbeelden of spelen van bepaalde problematiek om zo emoties te kunnen uiten en de dieperliggende conflicten in zichzelf of met anderen opnieuw te ervaren, onder ogen te zien en gericht te veranderen. Zie ook *rollenspel*.

Psychodynamische benadering mensvisie die gebaseerd is op de *psychoanalyse* van Freud. Uitgangspunt is dat het menselijk functioneren is te verklaren uit de ontwikkeling en dynamische relaties tussen het *Id, Ego* en *Superego*. Vroegkinderlijke ervaringen met de inperking van het onbewuste driftleven kunnen op latere leeftijd psychische problemen veroorzaken. Latere varianten zoals de *egopsychologie* en *objectrelatietheorie* legden meer nadruk op het *bewuste* en de interactie met de directe omgeving.

Psychodynamische therapie een vorm van *psychotherapie* op basis van de *psychodynamische benadering*. De ontstaansgeschiedenis van problemen in de vroege kindertijd wordt achterhaald en de cliënt komt tot inzicht met behulp van *vrije associatie* en *duiding* van dromen, *weerstand* en *(tegen)overdracht*.

Psycho-educatie het instrueren van cliënten en/of hun directe omgeving over de aard en behandeling van een stoornis en hoe zij er het beste mee kunnen omgaan.

Psychofarmaca geneesmiddelen die het functioneren van de hersenen beïnvloeden. Voorbeelden zijn *antipsychotica* en *antidepressiva*.

Psychomotorische therapie vorm van therapie die gebruikmaakt van beweging en lichaamservaring.

Psychoseksuele ontwikkeling vroegkinderlijke ontwikkeling die volgens de *psychodynamische benadering* in vijf fasen *(orale, anale, fallische, latentie en genitale fase)* verloopt en waarbij prikkeling van steeds weer een ander deel van het lichaam lustgevoelens oproept.

Psychosynthese vorm van *psychotherapie* die werd ontwikkeld door R. Assagioli en gericht is op het bereiken van een hoger niveau van zelfbewustzijn.

Psychotherapie een vorm van hulpverlening die, via het methodisch toepassen van psychologische middelen door gekwalificeerde personen, beoogt mensen te helpen hun gezondheid te verbeteren.

Randomised controlled trial (RCT) onderzoeksmodel voor het meten van de *effectiviteit* van een behandeling. Hierbij worden verschillende behandelingen onderling of met een *placebo* (of een wachtlijstgroep) vergeleken en de deelnemende cliënten zijn via het toeval ('randomised') aan een van de vergeleken groepen toegewezen.

Rationalisatie volgens de *psychodynamische benadering* is dit een *afweermechanisme* waarbij mensen in plaats van de werkelijke reden een aanvaardbare reden aanvoeren voor hun functioneren.

Rationeel-emotieve therapie (RET) vorm van *cognitieve therapie,* die werd ontwikkeld door A. Ellis. Irrationele overtuigingen van de cliënt worden kritisch onderzocht, waarna de cliënt in discussies wordt uitgedaagd (zie *uitdagen*) rationeler te gaan denken.

RCT *randomised controlled trial.*

Realiteitsprincipe de beperkingen die volgens de *psychodynamische benadering* door de buitenwereld worden opgelegd en het functioneren van de persoonlijkheid beïnvloeden.

Reductionisme het opsplitsen van complexe verschijnselen in kleinere onderdelen om vervolgens oorzaak en gevolg vast te stellen. Het *medisch model* en het stimulus-responsmodel uit het *behaviorisme* zijn voorbeelden.

Regressie volgens de *psychodynamische benadering* is dit een *afweermechanisme* waarbij sprake is van een terugval naar gedrag dat kenmerkend is voor een eerdere ontwikkelingsfase.

Reïncarnatietherapie vorm van *psychotherapie* met een spirituele dimensie, waarbij de cliënt teruggaat tot 'vorige levens' om onverwerkte ervaringen te achterhalen en te verwerken.

Reinforcement *bekrachtiging.*

Relatietherapie vorm van *systeemtherapie* die gericht is op het verbeteren van de relatie tussen twee volwassen levenspartners.

Relaxatietraining methode waarmee de cliënt zich stapsgewijze leert te ontspannen, zodat angst en stressgevoelens verminderen. Onderscheiden worden *autogene training, progressieve* en *toegepaste relaxatie.*

RET *rationeel-emotieve therapie.*

Rogeriaanse therapie *cliëntgerichte therapie.*

Rollenspel het uitbeelden of spelen van een bepaalde rol met het doel meer inzicht te verwerven of een alternatieve en effectievere aanpak van bepaalde problemen uit te werken, zoals het aanleren van bepaalde sociale vaardigheden of assertief gedrag. Zie ook *sociale-vaardigheidstraining, assertiviteitstraining* en *psychodrama.*

Routine outcome monitoring (ROM) systematisch evalueren van het verloop en de uitkomst van de behandeling met het doel de kwaliteit ervan te vergroten.

Schemagerichte therapie vorm van *cognitieve therapie* voor cliënten met persoonlijkheidsstoornissen ('moeilijke cliënten'), die werd ontwikkeld door J. Young en die zich sterker dan de *cognitieve therapie* richt op het verleden van de cliënt, de therapeutische relatie en de toepassing van ervaringsgerichte technieken.

Secundaire traumatisering geheel van klachten of symptomen bij hulpverleners ten gevolge van langdurig of intensief contact met ernstig getraumatiseerde mensen. De klachten lijken op die van de posttraumatische stress-stoornis. Synoniem: compassiemoeheid.

Sekstherapie vorm van *psychotherapie* voor seksuele problemen, waarvan de basis werd gelegd door W. Masters en V. Johnson. Deze cognitief-gedragstherapeutische behandelvorm bestaat uit het aanpakken van misvattingen, het verbeteren van de communicatie en het thuis oefenen met seksuele activiteiten.

Seksuele drift aangeboren drijfveer die volgens de *psychodynamische benadering* wordt bepaald door seksualiteit. Zie ook *libido.*

Selectieve aandacht vorm van *informatieverwerking* waarbij aan een beperkt deel van de binnenkomende zintuiglijke informatie eenzijdig aandacht wordt geschonken.

Selectieve interpretatie vorm van *informatieverwerking* waarbij een beperkt deel van de binnenkomende zintuiglijke informatie eenzijdig geïnterpreteerd. Voorbeelden zijn: *filteren, gedachtelezen, overgeneralisatie, overschatting* en *onderwaardering, personalisatie, zwart-wit- denken, catastrofaal denken* en *emotioneel redeneren.* Deze begrippen spelen vooral een rol in de *cognitieve therapie.*

Sociale-vaardigheidstraining aantal groepsbijeenkomsten waarin mensen leren op een adequatere manier met anderen om te gaan. Hierbij wordt vooral gebruikgemaakt van *modelleren* en *operante conditionering*. Zie ook *rollenspel*.

Socratische dialoog techniek uit de *cognitieve therapie*, waarmee de therapeut vragen stelt over de opvattingen die aan de problemen van de cliënt ten grondslag liggen. Daardoor gaat de cliënt geleidelijk zélf inzien hoe hij redeneert en ontstaat twijfel over zijn opvattingen. Wordt daarom ook wel de techniek van de geleide ontdekking genoemd.

Specifieke factor de methode of technieken waaraan een bepaalde therapie haar identiteit ontleent en waardoor ze een werkzaamheid heeft die verschilt van andere behandelingen en van een *placebo*. Zie ook *non-specifieke factor* en *effectonderzoek*.

Speltherapie vorm van *psychotherapie* waarbij spel als middel wordt gebruikt om verandering in beleving en gedrag bij kinderen te bewerkstelligen. Onderscheiden worden: illusief, sensopathisch en contactspel.

Standaard een geheel van onbetwiste feiten dat als norm of referentie wordt gehanteerd. Verder worden onderscheiden: richtlijnen, aanbevelingen en *protocollen*.

Structurele benadering vorm van *systeembenadering* en *gezinstherapie* met vooral S. Minuchin als vertegenwoordiger, die zich richt op de gezinsstructuur en dan met name de grenzen tussen subsystemen. Een overmaat aan betrokkenheid (gezinskluwen of 'enmeshment') of juist een tekort hieraan (los-zandgezin of 'disengagement') zou bij kinderen leiden tot problemen.

Superego volgens de *psychodynamische benadering* is dit het deels *onbewuste*, *voorbewuste* en *bewuste* deel van de persoonlijkheid, dat alle normen en waarden, geboden en verboden bevat. Andere delen zijn het *Id* en het *Ego*. Synoniem: Über-Ich.

Supervisie vorm van overleg waarin een aankomend therapeut (supervisant) in het kader van een opleiding zijn aanpak bespreekt met een ervaren hulpverlener (supervisor). Zie ook *intervisie*.

Symptoomverschuiving of symptoomsubstitutie een oude klacht wordt vervangen door een nieuwe, omdat aan de 'grond' van het probleem niets veranderd is.

Symptoom voorschrijven *paradoxale techniek* waarmee de therapeut het probleemgedrag niet alleen oplegt, maar de patiënt/cliënt opdraagt het te doen toenemen met het doel het tegenovergestelde te bereiken.

Systeem een geheel van samenhangende elementen ('subsystemen') die elkaar over en weer beïnvloeden.

Systeembenadering, systemische of systeemtheoretische benadering verzameling van theorieën die de mens als een *systeem* of onderdeel van sociale interactie beschouwen. Daarom wordt ervan uitgegaan dat psychische problemen samenhangen met verstoorde interactiepatronen. Onderscheiden worden: de *structurele, communicatietheoretische en intergenerationele benadering*.

Systeemtherapie vorm van *psychotherapie* die zich richt op de interactiepatronen binnen een partnerrelatie of gezin. In principe kan dit op allerlei manieren: psychodynamisch, cognitief, gedragstherapeutisch, cliëntgericht en systeemtheoretisch. In het laatste geval is sprake van *systemische therapie*.

Systematische desensitisatie gedragstherapeutische techniek waarmee de cliënt stapsgewijs wordt blootgesteld aan de gevreesde situatie. Zie *exposure*.

Systemische therapie vorm van *psychotherapie* die gebaseerd is op de *systeembenadering*. Deze kan worden toegepast op elk cliëntensysteem: een individu, gezin, echtpaar of groep. Zie ook *systeemtherapie*.

Tegenoverdracht in strikte zin het proces waarin de therapeut reageert op de *overdracht* van de cliënt. In ruimere zin het geheel van emotionele reacties die het werken met een cliënt teweegbrengt bij de therapeut.

Terugval gehele of gedeeltelijke terugkeer van de psychische problemen na eerder herstel. Synoniem: recidief.

Therapeutische voorwaarden voorwaarden die volgens de *cliëntgerichte benadering* gelden als de basis voor het op gang brengen van een veranderingsproces bij de cliënt. Daartoe behoren: *empathie, acceptatie* en *echtheid*.

Therapiecontract *behandelovereenkomst*.

Therapieresistent niet of nauwelijks reagerend op behandeling. Niet te verwarren met *therapieweerstand*.

Therapietrouw inschikkelijkheid of volgzaamheid ten aanzien van therapeutische regels, voorschriften, opdrachten, raadgevingen of adviezen. Engelse term: compliance.

Therapieweerstand zich verzetten tegen behandeling, c.q. vormen van *weerstand* vertonen tijdens de therapie.

Toegepaste relaxatie een vorm van *relaxatietraining,* die ook wel methode van Öst wordt genoemd. De cliënt leert zich eerst met *progressieve relaxatie* te ontspannen. Na zelfinstructie en gerichte bewegingsoefeningen wordt de cliënt geleerd de technieken in stressvolle situaties toe te passen.

Token economy gedragstherapeutische methode van *bekrachtiging* (zie ook *contingentiemanagement)* met gebruik van een indirecte beloning zoals een punt of een bon ('tokens') die kan worden gespaard en ingeruild tegen een afgesproken 'echte' beloning of gunst.

Transactionele analyse vorm van *psychotherapie* waarmee de cliënt leert drie kanten van zijn persoonlijkheid (zogenoemde *ik-toestanden:* ouder, volwassene en kind) flexibel te hanteren.

Uitdagen techniek uit de *cognitieve therapie,* waarmee de therapeut samen met de cliënt de houdbaarheid en bruikbaarheid van zijn denkpatronen onderzoekt op een wijze waarop de cliënt geleidelijk zélf ontdekt wat er mis is met zijn denkwijze en hoe hij die kan ombuigen.

Uitdoving geleidelijk verdwijnen ('extinctie') van het aangeleerde gedrag. Bij *klassieke conditionering* gebeurt dat wanneer de geconditioneerde zonder de niet-geconditioneerde stimulus wordt aangeboden. Bij *operante conditionering* wanneer de bekrachtiging achterwege blijft.

VCgP Vereniging voor Cliëntgerichte Psychotherapie.

VGCT Vereniging voor Gedragstherapie en Cognitieve Therapie.

VKJP Vereniging voor Kinder- en Jeugdpsychotherapie.

VVGT Vlaamse Vereniging voor Gedragstherapie.

VVPP Vlaamse Vereniging voor Psychiaters-Psychotherapeuten.

Veranderingsmechanisme proces waardoor verandering bij de cliënt op gang komt. Onderscheiden worden: affectieve beleving ('ervaren'), cognitieve beheersing ('begrijpen') en gedragsregulatie ('oefenen').

Verdringing volgens de *psychodynamische benadering* een *afweermechanisme* waarmee ongewenste of onaanvaardbare gedachten, ervaringen en fantasieën worden teruggedrongen naar het *onbewuste.*

Vermijdingsleren vorm van leren waarbij bepaald gedrag wordt vertoond om iets onaangenaams te voorkomen. Werkt volgens het leerprincipe van de *operante conditionering.*

Verschuiving volgens de *psychodynamische therapie* is dit een *afweermechanisme* waarbij driftuitingen die te bedreigend zijn - bijvoorbeeld omdat het *Superego* ze afkeurt - zich verplaatsen naar een ander object.

Voorbewuste niveau van bewustzijn dat alles bevat wat volgens de *psychodynamische benadering* betrekkelijk gemakkelijk naar het *bewuste* kan worden gehaald.

Vrije associatie methode uit de *psychodynamische therapie,* waarbij de cliënt de opdracht krijgt om alles wat in hem/haar opkomt de vrije loop te laten.

Weerstand alle gedragingen van cliënten die de voortgang van het therapeutisch proces belemmeren. Volgens de *psychodynamische benadering* is weerstand een *afweermechanisme* dat voortkomt uit pogingen van het *Ego* om te voorkomen dat al te bedreigende gegevens in het bewustzijn komen.

Werkzaamheid *effectiviteit.*

Wet BIG Wet op de Beroepen in de Individuele Gezondheidszorg. Doel is de kwaliteit van de beroepsuitoefening te bevorderen en te bewaken en patiënten/cliënten te beschermen tegen ondeskundig en onzorgvuldig handelen door beroepsbeoefenaren. Alleen wie in het BIG-register is ingeschreven, mag de door de wet beschermde titel voeren.

WGBO Wet Geneeskundige Behandelingsovereenkomst. Deze wet regelt de relatie tussen patiënt en hulpverlener. De rechten van de patiënt zijn de plichten voor de hulpverlener.

Zelf de wijze waarop mensen zich als een georganiseerd, uniek en afzonderlijk geheel ervaren. Het weerspiegelt het beeld wie we zijn op een bepaald moment en het verandert voortdurend. Het begrip speelt vooral een rol in de *cliëntgerichte benadering.*

Zelfactualisatie zelfverwerkelijking.

Zelfbekrachtiging beloning die iemand zichzelf toedient. Zie ook *bekrachtiging*.

Zelfcontroletraining het stapsgewijze volgens gedragstherapeutische principes leren beheersen van bepaalde behoeften, neigingen of gewoonten. Voorbeeld: *gewoonte-omkering*.

Zelfhulp zonder tussenkomst van een deskundige eigen problemen proberen op te lossen. Dit kan met hulp van lotgenoten (zelfhulpgroep) of zelfhulpmiddelen zoals internet of literatuur *(bibliotherapie)*.

Zelfreflectie het vermogen van mensen om zich te verdiepen in wat er in ze omgaat en zich daarover een oordeel te vormen.

Zelfspraak datgene wat mensen tegen zichzelf zeggen. Negatieve zelfspraak zou volgens D. Meichenbaum de oorzaak zijn van psychische problemen. Engelse term: self-talk.

Zelfverwerkelijking proces waarin mensen streven naar ontplooiing en het optimaal benutten van hun eigen mogelijkheden. Dit proces kreeg vooral een centrale rol in de *humanistische psychologie* en de *cliëntgerichte benadering*.

Zingevingstherapie vorm van *psychotherapie* waarin de vraag naar de zin of betekenis van het bestaan een belangrijke rol speelt. Voorbeelden zijn *psychosynthese* en *logotherapie*.

Zwart-witdenken selectieve interpretatie of denkfout waarbij beoordelingen altijd in uitersten gebeuren, in de zin van goed of slecht, mooi of lelijk.

Nederlandstalige websites over psychotherapie

Goede inleidende teksten over psychotherapie biedt de site van de Nederlandse Vereniging voor Psychotherapie (► www.psychotherapie.nl). Een verzameling van allerlei links bieden verschillende startpagina's (psychotherapie.startpagina.nl en ggz.startpagina.nl). Veel relevante informatie en links zijn verder te vinden bij de volgende sites.

Hoofdrichtingen

■■ **Cliëntgerichte therapie**
- Vereniging voor Cliëntgerichte Psychotherapie: ► www.vcgp.nl

■■ **Gedragstherapie en cognitieve therapie**
- Vereniging voor Gedragstherapie en Cognitieve Therapie: ► www.vgct.nl
- Vlaamse Vereniging voor Gedragstherapie: ► www.vvgt.be

■■ **Psychodynamische therapie**
- Nederlands Psychoanalytisch Genootschap: ► www.npg-utrecht.nl
- Nederlandse Vereniging voor Psychoanalyse: ► www.nvpa.nl
- Vereniging voor Korte Dynamische Psychotherapie: ► www.vkdp.nl

■■ **Systeemtherapie**
- Belgische Vereniging voor Relatietherapie, Gezinstherapie en Systeemcounseling: ► www.bvrgs.be
- Nederlandse Vereniging voor Relatie- en Gezinstherapie: ► www.nvrg.nl

Thematisch

■■ **Adressen van therapeuten en/of instellingen**
- Hulpgids: ► www.hulpgids.nl
- Nederlandse Vereniging voor Psychotherapie: ► www.psychotherapie.nl
- Nederlandse Vereniging van Vrijgevestigde Psychologen en Psychotherapeuten: ► www.nvvp.nl
- Vlaamse Vereniging van Klinisch Psychologen: ► users.skynet.be/vvkp

■■ **Algemene beroeps- en belangenverenigingen voor psychotherapeuten**
- Landelijke Vereniging van Eerstelijnspsychologen: ► www.lve.nl
- Nederlandse Vereniging voor Gezondheidszorgpsychologie en haar specialismen: ► www.nvgzp.nl
- Nederlandse Vereniging voor Psychotherapie: ► www.psychotherapie.nl
- Nederlandse Vereniging van Vrijgevestigde Psychologen en Psychotherapeuten: ► www.nvvp.nl

■■ **BIG-register**
- BIG-register: ► www.bigregister.nl

▪▪ EMDR
- Belgisch Instituut voor Psychotraumatologie en EMDR: ► www.bipe.be
- Centrum voor Psychotherapie en Psychotrauma: ► www.psycho-trauma.nl
- Vereniging EMDR Nederland: ► www.emdr.nl

▪▪ Focusing
- Focuscentrum Den Haag: ► www.focussen.nl
- Het Focusing Instituut: ► www.focusing.org

▪▪ Gestaltbenadering
- Nederlandse Beroepsvereniging van Gestalttherapeuten: ► www.nbgt.nl
- Nederlands Vlaamse Associatie voor Gestalttherapie en Gestalttheorie: ► www.nvagt-gestalt.org

▪▪ Groepspsychotherapie
- Nederlandse Vereniging voor Groepsdynamica en Groepstherapie: ► www.groeps-psychotherapie.nl

▪▪ Hypnotherapie
- Nederlandse Beroepsvereniging van Hypnotherapeuten: ► www.hypnotherapie.nl
- Vlaamse Wetenschappelijke Hypnose Vereniging: ► www.vhyp.be

▪▪ Neurolinguïstische programmering
- Nederlandse Vereniging voor NLP: ► www.nvnlp.nl

▪▪ Oplossingsgerichte therapie
- Korzybski International: ► www.korzybski-international.com
- Nederlandse Beroepsvereniging Oplossingsgerichte Therapeuten: ► www.nbot.org
- Nederlands Instituut voor Korte Oplossingsgerichte Therapie: ► www.nikto.nl

▪▪ Psychodrama
- Vereniging voor Psychodrama: ► www.vvp.nl

▪▪ Psycho-educatie
- Fonds Psychische Gezondheid: ► www.psychischegezondheid.nl
- Nederlandse Vereniging voor Psychotherapie: ► www.psychotherapie.nl
- Therapiehulp.nl: ► www.therapiehulp.nl

▪▪ Psychomotorische therapie
- PMT-Infosite: ► www.pmtinfosite.nl

▪▪ Rationeel-emotieve therapie (RET)
- Instituut voor Rationele Therapie: ► www.rationeletherapie.nl

■■ **Rechten en klachten**
▬ Hulpgids: ► www.hulpgids.nl

■■ **Reïncarnatietherapie**
▬ Nederlandse Vereniging van Reïncarnatietherapeuten: ► www.reincarnatietherapie.nl

■■ **Richtlijnen**
▬ Kwaliteitsinstituut voor de Gezondheidszorg CBO: ► www.cbo.nl
▬ Stuurgroep Multidisciplinaire Richtlijnontwikkeling: ► www.ggzrichtlijnen.nl

■■ **Sekstherapie**
▬ Nederlandse Vereniging voor Seksuologie: ► www.nvvs.info
▬ Vlaamse Vereniging voor Seksuologie: ► www.seksuologen-vlaanderen.be

■■ **Speltherapie**
▬ Nederlandse Vereniging van Speltherapeuten: ► www.speltherapie.net

■■ **Transactionele analyse**
▬ Nederlandse Vereniging voor Transactionele Analyse: ► www.transactioneleanalyse.nl

■■ **Wettelijke regelingen**
▬ Hulpgids: ► www.hulpgids.nl

■■ **Zelfhulp via het internet**
▬ Annazorg: ► www.annazorg.nl
▬ E-hulp.nl: ► www.e-hulp.nl
▬ Interapy: ► www.interapy.nl
▬ Jellinek: ► www.jellinek.nl
▬ Zelfhulpwijzer: ► www.zelfhulpwijzer.nl

De auteur

Drs. Ron van Deth is psycholoog en publicist. Hij publiceerde over tal van onderwerpen uit de psychologie en psychiatrie. Hij is (co)auteur van onder andere *Psychiatrie: van diagnose tot behandeling*; *Psychiaters te koop? De invloed van de farmaceutische industrie op het psychiatrisch denken en handelen* en *Frederik van Eeden (1860-1932), vergeten psychiater en pionier in de psychotherapie*. Daarnaast is hij eindredacteur van *PsychoPraktijk* en stafmedewerker van het Europees Instituut voor Educatie in Driebergen.

Literatuur

>> De mens pleegt onbewust plagiaat op ouders en leraren. Het denkbeeld dat hij schept is samengesteld uit duizenden beelden, die hij in het verleden in zich heeft opgenomen. Het lied dat hij componeert bevat duizenden oudere melodieën. <<
(J.A.M. Meerloo, *Een mond vol spijkers*, 1975)

Algemeen

Bosscher, D. (2001). *Gaandeweg. 1001 dagen uit een psychotherapeutische praktijk*. Houten/Diegem: Bohn Stafleu van Loghum.

Colijn, S., Snijders, H., Thunnissen, M., Bögels, S. & Trijsburg, W. (red.) (2013). *Leerboek psychotherapie*. Utrecht: De Tijdstroom.

Deth, R. van (2013). *Psychiatrie: van diagnose tot behandeling*. Houten: Bohn Stafleu van Loghum.

Emmelkamp, P. & Hoogduin, K. (red.) (2013). *Van mislukking naar succes in de psychotherapie*. Amsterdam: Boom.

Goudsmit, A. (2013). *Psychotherapie in tijden van administratie*. Amsterdam: SWP.

Gundrum, M. & Stinckens, N. (red.) (2010). *De schatkist van de therapeut. Oefeningen en strategieën voor de praktijk*. Leuven/Den Haag: Acco.

Haley, J. (2000). *Handboek therapeutisch handelen*. Baarn: HB uitgevers.

Heuvel, E. van den (2013). *GZ-psycholoog en eigen praktijk*. Houten: Bohn Stafleu van Loghum.

Jong, J. de & Colijn, S. (red.) (2010). *Handboek culturele psychiatrie en psychotherapie*. Utrecht: De Tijdstroom.

Luteijn, F. & Barelds, R. (red.) (2013). *Psychologische diagnostiek in de gezondheidszorg*. Den Haag: Boom Lemma.

Rau, E. (red.) (2012). *Ontmoetingen in psychotherapie. Interactionele vormgeving in 31 praktijkverhalen*. Leuven: Acco.

Rigter, J. (2008). *Het palet van de psychologie. Stromingen en hun toepassingen*. Bussum: Coutinho.

Rümke, I. (2005). *In psychotherapie: wat het is en wat u ervan mag verwachten*. Amsterdam: Anthos.

Staak, C.P.F. van der, Cassee, A.P. & Boeke, P.E. (red.) (1994). *Oriëntatie in de psychotherapie*. Houten: Bohn Stafleu van Loghum.

Tiemens, B., Kaasenbrood, A. & Niet, G. de (2010). *Evidence based werken in de GGZ. Methodisch werken als oplossing*. Houten: Bohn Stafleu van Loghum.

Trijsburg, W., Colijn, S., Collumbien, E. & Lietaer, G. (red.) (1998-2003). *Handboek integratieve psychotherapie*. Utrecht: De Tijdstroom.

Verbraak, M., Visser, S., Muris, P. & Hoogduin, K. (red.) (2011). *Handboek voor gz-psychologen*. Amsterdam: Boom.

Verheij, F. e.a. (red.) (2005). *Integratieve kinder- en jeugdpsychotherapie*. Assen: Van Gorcum.

Vervoort, M. & Weiland, M. (2003). *Therapiewijzer. Theorie en praktijk van 21 psychotherapieën*. Amsterdam: Archipel.

Vries, S. de (2008). *Basismethodiek psychosociale hulpverlening. Ervaringsgericht. Oplossingsgericht. Systeemgericht*. Houten: Bohn Stafleu van Loghum.

Weerman, A. (2006). *Zes psychologische stromingen en één cliënt. Theorie en toepassing voor de praktijk van SPH en MWD*. Soest: Nelissen.

Hoofdrichtingen

▪ Psychodynamische therapie

Berk, T. (2001). *Handboek kortdurende psychodynamische psychotherapie. Context, theorie en praktijk*. Amsterdam: Boom.

Dijs J., Dil, L.M., Hoenink, W.C.B, Mülder, J., Roelofsen, W. & Schulkes, J.A.R. (2007). *Psychoanalytische psychotherapie in de 21ste eeuw*. Assen: Van Gorcum.

Dirkx, J., Hebbrecht, M., Mooij, A.W.M. & Vermote, R. (red.) (2011). *Handboek psychodynamiek. Een verdiepende kijk op psychiatrie en psychotherapie*. Utrecht: De Tijdstroom.

Gabbard, G. (2010). *Psychodynamische therapie in de praktijk*. Amsterdam: Hogrefe.

Mooij, A. (2002). *Psychoanalytisch gedachtegoed. Een modern perspectief*. Amsterdam: Boom.

Schalkwijk, F. (2006). *Dit is psychoanalyse. Een inleiding tot de geschiedenis, theorie en praktijk van psychoanalyse.* Amsterdam: Boom.

Wolf, M. de (2002). *Inleiding in de psychoanalytische psychotherapie. Ontwikkeling, psychopathologie, diagnostiek en behandelvormen.* Bussum: Coutinho.

■ Cliëntgerichte therapie

Leijssen, M. (2003). *Gids voor gesprekstherapie.* Utrecht: De Tijdstroom.

Leijssen, M. & Stinckens, N. (red.) (2004). *Wijsheid in gesprekstherapie.* Leuven: Leuven University Press.

Lietaer, G., Vanaerschot, G., Snijders, J.A. & Takens, R.J. (red.) (2008). *Handboek gesprekstherapie - De persoonsgerichte experiëntiële benadering.* Utrecht: De Tijdstroom.

Swildens, H. e.a. (red.) (1995). *Leerboek gesprekstherapie. De cliëntgerichte benadering.* Utrecht: De Tijdstroom.

Swildens, H. (1997). *Procesgerichte gesprekstherapie. Inleiding tot een gediff erentieerde toepassing van de cliëntgerichte beginselen bij de behandeling van psychische stoornissen.* Utrecht: De Tijdstroom.

■ Gedragstherapie

Cladder, J.M., Nijhoff-Huysse, M.W.D. & Mulder, G.A.L.A. (2009). *Cognitieve gedragstherapie met kinderen en jeugdigen.* Amsterdam: Pearson.

Hermans, D., Eelen, P. & Orlemans, H. (2006). *Inleiding tot de gedragstherapie.* Houten: Bohn Stafleu van Loghum.

Heycop ten Ham, B. van, Vos, B. de & Hulsbergen, M. (2012). *Praktijkboek gedragstherapie. Handboek voor cognitief gedragstherapeutische werkers.* Amsterdam: Boom.

Korrelboom, C.W. & Kernkamp, J.H.B. (1993). *Gedragstherapie.* Muiderberg: Coutinho.

Prins, J., Bosch, J & Braet, C. (2011). *Methoden en technieken van gedragstherapie bij kinderen en jeugdigen.* Houten/ Diegem: Bohn Stafleu van Loghum.

■ Cognitieve therapie

Beck, J.S. (2011). *Cognitieve gedragstherapie. Theorie en praktijk.* Amsterdam: Nieuwezijds.

Bögels, S.M. & Oppen, P. van (red.) (2011). *Cognitieve therapie: theorie en praktijk.* Houten/Diegem: Bohn Stafleu van Loghum.

Broeke, E. ten, Heiden, C. van der, Meijer, S. & Hamelink H. (2008). *Cognitieve therapie. De basisvaardigheden.* Amsterdam: Boom/Cure & Care.

Broeke, E. ten, Korrelboom, K. & Verbraak, M. (red.) (2009). *Praktijkboek geïntegreerde cognitieve gedragstherapie. Protocollaire behandeling op maat.* Bussum: Coutinho.

Craske, M. (2013). *Cognitieve gedragstherapie in de praktijk.* Amsterdam: Hogrefe.

Korrelboom, C.W. & Broeke, E. ten (2004). *Geïntegreerde cognitieve gedragstherapie. Handboek voor theorie en praktijk.* Muiderberg: Coutinho.

■ Systeemtherapie

Bouwkamp, R. & Bouwkamp, S. (2013). *Dicht bij huis. Praktijkboek werken met gezinnen. Aanpak van patronen in gezin, hulpverlening en werkveld.* Utrecht: De Tijdstroom.

Lange, A. (2006). *Gedragsverandering in gezinnen.* Groningen: Wolters Noordhoff.

Noordegraaf, M. & Vierwind, G. (red.) (2013). *Hulpverlening aan jeugd en gezin. Systeemgericht werken met adolescenten.* Bussum: Coutinho.

Rober, P. (2012). *Gezinstherapie in praktijk. Over ontmoeting, proces en context.* Leuven: Acco.

Savenije, A., van Lawick, M.J. & Reijmers, E.T.M. (red.) (2008). *Handboek systeemtherapie.* Utrecht: De Tijdstroom.

Schaap, C.P.D.R., Widenfelt, B.M. van & Gerlsma, J. (2000). *Behandelingsstrategieën bij relatieproblemen: communicatie, stressmanagement en seksualiteit.* Houten/Diegem: Bohn Stafleu van Loghum.

Vansteenwegen, A. (2005). *Helpen bij partnerrelatieproblemen.* Houten/Diegem: Bohn Stafleu van Loghum.

Thematisch

- ## Acceptance and Commitment Therapy

A-Tjak, J. & De Groot, F. (red.) (2008). *Acceptance and Commitment Therapy: een praktische inleiding voor hulpverleners*. Houten: Bohn Stafleu van Loghum.

Harris, R. (2013). *Acceptatie en commitmenttherapie in de praktijk*. Amsterdam: Hogrefe.

Hayes, S.C., Strosahl, K.D. & Wilson, K.G (2006). *ACT, een experiëntiële weg naar gedragsverandering*. Amsterdam: Harcourt.

Luoma, J.B., Hayes, S.C. & Walser, R. D. (2008). *Leer ACT! Vaardigheden voor therapeuten*. Houten: Bohn Stafleu van Loghum.

- ## Contextuele therapie

Boszormenyi-Nagy, I. (2000). *Grondbeginselen van de contextuele benadering*. Haarlem: De Toorts.

Ieperen-Schelhaas, K. van & Verharen, L. (red.) (2011). *Contextuele hulpverlening*. Houten: Bohn Stafleu van Loghum.

- ## Counseling

Boogaars, J., Hardeveld, E. van & Woertman, F. (2008). *Counselling in nieuw perspectief. Ont-moeten, ont-dek- ken, ont-wikkelen*. Antwerpen: Garant.

- ## Creatieve therapie

Nijmanting, M. (2008). *Creatieve therapie. Een praktische handleiding*. Amsterdam: SWP.

Smeijsters, H. (2008). *Handboek creatieve therapie*. Bussum: Coutinho.

- ## Crisisinterventie

Oenen, F.J. van, Bernardt, C. & Post, L. van der (2007). *Praktijkboek crisisinterventie. De kunst van het interveniëren in moeilijke behandelsituaties in de spoedeisende psychiatrie en psychotherapie*. Utrecht: De Tijdstroom.

- ## Dialectische gedragstherapie

Bosch, W. van den, Meijer, S. & Backer, H. (2007). *Handboek dialectische gedragstherapie. De klinische praktijk*. Amsterdam: Pearson.

Dijk, S. van (2013). *Dialectische gedragstherapie in de praktijk*. Amsterdam: Hogrefe.

Koerner, K. (2012). *Dialectische gedragstherapie. Een praktische handleiding*. Amsterdam: Nieuwezijds.

Linehan, M. (2002). *Dialectische gedragstherapie bij borderline persoonlijkheidsstoornis. Theorie en behandeling*. Lisse: Swets & Zeitlinger.

- ## EMDR

Hornsveld, H. & S. Berendsen (2009). *Casusboek EMDR. 25 voorbeelden uit de praktijk*. Houten: Bohn Stafleu van Loghum.

Jongh, A. de & Broeke, A. ten (2013). *Handboek EMDR. Een geprotocolleerde behandelmethode voor de gevolgen van psychotrauma*. Amsterdam: Pearson.

- ## E-mental health

Schalken, F. e.a. (2010). *Handboek online hulpverlening*. Houten: Bohn Stafleu van Loghum.

- ## Emotiegerichte psychotherapie

Greenberg, L. (2013). *Emotiegerichte therapie in de praktijk*. Amsterdam: Hogrefe.

Remmerswaal, J. (2012). *Persoonsdynamica. Professioneel omgaan met emoties*. Houten: Bohn Stafleu van Loghum.

- **Ethiek, spiritualiteit en zingeving**

Brabander, R. de (2013). *Van gedachten wisselen. Filosofie en ethiek voor zorg en welzijn.* Bussum: Coutinho.
Graste, J. & Bauduin, D. (red.) (2000). *Waardenvol werk. Ethiek in de geestelijke gezondheidszorg.* Assen: Van Gorcum.
Kalmthout, M. van (2005). *Psychotherapie en de zin van het bestaan.* Utrecht: De Tijdstroom.
Leijssen, M. (2005). *Gids beroepsethiek. Waarden, rechten en plichten in psychotherapie.* Leuven: Acco.
Leijssen, M. (2007). *Tijd voor de ziel. Spiritualiteit en zingeving vanuit psychotherapie.* Tielt: Lannoo.
Schreurs, A. (2001). *Psychotherapie en spiritualiteit.* Assen: Van Gorcum.
Verhulst, J. (2002). *Therapie als alibi.* Lisse: Swets & Zeitlinger.

- **Familie-opstellingen**

Dykstra, I. (2006). *Familie-opstellingen met kinderen en jongeren.* Utrecht: AnkhHermes.
Hellinger, B. (2001). *De verborgen dynamiek van familiebanden.* Haarlem: Altamira-Becht.

- **Gestalttherapie en psychodrama**

Derkinderen, P. Knijff, E. & Meijer, S. (red.) (2009). *Praktijkboek gestalt.* Utrecht: De Tijdstroom.
Hatcher, C. & Himelstein, P. (2008). *Handboek gestalttherapie.* Amsterdam: Intersentia-Karnak.
Laat, P. de (2005). *Psychodrama. Een actiegerichte methode voor exploratie, reflectie en gedragsverandering.* Assen: Van Gorcum.
Lambrechts, G. (2002). *De Gestalttherapie - tussen toen en straks.* Berchem: EPO.

- **Groepstherapie**

Aken-van der Meer, M. van (2008). *Kort en goed genoeg. Praktijkboek kortdurende focale groepspsychotherapie.* Houten: Bohn Stafleu van Loghum.
Berk, T. (2005). *Leerboek groepspsychotherapie.* Utrecht: De Tijdstroom.

- **Hypnose**

Cladder, H. (2002). *Hypnose als hulpmiddel bij psychotherapie.* Lisse: Swets & Zeitlinger.
Uijtenbogaardt, B.C. (2001). *Handboek moderne hypnotherapie. Basistechnieken, methoden en toepassingen.* Utrecht/Antwerpen: Servire.
Wilk, R. van der (2004). *In hypnotherapie. Handboek voor psychotherapie.* Middelie: Andromeda.

- **Interpersoonlijke therapie**

Blom, M., Peeters, F. & Jonker, K. (2011). *Leerboek interpersoonlijke psychotherapie.* Houten: Bohn Stafleu van Loghum.
Snippe, D. (2009). *Interpersoonlijke psychotherapie in een ambulante groep.* Houten: Bohn Stafleu van Loghum.

- **Mentaliseren bevorderende therapie**

Allen, J.G., Fonagy, P. & Bateman, A.W. (2008). *Mentaliseren in de klinische praktijk.* Amsterdam: Nieuwezijds.

- **Milieutherapie & sociotherapie**

Janzing, C., Berg, A. van den & Kruisdijk, F. (2000). *Handboek voor milieutherapie. Theorie en praktijk van de klinische psychotherapie.* Assen: Van Gorcum.
Janzing, C., Berg, A. van den & Kruisdijk, F. (2003). *Handboek voor milieutherapie. Theorie en praktijk van de klinische psychotherapie.* Deel 2. Assen: Van Gorcum.

- **Mindfulness**

Brandsma, B. (2012). *Mindfulness basisboek. Kennis, achtergrond en toepassing.* Houten: LannooCampus.
Hayes, S.C., Follette, V.M. & Linehan, M.M. (red.) (2006). *Mindfulness en acceptatie. De derde generatie gedragstherapie.* Amsterdam: Pearson.
Hayes, S. & Wilson, K. (2013). *Mindfulness en contact met het nu.* Amsterdam: Hogrefe.

- **Motiveringsstrategieën**

Appelo, M. (2010). *Waardenloze gesprekken. Socratisch motiveren in de praktijk.* Amsterdam: Boom.
Arkowitz, H. e.a. (2011). *Motiverende gespreksvoering in de GGZ.* Gorinchem: Ekklesia.
Keijsers, G.P.J., Vossen, C.J.C. & Keijsers, L.H.A. (2012). *Helpen veranderen. Motiveringsstrategieën in de psychotherapie.* Amsterdam: Boom.
Veen, M. van der & Goijarts, F. (2012). *Motiverende gespreksvoering voor sociaal-agogisch werk. Coachen bij gedragsverandering.* Houten: Bohn Stafleu van Loghum.

- **Narratieve (gezins)therapie**

Bohlmeijer, E. (2012). *De verhalen die we leven. Narratieve psychologie als methode.* Amsterdam: Boom.
Olthof, J. (2012). *Handboek narratieve psychotherapie. Voor kinderen, volwassenen en families: theorie en praktijk.* Utrecht: De Tijdstroom.
Rober, P. (2002). *Samen in therapie. Gezinstherapie als dialoog.* Leuven/Leusden: Acco.
White, M. (2013). *Narratieve therapie in de praktijk. Verhalen die werken.* Amsterdam: Hogrefe.

- **Neurolinguïstische programmering (NLP)**

Derks, L. & Hollander, J. (2003). *Essenties van NLP.* Utrecht: Servire.

- **Oplossingsgerichte therapie**

Cladder, H. (2005). *Oplossingsgerichte korte psychotherapie.* Amsterdam: Pearson.
Isebaert, L. (red.) (2007). *Praktijkboek oplossingsgerichte cognitieve therapie.* Utrecht: De Tijdstroom.
Jong, P. de & Berg, I.K. (2004). *De kracht van oplossingen. Handwijzer voor oplossingsgerichte gesprekstherapie.* Lisse: Swets & Zeitlinger.
Le Fevere de Ten Hove, M. (2007). *Korte therapie. Handleiding bij het 'Brugse model' voor psychotherapie met een toepassing op kinderen en jongeren.* Antwerpen/Apeldoorn: Garant.
Shazer, S. de & Dolan, Y. (2009). *Oplossingsgerichte therapie in de praktijk. Wonderen die werken.* Amsterdam: Hogrefe.

- **Protocollen en richtlijnen**

Braet, C. & Bögels, S. (red.) (2008). *Protocollaire behandelingen voor kinderen met psychische klachten.* Amsterdam: Boom.
Keijsers, G., Minnen, A. van & Hoogduin, K. (2011). *Protocollaire behandelingen voor volwassenen met psychische klachten.* Amsterdam: Boom (Deel 1 en 2).
Prins, P. & Pameijer, N. (red.) (2006). *Protocollen in de jeugdzorg. Richtlijnen voor diagnostiek, indicatiestelling en interventie.* Amsterdam: Pearson.
Rijnders, P. (2005). *Overzicht, inzicht en uitzicht. Een protocol voor kortdurende psychotherapie.* Houten: Bohn Stafleu van Loghum.

- **Psychomotorische therapie**

Lange, J. de (red.) (2010). *Psychomotorische therapie. Lichaams- en bewegingsgerichte interventies in de GGZ.* Amsterdam: Boom.
Hekking, P. & Fellinger, P. (2011). *Psychomotorische therapie: een inleiding.* Amsterdam: Boom Cure & Care.

- **Psychosynthese**

Assagioli, R. (2007). *Handboek psychosynthese*. Utrecht: Kosmos Uitgevers.

Ferrucci, P. (2000). *Rondleiding in de psychosynthese. Model voor persoonlijke groei*. Haarlem: De Toorts.

- **Rationeel-emotieve therapie (RET)**

Hermans, H. (2012). *Rationeel-emotieve therapie in de praktijk*. Amsterdam: Hogrefe.

Jacobs, G. (2008). *Rationeel-emotieve therapie. Een praktische gids voor hulpverleners*. Houten/Diegem: Bohn
   Stafleu van Loghum.

Verhulst, J. (2010). *Gezond verstand als therapie. RET: Rationeel-Emotieve Therapie*. Houten: Bohn Stafleu van
   Loghum.

- **Relaxatie**

Craen, W. van (2000). *Relaxatie en zelfhypnose in de praktijk*. Leuven/Amersfoort: Acco.

Monthaye, M., Gerrits, P., Janssens, A. & Tilmans, B. (2003). *Relaxatie: meer dan een techniek?* Antwerpen- Apel-
   doorn: Garant.

- **Routine Outcome Monitoring**

Buwalda V.J.A. e.a. (2011). *Praktijkboek ROM in de GGZ. Een leidraad voor gebruik en implementatie van meetin-
   strumenten*. Utrecht: De Tijdstroom.

Hees, S. van, Vlist, P. van der & Mulder, C.L. (red.) (2011). *Van meten naar weten. ROM in de GGZ*. Haarlem: Boom
   Cure & Care.

Stinckens, N., Rober, P. & Smits, D. (2012). *Vinger aan de pols in psychotherapie. Monitoring als therapeutische
   methodiek*. Leuven/Den Haag: Acco.

- **Schemagerichte therapie**

Aalders, H. & Dijk, J. van (2012). *Schemagerichte therapie in de praktijk*. Amsterdam: Hogrefe.

Arntz, A. & Jacob, G. (2012). *Schematherapie. Een praktische handleiding*. Amsterdam: Uitgeverij Nieuwezijds.

Muste, E., Weertman, A. & Claassen, A.M. (2009). *Handboek klinische schematherapie*. Houten: Bohn Stafleu van
   Loghum.

Vreeswijk, M. van & Nadort, M. (red.) (2008). *Handboek schematherapie. Theorie, praktijk en onderzoek*. Houten:
   Bohn Stafleu van Loghum.

Vreeswijk, M. van, Broersen, J. & Schurink, G. (2009). *Mindfulness en schematherapie. Praktische training bij persoonlijkheidsproblematiek*. Houten: Bohn Stafleu van Loghum.

Young, J.E., Klosko, J.S. & Weishaar, M.E. (2004). *Schemagerichte therapie. Handboek voor therapeuten*. Houten:
   Bohn Stafleu van Loghum.

- **Sekstherapie**

Luyens, M. & Smits, P. (2006). *Seksuele problemen bij het vrijen*. Leuven/Apeldoorn: Garant.

Lankveld, J. van, Kuile, M. ter & Leusink, P. (2010). *Seksuele disfuncties. Diagnostiek en behandeling*. Houten: Bohn
   Stafleu van Loghum.

- **Therapeutische relatie**

Baur, S. (1998). *Het intieme uur. Liefde en seks in de psychotherapie*. Amsterdam: Anthos.

Boswijk-Hummel, R. (1997). *Liefde in wonderland. Overdracht en tegenoverdracht in de hulprelatie*. Haarlem: De
   Toorts.

- **Transactionele analyse**

Stewart, I. & Joines, V. (2008). *Transactionele analyse. het handboek voor persoonlijk en professioneel gebruik.* Utrecht: swp.

Thunnissen, M. & Graaf, M. de (red.) (2013). *Leerboek transactionele analyse.* Utrecht: De Tijdstroom.

- **Zelfhulp**

Diekstra, R. (2006). *Ik kan denken/voelen wat ik wil.* Amsterdam: Pearson.

Harris, R. (2009). *De valstrik van het geluk. Hoe kun je stoppen met worstelen en beginnen met leven.* Houten: Bohn Stafleu van Loghum.

Lundberg, G. & Lundberg, J. (2007). *Problemen laten bij wie ze horen. Help jezelf en anderen beter door begrijpend te luisteren.* Utrecht: Het Spectrum.

McKay, M., Davis, M. & Fanning, P. (2001). *Gedachten & gevoelens. Breng je stemmingen en je leven op orde.* Amsterdam: Uitgeverij Nieuwezijds.

Seligman, M. (2009). *Gelukkig zijn kun je leren.* Utrecht: Het Spectrum.

Schlundt Bodien, G. (2010). *Progressie door zelfcoaching.* Culemborg: Van Duuren Media.

Urban, A. (2013). *Psychotherapie voor dummies.* Schiedam: Managementboek.

Verhulst, J. (2007). *Jezelf - kunnen, willen, durven – veranderen.* Amsterdam: Pearson.

Verhulst, J. (2013). *Ret-jezelf. Verstandig omgaan met problemen.* Amsterdam: Pearson.

Wings, J. (2009). *Stop! Tien gesprekken met een psycholoog.* Houten: Bohn Stafleu van Loghum.

Register

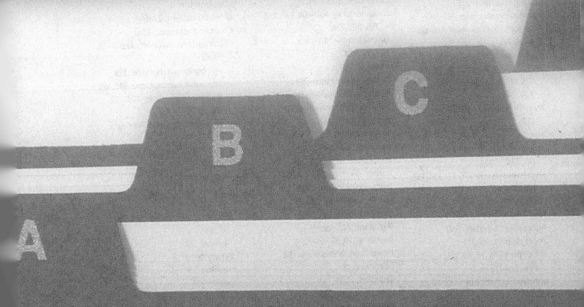